JN322094

女性医学ガイドブック

思春期・性成熟期編 2016年度版

日本女性医学学会 編

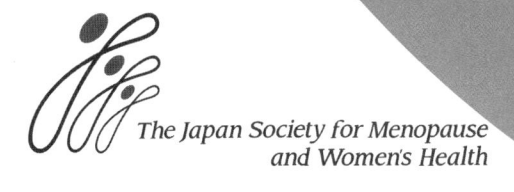

金原出版株式会社

『女性医学ガイドブック 思春期・性成熟期編 2016 年度版』刊行によせて

　この度，女性医学ガイドブック「思春期・性成熟期編」の上梓の運びとなりました。「更年期医療編 2014 年度版」に続く発刊となり，これで女性の一生を通してのガイドブックが出揃うことになりました。

　月経，妊娠，分娩，授乳は女性に特有な生理機能であり，従来の産科婦人科学の基本姿勢はこれらの機能異常をどのように診断し治療していくかに置かれていました。ところが，最近の医学の進歩によって，これら生理的と考えられていた現象が，実は時間の経過とともに女性のその後の健康状態に大きな影響を与えることが知られるようになってまいりました。妊娠高血圧症候群や妊娠糖尿病などはその代表的な疾患で，これらの周産期異常は妊娠終了後にも症候を示さぬ異常として存続し続け，これに他の要因が加わり，高血圧症や 2 型糖尿病へ進展していくと考えられています。また，思春期や性成熟期における卵巣機能の低下も同様で，例えば，婦人科悪性腫瘍の治療によって若くして卵巣を失った女性や思春期・性成熟期に卵巣機能不全を来した女性では，その後の健康維持において少なからぬリスクを持つことが明らかになってきました。しかしながら，未だ体系だった対策は未完成の状態です。

　日本女性医学学会は日本更年期医学会を前身に 2011 年に誕生しました。更年期医学で培われた予防医学は，女性医学の誕生に大きな影響を与えました。女性医学は女性に特有な心身にまつわる疾患を女性の一生を通して，主として予防医学の観点から取り扱うと定義されます。女性医学で扱う疾患は，その年齢，種類において極めて多様性に富んでおり，これを実践することで，すべての女性における QOL の改善や維持が可能になると考えられます。「治療から予防へ」といわれた新規のパラダイムは，「未病を治す」あるいは「発症前介入」として，今や実践の段階に来ています。

　女性医学の担う女性ヘルスケアは，2014 年に日本産科婦人科学会から産科婦人科学の専門領域の一つとして正式に認定されました。これまで産科婦人科学は周産期医学，婦人科腫瘍学および生殖医学を主要診療領域として細分化され，それぞれの専門性を進めてきましたが，残念ながら，専門化が進むほど，「女性を診る」という視点が軽視されてしまいました。卵巣機能の存否に視座を求める女性医学の発展はこれらの専門領域の空隙を埋め，女性の一生を通して女性の健康を支え続けるという，産科婦人科学が本来持つべき姿に近付く足場になるものと考えています。

　ガイドブックの制作には多くの先生方の献身的な協力を得ました。とりわけ，女性医療推進委員会の髙松 潔先生，小川真里子先生，そして専門医制度委員会の矢野 哲先生，寺内公一先生，代表幹事の尾林 聡先生にはひとかたならぬ貢献を頂きました。この場を借りて厚く御礼申し上げます。このガイドブックが，わが国の女性の健康管理に大いに役立ちますことを心より祈念致しております。

平成 28 年 3 月吉日

日本女性医学学会 理事長　水沼 英樹

執筆者一覧 (五十音順)

五十嵐 豪	聖マリアンナ医科大学産婦人科学講座 講師
石谷 健	東京女子医科大学産婦人科学講座 講師
石橋 智子	川口工業総合病院婦人科
糸賀 知子	越谷市立病院産科婦人科 副部長
岩佐 弘一	京都府立医科大学女性生涯医科学 講師
岩破 一博	京都府立医科大学女性生涯医科学 准教授
岩田 卓	慶應義塾大学医学部産婦人科 専任講師
岩元 一朗	鹿児島大学医学部産科婦人科学教室 助教
卜部 諭	草津総合病院 副院長
大川 玲子	国立病院機構千葉医療センター産婦人科
大島 乃里子	東京医科歯科大学大学院医歯学総合研究科生殖機能協関学 助教
太田 郁子	倉敷平成病院総合美容センター婦人科
岡野 浩哉	飯田橋レディースクリニック 院長
小川 真里子	東京歯科大学市川総合病院産婦人科 准教授
尾林 聡	東京医科歯科大学大学院医歯学総合研究科生殖機能協関学 准教授
加藤 育民	旭川医科大学医学部産婦人科 講師
金井 雄二	北里大学医学部産婦人科 講師
鎌田 泰彦	岡山大学病院周産母子センター 講師
川名 敬	東京大学大学院医学系研究科産婦人科学講座 准教授
北島 道夫	長崎大学医学部産婦人科 講師
北村 邦夫	一般社団法人日本家族計画協会 理事長
倉林 工	新潟市民病院産婦人科 部長/患者総合支援センター長
河野 美江	島根大学保健管理センター 准教授
甲村 弘子	こうむら女性クリニック 院長
古謝 将一郎	こしゃクリニック 院長
小林 範子	北海道大学病院婦人科 助教
坂本 秀一	獨協医科大学越谷病院産科婦人科 教授
澤田 健二郎	大阪大学医学部産科学婦人科学 講師
篠原 康一	愛知医科大学医学部産婦人科 准教授
白土 なほ子	昭和大学医学部産婦人科学講座 講師
全 梨花	滋賀医科大学産科学婦人科学講座
高橋 一広	山形大学医学部産婦人科 准教授
髙橋 健太郎	滋賀医科大学地域周産期医療学講座 教授
髙橋 眞理	順天堂大学医療看護学部 教授
髙松 潔	東京歯科大学市川総合病院産婦人科 教授
田辺 晃子	田辺レディースクリニック 院長
谷内 麻子	聖マリアンナ医科大学産婦人科学講座 講師
茶木 修	横浜労災病院産婦人科 部長
寺内 公一	東京医科歯科大学大学院医歯学総合研究科女性健康医学講座 教授

堂地　勉	鹿児島大学医学部産科婦人科学教室 教授
中尾佳史	佐賀大学医学部産科婦人科学 准教授
中塚幹也	岡山大学大学院保健学研究科 教授，岡山大学ジェンダークリニック，GID（性同一性障害）学会 理事長
西尾永司	藤田保健衛生大学産科婦人科学教室 准教授
野口まゆみ	西口クリニック婦人科 院長
橋本和法	東京女子医科大学産婦人科学講座 准教授
濱田佳伸	獨協医科大学越谷病院産科婦人科 講師
樋口　毅	弘前大学大学院保健学研究科 教授
平池　修	東京大学医学部附属病院女性診療科・産科 准教授
平沢　晃	慶應義塾大学医学部産婦人科 講師
藤野敬史	手稲渓仁会病院 副院長
牧田和也	牧田産婦人科医院 院長
森村美奈	大阪市立大学大学院医学研究科総合医学教育学 准教授
安井敏之	徳島大学大学院医歯薬学研究部生殖・更年期医療学分野 教授
横山正俊	佐賀大学医学部産科婦人科学 教授
吉形玲美	浜松町ハマサイトクリニック 院長

目　次

第 I 章　思春期 ……… 9

1　思春期発来異常 ……… 10
1. 思春期発来機構 ……… 10
2. 思春期早発症 ……… 15
3. 思春期遅発症 ……… 20

2　原発性無月経 ……… 24
1. 視床下部性の無月経 ……… 24
2. 下垂体性の無月経 ……… 29
3. 卵巣性の無月経 ……… 35
4. 子宮性の無月経 ……… 40
5. 見せかけの無月経（潜伏月経）……… 45
6. 症候性の無月経 ……… 49

3　やせを伴う続発性無月経 ……… 56
1. 体重減少性無月経 ……… 56
2. 摂食障害：神経性やせ症，神経性過食症 ……… 61

4　女性アスリートのヘルスケア ……… 66

5　性教育 ……… 72

第 II 章　性成熟期 ……… 79

1　月経関連疾患 ……… 80
1. 続発性無月経と高プロラクチン血症 ……… 80
2. 希発月経 ……… 85
3. 多嚢胞性卵巣症候群（PCOS）……… 89
4. 機能性子宮出血 ……… 96
5. 過多月経・過少月経 ……… 102
6. 月経困難症 ……… 105
7. 月経前症候群 ……… 109
8. LEPの適応・効果と有害事象 ……… 114

2　Office Gynecologyにおける婦人科腫瘍・類腫瘍・その他 ……… 120
1. 外陰，腟の良性腫瘍・類腫瘍 ……… 120

- 2 子宮頸管ポリープ，子宮内膜ポリープ ……………………………………… 125
- 3 子宮筋腫 ……………………………………………………………………… 130
- 4 子宮内膜症 …………………………………………………………………… 137
- 5 子宮腺筋症 …………………………………………………………………… 143
- 6 子宮がん検診 ………………………………………………………………… 146
- 7 卵巣・卵管の良性腫瘍・類腫瘍 …………………………………………… 151
- 8 乳がん検診と乳腺腫瘍 ……………………………………………………… 154
- 9 婦人科術後患者のヘルスケア ……………………………………………… 158
- 10 他診療科（小児科）の悪性腫瘍治療後のヘルスケア …………………… 164
- 11 周産期異常（PIH, GDM）後のヘルスケア ……………………………… 171

3 婦人科感染症 …………………………………………………………………… 178
- 1 婦人科の感染症 総論（PIDを含む） …………………………………… 178
- 2 外陰の感染症 ………………………………………………………………… 184
- 3 腟の感染症 …………………………………………………………………… 190
- 4 子宮の感染症 ………………………………………………………………… 198
- 5 付属器の感染症 ……………………………………………………………… 202
- 6 性感染症 ……………………………………………………………………… 206
- 7 性器ヘルペス，尖圭コンジローマ ………………………………………… 218
- 8 HIV感染症，性器伝染性軟属腫 …………………………………………… 225

4 月経移動，避妊 ………………………………………………………………… 230
- 1 月経周期の移動法 …………………………………………………………… 230
- 2 避妊法とその指導 総論 …………………………………………………… 234
- 3 IUD/IUS ……………………………………………………………………… 240
- 4 OC …………………………………………………………………………… 246
- 5 緊急避妊法（EC） …………………………………………………………… 250

5 性器の損傷，性器瘻 …………………………………………………………… 255

6 非感染性外陰部瘙痒症 ………………………………………………………… 260

7 心身症（慢性骨盤痛・外陰痛などを含む） ………………………………… 265

8 性機能障害 ……………………………………………………………………… 271

9 性暴力被害 ……………………………………………………………………… 277
- 1 性暴力被害の実態 …………………………………………………………… 277
- 2 性暴力被害者への対応 ……………………………………………………… 282

10 性同一性障害 …………………………………………………………………… 290

Exercise 解答 ·· 295
略語一覧 ·· 296
索 引 ·· 298

日本女性医学学会編『女性医学ガイドブック 思春期・性成熟期編 2016年度版』では，エビデンスレベルを下記のごとく設定した。

エビデンスの質評価基準（レベル）

レベルI	複数のランダム化比較試験のメタアナリシス，または複数のランダム化比較試験のエビデンス
レベルII	少なくとも1つのランダム化比較試験のエビデンス，または複数のよくデザインされた非ランダム化比較試験のエビデンス
レベルIII	少なくとも1つの他のタイプのよくデザインされた準実験的研究のエビデンス，または比較研究，相関研究，症例比較研究など，よくデザインされた非実験的記述研究によるエビデンス
レベルIV	専門委員会の報告や意見，または権威者の臨床経験

第 I 章

思春期

1 思春期発来異常

1 思春期発来機構

CQ 01 正常な思春期発来のメカニズムは？

❶ 思春期発来と脳中枢

　思春期には，生殖能を獲得するような身体的変化が遂げられることが大きな特徴であり，二次性徴の発現など生殖機能が成熟してきて，女児は身体的および心理的にも発達を遂げる（第2次発育急進期）。女児の思春期が発来する頃には視床下部-下垂体-卵巣系における内分泌学的機能に大きな変動がみられ，中枢の性ステロイド依存性および非依存性のゴナドトロピン分泌抑制機構が解除されることにより，結果として，周期的なゴナドトロピン分泌が開始することになる。思春期発来機序を考える上で不可欠なのは，視床下部-下垂体-卵巣系の確立とその制御メカニズムである（図1）。

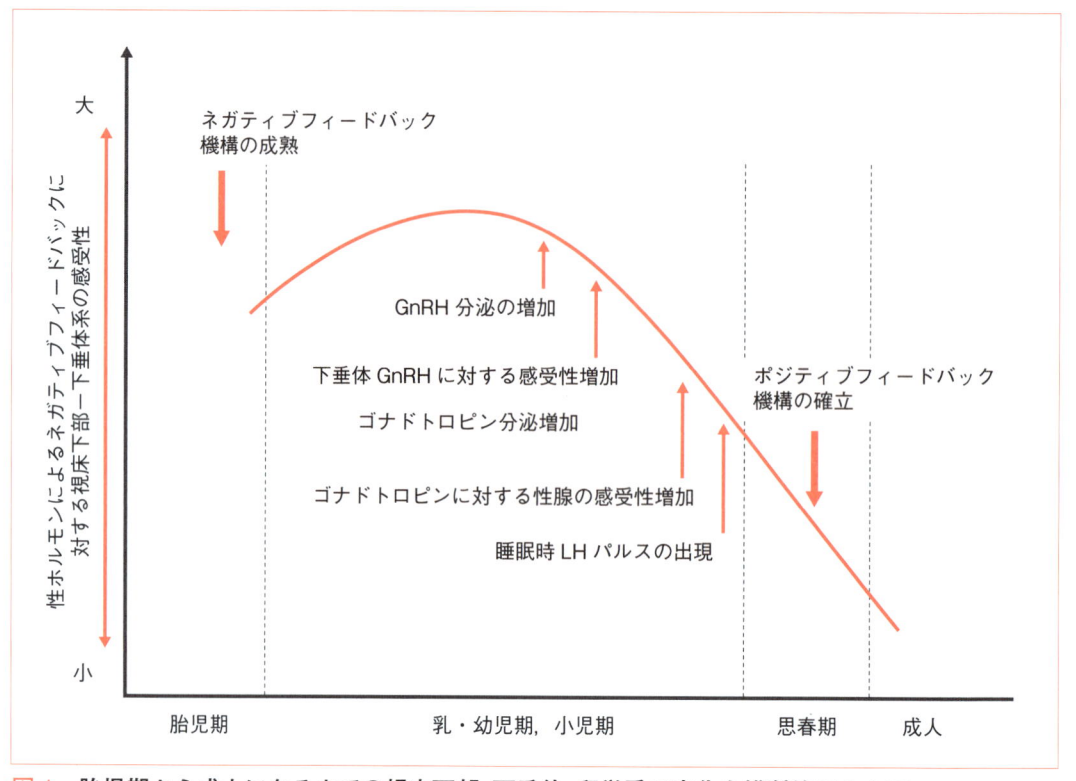

図1　胎児期から成人になるまでの視床下部-下垂体-卵巣系の変化を横断的にみた図

（文献9より改変）

❷ 性ステロイドホルモンによる中枢抑制性制御仮説

　視床下部よりのGnRH分泌は4歳頃まで認められる現象である。その後思春期発来まで中枢経路は休眠状態になるが，9～10歳前後に再度賦活化される。これまでに推測されている説として最も有力なのは，視床下部-下垂体系ニューロンの発育が思春期近くになると成熟して，LHのパルス状分泌が夜間に起こるようになる，そしてゴナドトロピンの分泌が増すようになり，次いで性腺からのエストロゲン分泌が上昇し二次性徴が開始するというものである。しかしこのような視床下部-下垂体-卵巣系のステロイド産生，そのフィードバックメカニズムは胎生期，新生児期にも存在しているため，思春期のはじめにそれがなぜ再度賦活化してくるのかというメカニズムに関しては全くわかっていない。

❸ ゴナドトロピン分泌の推移

a. 胎生期～幼児期

　妊娠10週頃までに胎児視床下部にGnRH，下垂体にFSHおよびLHが確認できるようになる。妊娠中期まではGnRHによりFSHおよびLHは緩徐な増加を示すが，後半期には低下してくる。このように視床下部-下垂体-卵巣系は胎生期から一過性に活性化されるが，特に3歳以降になるとその経路は抑制性制御を受ける。思春期発来前の6歳以降，卵巣には多数の卵胞が観察されるようになり，卵巣に作用するFSHがエストロゲン分泌を促進することにより二次性徴が促される。

b. 思春期前期～中期～後期

　6～17歳女性の血中ゴナドトロピンおよびエストラジオール（E_2）値を測定し，年齢による数値の推移を検討したデータによると，FSH，LHおよびE_2値は年齢とともに漸増し，12～13歳をピークとして以降平衡状態に達する。FSHはLHより1～2年早く9歳頃より増加し，E_2はLHと同じく10～11歳にかけて増加する[1]。思春期前期に生成されるLHは生物学的活性が低いが，中期以降になると生物学的活性が高いLHが分泌されるようになるのでLHは質的変化をすることが知られている[2]。このようにゴナドトロピン分泌状態は年齢とともに変化していくが，この変化は月経発来の有無には関係ない。

　思春期前期になると視床下部GnRHニューロンからのGnRH分泌が亢進し，下垂体細胞のGnRHに対する感受性が亢進し，ゴナドトロピン分泌量も増加してくるようになる。下垂体からのゴナドトロピン分泌は本質的に律動的であり，それは視床下部からのGnRHを産生するGnRHニューロンが律動的であることに依存する。子宮筋腫および子宮内膜症の治療にGnRHアナログ製剤がよく用いられるが，GnRHアナログの持続的投与は下垂体ゴナドトロピン産生細胞のGnRH受容体数を減少させる（downregulation効果）ことが知られており，GnRH分泌は一様ではなく，パルス状に分泌されることが生理的状態であり，パルス状分泌であるからこそ下垂体からゴナドトロピンが有効に産生されるものと考えられている。GnRHパルスgeneratorが本来的にGnRH産生ニューロンに内在するものと推定されている。

　LH分泌は思春期前の小児においても認められるが，その分泌は不規則であり振幅も小さい。小児期から思春期にかけてLH分泌量は増加するため，LH産生率は22倍に増加するものの，パルスの頻度は3倍程度にしかならない[3,4]。思春期が発来する約2年前から夜間にLHパルスが発生す

るようになるが，それは次第に日中にも認められるようになる。思春期発来に応じて神経細胞の成熟化が起きるとLH分泌が正常化するものと考えられ，日中にも認めるパルス状分泌が最終的には思春期の成熟を促進する。このようにGnRHニューロンの成熟化が起こることで，下垂体のGnRHに対する反応性も亢進する。思春期前のGnRHに対するFSHの反応は思春期発来以降よりもむしろ良好であり，基礎値に対する最大ゴナドトロピンの反応はLH，FSHともに思春期前が最も高く，以降徐々に反応が低下する。思春期のすべての期間を通じて緩徐に確立すると考えられるゴナドトロピン分泌状態の変化は，Turner女性のように性腺形成機能不全症例においても認められることから，性ステロイドによる制御メカニズムとは異なる中枢神経の成熟過程ではないかと考えられている。以上のメカニズムをまとめると表1のようになる。

❹ GnRHニューロンとその制御因子

　従来，小児期における視床下部-下垂体系の活動停止と思春期における再活動化については，中枢の性ステロイドに対する感受性の変化として説明されてきた。小児期にはわずかな血中性ステロイドにより抑制性制御を受けていた中枢組織が，思春期が近付くにつれその抑制性感受性が低下し，ゴナドトロピンは上昇し始めるというものである。確かに思春期前の小児は成人に比べ6〜15倍も性ステロイドに対する感受性があり，2μgのエチニルエストラジオール投与によりゴナドトロピン分泌が抑制されることが知られている。しかしその一方，Turner女性においては性腺が形成されていないことから内在性のE$_2$が乏しいにもかかわらず同様な性ステロイド感受性があり，小児期においてはFSH分泌が抑制されたままであり，実際にFSHが上昇してくるのは10歳を過ぎてからである[5]。そのため，性ステロイドホルモン以外の物質による中枢抑制性ステロイド，およびそれ以外の抑制物質が存在し思春期発来が9歳頃まで抑制されており，視床下部-下垂体系の脱抑制が起こることで思春期が発来するという機序がありうる。思春期が始まる頃に低下してくる傾向を示す制御性因子はSHBG，5αアンドロステンジオール，PRLなどがある。GnRHニューロンにおけるGnRH分泌は促進的メカニズムと抑制的メカニズムの両者が存在しており，両者について概説する（図2）。

表1　思春期発来時の内分泌状態のまとめ（文献1より改変）

	小児期	思春期発来時	思春期
GnRHに対する			
● LH反応性	↑↑	↑↑↑	↑↑↑
● FSH反応性	↑↑↑	↑↑↑	↑↑↑
ゴナドトロピン分泌			
● 平均値	↑	↑↑	↑↑↑
● パルス状分泌	↑	↑↑	↑↑↑
● 夜間分泌	↑	↑↑	
ゴナドトロピンに対する性腺反応性			
● 性腺性ステロイド値	↑	↑↑	↑↑↑
● 副腎性ステロイド値	↑↑	↑↑↑	↑↑↑
性ステロイドに対する中枢感受性	↑↑↑	↑↑↑	↑
E$_2$に対するポジティブフィードバック	—	—	↑

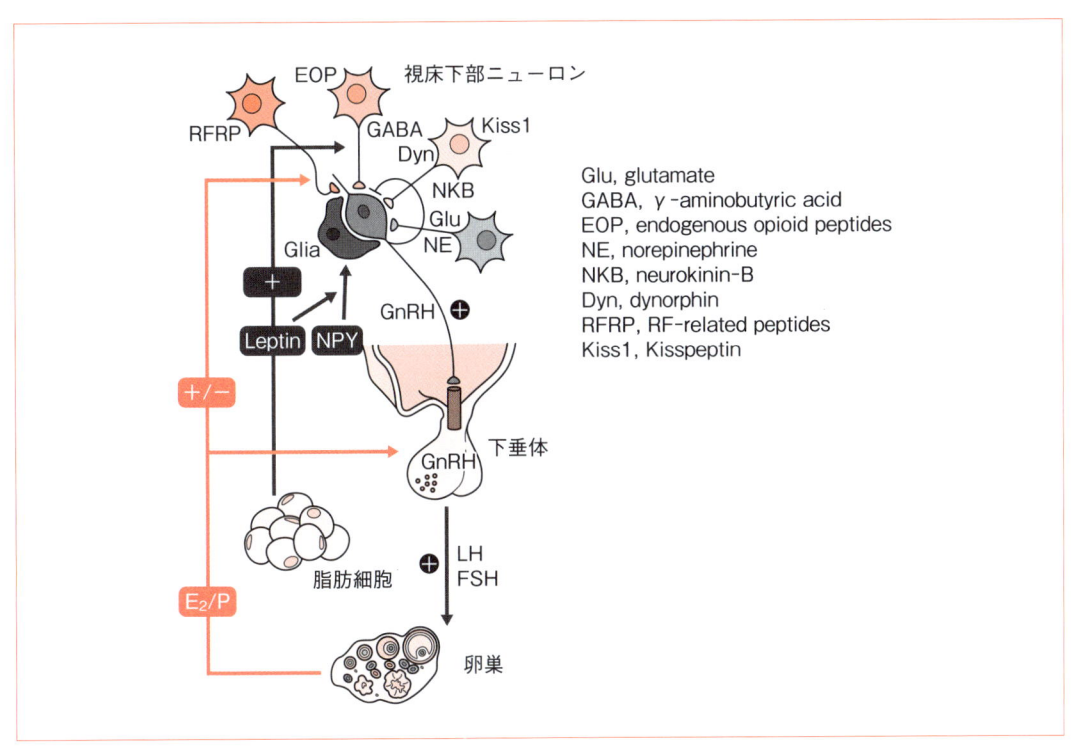

図2 GnRH分泌制御経路（文献10より改変）
促進系経路は＋，抑制系経路は－で示す．卵巣からのフィードバックループには正と負両者が存在する．

⑤ GnRH 分泌の促進的制御

　GnRH 分泌の促進系メカニズムに関与する分子には，レプチン，グルタミン酸，キスペプチン，IGF-I などがある．

a．レプチン

　レプチンは脂肪細胞に存在するが，脂肪細胞の増減が思春期発来に大きく関与していることが明らかになってきている．レプチン遺伝子に変異をもつob/obマウスは性機能が低下しているが，レプチンの補充により性機能は回復し得る[6]．正常マウスにレプチンを投与しても，腟開口，性周期が促進される．またレプチン投与でゴナドトロピンが増加することから中枢への直接作用があることが示唆されている．ヒト（男性）においても血中レプチンは年齢とともに増加し，臨床的に観察できる思春期発来の8カ月前に最高値を示し，思春期発来後に減少するが，テストステロンとは逆相関すると報告されている[7]．女子においても同様である．神経性無食欲症においては顕著な体重減少をみるが，レプチン値も低いことからレプチンと性成熟機能には大きな関連があるものと考えられている．しかし GnRH ニューロンにはレプチン受容体は発現していないことから，末梢性のレプチン変化が結果として GnRH 分泌に影響を与える間接的なものであることが予想されている．

b．キスペプチン

　低ゴナドトロピン性性腺機能低下症の原因の一つとして，キスペプチンの内在性受容体GPR54

の遺伝子変異が報告され，逆にGPR54の恒常的活性化による思春期早発家系も報告された．キスペプチン遺伝子変異によっても同様に低ゴナドトロピン性性腺機能低下症，思春期早発症の報告がみられたことから，キスペプチンは思春期発来制御因子として重要であると認識されるに至った．キスペプチンはGnRHニューロンに発現するGPR54に結合し，GnRH分泌を直接的に制御することがその後明らかとなった．近年IVFプログラムにおいてキスペプチンアナログを用いるとLHサージを惹起でき，従来のhCGを使用したものと同様の成績が得られるという報告[8]があり，キスペプチンの生体作用が実証されたものと考えられる．思春期前期になるとキスペプチンニューロンにおけるエストロゲン感受性が低下しネガティブフィードバックメカニズムが解除されることによりGnRHの律動的分泌が起こるようになるメカニズムも報告されているが，キスペプチンニューロン賦活化およびそれに引き続くGnRHニューロン賦活化が思春期にいかにして起こるかということに関しては，未だ明確な答えは存在していない．

❻ GnRH分泌の抑制性制御

中枢においてGnRHおよびゴナドトロピン分泌を抑制する因子としてはガンマアミノ酪酸（GABA），ニューロペプチドY（NPY），メラトニン，オピオイドペプチド，ドパミン，ノルアドレナリン，セロトニン，メラトニン，CRHなどが挙げられる．

a．GABA

GABAは脳内では神経伝達抑制性物質として存在しているが，脳内にはグルタミン酸をGABAに変換する酵素が発現しており，GABA受容体の阻害薬により思春期発来が促進され，GABAの脳室内注入によりGnRH分泌が抑制されるという報告がある．思春期発来後はGnRHニューロンの制御がGABAニューロンからグルタミン酸ニューロンに置換されるものと推測されている．

b．NPY

NPYは視床下部弓状核に発現し，摂食量の低下と体脂肪率の低下はレプチン低下のシグナルとして中枢に伝達されるが，この際にNPYが上昇し，摂食量が増加しエネルギー消費を減少させ体重増加が促進されるフィードバックメカニズムがある．ラットの脳室内にNPYを投与すると，ゴナドトロピン分泌が抑制され性周期が停止することが報告された．またob/obマウスにおいては視床下部のNPY発現が亢進していることが報告されている．よって，NPYがGnRH分泌細胞に直接的抑制性作用をもつことが示唆されている．

c．メラトニン

小児期から思春期への移行期にメラトニン分泌は減少するが，メラトニンはGnIH（gonadotropin-inhibitory hormone）の発現を誘導することで性腺機能を抑制するものと考えられており，過剰摂取で月経異常が誘発される．

●文献

1) 武谷雄二編．新女性医学大系18 思春期医学．中山書店，東京，2000（レベルIV）
2) Beitins IZ, Padmanabhan V. Bioactivity of gonadotropins. Endocrinol Metab Clin North Am 1991；20：85-120（レベルIV）
3) Apter D, Bützow TL, Laughlin GA, et al. Gonadotropin-releasing hormone pulse generator activity during pubertal transition in girls：pulsatile and diurnal patterns of circulating gonadotropins. J Clin Endocrinol Metab 1993；76：940-949（レベルIII）

4) Wu FC, Butler GE, Kelnar CJ, et al. Ontogeny of pulsatile gonadotropin releasing hormone secretion from midchildhood, through puberty, to adulthood in the human male : a study using deconvolution analysis and an ultrasensitive immunofluorometric assay. J Clin Endocrinol Metab 1996 ; 81 : 1798-1805（レベルⅢ）
5) Conte FA, Grumbach MM, Kaplan SL. A diphasic pattern of gonadotropin secretion in patients with the syndrome of gonadal dysgenesis. J Clin Endocrinol Metab 1975 ; 40 : 670-674（レベルⅢ）
6) Barash IA, Cheung CC, Weigle DS, et al. Leptin is a metabolic signal to the reproductive system. Endocrinology 1996 ; 137 : 3144-3147（レベルⅣ）
7) Mantzoros CS, Flier JS, Rogol AD. A longitudinal assessment of hormonal and physical alterations during normal puberty in boys. V. Rising leptin levels may signal the onset of puberty. J Clin Endocrinol Metab 1997 ; 82 : 1066-1070（レベルⅢ）
8) Jayasena CN, Abbara A, Comninos AN, et al. Kisspeptin-54 triggers egg maturation in women undergoing in vitro fertilization. J Clin Invest 2014 ; 124 : 3667-377（レベルⅢ）
9) Grumbach MM, Roth JC, Kaplan SL, et al. Hypothalamic-pituitary regulation of puberty in man ; Evidence and concepts derived from clinical research in control of the onset of puberty. John Wiley & Sons, New York, 1974, pp115-166（レベルⅣ）
10) Pinilla L, Aguilar E, Dieguez C, et al. Kisspeptins and reproduction : physiological roles and regulatory mechanisms. Physiol Rev 2012 ; 92 : 1235-1316（レベルⅣ）

Exercise 01

正しいものはどれか。2つ選べ。
a. レプチンは神経性無食欲症においては高値を示す。
b. 胎児期においては GnRH, FSH および LH の発現はない。
c. 思春期が発来するメカニズムは未だよくわかっていない。
d. キスペプチン変異はすべて低ゴナドトロピン性性腺機能低下症に至る。
e. 思春期が発来してくると，まず夜間の LH 分泌がパルス状になってくる。

2 思春期早発症

CQ 02 思春期早発症の概要・定義・分類・診断・治療は？

❶ 思春期早発症の概要・定義

　何らかの原因で性ステロイドホルモンの分泌が早期に起こるため，思春期にみられる二次性徴（乳房発育，陰毛発生，初経初来）が標準より早くみられる状態である。そのため患児に心理社会的問題や行動上の問題（粗暴な行動など）が起こる可能性がある。また原因として脳腫瘍などの重篤な疾患の可能性があるため精査が必要である。一般に，性ステロイドホルモンの増加により早期は同世代より高身長であるが，骨成熟が促進し早期に骨端線が閉鎖するため，最終的には低身長となる。

　日本産科婦人科学会が定めた定義では，乳房発育 7 歳未満，陰毛発生 9 歳未満，初経 10 歳未満でそれぞれの発現がみられた場合を「早発思春期」としている。なお，平成 15 年に厚生労働省の間

表1　乳房発育の段階（Tanner分類）
(文献1より改変)

第1期	乳頭だけが突出（思春期前）
第2期	乳頭が突出す 乳輪の直径も少し広がる 乳房が小さい高まりを形成する
第3期	乳房，乳頭がさらに突出する しかし乳輪部とほかの部分との間に段がない
第4期	乳輪部が乳腺の上に突出してくる
第5期	丸みをもった成人型の乳房を形成

表2　陰毛発生の段階（Tanner分類）
(文献1より改変)

第1期	陰毛発生なし（思春期前）
第2期	わずかに大陰唇に陰毛の発生が認められる
第3期	恥丘部位にも発毛が広がる
第4期	ほぼ成人型であるが，発毛の範囲が狭い
第5期	量的，形態的にも逆三角形の成人型発毛

脳下垂体機能障害調査研究班の作成した「中枢性思春期早発症の診断の手引き」では，乳房発育7歳6カ月未満，陰毛発生8歳未満，初経初来10歳6カ月未満としている。若干の違いはあるが，これらはあくまで医学的な定義であり，これらの年齢は時代や人種などにより変動する可能性もある。そのため，治療開始年齢等に関しての大まかな目安と考えればよい。一般に乳房発育，陰毛発生に関しては，Tannerの分類が用いられている（表1，表2）[1]。思春期前をⅠ度，思春期開始をⅡ度，成人型をⅤ度として評価する。

　性ステロイドホルモンの分泌が，中枢性GnRH分泌の結果として起きている場合は真性，または中枢性，またはGnRH依存性思春期早発症と呼ばれており，GnRHとは無関係に末梢での産生が亢進している場合は仮性，または末梢性，またはGnRH非依存性思春期早発症と呼ばれている。なお，ここでは便宜上，それぞれ真性および仮性思春期早発症に統一する。また，厚生労働省の小児慢性特定疾患としては思春期早発症，思春期遅発症の疾患名が用いられているが，日本産科婦人科学会では早発思春期，遅発思春期を用いている。

❷ 思春期早発症の分類

　思春期早発症の分類を表3に示す[2]。主に真性，仮性，異性性および亜型に分類できる。

　真性では特定の原因を見出せない特発性が多く，女児の場合は思春期早発症のおよそ70％を占め，5歳以上に多い。器質性では中枢神経系の障害が多く，視床下部過誤腫をはじめとする腫瘍や，髄膜炎，脳炎といった炎症や外傷，脳への放射線照射後でも起こりうる。病態として，腫瘍によるGnRH産性，炎症や外傷によるGnRHパルス発生源の抑制解除が考えられている。ゴナドトロピンレベルは高値を示す。

　仮性では，ホルモン産性疾患として顆粒膜細胞腫や莢膜細胞腫などの卵巣腫瘍，副腎腫瘍，絨毛癌や奇形腫などのhCG産性腫瘍が知られている。思春期前に卵胞発育，エストロゲン産生がみられ，性器出血や乳房発育を引き起こすものに自律性反復性卵胞囊胞がある。自然軽快することが多いが，反復することがあり注意が必要である。また遺伝子変異により卵胞囊胞，エストロゲン産生に多骨性線維性骨異形成症と呼ばれる骨病変，カフェオレ班と呼ばれる皮膚病変を合併するMcCune-Albright症候群もある。その他，エストロゲンやエストロゲン様物質を含んだ医薬品・食品による医原性・外因性のものもある。これらの疾患ではゴナドトロピンレベルは抑制されている。ただし，原発性甲状腺機能低下症では，ゴナドトロピンレベルは高値である。TRH分泌亢進に伴う下垂体からのゴナドトロピン分泌が増加するためと考えられている。

表3 思春期早発症の分類 (文献2より改変)

真性思春期早発症	特発性 器質性 　頭蓋内腫瘍 　　視床下部過誤腫，頭蓋咽頭腫，神経線維腫，視床下部星細胞腫 　奇形・炎症 　　先天性脳奇形，クモ膜嚢腫，髄膜炎，外傷，放射線照射，脳性麻痺 　　脳炎，水頭症
仮性思春期早発症	ホルモン産生疾患 　卵巣腫瘍（顆粒膜細胞腫など），卵胞嚢胞（自律性反復性卵胞嚢胞など） 　副腎腫瘍 　hCG産性腫瘍（絨毛癌，奇形腫，肝芽腫，下垂体腺腫） 　McCune-Albright症候群 原発性甲状腺機能低下症 医原性または外因性 　医薬品，化粧品
異性性思春期早発症	男性化卵巣腫瘍 男性化副腎腫瘍 先天性副腎皮質過形成
思春期早発症の亜型	早発乳房発育 早発副腎皮質性二次性徴 早発月経

　仮性思春期早発症でも，過剰の性ステロイドホルモンにさらされているうちに中枢が成熟してしまい，二次的に GnRH 分泌が活性化されることもある。性ステロイド産生がテストステロンであれば，女児の男性化徴候がみられ（異性性思春期早発症），男性化卵巣腫瘍，副腎腫瘍，先天性副腎皮質過形成などを考慮する。思春期早発症の亜型として，早発乳房発育，早発副腎皮質性二次性徴，早発月経がある。これらは部分的な二次性徴のみが早発に起こり，骨年齢や骨端線は正常であり，最終身長も正常である。鑑別診断で他の疾患を除外できれば，経過観察とする。

❸ 思春期早発症の診断・検査

　診断のフローチャートを図1に示す[1]。乳房腫大，陰毛，月経などの性早熟徴候を確認後，身長と体重の発育曲線による成長率の確認，手根骨での骨成熟の評価，下垂体性ゴナドトロピン，性ステロイドホルモン，甲状腺機能の検査を行う。部分的な二次性徴のみであれば，早発乳房発育，早発副腎皮質性二次性徴などを考える。早発乳房発育は2～3歳が好発年齢である。甲状腺機能低下であれば原発性甲状腺機能低下症である。

　思春期前で卵胞発育，エストロゲン産生がみられれば自律性反復性卵胞嚢胞を考え，GnRH 負荷試験を行いゴナドトロピンの抑制を確認する。また，問診等で医原性・外因性を除外しておく。成長率の増大，骨年齢促進を確認後，高ゴナドトロピン血症，高エストロゲン血症であれば真性思春期早発症を，低ゴナドトロピン血症，高エストロゲン血症であれば仮性思春期早発症を疑う。

　適宜 GnRH 試験を行い，思春期反応レベルであれば真性思春期早発症を疑い，さらに CT，MRIで頭部の精査を行う。GnRH 試験で反応がなければ仮性思春期早発症を疑い，エストロゲン産性腫瘍等のホルモン産生腫瘍を考慮する。さらに MRI，CT のほか，hCG やテストステロン，副腎皮

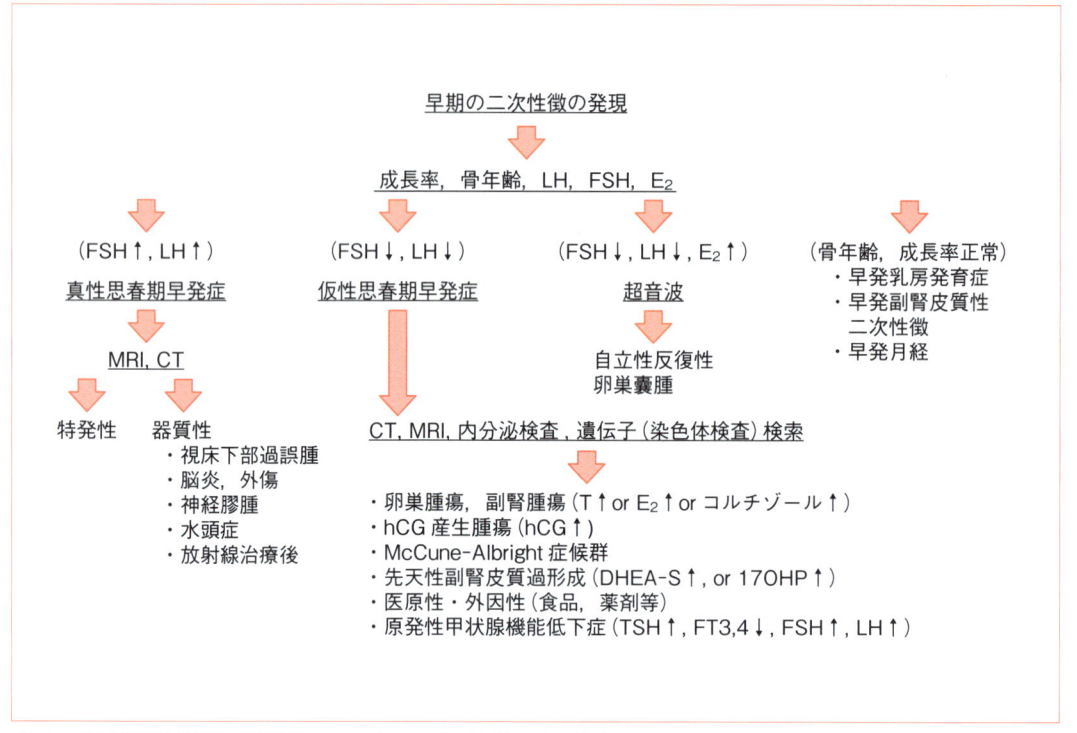

```
                    早期の二次性徴の発現
                            ↓
                    成長率，骨年齢，LH, FSH, E₂
       ↓              ↓              ↓              ↓
  (FSH↑, LH↑)   (FSH↓, LH↓)   (FSH↓, LH↓, E₂↑)  (骨年齢，成長率正常)
  真性思春期早発症  仮性思春期早発症      超音波           ・早発乳房発育症
       ↓                            ↓              ・早発副腎皮質性
    MRI, CT                     自立性反復性           二次性徴
       ↓                         卵巣嚢腫           ・早発月経
  特発性  器質性
       ・視床下部過誤腫      CT, MRI, 内分泌検査，遺伝子（染色体検査）検索
       ・脳炎，外傷                   ↓
       ・神経膠腫          ・卵巣腫瘍，副腎腫瘍（T↑ or E₂↑ or コルチゾール↑）
       ・水頭症            ・hCG 産生腫瘍（hCG↑）
       ・放射線治療後       ・McCune-Albright 症候群
                          ・先天性副腎皮質過形成（DHEA-S↑, or 17OHP↑）
                          ・医原性・外因性（食品，薬剤等）
                          ・原発性甲状腺機能低下症（TSH↑, FT3,4↓, FSH↑, LH↑）
```

図1 思春期早発症の診断フローチャート（文献1より改変）

質ホルモンなどの内分泌検査や遺伝子検索を行う。また，皮膚にカフェオレ斑を認めればMcCune-Albright 症候群を疑う。この疾患はGTP 結合蛋白の異常で，顆粒膜細胞のゴナドトロピン受容体の恒常的活性化により卵胞嚢胞が形成されエストロゲンが産生される。成長率が正常で，骨年齢も年齢相当もしくはやや進行程度で，ゴナドトロピンや性ステロイドホルモンが正常なら，3～4カ月ごとに経過観察とし，思春期徴候が進行してくるようなら再評価する。

❹ 思春期早発症の治療

標準より早期の性ステロイドホルモン分泌により二次性徴が早く出現するため，以下の3点が問題とされる。
①重篤な疾患による症状出現の可能性
②本人の心理的・社会的な問題が起こる可能性
③低身長

鑑別疾患により器質的な疾患があれば，その治療を行う。本人の心理的・社会的な問題に対しては，専門的なサポートを行う。

最も頻度の高い特発性の真性思春期早発症に対しては，GnRH アゴニストを投与する。GnRH アゴニストには点鼻薬と皮下注があるが，点鼻薬は1日3回投与するためコンプライアンスが低下しやすいことから，皮下注が好まれる（GnRH アゴニスト1.88 mg 1回30～35 μg/kg 4週間に1回，皮下注，効果不十分なら90 μg/kg まで増量可）。治療によりゴナドトロピン，性ステロイドホル

モンの低下が起こり，二次性徴の停止と骨成熟の遅延化が起こることで，最終的には低身長を回避できるとされる．しかしながら，実際には身長が思うように伸びないことや，治療中に成長ホルモンが低下することもあり，成長ホルモンの補充が必要なこともある．その場合は，経験豊富な小児内分泌専門医に早めに紹介すべきである．

仮性思春期早発症の場合，原疾患の治療を優先させるが，治療後でも性器出血のある場合や自律性反復性卵胞嚢胞などで性器出血がある場合は，メドロキシプロゲステロン酢酸エステル（2.5 mg 2～6錠 分1～3回 連日）の投与も行われる．

その他，アロマターゼ阻害薬やエストロゲン受容体拮抗薬を使用した報告も散見するが，まだ一定の見解は得られていない．

一般的に，骨年齢が12～13歳前後に達したら，それ以上は身長の伸びが期待できないため治療は終了となる．治療終了後，性機能は回復し，妊孕性も保たれるとされる[3,4]．またGnRHアナログによる骨量低下も，成人の場合と違い，ほとんど認めないとの報告が多いが，長期的な観察が重要である[4,5]．また最近では，初経年齢と成人後の心血管発生率や2型糖尿病発症率との関連を示唆する報告もあり，これらも含めて長期的な管理，注意が必要である[6,7]．

● 文献

1) 日本産科婦人科学会．産婦人科研修の必須知識．日本産科婦人科学会，東京，2013
2) 綾部琢哉．早発思春期．臨床婦人科産科 2009；63：1019-1025
3) Tanaka T, Niimi H, Matsuo N, et al. Results of long-term follow-up after treatment of central precocious puberty with leuprorelin acetate: evaluation of effectiveness of treatment and recovery of gonadal function. The TAP-144-SR Japanese Study Group on Central Precocious Puberty. J Clin Endocrinol Metab 2005；9：1371-1376 （レベルⅢ）
4) Magiakou MA, Manousaki D, Papadaki M, et al. The efficacy and safety of gonadotropin-releasing hormone analog treatment in childhood and adolescence: a single center, long-term follow-up study. J Clin Endocrinol Metab 2010；95：109-117 （レベルⅢ）
5) Carel JC, Eugster EA, Rogol A, et al. Consensus statement on the use of gonadotropin-releasing hormone analogs in children. Pediatrics 2009；123：e752-762 （レベルⅣ）
6) Lakshman R, Forouhi NG, Sharp SJ, et al. Early age at menarche associated with cardiovascular disease and mortality. J Clin Endocrinol Metab 2009；94：4953-4960 （レベルⅢ）
7) He C, Zhang C, Hunter DJ, et al. Age at menarche and risk of type 2 diabetes: results from 2 large prospective cohort studies. Am J Epidemiol 2010；171：334-344 （レベルⅡ）

Exercise 02

正しいものはどれか．1つ選べ．

a. 思春期早発症の原因で最も多いのは，女児の場合は先天性副腎過形成症である．
b. 真性思春期早発症の薬物療法には，一般にGnRHアンタゴニストが使用される．
c. 乳房発育の成人型は，Tanner分類では第1期である．
d. 真性思春期早発症の患者は，GnRH試験では思春期相当レベルを示す．
e. 原発性甲状腺機能低下症の患者は，下垂体性ゴナドトロピン値は低値を示す．

3 思春期遅発症

CQ 03 思春期遅発症の概要・定義・分類・診断・治療は？

❶ 思春期遅発症の概要・定義

　一般に，乳房発育が11歳まで，陰毛発育が13歳まで，初経が14歳までにみられないものは「思春期遅発症（日本産科婦人科学会では遅発思春期）」とされている。また，日本産科婦人科学会の定義では，15歳以上で初経の発来したものが遅発月経，18歳になっても初経の起こらないものが原発性無月経と定義されている。狭義には体質性思春期遅発症を指すが，広義には性腺機能不全も含める。一般に身長加速を認めず低身長となるため，早期の診断，治療は重要である。

❷ 思春期遅発症の分類

　原因は多岐にわたるが，高ゴナドトロピン性性腺機能不全，低ゴナドトロピン性性腺機能不全および女性器の解剖学的異常に分類できる（表1）[1]。高ゴナドトロピン性性腺機能不全には，Turner症候群や抗がん剤投与，放射線治療による早発性腺機能不全症などがある。低ゴナドトロピン性性腺機能不全には，個体差による体質的な遅延，視床下部，下垂体腫瘍，栄養失調を伴う重症慢性疾患，甲状腺疾患，神経性無食欲症，遺伝子異常によるゴナドトロピン分泌異常などがある。また女性内・外性器の解剖学的な異常などがある。

❸ 思春期遅発症の診断

　図1に思春期遅発症の診断手順を示す[1]。まず問診，視診にて身長，体重，手術，放射線・化学

表1　思春期遅発症の分類（文献1より改変）

1. **高ゴナドトロピン性性腺機能不全**
    Turner症候群
    性腺形成不全症
2. **低ゴナドトロピン性性腺機能不全**
    体質性遅発月経
    体重減少性遅発月経・神経性無食欲症
    原発性甲状腺機能低下症
    下垂体腺腫
    頭蓋咽頭腫
    GnRH欠損症
    Kallmann症候群，Prader-Willi症候群
    Laurence-Moon-Biedl症候群
3. **女性器の解剖学的異常**
    Rokitansky-Küster-Hauser症候群
    腟中隔，処女膜閉鎖
    アンドロゲン不応症候群

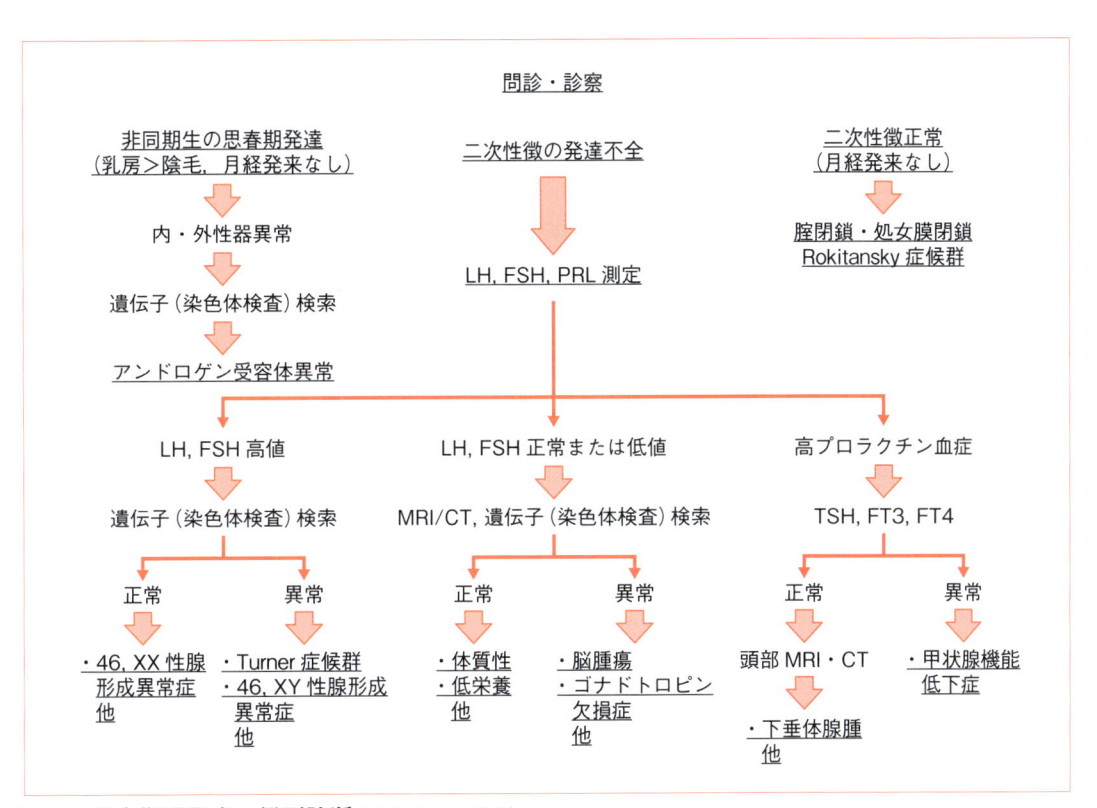

```
                        問診・診察
非同期生の思春期発達        二次性徴の発達不全           二次性徴正常
(乳房＞陰毛, 月経発来なし)                          (月経発来なし)
        ↓                    ↓                    ↓
  内・外性器異常                                腟閉鎖・処女膜閉鎖
        ↓              LH, FSH, PRL 測定         Rokitansky 症候群
  遺伝子(染色体検査)検索
        ↓
  アンドロゲン受容体異常
        ↓                    ↓                    ↓
    LH, FSH 高値        LH, FSH 正常または低値    高プロラクチン血症
        ↓                    ↓                    ↓
  遺伝子(染色体検査)検索   MRI/CT, 遺伝子(染色体検査)検索   TSH, FT3, FT4
     ↓      ↓            ↓         ↓            ↓         ↓
    正常    異常          正常      異常          正常      異常
     ↓      ↓            ↓         ↓            ↓         ↓
・46, XX 性腺 ・Turner 症候群  ・体質性    ・脳腫瘍     頭部 MRI・CT  ・甲状腺機能
 形成異常症  ・46, XY 性腺形成 ・低栄養    ・ゴナドトロピン              低下症
 他         異常症        他         欠損症         ↓
            他                      他         ・下垂体腺腫
                                                他
```

図1 思春期遅発症の鑑別診断（文献1より改変）

療法の有無，乳房発育，陰毛発生を確認する。また内性器の有無や異常，外性器の異常の有無を確認する。乳房発育がみられるが，恥毛発育がない（または少ない），外性器の異常などがあればアンドロゲン不応症候群を考え，性染色体を含む遺伝子検索を考慮する。乳房発育や恥毛発育の二次性徴は認めるが，月経がなく外性器異常を認めれば，Müller管形成異常や腟閉鎖，処女膜閉鎖を考える。二次性徴の発達不全を認める場合は，ゴナドトロピンやプロラクチン測定を行う。ゴナドトロピンが高ければ遺伝子検索を行い，正常であれば46, XX性腺形成異常症や早期卵巣機能不全を，異常があればTurner症候群等による性腺形成異常を疑う。ゴナドトロピンが正常または低値であれば，画像診断や遺伝子検索を行い，遺伝性の疾患や中枢神経系の腫瘍等がないか確認する。高プロラクチン血症を認めれば甲状腺機能をチェックし，正常であれば，頭部MRI，CTで下垂体腺腫やプロラクチン産生腫瘍を評価する。また，嗅覚低下と低ゴナドトロピン性性腺機能症を伴えば，Kallmann症候群を疑う。この疾患は，GnRHが遺伝子異常により合成されないため二次性徴はほとんどみられないが，成長ホルモンは正常なので発育は正常である。

❹ 思春期遅発症の治療

　基本的には原疾患に基づいた治療を行う。体質的なものによる思春期遅発症では，最終身長は正常であり経過観察でよい。また長期にエストロゲン欠乏による影響が考慮されるならば，正常な骨密度や妊孕能の回復を保持するため，エストロゲンの補充を行う。性腺形成異常症などの低および

高ゴナドトロピン性性腺機能不全の場合は，低身長を伴うことが多いため成長ホルモン治療を行う．その適応疾患と投与量は表2に示す[2]が，その場合は小児内分泌専門医にコンサルトする．

また，特に Turner 症候群は，低身長で比較的早い時期に発見され，主として小児科で治療が行われ，ある一定の年齢になって産婦人科に紹介されることがほとんどである．Turner 症候群では小児科においてガイドラインが作成されており，成長ホルモン治療で12歳以降，遅くとも15歳までに身長が140cmに達した時点で少量エストロゲンを開始するとされる（表3）[3]．ホルモン補充療法（HRT）は，低ゴナドトロピン性性腺機能不全，下垂体性機能不全や卵巣性機能不全の場合が絶対的適応となる．開始年齢は暦年齢で12～13歳頃が推奨されているが[4]，エストロゲンの投与量などは報告により違いがみられる．一般的には，少量のエストロゲンから開始する（CE：0.3mg/日，または E_2 貼付剤：25μg/週2回）．その後は個人差があるため，身長，体重，乳房発育，月経の有無を考慮しながら投与量の増加を行う．一般的には，治療開始後半年から18カ月後くらいに思春期レベルまで増加する（CE：0.625mg/日または E_2：1mg，E_2 貼付剤：50μg/週2回）．

黄体ホルモン併用投与はエストロゲン増量2～3カ月後，または性器出血後に投与する方法がある．投与量は乳房発育が十分に発達するまでは，黄体ホルモン（5～10mg）を月に5日間，十分な乳房発達がみられれば月に10日間投与する．体重減少性無月経や神経性無食欲症では，体重増加を図りつつ，必要に応じてKaufmann療法を行う．原発性甲状腺機能低下症であれば甲状腺ホルモンの投与を行う．高プロラクチン血症で，macroadenoma であれば手術を，それ以外であれば

表2 成長ホルモン治療の適応疾患とその量（文献2より改変）
（骨端線が閉鎖していない以下の疾患が対象）

疾患	GH投与量（mg/kg/週）
GH 分泌不全性低身長症	0.175
慢性腎不全に伴う低身長	0.175 効果不十分なら0.35
SGA性低身長症	0.23 効果不十分なら0.47
Prader-Willi症候群	0.245
軟骨異栄養症（軟骨無形成症・軟骨低形成症）	0.35
Turner症候群	0.35

表3 Turner症候群におけるホルモン補充療法（文献3より改変）

エストラジオール貼付剤（エストラーナ®テープ）
- 0.09mg　2日ごとに　　6～12カ月
- 0.18mg　2日ごとに　　6～12カ月
- 0.36mg　2日ごとに　　6～12カ月
- 0.72mg　2日ごとに

結合型エストロゲン剤（プレマリン®0.625mg/錠）
- 1/8錠　1日1回経口　　6～12カ月
- 1/4錠　1日1回経口　　6～12カ月
- 1/2錠　1日1回経口　　6～12カ月
- 1錠　1日1回経口

成人と同様のホルモン補充療法
エストロゲン剤に加えてプロゲスチン剤を投与する．成人と同様のホルモン補充療法への移行はエストラジオール貼付剤1枚または結合型エストロゲン剤1錠を6カ月間経過するか，途中で破綻出血が起こるかのいずれか早い時点で行うのがよい．

ブロモクリプチン療法などの薬物療法を行う。

Rokitansky症候群では造腟術，処女膜閉鎖や腟閉鎖では切開術を行う。

Kallmann症候群ではエストロゲン補充療法から開始し，その後Kaufmann療法を行う。また本人への心理的・社会的な配慮も重要であり，必要であれば専門家によるサポートを行う。

● 文献

1) 佐藤和雄，藤本征一郎編．臨床エビデンス婦人科学．メジカルビュー社，東京，2003, pp280-293
2) 小児内分泌学会．成長ホルモンの適正使用に関する見解(2007年2月10日公表，2011年4月1日改訂)
3) 田中敏章，横谷 進，長谷川奉延，他．ターナー症候群におけるエストロゲン補充療法ガイドライン．日本小児科学会雑誌 2008；112：1048-1050（ガイドライン）
4) Heinz M. Hormonal development therapy (HDT) in hypogonadism in long-term view. Best Pract Res Clin Obstet Gyneaecol 2010；24：149-155（レベルⅢ）

Exercise 03

正しいものはどれか。1つ選べ。

a. 遅発月経の定義は，18歳以上で初経発来した場合である。
b. 思春期遅発症の原因の一つに双角子宮がある。
c. 思春期遅発症の診断には，外性器の視診も重要である。
d. 体質性の思春期遅発症では，最終的には低身長となる。
e. Turner症候群の治療は，エストロゲン補充の後に成長ホルモンを投与する。

2 原発性無月経

1 視床下部性の無月経

CQ 04 視床下部性無月経の原因・症状・治療は？

❶ 視床下部性

a. 分類

　原発性無月経，すなわち性腺機能不全には，性腺自体（卵巣）に機能不全の原因があり，ゴナドトロピンが高値を示す卵巣性のものと，視床下部-下垂体系（中枢性）の機能異常が原因でゴナドトロピンの上昇を伴わない視床下部（中枢）性のものがある．また，先天性のものと続発性のものに分類される．先天性性腺機能低下症の典型例は思春期になっても性ステロイドが欠乏し，二次性徴が発現せず，身長の加速度的な伸びも起こらず思春期年齢で低身長を呈する．これは思春期遅発症との鑑別が必要である（20頁～参照）．原発性無月経の頻度としてはTurner症候群を代表とする卵巣性が半数を占めるが，視床下部-下垂体性（中枢性）無月経も2割を占める．続発性無月経では中枢性が中心である．

　視床下部性性腺機能低下症は視床下部と間脳を主体とする病変で，先天性のものとして，Kallmann症候群，Laurence-Moon Bardet-Biedl症候群，Prader-Willi症候群などが挙げられる．これらは低ゴナドトロピン性性腺機能不全のために二次性徴がなく気付かれることも多いが，性別判定困難な外性器にまではならない．これは妊娠初期（在胎6～7週）の性分化時期に胎盤由来（syncytiotrophoblast）のhCGによりテストステロンが産生されるため，男児では男性化がみられるからである．後天性の低ゴナドトロピン性性腺機能低下症として，器質性の腫瘍（Fröhlich症候群，脳腫瘍），放射線治療，結核，脳炎，外傷，脳血管異常，手術などによるものと，機能性のものがある．機能性として低栄養状態（女性アスリート，神経性無食欲症），高プロラクチン血症に伴うもの，精神的因子が関与しているものがある．表1に視床下部性無月経の分類と特徴を記載した．

b. 症状

　原発性無月経（性別上男性であれば小陰茎，女性化乳房など）以外に視覚障害や嗅覚障害，全身変化として肥満を示すことも多く，詳しくは各項で述べる．小児の症候性肥満を来しうる基礎疾患は先天性のものでも100疾患以上あり，小児肥満の中の1%を占める．以下のLaurence Moon Bardet-Biedl症候群，Fröhlich症候群，Prader-Willi症候群も一疾患である[1]．性腺機能低下症の個体の生命予後は比較的良好で，通常の社会生活が十分可能である．

c. 診断

　体型や全身所見，外性器の異常の有無を確認するとともに，十分な問診をすることから始まる．

表1　視床下部性無月経の分類と特徴

無月経	原発性		続発性	
視床下部性	疾患	特徴	疾患	特徴
	Kallmann 症候群	無嗅覚症	Chiari-Frommel 症候群	分娩後乳汁漏出
	LMBB 症候群	網膜色素変性，多指（趾）症	Argonz-del Castillo 症候群	特発性乳汁漏出
	Fröhlich 症候群	高度肥満，腫瘍性病変	Fröhlich 症候群	高度肥満，腫瘍性病変
	Prader-Willi 症候群	筋緊張低下，知的障害，肥満	Prader-Willi 症候群	筋緊張低下，知的障害，肥満
			神経性無食欲症	体重減少性など
			機能障害	心因性など

思春期

　患者本人の出生歴（頭蓋内出血など分娩外傷の有無），自身が胎児期の母体ホルモン剤投与の有無，出生からの身体発育状況（可能であれば発育曲線を記入），家族発生も多いため家族歴を聴取する（必要により遺伝カウンセラー，臨床遺伝専門医にコンサルト）。

　全身の大きな合併症がない限り，負荷検査を中心に診断をすすめる。血液生化学検査に加え内分泌学的検査として P test（プロゲステロンを投与，消退出血があれば第一度無月経で，エストロゲンを産生しうる発育段階の卵胞の存在が予想され，視床下部機能障害による軽度排卵障害と判断される），EP test（エストロゲン，プロゲステロンを投与し，消退出血があれば第二度無月経で，視床下部・下垂体の障害により FSH・LH 分泌不全があるか，卵巣でのゴナドトロピン感受性低下が予想される。消退出血がなければ子宮性である）がある。また，GnRH test（LH-RH 0.1 mg/ 生理食塩水 10 mL 静注，LH, FSH を30分ごとに2時間まで測定，15分・180分を測定する場合がある）で LH, FSH の基礎値が低く，LH-RH への反応良好であれば視床下部不全型，また基礎値が低く，低反応を示すものは下垂体不全型であるが，視床下部性が長期化した低ゴナドトロピン性性腺機能低下症が含まれる。末梢血染色体検査にて，性染色体・遺伝子検査が行われる。責任遺伝子も数多く発見されている。

d. 治療

　原則は原因除去であるが，染色体・遺伝子異常の場合は対症療法にとどまる。排卵誘発の可能な視床下部性無月経の場合，Kaufmann 療法でエストロゲンとプロゲステロン製剤を投与することにより周期的な子宮出血を促し，子宮の発達を助け，クロミフェン療法とゴナドトロピン療法で排卵誘発を行えば妊娠可能である。

❷ Kallmann 症候群

a. 疫学

　50,000人に1人の発症で，5：1で男性に多い。もともと先天性嗅覚障害の発生頻度は比較的高く，3,000人に1人といわれる。

　遺伝形式は常染色体優性遺伝，常染色体劣性遺伝，X 連鎖性劣性遺伝など多岐にわたり，家族例

もあれば孤発例の報告もある。

　責任遺伝子について研究が行われている。例えば，*KAL1*，*FGFR1*，*PROK2*，*PROKR2* 遺伝子は嗅球の発生に関与し，GnRH 神経細胞の遊走に重要な働きをもつ。その他 *PROKR2*，*CDH7*，*FGF17*，*NELF* 遺伝子異常が指摘され，*FGF8* 遺伝子に関してはフレームシフト変異があることがわかっている[2,3]。*KAL1* 遺伝子は X 染色体短腕上（Xp22.3）に位置し遺伝子欠失を MLPA 法で確認することができる。30,000 人に 1 人との報告もあり，X 連鎖性劣性遺伝形式をとり，日本人の家族例は 100％この遺伝子異常により，視床下部の神経核の欠損を来し，GnRH 合成障害を呈する。*KAL1* 遺伝子異常による Kallmann 症候群の 30％に片腎欠損が認められ，高血圧や腎疾患に陥る症例があることに留意する。*KAL2* 遺伝子は 8 番染色体に位置し（8p12）常染色体優性の遺伝形式をとる。*KAL3* 遺伝子異常は常染色体劣性の遺伝形式を示す。*FGFR1* 遺伝子異常は常染色体優性遺伝形式である。

b．症状

　嗅覚異常を伴う低ゴナドトロピン性性腺機能低下症が中核症状である。

　視床下部性（中枢性）性腺機能低下（女性：原発性無月経，男性：類宦官症，女性化乳房），嗅覚異常の他，脳以外に筋，腎，肝，腸などにも表現型の発現がみられる。小脳失調，てんかん，鏡像不随意運動，異常眼球運動，色弱，眼瞼下垂，感音難聴，口唇口蓋裂，男性であれば変声期未発現，右動脈弓，第 4 中手骨短縮，屈指症，凹足，腸回転異常，腎無形成，腎憩室，色素性母斑などが現れる。原因として血漿の kisspeptin 濃度の関与も指摘されている。

c．検査

　嗅覚機能検査：アリナミンテスト（2 mL，10 mg を静注し 15 秒以内に嗅いの申告で判定），基準嗅力検査（平均検知値 / 認知閾値）。

　鼻腔ファイバー：嗅裂粘膜の炎症，色調，粘膜の湿潤性確認。

　MRI 検査：T1 強調像前額断，眼球後端画の冠状断像で鶏冠を中心に 3 mm スライスし，嗅球，嗅索，嗅溝を描出する[4]。

d．治療

　GnRH 低下により，下垂体前葉でのゴナドトロピン合成が抑制されることが原因で，FSH，LH，性腺機能は低下しているが，二次性徴発現と妊孕性獲得を目的としてホルモン補充療法を行う。

❸ Laurence Moon Bardet-Biedl 症候群（L-M-B-B 症候群）[5,6]

a．疫学

　北アメリカやヨーロッパでは 14 万〜16 万出生に 1 人，カナダの東部 Newfoundland では 17,000 に 1 人，クウェートの Bedouin では 13,500 に 1 人，日本では 10 万人に 1 人とされている。1865 年 Laurence と Moon により発表され，1920 年 Bardet，その後 Biedl により追加された。以前は Laurence Moon Biedl 症候群として研究が進んだが，現在は別の症候群として研究が進み，Bardet-Biedl 症候群の遺伝子変異の精査が中心に行われている。

b．原因

　Mutation（突然変異）が起こった *BBS1-14* 遺伝子によって蛋白が変化を来し，それらは cilia（繊毛）と呼ばれる細胞構造物の機能メンテナンスをつかさどっているため数々の症状，表現型を示

す。例えばciliaは視覚，聴覚，嗅覚など感覚の受容体に関係している。BBS遺伝子は11q13, 16q21, 3p12-q13, 15q22.3, 2q31, 20p12, 4q27, 14q32.11に位置するものがある。BBSの中でBBS1遺伝子の変異が25％を占め，BBS10遺伝子が20％で，原因不明が25％である。BBS8, 4, 5遺伝子は細胞の繊毛の働きに重要とされている。16q21に関連する型としない型があり，常染色体劣性遺伝を示し，血族結婚に多い。

c. 症状

肥満，網膜色素変性症，精神発達遅滞，性腺機能不全が中核症状である。

肥満（2型糖尿病や高血圧，高コレステロール血症を併発）は視床下部の満腹中枢障害により起こる。2～3歳頃より肥満傾向がみられ，全患者の72～96％が肥満となり，BMI 40 kg/m^{2}以上が全体の20％を占める。また，幼少期・小児期より網膜色素変性様の進行性網膜病変（30歳までに重症化する）があり，サングラスの使用が必要である。その他の眼症状としては，視野の損失と黄斑変性症である錐体ジストロフィーにより視力低下，色素異常，夜盲などが起こる。

精神発達遅滞の症状は比較的軽く，知能指数は正常下限であるが，学習障害を示すこともある。視床下部障害により卵巣・精巣からのホルモン分泌障害を示し，性機能障害（性器発育不全）となり，男性症例では短小陰茎（74～96％），停留精巣，尿道下裂となる。また，頭蓋欠損，腎機能障害（重症か一生涯の疾患となる），運動機能発達遅滞（起立，歩行など），多指（趾）症（58～74％），合趾症，歯科疾患，嗅覚異常，左室肥大，肝機能障害などを合併することもある。

治療：有効なものはない。

死因：心筋梗塞，脳血管障害，腎不全

表2にLaurence Moon症候群，Bardet-Biedl症候群の遺伝と症状の特徴を記載した。表の5個中4個以上の症状を示す症候群である。

❹ Fröhlich症候群（Babinski-Fröhlich症候群）

a. 原因

視床下部に器質的病変を認め，症状として肥満と性腺機能低下症状を示す。

視床下部の腹内側核に存在する交感神経，食欲抑制作用のあるレプチン変化，GH分泌などが障害される。そのため，肥満と性腺機能異常を伴う。

表2 Laurence Moon症候群，Bardet-Biedl症候群の遺伝と症状の特徴

	Laurence Moon症候群	Bardet-Biedl症候群
	1865年LaurenceとMoonにより発表	1920年Bardet，その後Biedlにより追加
遺伝形式	常染色体劣性遺伝	常染色体劣性遺伝
症状 5個中4個	網膜色素変性症	網膜色素変性症
	肥満	肥満
	強直性対麻痺	腎障害
	性器発育不全	性器発育不全
	精神発達不全	指趾の障害

これらの症状に加え，尿崩症，視力障害，脳圧亢進症状などを呈する症候群である．

b. 症状

頭蓋咽頭腫，下垂体腫瘍の圧排などが挙げられる．

例えば視神経膠芽腫において，迷走神経が刺激され膵島 β 細胞が増殖，過食を伴う耐糖能異常を示す．食後高血糖に対しインスリン分泌過剰により低血糖を誘発，拮抗ホルモン分泌不全も回復を遅らせ，肥満の誘因となる．

c. 治療

器質的疾患の精査・加療が重要である．

❺ Prader-Willi 症候群（続発性を示すこともあり）

a. 原因

Prader-Willi 症候群（PWS）は，父親由来の染色体 15q11.2-q13 の PWS AS（Angelman）領域の発現欠如により発症する．片親ダイソミー（uniparental disomy；UPD）とは，核型は正常だが特定の染色体またはその一部が一対とも片親に由来する個体である．染色体領域が両方とも，母親由来のときは母性ダイソミー（maternal disomy），父親由来のときは父性ダイソミー（paternal disomy）と呼ぶ．特定の遺伝子が親由来によってその機能を失っている現象を遺伝子の刷り込み（genomic imprinting）と呼ぶ．ヒト遺伝子のインプリンティング領域が 15 番染色体にもあるため UPD の可能性がある[7,8]．PWS の発症機序は 3 種類となる．父親由来染色体の欠失が 70％，母親由来の片親性ダイソミー（UPD）が 25％，インプリンティング異常 1％以下，不明が 4％である．父親由来染色体の欠失群は母体年齢平均 30 歳であるのに比べ，母親由来の UPD 群は母体年齢平均 37 歳と有意に高年齢との報告もある[9,10]．10,000〜15,000 人に 1 人に起こる．

b. 症状

視床下部性内分泌性異常を特徴として，新生児期の筋緊張低下，特徴的顔貌，低身長，外性器低形成（日本人男児では停留精巣が 84％にみられ，女児では思春期までわからないことも多く陰毛の発育不全，原発性無月経で気付かれる），精神発達遅滞，食欲亢進により小児期からの肥満，多臓器に異常を来す．性ホルモン分泌低下による骨粗鬆症，骨折増加がみられる．Hypotonia-hypomentia-hypogonadism-obesity syndrome（HHHOsyn.）ともいわれる．

c. 治療

食事療法（筋力低下のため乳児期の経管栄養，学童期は盗食の厳重管理），運動療法，性ホルモン補充療法，成長ホルモン療法，向精神薬療法が中心となる．

●文献

1) 堂地 勉．肥満の性機能に及ぼす影響．Jap J Psychosom Med 2013；53：640-645（レベルⅣ）
2) Shin SJ, Sul Y, Kim JH, et al. Clinical, endocrinological, and molecular characterization of Kallmann syndrome and normosmic idiopathic hypogonadotropic hypogonadism：a single center experience. Ann Pediatr Endocrinol Metab 2015；20：27-33（レベルⅢ）
3) 高 栄哲，飯島将司，並木幹夫．無精子関連遺伝子と Y 染色体微小欠失検出キット．J Mamm Ova Res 2013；30：135-144（レベルⅢ）
4) Abolmaali ND, Hietschold V, Vogl TJ, et al. MR evaluation in patients with isolated anosmia since birth or early childhood. Am J Neuroradiol 2002；23：157-164（レベルⅢ）
5) Laurence Moon Bardet Biedl Society（レベルⅣ）

http://www.lmbbs.org.uk/about.htm
6) Genetics Home Reference. Bardet-Biedl syndrome. A service of the U.S. National Library of Medicine. Reviewed Sep, 2013, Published June, 2015（レベルⅡ）
7) Robert LN, Roderick RM, Huntington FW. 臨床細胞遺伝学の原理．親由来の効果．福嶋義光 監訳．Thompson & Thompson Genetics in Medicine, 7th edition. メディカル・サイエンス・インターナショナル，東京，2009，pp84-90（レベルⅡ）
8) Everman DB, Cassidy SB. Genetics of childhood disorders：Ⅻ．Genomic imprinting：breaking the rules. J Am Acad Child Adolesc Psychiatry 2000；39：386-389（レベルⅣ）
9) Ogata T, Matsubara K, Nagata E, et al. Advanced maternal age and the development of Prader willi syndrome resulting from upd（15）mat through non-disjunction at meiosis. J Mamm Ova Res 2011；28：96-102（レベルⅢ）
10) Matsubara K, Murakami N, Nagai T, et al. Maternal age effect on the development of Prader willi syndrome resulting from upd（15）mat through meiosis 1 errors. J Hum Genet 2011；56：566-571（レベルⅢ）

Exercise 04

視床下部性無月経について正しいものはどれか．1つ選べ．
a. Bardet-Biedl 症候群は男児にのみ発症する．
b. Fröhlich 症候群は思春期のやせとして発症する．
c. Kallmann 症候群の染色体核型は 47,XXY である．
d. Laurence Moon 症候群は多指症を示す．
e. Prader-Willi 症候群は片親ダイソミーを示す．

2　下垂体性の無月経

CQ 05　下垂体性の原発性無月経の原因と管理は？

❶ 原発性無月経の分類

　原発性無月経の一般的な原因疾患を表1に示す[1]．まず乳房発育からみた二次性徴の有無で大きく分類し，その後 FSH の値で分けている．二次性徴が認められるが月経の発来がない場合は解剖学的な欠陥が多くを占め，他にアンドロゲン不応症や，正常だが単に遅れているだけのもの（体質的遅れ）が含まれる．乳房発育がなく FSH が高値の場合は，染色体や遺伝子異常を原因とした性腺の発育不全が多く，primary hypogonadism の形態をとる．早発卵巣不全（primary ovarian insufficiency；POI）と診断されるものも含まれる．乳房発育がなく FSH が低値の場合には，原発性といえども PCOS や機能性視床下部性無月経など続発性無月経の主たる原因疾患が含まれる．ここに下垂体性として典型といえる原発性無月経を呈するプロラクチノーマ（prolactinomas）が含まれる．その他の中枢神経系の病因として，下垂体の感染，外傷，自己免疫性破壊がある[2]．視床下部・下垂体系の異常を呈する病態は多く，これらを厳格に鑑別することは困難であり，純粋に下垂体性無月経として分類されるものは，American Society for Reproductive Medicine（ASRM）に

表1　原発性無月経の主な原因と頻度 (文献1より)

大分類（頻度）	小分類	頻度（%）
乳房発育あり（30%）	Müller 管形成不全	10
	アンドロゲン不感受性	9
	腟中隔	2
	処女膜閉鎖	1
	体質的遅れ	8
乳房発育なし： FSH 高値（40%）	46,XX	15
	46,XY	5
	染色体異常	20
乳房発育なし： FSH 低値（30%）	体質的遅れ	10
	プロラクチノーマ	5
	Kallmann 症候群	2
	他の中枢神経系	3
	ストレス，体重減少，食欲不振	3
	多嚢胞性卵巣症候群	3
	先天性副腎過形成	3
	その他	1

よれば，原発性・続発性を問わず prolactinomas とその他の下垂体腫瘍のみが挙げられている[1]。

❷ ゴナドトロピン単独欠損症

ゴナドトロピン単独欠損症の報告がわが国からもなされているが，視床下部性の GnRH 分泌不全が長期に及び，そのため二次性に下垂体機能不全が起こったと考察されている[3]。この長期の GnRH の刺激の途絶が原因して，検査では下垂体不全型を示す症例があり，鑑別には GnRH の反復投与が必要である。視床下部障害の場合は，GnRH を連続投与すると，LH，FSH の反応性が改善または正常化する[4]。一方で，極めて稀であるが下垂体性と推定されるゴナドトロピン分泌不全例の報告もあり，最近では FSH β 変異による FSH 単独欠損による原発性無月経の症例報告[5]がなされた。しかし，未だ世界的にも症例報告の段階である。視床下部性をまず疑い，反復検査により障害部位を同定することが重要である。

❸ 下垂体腫瘍

a. 分類

下垂体前葉由来では，主な5つの細胞タイプがあるが，それぞれ PRL を産生する lactotroph，GH を産生する somatotroph，ACTH を産生する corticotroph，TSH を産生する thyrotroph，LH と FSH を産生する gonadotroph である。さらに，ホルモン分泌をする腫瘍を functioning adenomas（機能性下垂体腺腫）と呼び，ホルモン分泌をしない腫瘍を non-functioning adenomas（非機能性下垂体腺腫）と呼ぶ。腫瘍の大きさでは，直径10 mm 未満のものを microadenomas，10 mm 以上のものを macroadenomas と分類している。

b. 頻度

下垂体腫瘍は脳腫瘍の約10%を占め，英国では10万人に77.6ケースと報告され，そのうち PRL 産生下垂体腺腫が57%，非機能性下垂体腺腫が28%，GH 産生下垂体腺腫が11%，ACTH 産

表2 プロラクチン産生腫瘍による症状
（文献6より）

高PRL血症による症状
　無月経，稀発月経
　勃起障害
　不妊症
　乳漏症
　多毛
　骨粗鬆症
腫瘍による症状
　頭痛
　視野欠損
　部分的または汎下垂体機能低下
　頭蓋内神経障害
　脳脊髄液漏出
　てんかん発作

表3 非機能性下垂体腫瘍の初期症状
（文献6より）

ホルモン産生低下による症状
　易疲労
　リビドー低下，勃起障害
　稀発月経，無月経
　貧血
腫瘍に関連した症状
　頭痛
　視野・視力障害

思春期

生下垂体腺腫が2%と報告されている[6]。

c. 病因

95%以上は散発性であり，残りが遺伝性である。散発性の下垂体腫瘍の発生には遺伝子異常が関与している。遺伝性腫瘍では multiple endocrine neoplasia（MEN）が有名である。MEN タイプ1は tumour suppressor gene MEN1 の変異による常染色体優性疾患であり，副甲状腺，膵臓，下垂体前葉に腫瘍が生じる。

d. 症状

症状は，各種ホルモンの過剰産生・過少産生によるものと，占拠性病変による物理的な腫瘍効果によるもの，またはその両者で形成される。一般的には，視力・視野障害や頭痛と性腺機能障害が疾患発見の症状となる。具体的には，PRL産生下垂体腺腫では乳汁分泌と無月経，腫瘍の増大に伴い視野障害や頭痛が生じる（表2）。ACTH産生下垂体腫瘍（Cushing症候群）ではグルココルチコイド過剰症状が，GH産生下垂体腫瘍では思春期以前，骨端線閉鎖前に発症すると巨人症と無月経が，TSH産生下垂体腫瘍では甲状腺機能亢進症と無月経がそれぞれ主症状となる[4]。性腺機能障害はホルモン産生異常を有さない non-functioning adenomas でも，腫瘍効果として引き起こされることがあるので注意をしたい（表3）。

❹ 小児下垂体腺腫（pediatric pituitary adenomas；PPA）

小児，特に思春期発来前に発症した下垂体腫瘍では原発性無月経を呈する。最近報告された小児の下垂体腫瘍についての mini review によると，下垂体腺腫は，小児の脳腫瘍の3%未満で，ホルモンを産生する機能性腺腫が多く80～97%を占めるという[7]。幼少期ではACTH産生腫瘍が多いことも特徴である。小児の下垂体腫瘍の頻度・特徴・症状・遺伝性について表4にまとめた。

❺ PRL産生下垂体腺腫（prolactinomas）

前述した ASRM の分類[1]によれば，prolactinomas は原発性無月経に，高PRL血症は続発性無月経に分類されている。よって本項では PRL 産生下垂体腺腫について解説し，高PRL血症につい

表4 小児の下垂体腫瘍の頻度・特徴・症状（文献7より）

腺腫タイプ	頻度	腺腫の特徴	臨床症状	遺伝性
プロラクチノーマ	48〜68%	女性では microadenomas 男性では macroadenomas	稀発-無月経，思春期遅発 女性化乳房，乳漏症，神経-眼科症状	有
GH 産生腺腫	5〜15% 男＞女	90%は macroadenomas 30〜60%は invasive 50%は PRL も産生	骨端線閉鎖前：急激な成長，+2SD 以上の身長 骨端線閉鎖後：acromegaly，神経-眼科症状，高 PRL 血症	有
ACTH 産生腺腫	男＞女	90%以上は microadenomas	Cushing 症候群：特徴的顔貌，体重増加，男性化，痤瘡，易疲労，情緒不安定，抑うつ，頭痛，高血圧	稀
LH/FSH 産生腺腫	3〜6%	主に FSH 分泌型	神経-眼科症状，部分的/汎下垂体機能低下症状，巨睾丸症，卵巣囊腫，思春期早発症	稀
TSH 産生腺腫	0.5〜2.8%	90%は macroadenomas	甲状腺機能亢進症，甲状腺腫，神経-眼科症状	稀
非機能性腺腫	4〜6%	macroadenomas invasive	神経-眼科症状，部分的/汎下垂体機能低下症状	稀

ては別項を参照されたい。

a. 症状・診断

原発性無月経を主訴に来院した場合，頻度は高くないが prolactinomas も疑う必要がある。表2 にプロラクチン産生腫瘍による症状を示したが，高 PRL 血症はゴナドトロピンの分泌抑制をもたらし，結果として排卵の抑制，無月経となる。女性の場合，無月経と乳汁漏出の訴えがあれば強く疑われる。また，腫瘍による space occupying lesion（SOL）を原因とした症状，特に頭痛や視野・視力の障害を伴う場合も強く疑われる。乳漏や高 PRL 血症がなく，無月経と腫瘍による症状がある場合は，他の下垂体腺腫が疑われる。

b. 検査・診断

1. PRL の測定と MRI

血清 PRL 値は変動しやすいため，月経7日目以内の起床数時間後で食事前の午前10〜11時くらいに測定するのが望ましい[8]。画像診断を必要とする，または prolactinomas が疑われる PRL 値には一定の見解がない[8]。30 ng/mL または 50 ng/mL 以上で下垂体 MRI を推奨する報告[9]があるが，これは microadenomas の可能性を疑う観点と，腫瘍サイズと PRL 値が必ずしも一致しないという2つの観点からの推奨である。米国内分泌学会が2011年に初めて策定した『高 PRL 血症の診療ガイドライン』[10]では，250 μg/L（= ng/mL）以上では prolactinomas を疑うとし，特に macroprolactinomas では一般に 250 μg/L 以上を示すとある。わが国の診療ガイドラインでは，複数回連続しての検査で 100 ng/mL 以上の時は prolactinomas を疑い MRI を行い，専門医へ紹介するとある[8]。一方で鑑別として，女性の高 PRL 血症の 50〜60% に何らかの下垂体腺腫が存在する[1]とされている。すなわち prolactinomas 以外の下垂体腺腫でも高 PRL 血症を示す場合がある。さらに腫瘍の SOL による症状がある場合は，PRL 値にかかわらず，MRI を用いた画像診断を行うべきである。

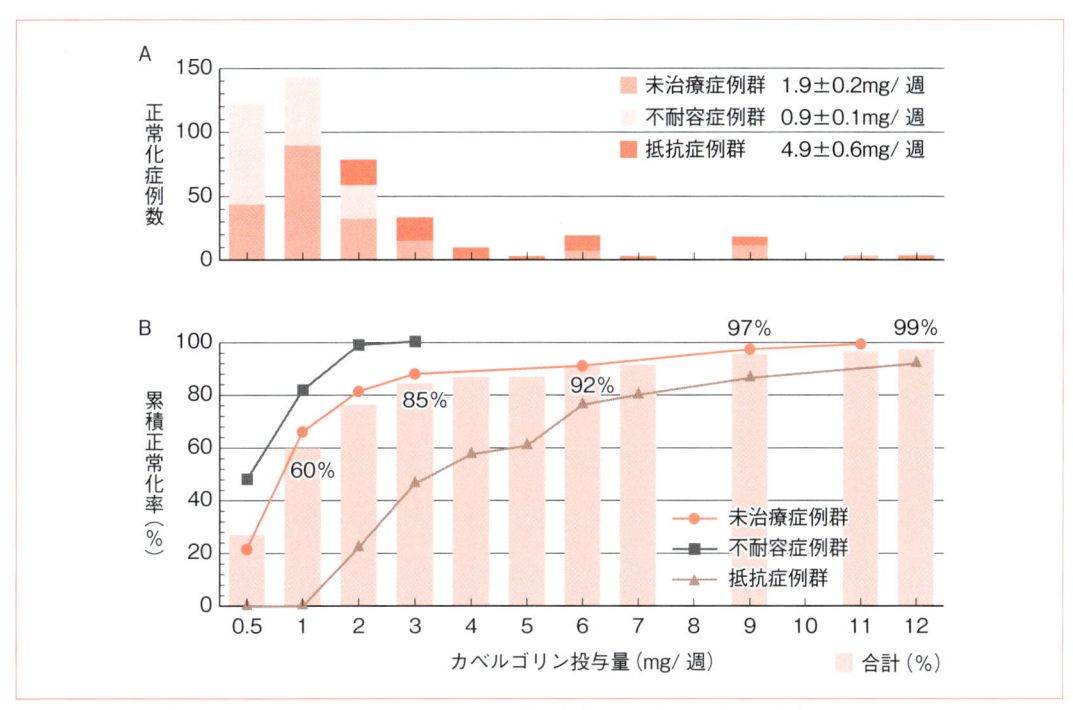

図1 カベルゴリン投与量別の PRL 正常化症例数（A）と累積正常化率（B）(文献12より)

c．治療

　米国内分泌学会は，ドパミン作動薬のカベルゴリン（カバサール®）を prolactinomas 治療の第一選択としている[10]。ドパミン作動薬は，prolactinomas に発現しているドパミンタイプ2受容体とカップリングしている G プロテインを刺激することにより PRL を抑制し，結果として腫瘍を縮小させる。カベルゴリンは従来のブロモクリプチン（パーロデル®）よりも効果に優れ，特発性および microprolactinomas による高 PRL 血症の92％を，macroprolactinomas による高 PRL 血症の77％を正常化した[6]。なぜカベルゴリンがブロモクリプチンよりも優れているかはよくわかっていない。ドパミン受容体への結合能力が高いという事実の他に，副作用が少なく服薬コンプライアンスに優れていることも影響している。

　高用量のカベルゴリンでは，さらに効果が高いことが指摘されている。小野ら[11,12]は本邦で承認されている週1回，1mg/回の投与量では PRL 正常化率は60％であったが，高用量カベルゴリン治療にて99％に達すると報告した（図1）。また生殖機能の回復も極めて優れた成績を示した[13]。これらの報告は他の同様な報告とともに米国内分泌学会のガイドラインに採用され，薬剤抵抗性症例には高用量カベルゴリン治療を手術療法導入前に検討することが勧められている[10]。一方で，高用量カベルゴリン治療により心臓弁膜症が惹起する可能性が指摘されており，薬剤抵抗性症例の治療は内分泌専門医に任せるべきである。一般的用量である1〜2mg/週では定期的な心機能の評価は必要ないとされている[10]。治療中は，定期的な PRL 測定（治療開始後1カ月目は必ず）による治療効果判定と低ゴナドトロピン血症の改善を評価する。MRI は年1回で行うが，PRL 値が低下しない，または新たな症状が発現した macroprolactinomas 症例では3カ月で行うべきである[10]。

腫瘍の縮小は，ブロモクリプチンでは50％に認められるが，カベルゴリンでは90％に達する[6]。腫瘍の消失は約30％といわれている。小野ら[13]によると，prolactinomasを消失させるためには単なる血中PRL値の正常化だけでは不充分であり，治療後のPRLを正常低値に維持する必要があるという。カベルゴリン治療後の腫瘍縮小度は治療後のPRL値に依存し，正常低値の症例では治療1年後に54.3％で，2年後には97.4％の症例で腫瘍が消失したという。

　手術療法である経蝶形骨洞下垂体腺腫摘出術は，視野・視力障害などの症候性を示す症例，下垂体卒中症例，高用量カベルゴリン治療ができない症例，カベルゴリン治療抵抗性症例などに適応となる[8,10]。副作用でブロモクリプチンが内服できない症例には，経腟投与も試すことが勧められている。手術療法困難例や難治例ではガンマナイフを用いた局所放射線療法が行われている[8]。

●文献

1) Practice Committee of American Society for Reproductive Medicine. Current evaluation of amenorrhea. Fertil Steril 2008；90：S219-225（レベルⅣ）
2) Klein DA, Poth MA. Amenorrhea：an approach to diagnosis and management. Am Fam Physician 2013；87：781-788（レベルⅣ）
3) 白井孝昭，高橋健太郎，吉野和男，他．原発性視床下部性無月経を示したgonadotropin単独欠損症の1例 LH-RHの測定および下垂体性無月経との鑑別．日産婦誌 1990；42：377-380（レベルⅣ）
4) 岸裕司，峯岸敬．下垂体性無月経．産科と婦人科 2005；72：174-177（レベルⅣ）
5) Kottler ML, Chou YY, Chabre O, et al. A new FSHβ mutation in a 29-year-old woman with primary amenorrhea and isolated FSH deficiency：functional characterization and ovarian response to human recombinant FSH. Eur J Endocrinol 2010；162：633-641（レベルⅣ）
6) Rogers A, Karavitaki N, Wass JA. Diagnosis and management of prolactinomas and non-functioning pituitary adenomas. BMJ 2014；349：g5390（レベルⅣ）
7) Guaraldi F, Storr HL, Ghizzoni L, et al. Paediatric pituitary adenomas：a decade of change. Horm Res Paediatr 2014；81：145-155（レベルⅣ）
8) 日本産科婦人科学会，日本産婦人科医会編．高プロラクチン血症の診断は？産婦人科診療ガイドライン 婦人科外来編 2014．日本産科婦人科学会，東京，2014，pp125-127（レベルⅣ）
9) 長谷川歩美，高橋俊文，倉智博久．高プロラクチン血症．産科と婦人科 2013；80増刊号：229-233（レベルⅣ）
10) Melmed S, Casanueva FF, Hoffman AR, et al. Diagnosis and treatment of hyperprolactinemia：an Endocrine Society clinical practice guideline. J Clin Endocrinol Metab 2011；96：273-288（レベルⅣ）
11) Ono M, Miki N, Kawamata T, et al. Prospective study of high-dose cabergoline treatment of prolactinomas in 150 patients. J Clin Endocrinol Metab 2008；93：4721-4727（レベルⅢ）
12) 小野昌美，三木伸泰，市原淳弘．プロラクチン産生下垂体腫瘍の治療 1) 最新の薬物治療．内分泌・糖尿病・代謝内科 2012；34：118-124（レベルⅣ）
13) Ono M, Miki N, Amano K, et al. Individualized high-dose cabergoline therapy for hyperprolactinemic infertility in women with micro- and macroprolactinomas. J Clin Endocrinol Metab 2010；95：2672-2679（レベルⅢ）

Exercise 05

正しいものはどれか。1つ選べ。

a. GnRHの分泌不全は原発性下垂体性無月経の原因となる。

b. すべての下垂体腺腫で，無月経は必発の症状である。

c. microadenomasとは径1.0mm未満の腫瘍を指す。

d. 下垂体腫瘍ではPRL産生下垂体腺腫が最も発生頻度が高い。

e. カベルゴリンは高PRL血症を是正できるが，腫瘍縮小効果はない。

3 卵巣性の無月経

CQ 06 卵巣性の原発性無月経の診断・治療は？

❶ 卵巣性の原発性無月経の診断

　満18歳になっても初経をみないものを原発性無月経という。実際には15歳までにほとんどが初経を認めるため，15歳を過ぎても初経を認めないものには検査を進めることが望ましい。原発性無月経の原因のうち，約40％は乳房発育を認めず血中FSH値が高値である[1]。

　問診では特に幼少期の放射線や抗がん剤による治療，性腺摘出術，鼠径ヘルニアの手術に注意をはらう。アンドロゲン不応症では鼠径部にある精巣がヘルニアとして処置されている場合がある。遺伝性疾患の可能性を考慮し，同一家系内の発症にも注意する。身体所見では，身長，体重，Tannerの分類による二次性徴の有無，外性器の形態および内性器の形態を把握する。Turner症候群では低身長や特徴的な身体徴候（翼状頸や外反肘など）がみられる。内診による外性器の異常や腟の有無の確認が必要であるが，診察の必要性を丁寧に説明してから行う。内性器の形態は経直腸超音波，骨盤MRIなどの画像診断で行う。ホルモン値の検査では，LH，FSH，estradiol，testosteroneの測定は最低限必要である。ゴナドトロピンが高値であり卵巣機能不全が疑われるならば，染色体検査を行う必要がある。

　卵巣性の原発性無月経および性分化異常症による原発性無月経の主な原因疾患を表1に挙げる。

❷ 疾患

a. Turner症候群

　性染色体異常を示す性腺疾患（性分化異常症）に，Turner症候群がある。Turner症候群は45,Xに代表されるX染色体短腕の欠失を特徴とする疾患である。女性2,000人に1人の割合とされる。小児期に低身長により発見されることが多い。性腺に胚細胞を認めず性腺機能不全を呈して，二次

表1　卵巣性および性分化異常症による原発性無月経の主な原因疾患

1) **性染色体異常に伴う性分化異常症**
    - Turner症候群
2) **46, XYを呈する性分化異常症（XY女性）**
    - アンドロゲン不応症（AIS）
    - XY純粋型性腺形成不全症（Swyer症候群）
    - Leydig細胞欠損症
    - テストステロン合成異常症〔特に17β-hydroxysteroid dehydrogenase（HSD）欠損症〕
    - 5α還元酵素欠損症
3) **46, XXを呈する性分化異常症**
    - XX性腺形成不全症
    - 副腎性器症候群（21-水酸化酵素欠損症，11-β水酸化酵素欠損症）などのアンドロゲン過剰によるもの
4) **放射線治療および抗がん剤投与，外科的切除などによる二次性卵巣障害**

性徴が認められないのが典型例である．本症ではX染色体の対合不全のため減数分裂が障害され，性腺の胚細胞は急速に減少して思春期年齢に達する前に胚細胞が消失し，そのためエストロゲンの分泌が起こらない．二次性徴のみられるものでも胚細胞の消失が続くため早期に卵巣機能不全を来して無月経となる．

　低身長，性腺機能不全が代表的な症状で，原発性無月経の原因となる染色体異常の中では最もよくみられる疾患である．乳房発育など二次性徴の発来は約20％に認められ，2～5％は自然月経がある．ターナー徴候として翼状頸，外反肘，楯状胸郭，毛髪線の低位，高口蓋，第4中手骨の短小，ほくろ，爪の異常などがみられる．染色体核型は45, Xをはじめとして，45, X/46, XX, 46, X, i, (Xq), 46, X, r (X)など様々である．45, X/46, XYやマーカー染色体でYを含むモザイクの場合もある．血中エストラジオール値は低値でLH，FSH値は高値を示し高ゴナドトロピン性の性腺機能低下である．性腺は萎縮しておりstreak gonadの形態をとる．一般に知能障害はない．言語性IQは正常であるが，非言語性IQは劣り，視覚認知能力に障害があるとされる．

b. XY女性

　46, XYを呈する性分化異常症には，アンドロゲン不応症，XY純粋型性腺形成不全症（Swyer症候群），Leydig細胞欠損症，テストステロン合成異常症（特に17β-hydroxysteroid dehydrogenase (HSD) 欠損症），5α還元酵素欠損症などがある．

　アンドロゲン不応症（androgen insensitivity syndrome；AIS）は，精巣性女性化症とも呼ばれていたが，近年はアンドロゲン不応症の名称を用いる．本症は染色体核型がXYで性腺は精巣でありテストステロンが分泌されるが，男性化が起こらず表現型が女性である．アンドロゲン受容体の機能異常のために，胎生期のアンドロゲン作用の欠如により生ずる．完全な女性型を示す完全型アンドロゲン不応症（CAIS）と種々の程度の男性性器分化異常を示す部分型アンドロゲン不応症（PAIS）に分類される．本症はX染色体依存性劣性遺伝であり，患者同胞の女性の50％が無症状キャリアの可能性があり，遺伝相談も重要である．本症では，表現型は女性であり思春期まで気付かずに経過して原発性無月経で初めて医療機関を訪れることが多い．外性器は正常女性型であり，乳房発育を認めるが乳頭の発達が悪い．陰毛，腋毛の発育が悪く，腟は盲端に終わる．ホルモン検査にて，血中テストステロン値が正常男性の値である．血中LH値は高値である．超音波や骨盤MRIなどの画像診断では子宮・卵巣を認めない．精巣は腹腔内か鼠径管内に存在する．染色体検査を行うと46, XYである．診断時期として，思春期のほかに小児期に診断される場合もある．精巣が鼠径部に存在して両側鼠径ヘルニアの手術時に診断される．

　XY純粋型性腺形成不全症（Swyer症候群）では二次性徴がみられず，未発達の子宮を認め，外性器は正常女性型で血中テストステロン値は高くなく，染色体核型がXYである．

c. 46, XXを呈する性分化異常症

　XX性腺形成不全症は，二次性徴がみられず未発達の子宮を認め，外性器は正常女性型で染色体核型がXXである．遺伝的素因に基づく先天異常であるが，必ずしも単一遺伝子異常が同定されるとは限らない．

　副腎性器症候群（AGS）は常染色体性劣性の先天性副腎皮質過形成（CAH）である．21-水酸化酵素欠損症，11-β水酸化酵素欠損症が主にみられる．副腎由来のアンドロゲン過剰により男性化が起こる．内性器では卵管・子宮・腟が分化発育している．出生時に既に大陰唇癒合，陰核肥大，陰

唇の陰嚢化がみられる場合がある他，思春期に初経が発来せず，陰核肥大，多毛症がみられる場合もある．治療はコルチゾールを補充してACTH分泌を抑制する．

d. 放射線治療および抗がん剤投与，外科的切除などによる二次性卵巣障害

小児がん治療のための全身放射線照射や抗がん剤の投与により，卵巣機能不全が生じることが知られている．血液悪性腫瘍における造血幹細胞移植の際の前処置として行われる全身放射線照射（TBI）は，90～100％の確率で早発卵巣不全を引き起こす[2]．化学療法については，アルキル化剤が早発卵巣不全と関連することが報告されている．シクロホスファミドやメクロレタミン，プロカルバジン，イホスファミドなどのアルキル化剤による化学療法である．使用された用量と治療時の年齢がその影響に関係する．放射線療法とアルキル化剤の併用はさらにリスクを高める．初経前の治療であれば初経未発来となり，二次性徴の発現がみられず，また初経後であれば続発性無月経となる．

卵巣疾患による外科的切除の場合も同様である．

❸ 治療

a. 女性ホルモン補充療法

Turner症候群では，思春期以前に診断が確定し小児科にてGH治療が行われている場合，12歳以降遅くとも15歳までに身長が140cmに達した時点で少量エストロゲン療法を開始することが推奨されている[3]．これにより150cm前後の成人身長が期待される．この方法での少量エストロゲン治療の開始年齢は，早ければ早いほど正常の思春期年齢に近付くので，QOLも保たれやすいと期待される．既に最終身長に達している場合は，女性ホルモン補充療法（Kaufmann療法）を行う．Bondyらのガイドライン[4]によれば，30歳頃までは十分量の女性ホルモンを投与し，30歳以降50歳頃まで骨量減少の予防のため必要量の女性ホルモンを投与する．女性ホルモン補充療法は本症の治療の要であり，女性らしさを保つためと骨粗鬆症の予防のために閉経期まで継続する必要のあることを患者に教育する．

アンドロゲン不応症では，後に述べるように性腺摘出術が必要であるが，術前はテストステロンからエストラジオールへの変換は正常であるので，女性ホルモンの補充は必要でない．性腺摘出後はエストロゲン補充療法を施行する．子宮を有しないためプロゲストーゲン剤の補充は不要である．エストロゲンの投与は，二次性徴を維持し骨量低下を予防するために重要であり，身体的にも精神的にも生活の質を向上させるために有用である[5]．患者に対しては，女性ホルモンの補充を行っても消退出血はみられないことを説明しておく必要がある．小児期に鼠径ヘルニアなどで本症が診断され性腺摘出術が既に行われている場合には，正常な二次性徴の出現時期に沿って，おおむね10～11歳頃から補充を開始する．少量のエストロゲンから開始し，2～3年かけて段階的に成人量まで増量していく．

XY純粋型性腺形成不全症では女性ホルモン補充療法（Kaufmann療法）を行う．

b. 外科的治療

一般にXY女性で性腺の悪性化がみられることが知られている．AISでは胚細胞腫瘍やセミノーマが，Swyer症候群では性腺芽腫や未分化胚細胞腫が発生することがあり，原則として予防的性腺摘出術を行う．AISでは性腺からのアンドロゲンが末梢組織でエストロゲンに変換され二次性徴

表2 胚細胞腫瘍の発症リスク（文献6より改変）

リスク	疾患	悪性化リスク（％）	推奨される治療
高リスク群	部分型アンドロゲン不応症（PAIS）で陰囊外に性腺のあるもの	50	性腺摘出
中間リスク群	Turner症候群でY成分のあるもの	12	性腺摘出
低リスク群	完全型アンドロゲン不応症（CAIS）	2	性腺摘出？

を促すこと，および思春期以前では悪性化の率が低いことにより，一般的には思春期以降に性腺摘出が行われる。近年では腹腔鏡下の手術が行われることが多い。手術を行う際には，この疾患に対する十分な説明と患者側の理解が必要である。

　本症は稀な疾患であることに加え，予防的に性腺摘出が行われることが多いため，悪性化のリスクを正確に推定するのは難しい。表2にはこれまでの報告をまとめた悪性化のリスクを示した[6,7]。完全型AISは低リスク群に分類されている。最も早期に報告された悪性腫瘍が14歳であり，思春期以降には摘出が推奨される。別の報告によれば，25歳で3.6％，50歳で33％の悪性化率であるという推定値もある[8]。小児期に診断された場合，直ちに性腺摘出を行わないメリットとして，アンドロゲンが末梢組織でエストロゲンに変換され二次性徴を促すことが挙げられる。一方，Turner症候群でY染色体成分をもつものも胚細胞腫瘍の発症リスクがあり，性腺摘出が勧められる。

　AISでは腟は短く盲端に終わるとされるが，腟腔の長さは症例により様々である。短い場合には腟の形成術施行が必要となる。いずれにしても，パートナーとの性生活には支障がないことを説明する。

❹ 患者への説明

　本人への病状に対する告知は必ず行う必要がある。思春期の患者を扱うため，まず母親（できれば両親）へ疾患を正しく伝えて理解してもらう。親の受容ができていれば子どもに自然な態度で接することができるので，患者自身への告知もスムーズに行うことができる。

　Turner症候群では女性ホルモン補充療法を開始する際に，染色体，卵巣機能不全，将来の妊孕性，合併症などについて理解度に応じた説明を行っていく。このような段階的告知は家族の同意を得て行う。本症では全国にターナーの会が結成され，活発な活動を展開している。また，国際的にもターナーカンファレンスが開催され情報提供を行っている。医療者としてこれらのグループとの積極的な連携をもっていくことが本症の健康支援に役立つと期待される。

　アンドロゲン不応症の場合も基本的には同様である。患者自身が病態を正確に理解することによって，妊孕性の問題，性腺摘出の必要性，その後のホルモン補充療法についての理解を促しやすい。しかし，染色体異常を本人にそのまま伝えるかどうかについては議論のあるところである。染色体について告知をどうするかにかかわらず，本人の女性としてのジェンダーアイデンティティを大切に扱い，「精巣」は使わず「性腺」という言葉にしたり，「本来は男性であるが女性になった」というような説明は決してしないような心づかいが重要である。本症も家族の精神的サポートが重要であることは言うまでもない。

表3　Turner症候群のチェック項目

1. 血圧（診察ごと）
2. コレステロール，血糖（1年に一度）
3. 甲状腺機能，甲状腺自己抗体（1年に一度）
4. 骨密度（3～5年に一度）
5. 聴力検査（3～5年に一度）
6. 心エコー検査（3～5年に一度）

❺ その他

a．Turner症候群の合併症について

本症には以下に挙げるような様々な合併症がみられる[4,9]。

①骨粗鬆症を認め，骨量が低く骨折を来しやすい。

②甲状腺機能低下症を高頻度に合併する。

③大動脈縮窄症などの先天奇形がみられ，大動脈瘤破裂は本症の突然死の原因として要注意である。

④高血圧，糖尿病，脂質異常症があり，これらは動脈硬化症，虚血性心疾患のリスクファクターとなる。

⑤加齢とともに難聴の頻度が高まる。

⑥肝疾患，炎症性腸疾患，腎臓奇形の頻度が高い。

などである。これらの合併症に留意して本症を管理していく。管理の目安を表3に示す。

b．Turner症候群の妊孕性について

本症の自然妊娠率は低く，流産，死産，染色体異常や先天性異常の発症頻度が高いことが報告されている。近年，生殖補助医療が発達したことにより，海外では提供卵を用いた体外受精胚移植が行われ良好な成績を収めている。出産の際には低身長のため帝王切開となる率が高く，また心血管系の合併症，特に大動脈解離と破裂による母体死亡の危険があると報告されている[10]。今後，日本でも妊娠を希望する本症が増えて，リスクについての十分な説明が必要になってくるであろう。

●文献

1) Practice Committee of American Society for Reproductive Medicine. Current evaluation of amenorrhea. Fertil Steril 2008；90 (5 suppl)：S219-225（レベルIV）
2) Sklar C, Boulad F, Small T, et al. Endocrine complications of pediatric stem cell transplantation. Front Biosci 2001；6：G17-22（レベルIII）
3) 日本小児内分泌学会薬事委員会．ターナー症候群におけるエストロゲン補充療法ガイドライン．日本小児科学会雑誌 2008；112：1048-1050（レベルIV）
4) Bondy CA；Turner Syndrome Study Group. Care of girls and women with Turner syndrome：a guideline of the Turner Syndrome Study Group. J Clin Endocrinol Metab 2007；92：10-25（レベルII）
5) Bertelloni S, Dati E, Baroncelli GI, et al. Hormonal management of complete androgen insensitivity syndrome from adolescence onward. Horm Res Paediatr 2011；76：428-433（レベルIII）
6) 日本小児内分泌学会性分化委員会．性分化異常症の管理に関する合意見解．日本小児科学会雑誌 2008；112：565-578（レベルIV）
7) 天野直子，長谷川奉延．アンドロゲン不応症．産科と婦人科 2010；77：1283-1287（レベルIV）
8) Jorgensen PB, Kjartansdóttir KR, Fedder J. Care of women with XY karyotype：a clinical practice guideline. Fertil Steril 2010；94：105-113（レベルIV）
9) Sybert VP, McCauley E. Turner's syndrome. N Engl J Med 2004；351：1227-1238（レベルIII）
10) Hadnott TN, Gould HN, Gharib AM, et al. Outcomes of spontaneous and assisted pregnancies in Turner syndrome：the U.S. National Institutes of Health experience. Fertil Steril 2011；95：2251-2256（レベルIII）

Exercise 06

正しいものはどれか。1つ選べ。
a. Turner 症候群は X 染色体長腕の欠失である。
b. アンドロゲン不応症はアンドロゲン受容体の機能異常により起こる。
c. 純粋型性腺形成不全症では FSH が正常ないし低値を示す。
d. 原発性無月経を認める思春期女性は羞恥心が強いため，内診は行わずにホルモン検査の値で診断する。
e. Turner 症候群の合併症である甲状腺機能異常では甲状腺機能亢進症が多い。

4 子宮性の無月経

CQ 07 内性器異常（子宮性の原発性無月経）の診断と対応は？

❶ 内性器の分化・発生

a. 性腺の分化

性腺の分化は性染色体の情報によって起こるが，性染色体が XX と XY のいずれであっても，ヒトの性腺は卵巣と精巣のどちらにも分化しうる潜在能力を有している。それは女性性器の原基である Müller 管と男性性器の原基である Wolff 管を両性共に具有していることからわかる。その性腺が卵巣または精巣へ分化していくためには，Y 染色体短腕上に存在する SRY 遺伝子（sex-determining region of Y chromosome）を中心とする精巣決定因子（testis-determining factor；TDF）が重要なカギを握る。SRY 遺伝子が存在すると精巣に分化していくが，女性（XX）は SRY 遺伝子が存在しないため，性腺が精巣にならずに卵巣に分化していく。

b. 内性器の原基である Müller 管と Wolff 管の発育・退縮

前述の性腺の分化に導かれ，内性器の原基である Müller 管と Wolff 管の発育・退縮が始まる。精巣の Sertoli 細胞からは抗 Müller 管ホルモン（AMH）〔Müller 管抑制物質（Müllerian inhibiting substance；MIS），Müller 管抑制因子（MIF）とも呼ばれる〕が分泌され，Müller 管の退縮が起こるが，性腺が卵巣に分化して MIS が分泌されない場合には，Wolff 管は退化し，Müller 管は卵管，子宮と腟の上部に分化して女性の内性器を形成する。なお，腟の下部は尿生殖洞から形成され，Müller 管と尿生殖洞の癒合は腟で行われる。図 1[1)] は子宮と腟の形成を示す模式図である。A は胎生 9 週で，子宮中隔の消失が起こる。B は胎生第 3 カ月末，C は新生児で，腟の上部と腟円蓋は Müller 管組織の空胞化により，下部は洞腟球組織の空胞化により形成される。

以上のようなメカニズムで女性の内性器が形成されるため，内性器の奇形は Müller 管の分化異常が直接の原因で生じることとなる。

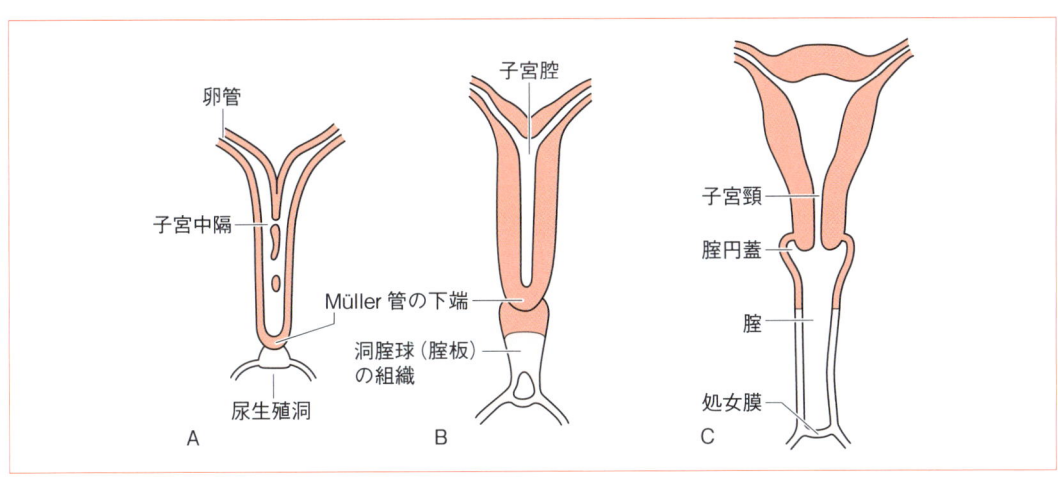

図1 子宮と腟の形成を示す模式図（文献1より）
A. 胎生9週：子宮中隔の消失が起こる
B. 胎生第3カ月末
C. 新生児：腟の上部と腟円蓋はMüller管組織の空胞化により，下部は洞腟球組織の空胞化により形成される

❷ Müller管の分化異常の分類（子宮奇形の分類）

　Müller管の分化異常には様々な程度の異常が発症する。そのため，結果として形成される内性器異常の種類は程度によって無数に分類できる。Müller管の分化異常については現在まで，1988年に米国不妊学会の発表した分類[2]が広く用いられている（図2）。それを用いて，各分類について説明する。

1. 低形成/欠損（hypoplasis/agenesis）
　左右のMüller管の発育はほぼ同程度であるが，左右が癒合して形成される部分が低形成であるか，もしくは欠損しているもの。障害部位によって，a. 腟型，b. 頸管型，c. 子宮底型，d. 卵管型，e. 混合型に分類される。1aの腟欠損症に関しては次の項で述べる。

2. 単角子宮（unicornuate）
　一側のMüller管の発育障害があり，健側に比して極めて小さいか，もしくは欠損するもの。健側との交通性，内腔の有無などによって，a. 副角交通性，b. 副角非交通性，c. 無腔副角，d. 副角欠損に分類する。

3. 重複子宮（didelphus）
　左右のMüller管の癒合が行われず，子宮が完全に2つに分かれているもの。

4. 双角子宮（bicornuate）
　左右のMüller管の癒合が子宮頸部では行われているが体部より上方で行われなかったもの。体部の癒合程度により，a. 完全型，b. 部分型に分かれる。

5. 中隔子宮（septate）
　外見的な子宮の形態はほぼ正常子宮に準じるが，左右のMüller管の癒合不全により子宮腔内に中隔を認めるもの。中隔の程度により，a. 完全型，b. 部分型に分類する。

6. 弓状子宮（arcuate）
　外見的な子宮形態はほぼ正常子宮と同様であり，かつ子宮腔内にも中隔を認めないが，子宮底部

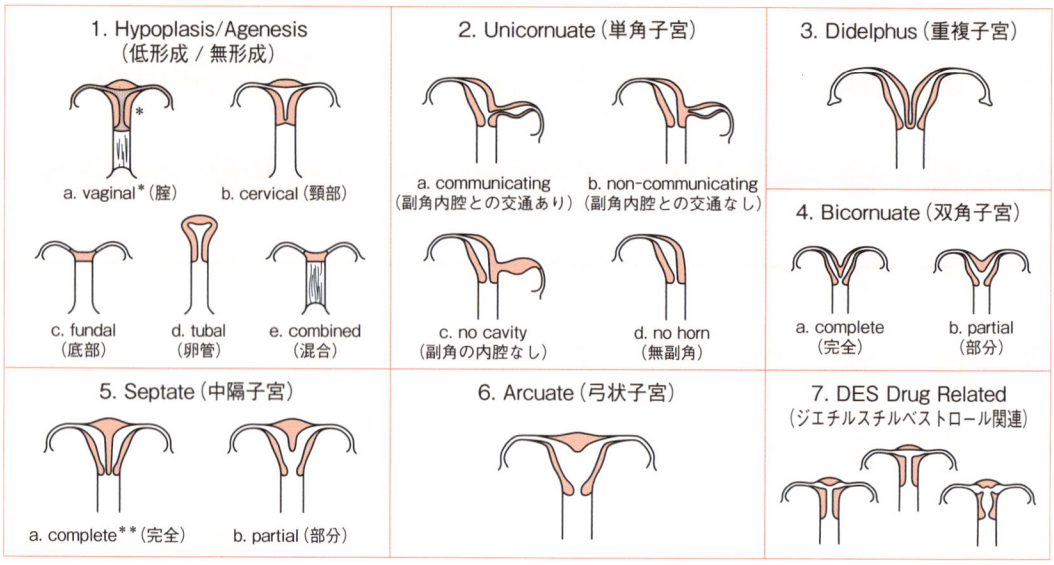

図2 子宮奇形の分類（文献3より）
*子宮は正常もしくは種々の奇形を示す
**2個の頸部が形成されるものもある

で子宮内腔に隆起を認めるもの。

7. DES薬剤関連異常（DES drug related）

　欧米では，1940～1950年代に切迫流産治療などの目的でジエチルスチルベストロール（DES）を使用していた。妊娠中にDESを服用し胎児が女児であった場合，その胎児の子宮頸部に環状溝，外子宮口を取り囲む陥凹輪，子宮腟部全体の円柱上皮による被覆，偽ポリープ形成を伴った頸管腺過形成などの異常を来すことがあった。おおよそ全体の50～60％に認められ，結果として腟の狭窄を来す。わが国では現在までDESは切迫流産治療薬として認可されたことはなく，この異常はみられることはない。

❸ 腟欠損症

　前述の図2の1aに属する群であり，Müller管の発育障害によって腟が欠損する疾患である。性腺としては正常卵巣をもつため，二次性徴などは全く正常に認められる。Müller管の子宮への分化の程度によって，図3のように分類する。

1. 機能性子宮のある腟欠損症（上段）

　Müller管下部の腟部分のみを欠損した症例である。機能性子宮をもつため処女膜閉鎖や腟横中隔と同様に，思春期以降，仮性無月経，月経モリミナ，腟留血腫，子宮留血腫，卵管留血腫などの症状を呈する。腟横中隔と鑑別が困難なこともある。診断は視診で腟の閉鎖を認め，内診・画像診断で腟の欠損，子宮留血腫の存在を確認できれば確実である。

2. 機能性子宮のない腟欠損症（下段）：Mayer-Rokitansky-Küster-Hauser症候群（MRKH症候群）

　卵管部分を除くMüller管の発生異常によって生じた腟欠損症である。多数の本症例を報告したHauserとSchreinerはMayer-Rokitansky-Küster症候群と命名し，その後の研究者の名前も加え

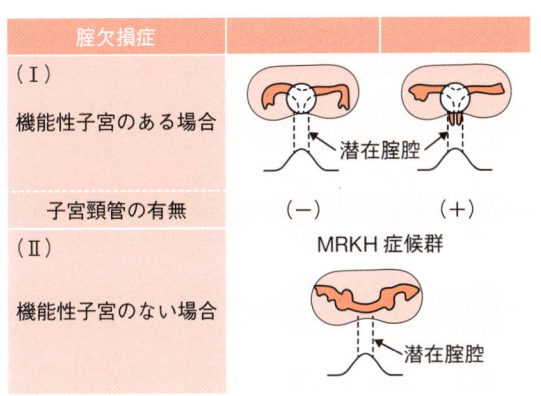

図3 牧野田らの腟欠損症の分類（1996）
（文献4より改変）

表1　Mayer-Rokitansky-Küster-Hauser 症候群の特徴（文献5より）
1. 先天性腟欠損症による原発性無月経
2. 染色体は 46, XX 正常女性核型
3. 子宮は瘢痕状・弓状・索状または完全欠損など解剖学的に明瞭な異常が存在
4. 正常な卵巣機能および排卵周期の存在
5. 正常な乳房発育，女性型体系および発毛
6. 腎・骨格などの先天異常をしばしば合併

て Mayer-Rokitansky-Küster-Hauser 症候群（MRKH 症候群）と現在では呼ばれている．本症例は表1[5]に示す典型的な特徴をもっている．発症頻度は出生女児5,000人に1人の割合といわれている．子宮が瘢痕的であるため，機能性子宮をもつ腟欠損症とは異なる．そのため，思春期になっても仮性無月経，月経モリミナ，腟留血腫，子宮留血腫，卵管留血腫などの症状を呈することはない．思春期には外見的な二次性徴は正常卵巣の働きによって認められるが，唯一月経発来を認めない．したがって，思春期を過ぎてから原発性無月経を主訴に産婦人科を受診して発見されることが多い．しかし最近では，若年でも性交不能を主訴として受診する例が増加している．診断は，視診で腟の閉鎖を認め，内診・画像診断で正常子宮の欠損，瘢痕状の子宮の確認を行う．

約30%に泌尿器系の奇形を，10%に骨格の奇形を合併する[3]．上部尿路奇形，骨格異常，難聴を伴う場合を，Müllerian duct aplasia renal dysplasia and cervical somite anomalies（MURCS）と呼ぶ．また，多嚢胞性卵巣の合併も多い．

❹ 内性器の奇形・異常の自覚・診断時期

思春期に卵巣が活動を開始し，卵巣ホルモンの標的臓器である子宮も活動を開始して月経血の排出障害などがあれば，患者は子宮・腟などの内性器の異常を自覚して医療機関を受診し，診断に至る．また，子宮欠損の場合は逆に思春期を過ぎても月経が発来しないことによって受診し診断される．このような発生異常による内性器の形態異常は成人までに診断されることが多い．しかし，正

常に月経発来している女性の中にも子宮奇形は多数認められ，そのような場合は診断が遅れることが多い。

❺ 子宮奇形の症状

図2の分類で1aの機能性子宮のある腟欠損症と2bの副角非交通性の単角子宮の場合のみ，月経モリミナ，子宮留血腫，卵管留血腫などの症状を呈する。また，1aの機能性子宮のない腟欠損症と1eの場合は月経発来を認めない。

ほかの子宮奇形では月経血の排出障害を伴わないため，思春期などに異常を発見されることは少ない。何らかの理由で婦人科受診をした際や分娩などの際に発見されることが多い。また，不妊症の原因検索で見つかることもある。近年の画像診断法の発達によって診断が比較的容易になりつつあるが，時として的確な診断が難しいこともある。

❻ 子宮奇形の治療

性器奇形の治療に際しては，性を取り扱うという点を考慮して，慎重な対応が求められる。一般的な疾患の場合，診断がつけば早く治療するというのが原則であるが，性器奇形は手術などを行っても，患者の治療に対しての意識が低い場合には術後の処置が適切に行われず，思った結果が得られないことがある。

性器奇形は出生時から既に存在するが，たとえ早く診断されても直ちに治療を行う必要はない。上述したとおり，隣接した泌尿器科的奇形を合併していない場合には，臨床症状の発現は早くても思春期以降である。そのため症状が現れてからの治療でも十分である。多くの性器奇形の治療は疼痛を伴うことが多く，性的パートナーなどがいて患者が治療に積極的に関わるというモチベーションをもつことが極めて重要である。多くは16～20歳頃に手術が行われることが多い。

しかしながら，機能性子宮をもつ腟欠損症の場合には，思春期に月経発来とともに周期的な腹痛を来す。月経血の逆流による将来の子宮内膜症発症の恐れもあり，診断とともに治療を行う必要がある。仮性無月経，月経モリミナ，腟留血腫，子宮留血腫，卵管留血腫などの症状を呈する場合にはその後の妊孕性への障害を来すことがあり，症状出現時の思春期に直ちに手術療法により月経血の排出を促すようにしなければならない。

多くの子宮奇形の場合には，特に治療をしなくても性生活，妊孕性に問題のないことが多い。そのため，原則として経過観察を行い，不妊などの症状があれば治療を行う。

❼ MRKH症候群に対しての治療

MRKH症候群（機能性子宮のない腟欠損症）と子宮奇形の図2 1eの場合は，思春期に腹痛などの臨床症状はないが，性的パートナーの出現時に性交を行うことができないという問題が生じる。このように問題が明らかな場合，治療目的がはっきりした時点で造腟術が考慮される。

もう1つの治療目的は自分の子孫を残したいという希望であるが，MRKH症候群の場合，卵巣は正常で子宮が欠損しているため，子孫を残す手段としては子宮移植，人工子宮，または代理懐胎（いわゆる借り腹）などが考えられる。子宮移植や人工子宮は現時点では非現実的だが，代理懐胎に関してはMRKH症候群の患者に対して既に欧米で数十例の報告があり，生まれた女児に腟欠損

は認められなかったと報告されている．しかし，日本ではまだ代理懐胎は認められていないのが現状である[6]．

● 文献

1) 上田克憲，大濱紘三．女性生殖器の発生・分化と異常．病理と臨床 1995；13 臨増：6-11（レベルIV）
2) The American Fertility Society classifications of adnexal adhesions, distal tubal occlusion, tubal occlusion secondary to tubal ligation, tubal pregnancies, müllerian anomalies and intrauterine adhesions. Fertil Steril 1988；49：944-955（レベルIV）
3) 清川貴子．婦人科疾患に強くなる 女性内外性器の発生とその異常．臨床研修プラクティス 2007；4：64-71（レベルIV）
4) Makinoda S, Nishiya M, Sogame M, et al. Non-grafting method of vaginal construction for patients of vaginal agenesis without functioning uterus（Mayer-Rokitansky-Küster syndrome）. Int Surg 1996；81：385-389（レベルIV）
5) Griffin JE, Edwards C, Madden JD, et al. Congenital absence of the vagina. The Mayer-Rokitansky-Kuster-Hauser syndrome. Ann Intern Med 1976；85：224-236（レベルIV）
6) 矢野樹理．症例から学ぶ生殖医学 思春期 Rokitansky 症候群．日産婦誌 2005；57：N-360-364（レベルIV）

Exercise 07

MRKH 症候群（Mayer-Rokitansky-Küster-Hauser 症候群）について誤っているものはどれか．1つ選べ．

a. 性染色体異常を伴う．
b. 卵巣機能は排卵周期が存在する．
c. 全身の外見的な二次性徴は正常である．
d. 診断は内診・画像診断での機能性子宮の欠損の確認である．
e. 治療は性交障害には造腟術，挙児希望には代理懐胎（海外での場合）である．

5 見せかけの無月経（潜伏月経）

CQ 08 みせかけの無月経（潜伏月経）の原因となる疾患は？それぞれの疾患の病態・診断・治療は？

❶ みせかけの無月経（潜伏月経）とは

子宮内膜からの出血はあるが，腟からの出血としては認められないものをいう．月経血が体外へ流れ出ることができないため，月経が発来していないようにみえる状態である[1]．

卵巣の機能・発達自体には問題を認めず，ホルモンは十分に分泌されているため，二次性徴は正常に発現する．月経血が子宮あるいは腟内に貯留するため，周期的な月経痛様の疼痛を認めることが多く，これを月経モリミナ（menstrual molimina）という．長期間放置されると月経血が子宮や腟に大量に貯留し，それらを過伸展・変形させる．貯留血の増大により骨盤内臓器の圧迫症状として排尿障害や排便障害などを来すほか，逆流血が卵管に貯留し，さらに腹腔内に流入することによ

り，子宮内膜症や不妊の原因となる。また月経血の腹腔内への逆流によって腹膜炎や発熱を来し，敗血症に至ることもある。潜伏月経の原因疾患として，陰唇癒合，処女膜閉鎖，腟横中隔，子宮頸管閉鎖などが挙げられる[2]。

❷ 原因疾患の病態・診断・治療

a. 陰唇癒合（labial adhesion/labial fusion）

1. 病態

左右の小陰唇が癒合したもので，月経前の女性の 0.6～5％に認められるが，最も多い年齢層は 13～23 カ月の小児である[3,4]。原因は感染や外傷による炎症に起因する癒着である。乳児においては，おむつの刺激が原因となることもある。表1に原因疾患の例を示した。無症状なことも多いが，症状がある場合には排尿の異常や異常分泌物などで発見されることが多い。外陰部の尿道側が閉鎖している場合には排尿異常を来し，肛門側が閉鎖している場合には無月経を呈する可能性がある。

2. 診断

外陰部の視診，触診により診断される。

3. 治療

炎症による癒着が軽度な場合には，エストロゲン含有軟膏を 2～6 週間塗布する。奏効率は 50～89％である。あるいはベタメタゾン軟膏の塗布にても，67～95％とエストロゲン軟膏と同様の奏効率が報告されている[3]。両者の併用療法を行うこともあるが，奏効率は単剤と比較して有意差がないとの後方視的検討の結果もある[5]。再発率は 7～55％と報告によって様々であるが[2]，強固な癒着の場合には処置として，用手的な分離や，綿棒を用いて剝離する方法，外科的に癒合分離を行う

表1 陰唇癒合の原因（文献2より改変）

陰部の不衛生

外傷
  サドル外傷
  割礼
  性的外傷
  過度の消毒

感染
  カンジダ
  A 群連鎖球菌
  淋菌
  Gardnerella vaginalis
  クラミジア
  トリコモナス

皮膚疾患
  硬化性萎縮性苔癬
  スティーブンス・ジョンソン症候群
  ベーチェット病

機械性刺激
  おむつ，ナプキン

方法などがとられる。陰部の清潔を保つ，刺激を避けるなどの生活上の注意も必要である。

b. 処女膜閉鎖（imperforate hymen）

1. 病態

尿生殖洞の分化異常により処女膜が開口していない状態で，通常は他の内外性器異常を伴わない[6]。発生頻度はおよそ2,000人に1人であり，比較的稀ではあるが性器奇形の中では最も多い疾患である[7]。初経発来までは無症状だが，初経後は月経の度に周期的に下腹部痛を訴えるようになる。月経血の腟内貯留を繰り返すと腟腔は流動性の月経血で充満し，そのため処女膜は膨隆し，青黒色の内容物を透見するようになる。診断が遅れると月経血の貯留により子宮留血腫，卵管留血腫を形成し，留血腫の巨大化により骨盤内臓器の圧迫症状として排尿障害や排便障害などを来す[2]。

2. 診断

外陰部の視診により，処女膜の閉鎖や月経血の貯留による膨隆を認めることで診断される。また直腸診により，腟内の月経血の貯留による膨隆を触知する。さらに超音波断層法・MRIを行うことにより，腟・子宮・卵管などに留血腫を認める。

3. 治療

処女膜切開を行う。古典的にはX型や十字に切開を入れて処女膜を切り取り，外周を吸収糸で縫合する。近年では処女膜へのダメージを最小にするため切除範囲を小さくし，再閉鎖を来さないようにフォーリーカテーテルの挿入を行うなどの術式の工夫もされている[8]。処女膜の処置が重い意味をもつ国家や文化においては，手術方法には十分な注意が必要とされている。

c. 腟横中隔（transverse vaginal septum）

1. 病態

腟管の一部が横中隔によって遮断されている病態で，胎生期における腟管形成不全に基づくと考えられている[9]。発生頻度はおよそ2,100～72,000人に1人であり，処女膜閉鎖と同様，初経後の周期的な下腹痛と，月経血の腟・子宮・卵管への貯留による骨盤内臓器の圧迫症状を呈する。腟横中隔の厚さはおおむね1cm以内で，腟上方に発生するものが46％，中央が40％，下方が14％と報告されている[8]。高位にあるものほど中隔の厚さが厚く，治療が難しい傾向にあり[8]，重複子宮など他の奇形を合併することもあるため，注意が必要である。

2. 診断

超音波断層法で診断できることもあるが，MRIが標準的検査法である[2]。腟鏡診では腟が盲端に終わっていることが確認できるが，腟鏡の挿入が困難なことも多い。中隔がある位置によって腟の長さは1～8cmと異なる。低位に中隔が存在する場合には，直腸診により腟横中隔より上方の腟に月経血が貯留し拡張している状態を触知することが可能であるが，高位では困難である。

3. 治療

横隔の切開により，上下部の腟腔を連絡させる。術後狭窄を来さないようにフォーリーカテーテルを腟内に挿入する方法や，皮膚移植して腟を拡張する方法など術式の工夫がされている。初経前の治療は腟狭窄の比率が高くなると報告されており，月経開始後に再手術を必要とすることが多い[2,10]。

d. 子宮頸管閉鎖（cervical atresia）

1. 病態

　子宮頸管が閉鎖している病態である。Müller 管の伸長不全により，子宮頸部と腟の発生異常を来すことが成因と考えられている。先天的な頸管閉鎖の発生頻度はおよそ 4,000〜5,000 人に 1 人であり，比較的稀な疾患である。子宮や腟の発生異常を伴うこともあるが，半数は正常の腟を伴うと報告されている[11]。子宮頸管が閉鎖しているため，初経後は月経血が子宮内に貯留し，周期的な腹痛を訴える。また，多くの例で腹腔内に内膜症病変を認め，逆流血による腹膜炎も来しやすい。腹膜炎から敗血症に至ることも多いが，近年は抗生剤の改善によって予後が改善された。

2. 診断

　超音波断層法で診断できることもあるが，MRI が標準的検査法である。術前の画像診断は重要であり慎重に検討すべきだが，手術を行って初めて頸管閉鎖の位置や程度が診断されることもある。

3. 治療

　腟の有無や長さ，子宮奇形によって治療予後が異なるため，治療方法については議論が分かれるところである。診断や治療法の決定までの待機期間に GnRH アナログ，低用量経口避妊薬や低用量エストロゲン・プロゲスチン配合薬（LEP）の連続投与を行うことにより月経を停止させる方法が有用とされている[6,11]。腟の形成と閉鎖した子宮頸管を開通させる手術には，婦人科，小児外科，形成外科などの総合チームによる高度な技術を要する。腟が欠損している場合については，腹式あるいは腹腔鏡下手術に加え腟形成術が必要となるが，成功率は低く，腹膜炎から敗血症に至る例もあるため，子宮全摘出術を推奨する報告も多い[12,13]。近年では子宮鏡を用いた手術なども考案され，行われているが，追加手術や合併症の危険があり，十分な治療成績には至っていない[12]。

●文献

1) 日本産科婦人科学会編．産婦人科用語集・用語解説集 改訂第 3 版．日本産科婦人科学会，東京，2013（レベルⅣ）
2) Dietrich JE, Millar DM, Quint EH. Obstructive reproductive tract anomalies. J Pediatr Adolesc Gynecol 2014；27：396-402（レベルⅢ）
3) Bacon JL, Romano ME, Quint EH. Clinical Recommendation：Labial Adhesions. J Pediatr Adolesc Gynecol 2015；28：405-409（レベルⅢ）
4) Granada C, Sokkary N, Sangi-Haghpeykar H, et al. J Pediatr Adolesc Gynecol 2015；28：109-113（レベルⅢ）
5) Eroğlu E, Yip M, Oktar T, et al. How should we treat prepubertal labial adhesions？ Retrospective comparison of topical treatments：estrogen only, betamethasone only, and combination estrogen and betamethasone. J Pediatr Adolesc Gynecol 2011；24：389-391（レベルⅢ）
6) Burgis J. Obstructive Müllerian anomalies：case report, diagnosis, and management. Am J Obstet Gynecol 2001；185：338-344（レベルⅢ）
7) Ali A, Cetin C, Nedim C, et al. Treatment of imperforate hymen by application of Foley catheter. Eur J Obstet Gynecol Reprod Biol 2003；106：72-75（レベルⅢ）
8) Acar A, Balci O, Karatayli R, et al. The treatment of 65 women with imperforate hymen by a central incision and application of Foley catheter. BJOG 2007；114：1376-1379（レベルⅢ）
9) 坂本正一，倉智敬一．総合産科婦人科学．医学書院，東京，1979（レベルⅣ）
10) Wierrani F, Bodner K, Spängler B, et al. "Z"-plasty of the transverse vaginal septum using Garcia's procedure and the Grünberger modification. Fertil Steril 2003；79：608-612（レベルⅢ）
11) Fujimoto VY, Miller JH, Klein NA, et al. Congenital cervical atresia：report of seven cases and review of the literature. Am J Obstet Gynecol 1997；177：1419-1425（レベルⅢ）
12) Roberts CP, Rock JA. Surgical methods in the treatment of congenital anomalies of the uterine cervix. Curr Opin Obstet Gynecol 2011；23：251-257（レベルⅢ）
13) Xie Z, Zhang X, Liu J, et al. Clinical characteristics of congenital cervical atresia based on anatomy and ultrasound：a retrospective study of 32 cases. Eur J Med Res 2014；19：10（レベルⅢ）

Exercise 08

正しいものはどれか．1つ選べ．
a. 見せかけの無月経にはホルモン異常を伴う．
b. 陰唇癒合は先天性疾患である．
c. 処女膜閉鎖は他の内外性器異常を伴わないことが多い．
d. 腟横中隔の発生する位置は，腟の下 1/3 が最も多い．
e. 子宮頸管閉鎖の手術は内視鏡により容易に行うことができる．

6 症候性の無月経

CQ 09 副腎性器症候群，甲状腺機能低下症，糖尿病と月経異常との関連は？

　思春期における月経異常の原因疾患は多岐にわたるが，副腎性器症候群，甲状腺機能低下症，糖尿病はその一因となりうる疾患である（表1)[1]．これらの疾患は若年期から発症がみられる疾患であるが，思春期以後にも発症し好発年齢は幅広い．そのため，ここでは原発性無月経に限定せず，月経異常と各疾患との関連について概説する．

表1　思春期における月経異常の原因疾患
（文献1より改変）

全身性
　　甲状腺機能亢進症あるいは低下症
　　副腎不全
　　クッシング病
　　糖尿病
　　慢性肝疾患
　　クローン病；潰瘍性大腸炎
　　慢性腎疾患
　　全身性エリテマトーデス（SLE）
　　卵巣機能不全

アンドロゲン過剰
　　多嚢胞性卵巣症候群（PCOS）
　　先天性副腎過形成（CAH）
　　アンドロゲン産生腫瘍（卵巣あるいは副腎）

副腎性器症候群，甲状腺機能低下症，糖尿病は，思春期における月経異常の原因疾患の一つとして挙げられる．

❶ 副腎性器症候群 (adrenogenital syndrome)

a. 疾患概説

　副腎皮質では，鉱質コルチコイド，糖質コルチコイド，性ステロイドの3種類のステロイドホルモンが生合成され，分泌される．図1[2)]に示すように，細胞質内に取り込まれたコレステロールが原料となり，StAR (strereoidogenic acute regulatory protein) の作用によりミトコンドリア内膜に運ばれ，コレステロール側鎖切断酵素などの作用によりプレグネノロンが合成される．その後，種々の酵素を介してステロイドホルモンが産生される．これらの過程に関与する酵素活性が欠損あるいは低下することでホルモン過剰分泌あるいは産生低下が起こり，様々な症候を呈する疾患を来す．染色体は46, XXの女性型であり，内性器はMüller管由来で卵巣，子宮，卵管，腟などの正常な構造を有するが，外性器は大部分が男性化を示し，女性仮性半陰陽の代表的疾患である．遺伝形式はすべて常染色体劣性遺伝である．欠損する酵素の種類により副腎で産生されるステロイドホルモンの種類や男性化の程度が異なるが，先天性副腎皮質過形成 (CAH) が多くを占め，後天的にはアンドロゲン産生副腎腫瘍が原因として挙げられるが極めて稀である．以下，最も発症頻度の高いCAHについて概説する．

b. 先天性副腎皮質過形成 (CAH)

1. 疾患概説

　CAHでは，コルチゾールの生合成過程の酵素欠損のためコルチゾール合成が障害され，脳下垂体へのネガティブ・フィードバックがかからず，脳下垂体からの副腎皮質刺激ホルモン (ACTH) 分泌が過剰に亢進する．結果として副腎が腫大，過形成を来し，アンドロゲンが過剰産生され男性

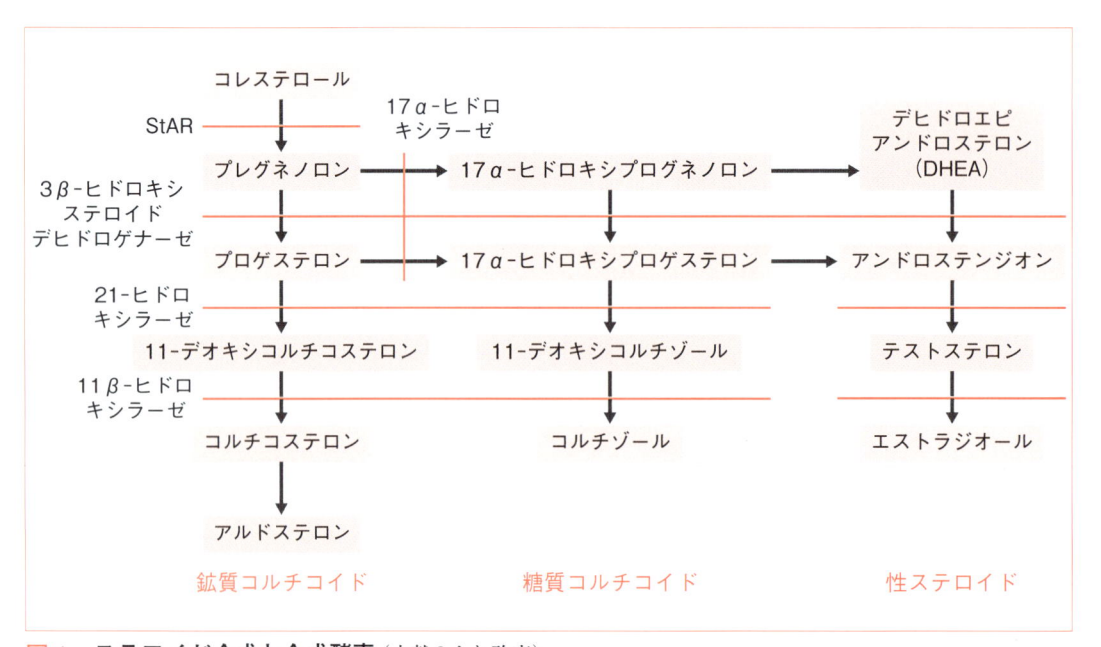

図1　ステロイド合成と合成酵素（文献2より改変）
副腎皮質における鉱質コルチコイド，糖質コルチコイド，性ステロイドの合成経路および先天性副腎皮質過形成 (CAH) に関連する代表的な酵素を簡潔に示した．

化が起こる．臨床症状として，外陰部においては生下時に陰核肥大のみの軽症なケースから，尿道下裂を伴い性別判定の困難なケースなど様々である．アンドロゲン分泌は進行性で，二次性徴の時期より前に多毛，にきびなど，思春期早発症を認める．男性化徴候は次第に顕著になり，早期骨端線閉鎖により最終的には低身長となる．適切な診断，治療によって不足したコルチゾールやアルドステロンを補い，脳下垂体からのACTH分泌を抑制しアンドロゲンの過剰分泌を予防する．臨床的に高アンドロゲン兆候があった場合は，FSH，LH，テストステロンに加えて血清デヒドロエピアンドロステロン（DHEA）を測定し，多囊胞性卵巣症候群（PCOS）との鑑別を行う[3]．

2．CAHの分類

以下の5タイプに分類されるが，主に副腎の21-ヒドロキシラーゼ，あるいは11β-ヒドロキシラーゼの欠損により，アンドロゲン過剰分泌による男性化が起こる．以下，欠損部位による特徴を簡潔にまとめた．

① 21-ヒドロキシラーゼ欠損症

わが国では1989年より新生児マススクリーニングの対象疾患であり，15,000～20,000人に1人の割合で認められている．副腎性器症候群の約9割を占め，重症の酵素欠損を認め出生前に発症する古典型と，軽度の酵素欠損を認め出生後に発症する非古典型とに区別される．古典型はさらに単純男性型と塩類喪失型に分類される．11-デオキシコルチコステロンの合成も障害されていれば，アルドテロンの分泌不足のため腎によるNa再吸収が阻害され塩分喪失となる．新生児死亡の最も多い原因の一つである．非古典型では中等度の酵素欠損のみであり，出生時には男性化を認めず，初経が遅れて婦人科を受診した際に初めて陰核肥大や外陰形成異常に気付くことがある．

② StAR欠損症（リポイド副腎過形成：Prader症候群）

CAHの約5％を占める．副腎のミトコンドリアのコレステロール移送蛋白であるStARが先天的に欠損している．そのため，すべてのステロイドホルモンが産生されず，生命維持が難しい場合が多い．

③ 11β-ヒドロキシラーゼ欠損症

CAHの約1％を占める．アルドステロンの前駆体である11-デオキシコルチコステロンが過剰となるため，強力な塩分貯留作用により高血圧を来す．またテストステロンが増加し，男性化が起こる．

④ 3β-ヒドロキシステロイドデヒドロゲナーゼ欠損症

CAHの0.3％を占める．アルドステロン分泌障害のため塩分喪失を来し，重症例ではショックに至る．増加したDHEAが肝臓でアンドロゲンに転換され軽度の男性化を認める．

⑤ 17α-ヒドロキシラーゼ欠損症

アルドステロンの前駆体である11-デオキシコルチコステロン分泌が増加するため高血圧を呈する．またエストロゲン合成が障害され，性腺機能低下症の原因となり，二次性徴が欠如する．

3．CAHと月経異常との関連

CAHは原発性無月経の原因の2％程度といわれている．診断・治療が遅れて症状が進行している場合には，原発性無月経となることは必至と考えられる．しかしCAH患者が適切な治療を受けていれば，多くは初経が発来し，その後の月経は規則的である．仮に治療されていても病状がコントロール不良の場合，あるいは過剰な治療によって，初経の遅れ，原発性無月経を惹起することが

ある。特に16歳を過ぎても月経が発来しない場合，それ以降に治療を行っても初経はかなり遅れる[4]。また病状がコントロール不良である場合，初経後も月経異常や続発性無月経をしばしば生じ，またPCOSが認められることもある[4]。

❷ 甲状腺機能低下症

a. 疾患概説

女性に多く発症し，男女比は約1：20〜30ともいわれている。発症年齢は20歳代後半以降，特に30〜40歳代が多く，幼児や学童は大変稀である。新生児に発症する先天性甲状腺機能低下症（クレチン症）の発症頻度はわが国で約4,000人に1人である。クレチン症に対しては新生児マススクリーニングが行われており，ほとんどが症状発現前に発見され，治療される。一過性甲状腺機能低下症との鑑別が必要である。

甲状腺機能低下症の原因（表2）[5]のうち，大多数は慢性甲状腺炎といわれる橋本病であるが，橋本病であっても，甲状腺腫の所見だけでホルモン値に異常がないことも少なくない。甲状腺機能低下症は，甲状腺自体が損なわれて起こる原発性機能低下症，甲状腺を調節している甲状腺刺激ホルモン（TSH）の分泌低下のために起こる続発性（二次性）機能低下症，三次性または視床下部性機能低下症，極めて稀な甲状腺ホルモン不応症に分類できる。特徴的な身体症状として，浮腫，皮膚乾燥，寒がり（新陳代謝低下），体重増加，徐脈，月経異常などが挙げられる。治療は不足した甲状腺ホルモンを補充することであり，主にLT$_4$（チラージン®S）が投与される。

b. 甲状腺機能低下症と月経異常との関連

甲状腺機能低下症が思春期前に発症すれば二次性徴の発達は遅れ[6]，原発性無月経を来しうる。思春期前に発症する甲状腺機能低下症は，主に異所性甲状腺腫か橋本病，あるいは低頻度であるが先天的な甲状腺ホルモン合成障害が原因といわれている。治療によって甲状腺機能が正常になれば月経も来潮し，二次性徴も発現する。

Krassasらは甲状腺機能低下症における月経異常について，過多月経・過少月経が月経異常の主要なパターンであること，抗甲状腺抗体と月経障害発症との関連は認められなかったことを報告した[7]。甲状腺機能低下症は初経後に発症すれば続発性無月経の一因となりうるが，疾患の重症度に応じた月経異常が報告されている。軽症の甲状腺機能低下症は，無月経よりも頻発月経あるいは希発月経と関連するとの報告[8]や，重症の甲状腺機能低下患者（TSH 100 mIU/mL 以上）では，軽度〜中等度の甲状腺機能低下（TSH 100 mIU/mL 未満）に比べて月経異常の頻度が高かったとの報告[9]がある。以上より，無月経の鑑別診断には血清TSH濃度の測定が必要である[10]。

❸ 糖尿病

a. 疾患概説

糖尿病は1型（インスリン依存型）と2型（インスリン非依存型）に大別される。1型は幼児期〜青年期に発症することが多いとされているが，高齢者も含めあらゆる年齢で発症する。1型は膵β細胞の破壊による内因性インスリン不足により発症し，通常は絶対的なインスリン欠乏に陥るものである。糖尿病患者の約3〜5％といわれ，幼児期と10〜13歳にピークがある。インスリン注射による治療は必須である。一方，2型は成人に多く，糖尿病患者の95％を占める。一般に徐々に血糖

表2 甲状腺機能低下症の原因疾患

（文献5より改変）

原発性甲状腺機能低下症
 慢性甲状腺炎（橋本病）
 甲状腺手術後（バセドウ病，甲状腺癌など）
 放射性ヨード治療後（バセドウ病）
 抗甲状腺薬の過剰投与（バセドウ病など）
 先天性甲状腺機能低下症（クレチン症など）

 亜急性甲状腺炎（経過中に一過性）
 無痛性甲状腺炎（経過中に一過性）

続発性（二次性）または下垂体性甲状腺機能低下症

三次性または視床下部性甲状腺機能低下症

甲状腺ホルモン不応症（全身性）

甲状腺機能低下症の原因疾患は，主に原発性，続発性（二次性），三次性に分類されるが，大多数は慢性甲状腺炎（橋本病）である。

が上がり，無症状の時期が長い。食事療法ならびに運動療法で目的とした血糖コントロールが得られない場合には，薬物療法を開始する。

b. 糖尿病と月経異常との関連

　糖尿病女性の中でも1型糖尿病と月経異常との関連についての報告が多い。若年成人女性において，1型糖尿病は月経異常の独立したリスク因子であり[11]，特に無月経と希発月経がコントロールより有意に多い[12-14]。初経発来前に1型糖尿病と診断された思春期女性の初経年齢は遅く[15]，10歳以前に糖尿病の診断を受けていた場合には，10歳以後に診断された場合より平均初経年齢が遅いと報告されている[12,16]。1型糖尿病の発症時期と初経時期が重なると原発性無月経になったり，あるいは初経後に糖尿病が発症した場合は続発性無月経になることがある[17]。

　HbA1cは1型糖尿病患者の月経異常に有意に関連する重要な因子であり[13,18]，DeltsidouらはHbA1cが1％上がると，希発月経のリスクが4.8倍になると述べている[19]。初経年齢はBMIと逆相関するが，初経年齢とHbA1cとの関連はみられていない[15]。1型糖尿病の月経異常は，主に視床下部-下垂体-卵巣軸，すなわちGnRHパルス発生に関わる視床下部由来によるものと思われ，可逆性といわれている[20]。インスリンが高度に低下している状況では卵巣機能が低下し月経が発来しなくなることがあるため，発症年齢が若い1型糖尿病においては，とりわけ早期診断，早期治療が重要である。

　またPCOSとインスリン抵抗性とは深い関連があるといわれており，2型糖尿病女性ではPCOS女性が多く[21]，PCOSに起因した排卵障害などの月経異常が起こる場合もある。2型糖尿病女性では，健常女性と比べて月経周期が40日以上と長い頻度が高いことも報告されている[22]。

　甲状腺機能低下症と糖尿病との関連について，Joffeらは，1型糖尿病患者においては甲状腺機能低下症の発症率は2型糖尿病患者に比べて約2倍高く，約20％であった[23]と報告した。糖尿病と甲状腺機能低下症の合併により，月経周期延長，排卵障害などが起こる場合もある。

● 文献

1) Greydanus DE, Omar HA, Tsitsika AK, et al. Menstrual disorders in adolescent females : current concepts. Dis Mon 2009 ; 55 : 45-113（レベルⅢ）
2) 三宅 侃，田坂慶一，坂田正博，他．副腎性器症候群．矢内原巧 編，産婦人科外来シリーズ２思春期外来．メジカルビュー社，東京，1996，pp114（レベルⅣ）
3) Deligeoroglou E, Athanasopoulos N, Tsimaris P, et al. Evaluation and management of adolescent amenorrhea. Ann N Y Acad Sci 2010 ; 1205 : 23-32（レベルⅢ）
4) New MI. An update of congenital adrenal hyperplasia. Ann N Y Acad Sci 2004 ; 1038 : 14-43（レベルⅢ）
5) 長瀧重信．甲状腺機能低下症．上田英雄，武内重五郎，他編．内科学 第5版．朝倉出版，東京，1991，pp1387（レベルⅣ）
6) Larsen PR, Davies TF, Hay ID. The thyroid gland. In Williams Textbook of Endocrinology. 9th Edn. (eds. J.D. Wilson, D.W. Foster, H.M. Kronenberg & P.R. Larsen), W.B. Saunders, Philadelphia, 1998, pp389-515（レベルⅢ）
7) Krassas GE, Pontikides N, Kaltsas T, et al. Disturbances of menstruation in hypothyroidism. Clin Endocrinol (Oxf) 1999 ; 50 : 655-659（レベルⅢ）
8) Master-Hunter T, Heiman DL. Amenorrhea : evaluation and treatment. Am Fam Physician 2006 ; 73 : 1374-1382（レベルⅢ）
9) Kakuno Y, Amino N, Kanoh M, et al. Menstrual disturbances in various thyroid diseases. Endocr J 2010 ; 57 : 1017-1022（レベルⅢ）
10) Klein DA, Poth MA. Amenorrhea : an approach to diagnosis and management. Am Fam Physician 2013 ; 87 : 781-788（レベルⅢ）
11) Strotmeyer ES, Steenkiste AR, Foley TP Jr, et al. Menstrual cycle differences between women with type 1 diabetes and women without diabetes. Diabetes Care 2003 ; 26 : 1016-1021（レベルⅢ）
12) Kjaer K, Hagen C, Sandø SH, et al. Epidemiology of menarche and menstrual disturbances in an unselected group of women with insulin-dependent diabetes mellitus compared to controls. J Clin Endocrinol Metab 1992 ; 75 : 524-529（レベルⅢ）
13) Gaete X, Vivanco M, Eyzaguirre FC, et al. Menstrual cycle irregularities and their relationship with HbA1c and insulin dose in adolescents with type 1 diabetes mellitus. Fertil Steril 2010 ; 94 : 1822-1826（レベルⅡ）
14) Zarzycki W, Zieniewicz M. Reproductive disturbances in type 1 diabetic women. Neuro Endocrinol Lett 2005 ; 26 : 733-738（レベルⅢ）
15) Schweiger BM, Snell-Bergeon JK, Roman R, et al. Menarche delay and menstrual irregularities persist in adolescents with type 1 diabetes. Reprod Biol Endocrinol 2011 ; 9 : 61（レベルⅢ）
16) Deltsidou A. Age at menarche and menstrual irregularities of adolescents with type 1 diabetes. J Pediatr Adolesc Gynecol 2010 ; 23 : 162-167（レベルⅢ）
17) 内潟安子．１型糖尿病女性における教育の特徴とその実際．プラクティス 2000 ; 17 : 520-524（レベルⅢ）
18) Codner E, Merino PM, Tena-Sempere M. Female reproduction and type 1 diabetes : from mechanisms to clinical findings. Hum Reprod Update 2012 ; 18 : 568-585（レベルⅢ）
19) Deltsidou A, Lemonidou C, Zarikas V, et al. Oligomenorrhoea in adolescents with type 1 diabetes mellitus : relationship to glycaemic control. Eur J Obstet Gynecol Reprod Biol 2010 ; 153 : 62-66（レベルⅢ）
20) Arrais RF, Dib SA. The hypothalamus-pituitary-ovary axis and type 1 diabetes mellitus : a mini review. Hum Reprod 2006 ; 21 : 327-337（レベルⅢ）
21) Moran LJ, Misso ML, Wild RA, et al. Impaired glucose tolerance, type 2 diabetes and metabolic syndrome in polycystic ovary syndrome : a systematic review and meta-analysis. Hum Reprod Update 2010 ; 16 : 347-363（レベルⅢ）
22) Solomon CG, Hu FB, Dunaif A, et al. Long or highly irregular menstrual cycles as a marker for risk of type 2 diabetes mellitus. JAMA 2001 ; 286 : 2421-2426（レベルⅡ）
23) Joffe BI, Distiller LA. Diabetes mellitus and hypothyroidism : Strange bedfellows or mutual companions ? World J Diabetes 2014 ; 5 : 901-904（レベルⅢ）

Exercise 09

正しいものはどれか。1つ選べ。

- a. 副腎性器症候群では，すべてのタイプで著明な男性化を呈し無月経となる。
- b. 先天性副腎過形成では，タイプによっては高血圧を呈する。
- c. 甲状腺機能低下症において，TSH 値は無月経の評価に無効である。
- d. 2型糖尿病は1型糖尿病と比べて月経異常との関連が深い。
- e. 1型糖尿病女性では，健常女性と比べて初経年齢が早い。

3 やせを伴う続発性無月経

1 体重減少性無月経

CQ10 体重減少を伴う続発性無月経の鑑別診断・治療は？

❶ 思春期と体重減少および無月経の背景

　思春期はエストロゲンの上昇に伴って二次性徴が発現する時期で，将来の妊孕性の獲得，骨量の獲得にとって重要である。女性の性機能の成長は体重・体脂肪と深く関連しており，初経の発来には一定の体重・体脂肪が必要である。エストロゲンの作用により乳房や腰部に体脂肪が増加するという変化は間脳-下垂体-卵巣系の内分泌機能の正常化・維持にも適量の体脂肪が重要であることを示している。近年，飽食や運動不足などのために小児期から肥満症が増加している一方で，女性のやせ願望や「やせ」を礼賛する社会的風潮が顕著となり，社会問題となっている。特に思春期女性では，適正体重であるにもかかわらずやせたいと希望し，無理なダイエットを行うことになる。思春期女性の続発性無月経の誘因としては，美容を目的とした減食による体重減少が最も多いと報告されている[1,2]。そして減食・節食の結果，体重の急激な変化を来し無月経や月経不順が起こる。学校健診における「不健康なやせ」は中学3年で5.5％，高校3年で13.2％と報告されている[3]。

　また，水泳，バスケット，マラソン，バレー，新体操などの過度な運動を原因とする相対的なカロリー不足の結果のやせによる無月経も大きな割合を占めるとされる。

　摂食障害を伴う場合には，神経性無食欲症（AN）に陥ることがある。摂食障害は近年増加傾向にあり，若年女性では500人に1人の有病率である。重症化した際の死亡率は6～10％と高く，重篤な疾患である（61頁～参照）。体重減少を伴う無月経症例をみた場合，まず摂食障害であるANとそれ以外の体重減少による無月経を鑑別する必要がある。詳細な問診の上，やせを来すような器質的疾患を除外診断し，心身症的背景の有無により，ANとそれ以外の体重減少性無月経とに分類する（図1）。

❷ 体重減少性無月経の頻度と産婦人科受診に至る動機

　思春期における体重減少性無月経の産婦人科への受診契機の多くは続発性無月経である。思春期女子に限ると，ダイエットを目的とした体重減少による無月経の頻度は続発性無月経中49.3％であった[4]。榊原らの報告でも，2003年から2011年までの9年間に受診した続発性無月経159例のうち，体重減少に起因するものは63例（39.6％）を占めていた。そのうち22例（34.9％）がANであった[3]。

　また，ANでは無月経以外の自覚症状がないために，はじめに受診するのは産婦人科であることが多い。しかし，体重減少が高度になると生命に危険が及ぶこともあるため，ANが疑われる場合

```
体重減少を伴う無月経
        ↓
       問診
        │  体重の変化
        │  摂食状態
        ↓
   器質的疾患の除外
        │  消化器疾患，悪性腫瘍
        │  内分泌代謝疾患，精神疾患等
        │  やせを来す疾患
   ┌────┴────┐
体重減少性無月経    神経性無食欲症
```

体重減少性無月経
標準体重の−15％以上のやせ
食行動異常がない
病識がある

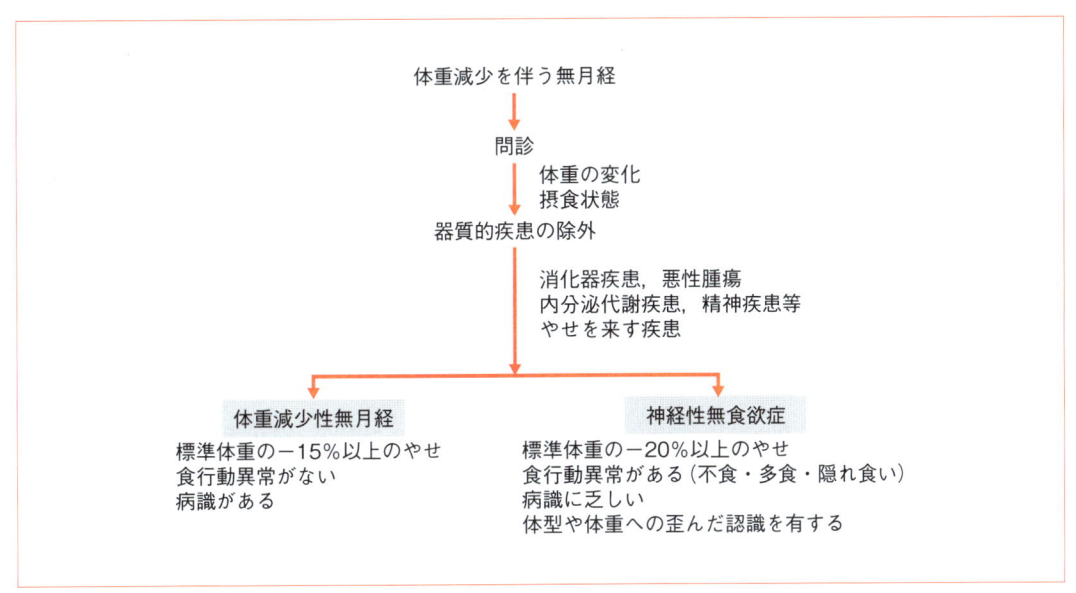

神経性無食欲症
標準体重の−20％以上のやせ
食行動異常がある（不食・多食・隠れ食い）
病識に乏しい
体型や体重への歪んだ認識を有する

図1　体重減少を伴う無月経の診断手順

には専門医への紹介も念頭に置く必要がある．逆に，小児科から摂食障害治療中に無月経の治療を依頼される場合もある．

❸ 内分泌的な基本病態

はじめに体重減少が起り，それが5kg以上または10％以上になると無月経に至るとされる[5]．体重減少に伴う無月経の間脳-下垂体-卵巣系の病態は，以下の通りである．
①視床下部からのGnRH分泌が低下し，律動性分泌は低下または消失する．
②下垂体ゴナドトロピンであるLHとFSH，特にLHの分泌低下があり，体重減少の度合いと並行する．律動性分泌は消失する．
③GnRH負荷試験に対してゴナドトロピンは無〜低反応である．

無月経の程度は体重減少の程度と相関し，体重減少が著しいほど卵巣機能は低下し，第二度無月経に陥る[1]．ANにおける第二度無月経の割合は80〜90％と多い[2]．

❹ 二次的に引き起こされる病態と検査所見

無月経が持続すると通常はエストロゲンによって抑制されている骨吸収が亢進することにより，骨量減少を来し骨折のリスクが高まる．エストロゲンの低下に加え，摂食障害による栄養障害が加わることで，さらにそのリスクが高まると考えられる．

Wiksten-Almströmら[6]によれば，思春期の続発性無月経では骨量減少症／骨粗鬆症の頻度は52％であり，骨密度が最も低下していたのはANであったという．

また続発性無月経を呈したANの骨密度は，摂食障害を伴わない続発性無月経症例に比して有意に低下していた[7]という報告もみられる．

一方，運動性無月経ではしばしば疲労骨折がみられるが，これはエストロゲン低下による骨の脆

弱化に過度の運動負荷が加わって引き起こされるものである。米国スポーツ医学会では無月経，骨粗鬆症，摂食障害を"female athlete triad"として警鐘を鳴らしている（66頁〜参照）。

検査所見としては，ゴナドトロピンおよびエストロゲンの低下とそれに起因する骨密度の低下がみられる。摂食障害や体重減少が高度の場合には貧血，低血糖，肝酵素の上昇，白血球の減少，高コレステロール血症，成長ホルモン（GH）の上昇，T3の低下など低栄養に起因する症状が出現する。

❺ 鑑別診断とそれに必要な検査法

体重減少を伴う続発性無月経の原因疾患としては，摂食障害を伴う AN，美容的観点から行われた体重減少に伴う無月経，および過激な運動に伴い体重減少を来した結果発症する無月経を鑑別する必要がある。運動性の場合には既往から明らかであるが，それ以外の場合には AN か否かの鑑別が重要である。食行動の異常をみる場合には，まず AN を疑う（61頁〜参照）。

過激な運動の既往や摂食行動の異常を伴わない体重減少性無月経では，単にスリムに，より美しくなりたいという動機から減食・節食を始め，急速に体重を減少した結果として続発無月経に至る場合が多い。体重減少の程度は AN より軽度で，15〜18％程度が多い。無月経は必ず体重が減少した後に発症する。食行動異常も極端なものはなく，通常，努力して食事制限をしている。

最終的に原因を特定するための問診事項と必要な検査項目を以下に挙げる。

a. 問診

初経年齢，無月経期間，体重減少の有無，既往歴，常用する薬剤の有無を確認する。特に精神科で摂食障害の治療が開始されている場合には，薬剤性高プロラクチン血症の併発も念頭に置いて乳汁分泌の有無も確認する。また，摂食障害を鑑別するために食事内容を詳細に調べておくことも必要である。

b. 身体所見

身長，体重，体格指数（BMI）などを確認する。AN では低血圧，徐脈にも注意する。

二次性徴は，乳房および恥毛の状態を Tanner Stage により評価する。

c. 血液検査

血算（CBC），生化学検査で貧血や低栄養の有無を，内分泌検査では LH，FSH，E_2，PRL や甲状腺機能，副腎機能もチェックしておく。障害部位の確定には GnRH 負荷試験が有用である。

d. 画像診断

無月経期間が長期にわたる場合は，将来の妊孕性や骨粗鬆症のリスクを念頭に置いて超音波検査（経腹式・経直腸式・経腟式）や骨盤 MRI 検査により子宮の大きさを評価し，dual-energy X-ray absorptiometry（DEXA）などにより骨密度の評価をしておくことが望ましい。

❻ 治療

a. 体重回復の治療

体重減少が無月経の原因であることを認識し，体重回復に努めて正常月経周期を回復することが治療目標である。

標準体重の 70％ を下回る極度の体重減少性無月経では体力の消耗を避ける目的から月経の誘導は行わず，生活指導や専門医によるカウンセリングを勧め，まずは体重の回復を図ることを優先す

る。標準体重の90％，BMI 19程度まで体重が回復すると血中エストラジオール値が上昇し，月経が回復する[8,3]。

しかし，ANの場合には自己の体型や体重の認知に障害があり，体重増加を強く恐れているために体重増加を図ることは難しい。ANのみならず体重減少性無月経においても，体重の回復は容易でないことが多い。患者の産婦人科外来への来院理由は無月経に関する治療希望が主体であるが，「やせ」により無月経が起こっていることや「栄養障害」により骨粗鬆症や将来の妊孕性にまで影響することをよく説明し，治療に対して積極的に取り組むように誘導することが重要である。ANの初期治療においては，体重増加を迫ることは逆効果になるので，体重のことにはあまり触れないようにし，治療からのドロップアウトを防止する。

b. 無月経への対応

GnRHの連続投与によりゴナドトロピンの反応性は回復する。これらの異常は体重の回復により正常化する。体重回復に伴って，まずFSHが回復し，遅れてLHが回復する[2,3]。

正常月経周期が回復しない場合には，性ステロイドホルモンの補充療法を行う。妊娠を目的とした排卵誘発は，体重が十分に回復した後に行う。長期的には，骨塩量の回復や骨粗鬆症の予防にも配慮する。無月経に対しては2～3カ月に1回の消退出血を起こすことを原則とする。第一度無月経に対してはHolmstrom療法で良いが，第二度無月経に対しては性中枢および子宮への効果を期待してKaufmann療法を選択する[9]。標準体重の70％を下回る極度の体重減少性無月経では，貧血の助長や体力の消耗を避けるために月経の誘導を行わずに体重の回復を待つ[10,11]。体重が元の体重または標準体重の90％まで回復すると自然に月経が再開することが多いが，体重回復後も約30％の症例には無排卵状態が続く。体重減少が重度の例や発症3年以上経過した無月経例は難治性である[1]。通常，体重減少性無月経症例では卵巣に原始卵胞が存在しているので，ゴナドトロピン製剤やGnRHパルス療法による排卵誘発の成功率は高い。しかし，体重が十分に回復しない間に妊娠すると，母児ともに重大な合併症を招く可能性がある。

c. その他の合併症への対応

甲状腺機能低下症，骨粗鬆症などが認められる場合には，それぞれホルモン補充を考慮する。

❼ 予後

無月経に関する予後の報告は少ないが，KohmuraらによればK，産婦人科を受診したAN患者の10年後の月経再開率は約80％で，その90％で妊娠が成立していた[12]。体重減少性無月経患者の月経再開率は，ANでは36％，AN以外の体重減少性無月経では49％であった。体重減少性無月経の妊娠の予後に関しては，身体機能が回復している場合には，一般女性と比べて妊娠中の合併症や児の予後に差がないといわれている[3]。

❽ おわりに

体重減少性無月経は妊孕性獲得に重要な女性の発育段階に発症し，思春期における低エストロゲン状態は思春期以降も性成熟期の「不妊」や「周産期異常」，更年期以降の「骨粗鬆症」などにつながっていく。特に，鑑別診断として重要なANは死に至ることもある重大な疾患であることを認識し，積極的に精神科・心療内科と連携することが必要である。しかし現実には，患者紹介後の治

療継続率は意外に低く，かつ難治性であるので，長期にわたる継続的なフォローを行っていくことが必要である．産婦人科医の役割としては，治療のドロップアウトを防ぐ初期の対応，他科との連携，そして長期的な産婦人科的管理と患者への多面的な支援が求められる．

●文献

1) 日本産科婦人科学会生殖・内分泌委員会報告．思春期における続発性無月経の病態と治療に関する小委員会（平成9年度〜10年度検討結果報告）．18歳以下の続発性無月経に関するアンケート．調査-第1度無月経と第2度無月経の比較を中心として．日産婦誌 1999；51：755-761（レベルⅣ）
2) 戸田稔子，長廻久美子，河野美江．当科における思春期女性受診者の臨床的検討．思春期学 1998；16：319-323（レベルⅢ）
3) 榊原秀也．産婦人科の必修知識（教育委員会企画）専門医を目指す若手医師のための教育プログラム．4．思春期女子の体重減少と無月経への対応．日産婦誌 2011；63：N294-298（レベルⅣ）
4) 思春期における月経異常．続発性無月経．川越慎之助，広井正彦編集．図説産婦人科VIEW 7．メジカルビュー社，東京，1994, pp82-92（レベルⅣ）
5) 甲村弘子．思春期の摂食障害とその対応．産婦人科治療 2009；99：611-616（レベルⅢ）
6) Wiksten-Almströmer M, Hirschberg AL, Hagenfeldt K. Reduced bone mineral density in adult women diagnosed with menstrual disorders during adolescence. Acta Obstet Gynecol Scand 2009；88：543-549（レベルⅢ）
7) 榊原秀也，五来逸雄，多賀理吉，他．神経性食思不振症における骨塩量の測定．思春期学 1991；9：186-190（レベルⅢ）
8) 丸山 史，内海 厚，吉沢正彦，他．摂食障害患者と無月経-BMIを指標とした予後調査より-．思春期学 2000；18：177-181（レベルⅢ）
9) 厚生労働省難治性疾患克服研究事業「中枢性摂食異常症に関する調査研究班」．神経性食欲不振症のプライマリケアのためのガイドライン（2007年）（レベルⅣ）
10) 田嶋公久，折坂 誠，小辻文和．心身状況における月経不順の特徴と治療方針-痩せと月経異常-．産婦治療 2001；50：177-182（レベルⅣ）
11) 日本産科婦人科学会，日本産婦人科医会編．CQ409-03（2）思春期女子の治療上の留意点は？産婦人科診療ガイドライン 婦人科外来編2014．日本産科婦人科学会，東京，2014（レベルⅣ）
12) Kohmura H, Miyake A, Aono T, et al. Recovery of reproductive function in patients with anorexia nervosa: a 10 year follow up study. Eur J Obstet Gynecol Biol 1986；22：293-296（レベルⅢ）

Exercise 10

誤っているものはどれか．1つ選べ．

a. 体重減少を伴う無月経症例をみた場合，摂食障害である神経性無食欲症と体重減少性無月経を鑑別する必要がある．
b. 思春期女子に限ると，続発性無月経中，ダイエットを目的とした体重減少性無月経の頻度は約50％であったという報告がある．
c. 標準体重の70％を下回る極度の体重減少性無月経では，月経の誘導は行わず，まずは体重の回復を図ることを優先する．
d. 第二度無月経に対しては，性中枢および子宮への効果を期待してKaufmann療法を選択する．
e. 体重減少性無月経症例では，体重が十分に回復しない間に妊娠しても周産期合併症は稀である．

2 摂食障害：神経性やせ症，神経性過食症

CQ 11-1 摂食障害の分類とそれぞれの診断は？

❶ 摂食障害とは

　摂食障害（eating disorder；ED）は，思春期および青年期の女性に好発する食行動異常に基づく疾患である。発症にはセロトニンなどの脳内神経伝達物質の関与の可能性が研究されているが，未だ解明には至っていない[1]。慢性的な経過をたどり，二次的に貧血，骨粗鬆症，胃腸障害，呼吸器および心障害などを引き起こし，重症例では死に至ることもある重篤な病態である[2]。

　その発症因子として様々な要因が考えられている。社会的因子としては，養育と教育のゆがみやスリム体型嗜好の社会的風潮，心理的因子としては，家族病理，自己同一性の葛藤，また身体的因子としては，間脳（食欲中枢，情動中枢，自律神経中枢）の脆弱性などがあるとされる[3]。またその誘発因子は主に心理的ストレスであり，肥満の指摘やダイエットの開始など自己の体型に関わるもの，学業成績に対する不満足，入学，単身生活の開始など自立に関わるものが多いという[3]。

❷ 診断基準

　診断には一般的に，米国精神医学会の診断基準であるDSMが使用される。2013年に発表されたDSM-5[4]では，摂食障害は表1に示すように，「食行動障害および摂食障害群」に含まれて記載されている。異食症，反芻症，回避・制限性食物摂取症は食行動障害として扱われ，いわゆる摂食障害の範疇に含まれるものは，①神経性やせ症／神経性無食欲症（anorexia nervosa；AN），②神経性過食症／神経性大食症（bulimia nervosa；BN），③過食性障害（binge-eating disorder），④他の特定される摂食障害に分類されている。またANは，その行動様式から，摂食制限型と過食・排出型に細分類される。

　ANの診断基準を表2に，BNの診断基準を表3に示す。従来のDSM-Ⅳでは，ANの診断には無月経が必須であったが，DSM-5からは必須ではなくなっている。これは初経前や周閉経期にANを発症する患者が増加していることなどが影響していると思われる。また，DSM-Ⅳでは神経

表1　DSM-5における食行動障害および摂食障害群（文献4より改変）

- 異食症（Pica）
- 反芻症／反芻性障害（Rumination Disorder）
- 回避・制限性食物摂取症／回避・制限性食物摂取障害（Avoidant/Restrictive Food Intake Disorder）
- 神経性やせ症／神経性無食欲症（Anorexia Nervosa；AN）
    1) 摂食制限型
    2) 過食・排出型
- 神経性過食症／神経性大食症（Bulimia Nervosa；BN）
- 過食性障害（Binge-Eating Disorder）
- 他の特定される食行動障害または摂食障害（Other Specified Feeding or Eating Disorder）

表2　神経性やせ症/神経性無食欲症（AN）の診断基準（DSM-5）（日本精神神経学会〔日本語版用語監修〕．髙橋三郎，大野 裕 監訳．DSM-5 精神疾患の診断・統計マニュアル．医学書院，東京，2014，pp332-333より改変）

A. 必要量と比べてカロリー摂取を制限し，年齢，性別，成長曲線，身体的健康状態に対する有意に低い体重に至る．有意に低い体重とは，正常の下限を下回る体重で，子どもまたは青年の場合は，期待される最低体重を下回ると定義される．
B. 有意に低い体重であるにもかかわらず，体重増加または肥満になることに対する強い恐怖，または体重増加を妨げる持続した行動がある．
C. 自分の体重または体型の体験の仕方における障害，自己評価に対する体重や体型の不相応な影響，または現在の低体重の深刻さに対する認識の持続的欠如．

下位分類
摂食制限型：過去3カ月間，過食または排出行動（つまり，自己誘発性嘔吐，または緩下剤・利尿薬，または浣腸の乱用）の反復的なエピソードがないこと．この下位分類では，主にダイエット，断食，および/または過剰な運動によってもたらされる体重減少についての病態を記載している．
過食・排出型：過去3カ月間，過食または排出行動（つまり，自己誘発性嘔吐，または緩下剤・利尿薬，または浣腸の乱用）の反復的なエピソードがあること．

表3　神経性過食症/神経性大食症（BN）の診断基準（DSM-5）（日本精神神経学会〔日本語版用語監修〕．髙橋三郎，大野 裕 監訳．DSM-5 精神疾患の診断・統計マニュアル．医学書院，東京，2014，pp338-339より改変）

A. 反復する過食エピソード．過食エピソードは以下の両方によって特徴付けられる．
　1）他とはっきり区別される時間帯に（例：任意の2時間の間の中で），ほとんどの人が同様の状況で同様の時間内に食べる量よりも明らかに多い食物を食べる．
　2）そのエピソードの間は，食べることを抑制できないという感覚（例：食べるのをやめることができない，または，食べる物の種類や量を抑制できないという感覚）．
B. 体重の増加を防ぐための反復する不適切な代償行動．例えば，自己誘発性嘔吐；緩下剤，利尿薬，その他の医薬品の乱用；絶食；過剰な運動など．
C. 過食と不適切な代償行為がともに平均して3カ月間にわたって少なくとも週1回は起こっている．
D. 自己評価が体型および体重の影響を過度に受けている．
E. その障害は，神経性やせ症のエピソードの期間にのみ起こるものではない．

性過食症無排出型はBNの一種として記されていたが，DSM-5ではANやBNとともに過食性障害（binge-eating disorder）として独立した疾患に位置付けられている．

❸ 疫学

女性のANの生涯罹患率は0.5〜3.7%，BNのそれは1.1〜4.2%といわれている．摂食障害は女性に多く，その男女比は1：6〜1：10とされる[3]．米国では女子高校生アスリートにおける有症率が18.4〜23.3%と報告され，問題視されている[2]．

また近年では，摂食障害発症の低年齢化や高年齢化，遷延化が指摘されている．一方，欧米では摂食障害センターなどでのチーム医療が主である反面，日本国内にはそのようなセンターは皆無であり，専門医や対応可能な治療施設が絶対的に不足しており，治療環境の整備が急務とされている[5]．

❹ 必要な問診および身体・検査所見

外来診察では，身長と体重の計測，立位と臥位両方でのバイタルサイン測定を行う．身長および体重から体格指数（BMI）を算出するが，小児の場合は年齢に適合した体重であるか否かを判定する．また必要に応じて産婦人科的診察を行い，初経の遅延や乳房の発育不良ないしは萎縮など，エストロゲン欠乏を示す症状の有無を確認する．

同時に，末梢血液検査，電解質（Na, K, Cl, P, Mg），血糖，甲状腺機能などの生化学検査，性ホルモン（FSH, E_2, プロラクチン）測定，血沈測定，尿検査を行う．また，AN が疑われる場合には，心電図検査を施行する[2]．

AN や BN においての身体面の異常には，やせや低栄養状態により生じるものと，過食や嘔吐，下剤や利尿薬の乱用によりもたらされるものの両面がある．

AN および BN の身体所見を表 4 および表 5 に示す．AN の重大な合併症は，脱水，電解質異常などであり，死因として最も多いのは心停止で，次いで不整脈である．検査所見では他に，好中球減少，肝機能異常，低血糖，コルチゾール高値，高コレステロール血症，低カロチン血症，血中亜鉛の低下，低 T3 血症を含む各種ホルモン異常が特徴的である[3]．

BN の患者は，AN の患者と異なり，一般的には標準体重が保たれているか，標準値をやや超過

表 4　AN の身体所見（文献 3 より）

系統	症状	症候	検査所見
全身	疲労感	栄養障害	体重↓，BMI↓，体脂肪率↓
中枢神経系	無欲状態，注意欠如	認知障害，抗うつ状態，焦燥感	CT：脳室拡大，MRI：灰白質，白質の減少
心・循環器系	動悸，めまい，息切れ，胸痛，四肢冷感	脈拍；徐脈，微弱，起立性低血圧，四肢のチアノーゼ	ECG：徐脈，不整脈，Q-Tc の延長（危険のサイン）
骨格系	運動時の骨痛	圧痛，骨発育の停止	X-P：病的骨折，骨量の低下，骨粗鬆症
筋肉	筋力低下，筋痛	筋肉↓	重症時：筋肉系酵素↑
生殖系	性成熟の停止，性欲↓	無月経，二次性徴の遅れ，新生児の障害↑	エストロゲン，LH, FSH↓，卵巣，卵胞↓
内分泌系	疲労，寒がり，利尿薬使用，自己嘔吐	低体温	血中コルチゾール↑, rT3↑, T3↓，脱水，電解質異常，P↓，血糖↓
血液系		稀に皮下出血	貧血，白血球↓，血小板減少，稀に凝固障害
胃腸系	嘔吐，腹痛，便秘	食後の腹部膨満，腹鳴↑	胃排出時間↑，肝機能障害
泌尿器系		浮腫	BUN↑, GFR↓，腎障害
その他	脱毛		

表 5　BN の身体所見（文献 3 より改変）

系統	症状	症候	検査所見
代謝系	虚脱，過敏性	皮膚緊満感↓	脱水，低 K 血症，低 Cl 性アルカローシス（嘔吐時），低 Mg 血症，低 P 血症（下剤乱用時）
胃腸系	腹痛，腹部違和感，嘔吐，便秘，腹鳴	ときに血液の混じった吐物，胃炎，食道炎，マロリー・ワイス，膵炎，大腸運動低下	
生殖器	不妊	月経不順	エストロゲン↓
口腔	歯痛	齲歯，唾液腺の腫脹	歯牙エナメル質の溶解，唾液腺過形成を伴う高アミラーゼ血症
心・筋肉系	動悸，脱力	心機能不全，筋力低下	心筋症，末梢筋障害

した程度であるため，外来受診レベルで認識するのは困難である．また理学所見も一般的には正常範囲で，明らかな異常を認めない[2]．

臨床所見としては，下剤の乱用による骨盤痛や便秘，脱毛，頻回の嘔吐による唾液腺の腫脹や歯牙エナメル質の溶解などが起こる．それらの症状を示す患者に対しては，BN の可能性を念頭に置いて問診を行う必要がある．

月経に関しては，初経後で経口避妊薬（OC）を服用していない AN 患者では無月経が必発である．多くの AN 患者が無月経を主訴に婦人科外来を受診するが，約 20％の症例では明らかな体重減少に先立って無月経を来すため，注意を要する[2]．

BN 患者は，多くは正常の月経周期を有するが，過少月経や無月経を来すこともある[2]．

CQ 11-2　AN および BN に対する治療は？

❶ AN に対する治療

AN 患者の治療目的は，①患者を健康体重に回復させること（性成熟期女性なら月経と排卵の再来，小児・思春期の患者なら身体・性機能の健康な発育などが回復の目安となる），②身体合併症の治療，③治療意欲の動機付け，④健康的な食事の摂り方についての教育，⑤患者の根底にある，不適応的な嗜好・行動，ED（eating disorder）に関する感覚の正常化，⑥感情コントロールの悪さ・自己高揚感や行動など精神面の治療，⑦家族の支援（家族面接，適宜治療への介入），⑧再発予防である[3]．

著明な低体重の患者は，栄養状態の回復が不可欠である．それには目標体重を設定し，徐々に体重を増やしていく．栄養回復期（refeeding 期）にはバイタルサインや電解質管理（血清 P を含む）など，身体面の注意深い観察を行う．

精神療法としては認知行動療法（cognitive-behavior therapy；CBT）や家族療法（family therapy；FT）が有効であるとする RCT での報告がみられ，エビデンスの1つとして認められつつある[6]．

❷ AN による無月経に対する治療

AN における無月経は，体重減少が始まってから比較的早期に現れる症状である[3]．無月経に至る機序としては，他の体重減少性無月経と同様に，視床下部からの GnRH の律動性分泌が減少し，下垂体からのゴナドトロピン分泌が低下して卵胞発育が認められなくなることによると考えられている．

無月経の治療としては，まずは体重の回復を基本とする．少なくとも標準体重の下限まで回復させることを目標とする．丸山ら[7]は，摂食障害患者の予後調査において，月経回復群は未回復群に比して BMI が有意に高値であり，また BMI 16 以下で月経回復した者はいなかったと報告している．

一方，青年期の AN による無月経は将来的な骨粗鬆症の発症につながるため，長期の無月経が認められた場合は，ホルモン治療を開始する．米国産科婦人科学会（ACOG）のガイドラインでは，1年以上の無月経持続に対し，OC により治療すると記載されている．OC の使用が骨密度を正常

化させるというエビデンスはないが，骨量減少の速度を緩めることが示されている[2]。

なお，体重が標準体重の 70％以下の場合は，貧血を助長させ体力を消耗させる可能性があるため，一般的には消退出血を起こす治療は行わない。

挙児を希望する症例に対しては排卵の誘発を行うが，体重が標準体重の 80％以上になってから行うのが望ましい。母体が低体重のまま妊娠した場合に，児が低出生体重児となるなどの問題が生じる危険があるため，注意を要する。排卵誘発としてはクロミフェン療法あるいは hMG-hCG 療法を行う[8,9]。

❸ BN に対する治療

BN はほとんどが外来で治療可能であるが，自殺リスクや深刻な自傷行為のあるものについては入院などでの加療が必要である。

BN に対する精神療法としては，認知行動療法(CBT)の効果が高いとされている[6]。また薬物療法としては，抗うつ薬，特に選択的セロトニン再取り込み阻害薬 (SSRIs) の有効性が認められている[10]。

月経周期は正常であることが多いが，月経不順や無月経がみられた場合は，必要に応じて OC などにより規則的な月経周期の維持を図る[2]。

●文献

1) 石川 俊男, 田村 奈穂. 摂食障害の最近の動向. 摂食障害の治療・研究の最近の動向について. 心身医学 2014；54：122-127（レベルⅣ）
2) American College of Obstetricians and Gynecologists. Guidelines for Adolescent Health Care, Second Edition. American College of Obstetricians and Gynecologists, Washington DC, 2011（レベルⅠ）
3) 小牧 元, 久保千春, 福土 審. 心身症診断・治療ガイドライン 2006. 協和企画, 東京, 2006（レベルⅠ）
4) 日本精神神経学会（日本語版用語監修）. 髙橋三郎, 大野 裕 監訳. DSM-5 精神疾患の診断・統計マニュアル. 医学書院, 東京, 2014（レベルⅠ）
5) 日本摂食障害学会 監修.「摂食障害治療ガイドライン」作成委員会 編. 摂食障害治療ガイドライン. 医学書院, 東京, 2012（レベルⅠ）
6) Hay P. A systematic review of evidence for psychological treatments in eating disorders：2005-2012. Int J Eat Disord 2013；46：462-469（レベルⅠ）
7) 丸山 史, 内海 厚, 吉沢 正彦, 他. 摂食障害患者と無月経. BMI を指標とした予後調査より. 思春期学 2000；18：177-181（レベルⅢ）
8) 本庄英雄. 最新女性心身医学. ぱーそん書房, 東京, 2015（レベルⅠ）
9) 甲村弘子. 性ステロイドホルモン製剤の使い分け. 性ステロイドホルモンの臨床応用 思春期の月経異常と性ステロイド. HORMONE FRONTIER IN GYNECOLOGY 2011；18：14114-7（レベルⅢ）
10) Mitchell JE, Roerig J, Steffen K. Biological therapies for eating disorders. Int J Eat Disord 2013；46：470-477（レベルⅠ）

Exercise 11

正しいものはどれか。1 つ選べ。
a. DSM-5 に従って神経性やせ症を診断する際，無月経は必須項目である。
b. 神経性やせ症を疑う患者が無月経を主訴に来院したら，ただちにエストロゲン・プロゲステロンによるホルモン治療を開始する。
c. 神経性やせ症の患者の血液学的所見に，低 T3 血症がある。
d. 神経性過食症は体重が適正であるため，月経異常を来すことはない。
e. 摂食障害の治療においては，薬物療法が第一選択である。

4 女性アスリートのヘルスケア

CQ 12 女性アスリートに対する健康管理の注意点は？

　スポーツは，多くの女性の健康維持において重要であり，またスポーツ観戦にも多くの愛好者がいて日本の文化として認められている．国策的にはスポーツ振興法を改訂したスポーツ基本法が平成23年に制定され，その前文では「スポーツ立国の実現を目指して，国家戦略としてスポーツに関する施策を総合的かつ計画的に推進する」ことが謳われ，同時にスポーツに関する施策を作成することが国の責務として位置付けられた．さらにオリンピックの誘致成功も加わり，このような国家的な施策によってスポーツを行う環境は整備されつつある．その一方で，アスリートの健康に関しての正しい知識が指導者間に十分に普及しておらず，適切な競技指導が行われていないことにより，スポーツそのものが原因となって障害が生じることが懸念される．

　競技指導者の中には，過剰な練習やダイエットにより生じるこのような月経不順に危機感を覚えないばかりか，「無月経になるくらい練習しないとだめだ」という誤った認識をもつ者も実際に存在する．また，新体操やフィギュアスケートなどの審美系競技では，表現体である選手に低体重と低体脂肪が求められさえする．

　思春期から性成熟期にかけて女性が競技に参加することによって，運動能力の増進，体重のコントロール，運動刺激による骨量増加，心筋障害の低下などが期待できるが，一方では過剰な運動による月経不順・無月経や思春期遅発などの問題点が指摘されている．

　本項では思春期以降の女性アスリートの問題点について解説する．

❶ 月経周期と競技パフォーマンス

　女性アスリートに対して行われたアンケート調査によると，月経期には4割，黄体期には3割の選手が「体調が悪い」，「やや体調が悪い」と回答している[1]．これらは月経困難症に伴う体調不良や月経前症候群（PMS）を含む症状を訴えている可能性がある．エストロゲンには骨格筋へのグルコース供給，脂質代謝改善さらには血小板凝集抑制作用，一方プロゲステロンには体温上昇作用，心拍数増加作用などが知られており，月経周期の中で卵巣ホルモンの影響により女性アスリートのコンディショニングが変化することは容易に想像できる．実際に筋力と月経周期の関係について，エストロゲンの上昇する卵胞期に筋力が高くなり，排卵期には低下するという報告[2]がある一方で，発揮される筋力に，月経周期中で大きな変化はみられなかったという報告[3]もあり，最終的な結論には至っていない．しかし，黄体期における体温上昇を考えてトレーニング量の調整を行うべきという意見はあり，こちらは内分泌的には妥当であると推察される．

❷ ドーピングとホルモン剤

　しばしば社会問題となるアスリートへのドーピング規制は，特に若者が使用することで身体的危険性が危惧される薬剤を制限することが目的である．一方，一般に容易に手に入れることのできる

市販の総合感冒薬や緩下剤は高い割合でエフェドリン，メチルエフェドリンが含まれ，これらは麻黄成分のエファドラアルカロイドとして強い興奮作用を有するが，認識不足からアスリート自身が安易に使用し，問題となる場合がある。

禁止薬剤として世界ドーピング防止規定では

①競技能力の強化が起こるという科学的，薬理的な効果がある

②健康上の危険性がある

③スポーツ精神に反すると世界アンチ・ドーピング機関（WADA）が判断する

という3つの基準のうち2つ以上が適合するときに禁止表に掲載される（表1）。また禁止薬の使用を隠蔽する効果があると判断される薬剤についても掲載され，この禁止表は毎年更新される[4]。すべての競技と大会において禁止表は1種類と定められているため，オリンピックなどの国際大会から国内大会まで同じ規則により運営される。代表的な薬剤としては，筋肉増強作用を有する蛋白同化ステロイドや成長因子，また心肺機能を亢進するβ2作動薬などが挙げられ，国際基準カテゴリーの中に分類されている[5]。

また，乳癌治療薬であるタモキシフェンやアロマターゼ阻害薬（アリミデックス®，フェマーラ®など），骨粗鬆症の治療薬である選択的エストロゲン受容体調節薬（SERM：エビスタ®など）はカテゴリーS4「抗エストロゲン作用を有する薬剤」として扱われるが，治療目的で若年女性に使われる頻度は低い。同様に，排卵誘発剤であるクロミフェン（クロミッド®）についても抗エストロゲン剤としてS4に分類され，シクロフェニル（セキソビット®）とともに間脳下垂体刺激による蛋白

表1 禁止表 国際基準のカテゴリー（2011年）

（文献4より改変）

すべての禁止物質は「特定物質」として扱われるものとする。ただし，S1，S2.1からS2.5，S4.4およびS6.a，および禁止方法M1，M2およびM3は除く。

常に禁止される物質と方法（競技会（時）検査および競技会外）

禁止物質
S0．未承認物質
S1．蛋白同化薬
S2．ペプチドホルモン，成長因子および関連物質
S3．ベータ2作用薬
S4．ホルモン拮抗薬と調節薬
S5．利尿薬と他の隠蔽薬

禁止方法
M1．酸素運搬能の強化
M2．化学的・物理的操作
M3．遺伝子ドーピング

競技会（時）検査で禁止される物質と方法

S6．興奮薬
S7．麻薬
S8．カンナビノイド
S9．糖質コルチコイド

特定競技において禁止される物質

P1．アルコール
P2．ベータ遮断薬

同化作用を有する薬剤として禁止薬に相当するため，競技選手の卵巣機能不全の治療に際しては注意が必要である。

アスリートに対して婦人科医が処方する機会の多い薬剤としては，ホルモン補充療法（HRT）に用いる性ステロイドホルモン剤が挙げられるが，ドーピングで問題となるような男性ホルモン作用，蛋白同化作用をもつ薬剤の処方は少ないため，概ね問題になることはない。一方，エチニルエストラジオールとプロゲストーゲン（P）の合剤となる OC/LEP では，一部 P のアンドロゲン作用が問題となり，ルナベル®のようなノルエチステロンを含む LEP を内服している場合にはドーピング検査の際に念のため申告することが勧められている。一方，ディナゲスト®や子宮内避妊具であるミレーナ®は第4世代のPが用いられているため，男性ホルモン作用はないと考えられる[6]。

❸ 女性アスリートの三徴（Female Athlete Triad；FAT）

女性アスリートの健康管理上の問題点として，American College of Sports Medicine（ACSM）により三徴（FAT）が定義されている（表2）[7]。その三徴とは，①摂食障害（eating disorder）の有無にかかわらない low energy availability（Low EA），②視床下部性無月経（functional hypothalamic amenorrhea），③骨粗鬆症（osteoporosis）であり，その診断や対応に関しての指針が提示された。病態の推移を示す図1左下の三角形の状態は，長期にわたって適切な食事によるエネルギーをとらなかった状態を示しており，健康状態は不良と判断される。一方，図1右上は最適な状態を示しているが，三角形の辺にあたる太い矢印は，Low EA が原因となり骨の健康状態の変化や月経不順が生じ，さらにエストロゲンの低下により骨吸収が促進され，骨粗鬆症に向かうことを示している。また，細い矢印は移行状態である EA の低下や骨量減少といった状態を示すが，中等度の EA 低下によって卵巣機能が低下し骨吸収が亢進する。EA については日内変動も起こりうるが，月経周期の異常が生じるまでには月単位，骨量に至っては年単位で発見されるという注釈が添えられている。

EA は摂取および運動消費によるエネルギーの In/Out バランスの差として考えられており，EA が低いということは同じエネルギー摂取量であれば運動に伴うエネルギー消費の高い状態を示しており，運動消費を補うだけの摂取が行われていないことを意味する。初期の FAT の定義では Low EA には食事不摂取の状態が伴うとされていたが，現在ではこの食事の部分は削除されている。EA が異常に低い場合には，器官維持や体温調節，子孫保存のための月経周期などが障害を受け，生命維持の方向へと代償性の変化を生じると考えられる[7]。一方，一部のアスリートでは変わらない食事摂取をしていても過剰な運動負荷によって同様の Low EA の状態になるが，その状態の中に神経性無食欲症が含まれることがあるため注意を要する。

アスリートにおける月経不順・無月経の発症要因について，以前は運動による体脂肪減少に関連するステロイドホルモンの合成障害や精神的ストレスに伴う副腎機能の低下等が原因となって，視

表2 女性アスリートの三徴（Female Athlete Triad）
・Low energy availability
・無月経
・骨粗鬆症

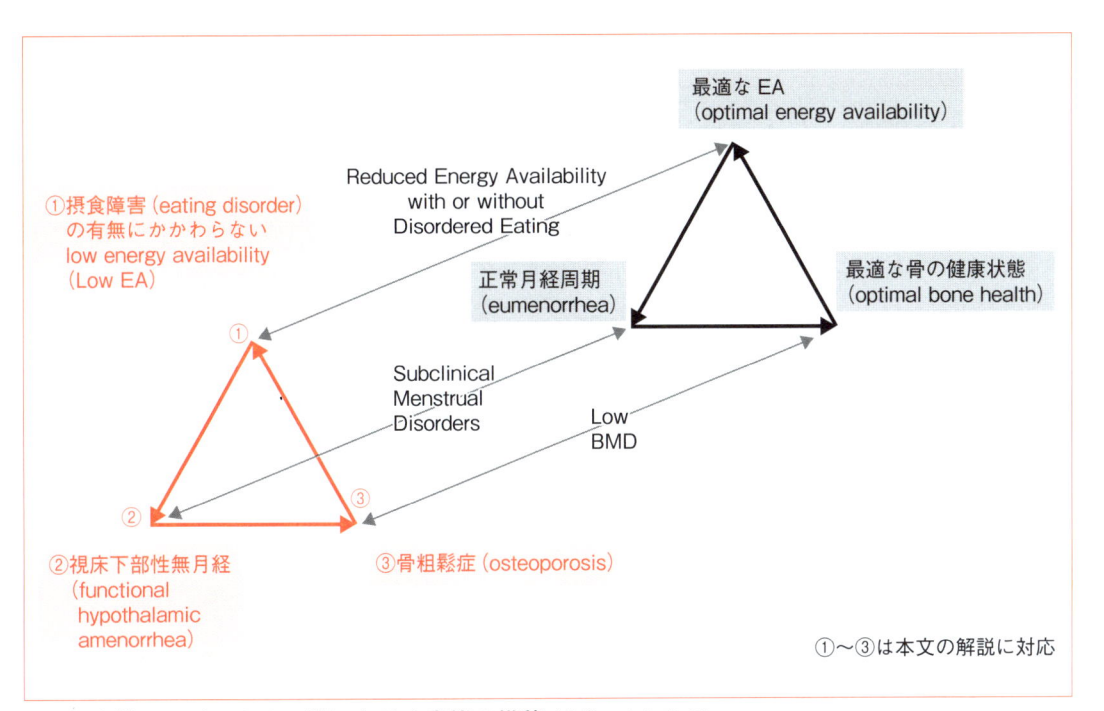

図1 女性アスリートの三徴における病態の推移（文献7より改変）

床下部から分泌されるGnRHの律動的放出が低下し卵巣機能不全を生じるためと考えられていた。しかし，現在では先に述べたLow EAによる生命維持方向へのエネルギー変換が生じ，結果としてGnRHの低下が生じるという考え方が主流となっている．

　EAの卵巣機能への影響を調べるため，LHのpulsatilityに対する摂取エネルギーの影響を調べた報告がある[8]．平均年齢21歳の正常月経周期を有するボランティアに対して卵胞期初期に5日間にわたり個人の体重に比例した食事制限を2回行った（図2）．1回目は45 kcal/kg，2回目以降は10, 20, or 30 kcal/kgのいずれかの制限，および運動負荷を5日間施行し，その後10分毎の採血検査を一晩実施した．45 kcal/kgではほぼ正常なLH pulseが認められていたが（上段），その後10および20 kcal/kgの食事制限によってLH pulseの周期が長くなり（下段 左と中），かつ振幅が増加した．この結果より，EAによってLH pulseが影響を受けることが月経不順の生じる原因であると考えられる．

　骨粗鬆症に関しては，エストロゲン低下に伴った骨量の減少に，競技によって繰り返しの運動負荷が生じることから疲労骨折を生じる病態と理解される．実際に能瀬らの報告[9]では，骨折の多い10歳代の女性アスリート239名に対して疲労骨折の有無を調査したところ，正常月経周期を有するアスリートでは疲労骨折を認めたのが11%であったのに対して，無月経のアスリート群においては38%と発症率が高くなることが示されている．厳しいトレーニングを課される女性選手が最大骨量（peak bone mass）を迎える以前の成長期・思春期に生じる骨量減少は，更年期・老年期までを含めた以降の生活を脅かす危険性をはらんでおり，その予防と治療のためには競技生活の早期からの健康・栄養管理および状況によっては積極的な医学的介入が不可欠である．

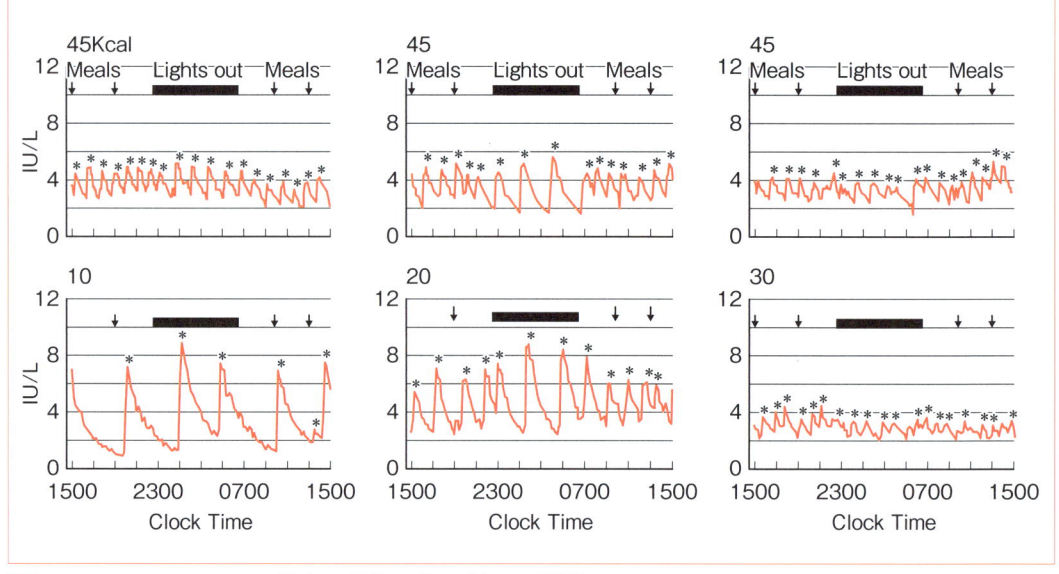

図2 LHのpulsatilityに対する摂取エネルギーの影響（文献8より改変）

❹ 無月経のアスリートに対する治療

　低エストロゲン状態に伴う骨・血管系やメンタル面への影響も考慮して，アスリートの無月経については早期に発見し，医学的介入を行うことが重要であると考えられている．

a．非薬物療法

　治療の原則は三主徴を考慮し，食事量と運動量のバランスからエネルギー不足を改善することであるが，このためには競技コーチおよび栄養士との連携が必須となる．具体的には食事摂取エネルギーの増加，練習量の軽減，体重の増加といった対策になるが，エネルギー不足の治療指標としては体重の推移が最も重要であり，また食事として最低2,000 kcal/dayのエネルギー摂取などが勧められる[10]．

b．薬物療法

　続発性無月経を呈するアスリートでは骨量維持を目的としてHRT施行が推奨されているが，その種類および投与量に関しては，十分なコンセンサスが得られていない．参考までに，日本臨床スポーツ医学会がまとめた指針では，3カ月以上の月経停止および血中E_2値を参考として，低骨密度ないしは低E_2（血中$E_2 \leq 30$ pg/mL）を認めた場合は治療を開始する[11]としている．また成長因子（Insulin-like growth factor 1）の抑制がないことからエストロゲン経口投与よりも経皮投与が勧められ，発汗の多いアスリートでは貼付剤使用よりもE_2ジェル剤とプロゲストーゲンの内服による周期投与が推奨されている[12]．

　以上，女性アスリートの健康管理における産婦人科医の関わりが強い部分について概説した．オリンピック・クラスの選手のみならず，一般競技者の中でも同様の状態は生じうるため，女性医学を基盤とし長期予後を考慮した適切な対応が求められている．

● 文献

1) 目崎 登. 女性スポーツの医学. 文光堂, 東京, 1997（レベルIV）
2) De Souza MJ, Maguire MS, Rubin KR, et al. Effects of menstrual phase and amenorrhea on exercise performance in runners. Med Sci Sports Exerc 1990；22：575-580（レベルIII）
3) Phillips SK, Sanderson AG, Birch K, et al. Changes in maximal voluntary force of human adductor pollicis muscle during the menstrual cycle. J Physiol 1996；496：551-557（レベルIII）
4) 鈴木秀典. よりよいコンディショニングにつながるアンチ・ドーピングを目指して. アスリートと禁止表. 日本臨床スポーツ医学会誌 2011；19：422-424（レベルIII）
5) 難波 聡. アンチ・ドーピングのための頻用薬の知識. 婦人科系. 臨床スポーツ医学 2008；25：493-499（レベルIV）
6) Thevis M, Kuuranne T, Geyer H, et al. Annual banned-substance review：analytical approaches in human sports drug testing. Drug Test Anal 2015；7：1-20（レベルIV）
7) Nattiv A, Loucks AB, Manore MM, et al. American College of Sports Medicine position stand. The female athlete triad. Med Sci Sports Exerc 2007；39：1867-1882（レベルIV）
8) Loucks AB, Thuma JR. Luteinizing hormone pulsatility is disrupted at a threshold of energy availability in regularly menstruating women. J Clin Endocrinol Metab 2003；88：297-311（レベルIII）
9) 国立スポーツ科学センター. 女性アスリートの三主徴. 成長期女性アスリート指導者のためのハンドブック. 国立スポーツ科学センター, 東京, 2014, pp18-21
10) De Souza MJ, Nattiv A, Joy E, et al. 2014 Female Athlete Triad Coalition consensus statement on treatment and return to play of the female athlete triad：1st International Conference held in San Francisco, CA, May 2012, and 2nd International Conference held in Indianapolis, IN, May 2013. Clin J Sport Med 2014；24：96-119（レベルIV）
11) 難波 聡. 女性アスリート3主徴の解決策を検証する. 無月経への対策. 日本臨床スポーツ医学会誌 2013；21：557-560（レベルIV）
12) 能瀬さやか, 吉野 修, 齋藤 滋. アスリートの月経異常と骨量減少. 日産婦誌 2015；67：1147-1154（レベルIV）

Exercise 12

正しいものはどれか. 1つ選べ.

a. プロゲステロンは心拍数低下作用がある.
b. ドーピング検査において, クロミフェン使用は許可される.
c. Female Athlete Triad（FAT）の一つとして, 骨粗鬆症が挙げられる.
d. Female Athlete Triad（FAT）の一つとして, 卵巣性無月経が挙げられる.
e. LHの拍動性分泌の変化と, 卵巣機能不全とは関連しない.

5 性教育

CQ 13 わが国における思春期性教育の現状と課題は？

❶ 性教育とは

　性教育の定義は多種多様な要素が含まれており一概には言えないが，一般的には，人の「性（セクシュアリティ）」について学ぶ教育のことである。ここでいう「性」は，人の総合的な性（セクシュアリティ）という意味であり，生物学的性別であるセックス，社会的な性差であるジェンダー，性的に魅かれる相手が同性か異性かといった性的指向（セクシュアル・オリエンテーション）が含まれる[1]。なお，性教育は，人の性的健康や生活の質に重要な影響を及ぼす。

❷ わが国の性教育の変遷[2]

　わが国の性教育は，「男の性欲は能動的，女の性欲は受動的」といった男女差を強調した「性欲」抑制の教育から出発した。1920年以降になると「性教育」という名称が定着され，性が教育の問題として認識された第一次性教育ブームを迎えた。

　第二次世界大戦後，売春婦の増加，性病の蔓延や性犯罪の増加などによる混乱に対し，「純潔教育」としての性教育がスタートし，1960年代まで続いた。その後，米国の性解放などの影響を受け，1965年以降には純潔教育から性教育への普及が図られた。さらに，青少年の性行動の増加や低年齢化の問題が浮上し，日本性教育協会は1979年に「性教育指導要領」，1980年に同解説書を発行，文部省（現文部科学省）は1986年に「生徒指導における性に関する指導」を発行した。また，翌年にはエイズパニックによりエイズ予防教育の普及が通達されたが，取り組む学校は少なく，性教育も停滞した。

　その後1989年の学習指導要領改訂において，小学校の保健と理科で性教育を行うという「性教育元年」がスタートした。1999年の改訂では，小学校第4学年で思春期の身体つきの変化や月経，精通のしくみや異性への関心への芽生えなど，中学校保健体育でエイズの学習が明示された。なお，このように学習指導要領には性教育の教育内容は示されたが，具体的な教育方法については記されなかった。そこで，1999年文部省（現文部科学省）は「学校における性教育の考え方，進め方」の指導書を配布したことにより，学校での性教育の重要性が高まった。

　しかし，2002年から「行きすぎた性教育」，「過激な性教育」などの性教育バッシングによる性教育内容に対する厳しい抑圧と規制が起こり，現在もなおその風潮は続いている。

❸ 思春期の性をめぐる様々な問題と性体験の実態

　近年，若者の性行動の低年齢化に伴い，思春期における性感染症，望まない妊娠と人工妊娠中絶，ヒト免疫不全ウイルス（HIV）感染症等の増加が懸念される。また，この時期のデートDV，レイプ，性虐待等，性をめぐる様々な問題も報告され，思春期男女への正しい性知識の普及や，男

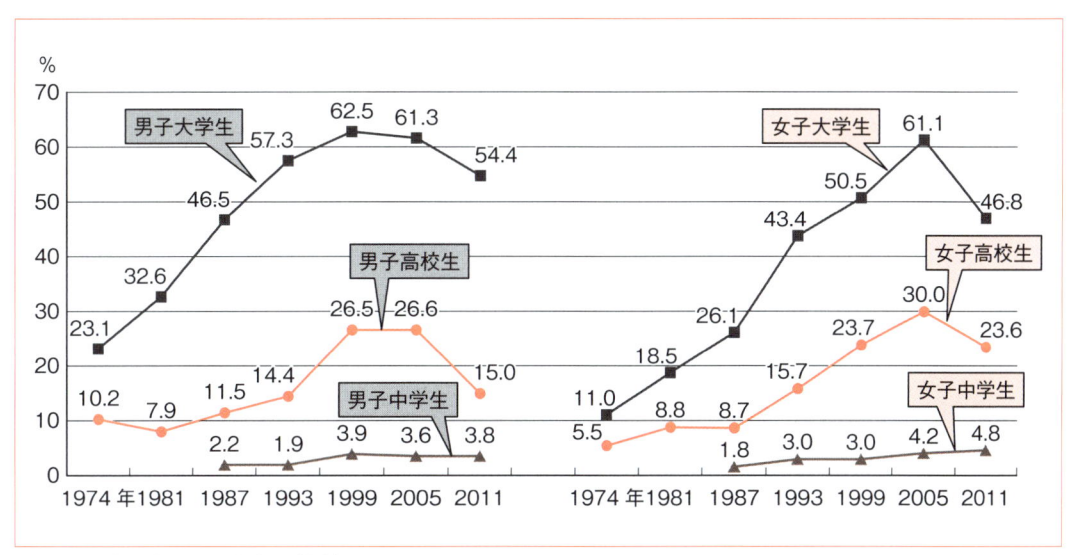

図1 若者の性交経験率の推移（文献6より）
（注）1981年以前は町村部での調査がなかった。大学生には専門学校生を含まず。
（資料）財団法人日本性教育協会による調査結果

子は性的欲求を自身でコントロールできること，女子は「No！」と言えることなど，適切な性行動を選択できるための性教育の重要性が高まっている[3]。

思春期の性行動調査としては，6年ごとに約7,000名以上を対象として調査される「青少年の性行動全国調査」の報告[4]がある。図1[5]は，日本性教育協会の調査による中学，高校，大学の男女の性交経験率の推移である。1974年から2005年にかけての30年間は男女とも性交経験率はかなり上昇し，特に大学・高校女子は1987年以降の上昇が顕著であった。しかし，2005年から2010年にかけては，大学・高校の男女ともに性交経験率が大きく低下しており，米国の10歳代の調査結果とほぼ同じ傾向である。また，中学・高校では，女子のほうが男子よりも経験率が高く，性行動経験の低年齢化は特に女子において進んでいることが明確になった。この背景には，金銭による性的サービスとの関連も推測される。また，全国調査の結果から，性行動が盛んで危険な群と，性に興味がない無関心な群の2極化の存在が考察されている。

近年10歳代女子の性感染症の罹患率や人工妊娠中絶の実施率は減少傾向にあるが，なお一定の割合で存在することから，性への正しい知識の普及と適切な予防行動の修得が必要である。さらに，日本の女子は，交際や性経験に比して性的関心経験は低く，イニシアティブをとることに消極的で，性イメージは否定的であることから，社会におけるジェンダーおよび性のありように課題のあることが示唆される[6]。一方で，男性の性行動の低下が顕著に示されていることから，思春期の性をめぐっては，かつての「男の性欲は能動的，女の性欲は受動的」といった画一的な見解にとらわれない多面的な検討が求められる。

❹ 学校教育における性教育の現状

学校での「性教育」は，最初は「性に関する指導」という用語の表現が用いられ，その後「性教育」

表1　新学習指導要領による中学校・高等学校の「性に関する指導」内容（文献8, 9より）

中学校
　第1学年では，思春期には内分泌の働きによって生殖に関わる機能が成熟すること，成熟に伴う変化に対応した適切な行動が必要になること，第3学年では，性感染症を含めた感染症について，その疾病概念，感染経路および予防方法等の指導

高等学校
　受精，妊娠，出産に伴う健康課題や家族計画の意義，人工妊娠中絶の心身への影響などについての理解，就労等の生涯設計など。こうした学校での活動を通じて，異性を含む基礎的な対人スキルの習得

に変わり，またここ10年は「性に関する指導」という表現に戻っている。

　中央教育審議会の初等中等教育分科会教育課程部会「健やかな体を育む教育の在り方に関する専門部会」(2005) の審議に基づいた性教育として求められる内容が文部科学省のホームページ[7]で公開されている。その主な内容を抜粋すると，「わが国は，性に関する価値観の相違があり，様々であるため，共通理解を図って取り組む。なお，子どもたちの性行為については，適切でないという基本スタンスに立って指導内容を検討し，安易に具体的な避妊方法の指導法に走るべきではなく，人間関係についての理解を優先する。その上で，心身の機能の発達に関する理解や性感染症等の予防などの科学的知識を理解させ，理性により行動を制御する力を養う。また，児童・生徒の発達段階を踏まえての指導が極めて重要であり，各教科，道徳，特別活動などを通して指導されるので，教職員の共通理解を図ること，家庭・地域との連携の推進や，集団指導と個別指導の内容の区別を明確に図ること」などである。

　学習指導要領による「性に関する指導」(性教育という表現はみられない) では，学校教育の中で児童生徒の発達段階に応じて，自らの健康について理解することが求められる。2008〜2009年改訂文部科学省の新学習指導要領[8,9]では，発達の段階を踏まえ，心身の発育・発達と健康，性感染症の予防などに関する知識を確実に身につけること，生命の尊厳や自己および他者の個性を尊重するとともに，相手を思いやり，望ましい人間関係を構築することなどを重視し，相互に関連づけて指導する。表1に，中学・高校の性に関する具体的な指導内容を示した。

　このような学校教育における性教育の現状の大きな課題は，教師や学校側がいう性教育と，生徒が認識する性教育との間に大幅な隔たりがあることである。近年の性情報の氾濫や，性体験の低年齢化によって，生徒が実際に知りたい性知識と，学校が提供する性の情報とには，あまりにも大きなギャップがある。さらに，中学校でも，性行為や避妊法については一切取り上げられていない。唯一コンドームは登場するが，あくまでも性感染症予防手段としてのみの紹介であり，避妊法としては触れられていない。

　中学校を対象とした調査[10]では，性教育の時間は各学年とも平均3時間のみで，学校差がかなりあることも報告されていることから，性教育は現在も普及しているとは言いがたい。また，保護者・家庭との連携の推進が言われているが，2007年内閣府の調査[11]では，家庭で性教育を行っている親は回答者の23％に過ぎず，学校でも家庭でも十分に行われていないのが，わが国の現状である。したがって，わが国の学校における性教育は，ここ20年以上ほとんど前進していないといって過言ではない。

❺ 思春期性への健康教育

a. 健やか親子21（1次）[12]

2000年厚生労働省は「健やか親子21」4課題の一つに「思春期の保健対策の強化と健康教育の推進」を掲げ，10歳代の人工妊娠中絶率および性感染症の罹患率の上昇を思春期若者の最大の健康問題とした。そして，健康教育の具体的な取り組みとして，量的拡大では①学校における相談体制，②保健所等の地域における相談体制，③若者の興味を引きつけるメディアを通じた広報啓発活動等の強化，質的転換では①学校における学校外の専門家などの協力を得た取り組みの推進，②同世代から知識を得るピア・エジュケーター（仲間教育），ピア（仲間）・カウンセリングなどの思春期の子どもが主体となる取り組みの推進，③メディアの有害情報の問題への取り組みとしてメディア・リテラシーの向上のための支援，④インターネットなどの媒体を通じ思春期に関する情報提供や相談等の推進が必要であることを打ち出し，各団体の連携のもとに全国的に取り組んだ。その結果，2014年の最終報告では，人工妊娠中絶率は人口1,000人に対し10.5人から7.1人へと改善傾向，性感染症罹患率も性器クラミジア感染症，淋菌感染症，尖圭コンジローマ，性器ヘルペスのすべての感染者数が減少したことが報告された。しかし，性の健康対策は，今後も継続的な緊急度の高いわが国の社会的健康問題であり，思春期を対象とした性教育は，教授方略と社会学的・心理学的理論に基づいた方法論の選択が有効である[13]ことから，効果的な性の健康教育には従来の知識重視型から体験重視型へのパラダイムの転換が求められる。

b. ライフスキル教育

ライフスキルとは，WHOが1996年に提唱した「日常生活で生じる様々な問題や要求に対して，建設的かつ効果的に対処するために必要な能力」である。スキルは「自己認識」，「共感性」，「効果的コミュニケーションスキル」，「対人関係スキル」，「意思決定スキル」，「問題解決スキル」，「創造的思考」，「批判的思考」，「感情対処」，「ストレスへの対処」の10項目から構成される[14]。ライフスキル教育は，自尊感情や自己効力感の向上，ストレス対処行動に効果があり，HIV/エイズ教育，禁煙指導，人工妊娠中絶予防，性感染症予防，虐待予防などの健康教育への効果があげられている。ライフスキル向上の手段は様々であるが，例えば避妊や性感染症の予防のため，「性についての自己決定のワークショップ」では，男性用コンドームの正しい使用法の体験的実習を組み入れたり，パートナーから性交渉を求められたときに相手を傷つけずに性交渉を断るコミュニケーションスキルトレーニングの実際などといった体験重視型のプログラムが展開されており，知識提供型の情報共有よりも有効である[15]。

❻ 性的マイノリティ（LGBT）に関する性教育

LGBT（エル・ジー・ビー・ティー）またはGLBT（ジー・エル・ビー・ティー）とは，女性同性愛者（レズビアン/Lesbian），男性同性愛者（ゲイ/Gay），両性愛者（バイセクシュアル/Bisexual），性別越境者など（トランスジェンダー/Transgender）の人々を意味する頭字語であり，性的マイノリティを限定的に指す用語である。高校生の性に関する調査の報告書（愛知県私学協会性教育研究会2011）によると，心と体の性の不一致を感じていると回答した生徒が男子7.3％，女子7.7％に認められたとのことであり，性的マイノリティの割合は約10％前後と推定される。

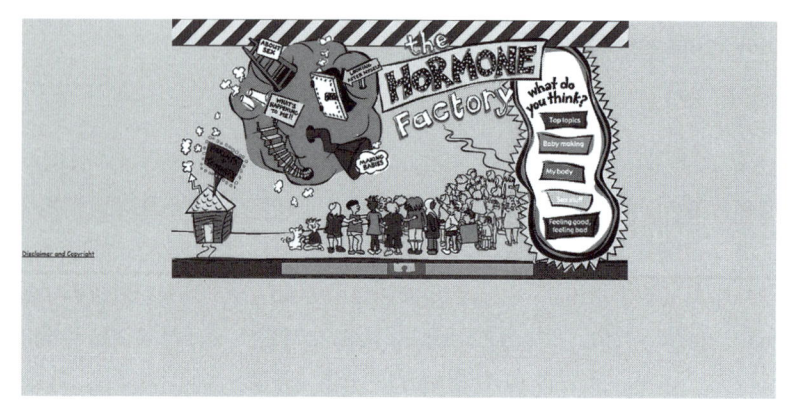

図2　ARCSHSによる性教育サイト（文献18より）

　2015年文部科学省は，同性愛や性同一性障害などを含む性的マイノリティ（LGBT）の子どもについての配慮を求める通知を全国の国公私立の小中高校などに通達した。これまでは法律上の定義がある性同一性障害者に限られており，それ以外についても国として学校に対応を求めたのは初めてである。同省の2013年の実態調査では，身体的な性別に違和感をもち学校に相談した児童生徒が全国に在籍しており，不登校やいじめ被害につながるケースもあることが報告された。したがって通知では，子どもが相談しやすくするために，教員が性的マイノリティについての心ない言動を慎むことや，子どもの服装や髪型について否定したり，からかったりしないよう明記した。また，学校側は原則として児童生徒の事情に応じ，複数の教員や教育委員会，医療機関と連携して対応し，サポートチームを設置することなどを推奨している[16]。したがって，今後性的マイノリティを理解するための性教育の重要性がますます高まるものと思われる。

❼ 世界の性教育

a. 豪州
　多民族・多文化国家である豪州は，早くからHIVの感染予防に積極的に取り組み，その感染拡大の予防に成功した国である。その背景には，生徒や教師が必要としたときに必要な情報がすぐに手に入る，実践的な性教育ネットワークをもつことが挙げられる。また，セックス教育からセクシュアリティ教育への転換によって，性感染症予防や避妊などのセーフセックス中心の教育から，「関係性」についての学習に重点をおき，多様な選択，行動，生き方があるという包括的な教育へのシフトしたことである[17]。

　・WEBで学べるラトローブ大学　ARCSHSによる性教育サイト[18]
　ARCSHS（The Australian Research Centre in Sex, Health and Society）では，「ホルモン工場」，「赤ちゃんをつくること」，「私のからだ」などの性教育をWEB上でクイズを楽しみながら学習できるサイトを公開している（図2）。

　・性暴力予防のための中高校生を対象とした学校教育　SAPPSSプログラム[19]
　SAPPSS（Sexual Assault Prevention Program for Secondary Schools）は，メルボルンのRoyalウィメンズホスピタルの一部門であり，24時間対応の性暴力被害者のための支援センターCASA

houseが作成した性暴力予防のための中高校生向けの学校教育プログラムである。思春期の男女一人ひとりが性暴力を予防し，なくすことができるという意識をもって行動できることを目標にしている。方法としては，生徒たちが性暴力に対して率直に自分の意見を述べ，他の人の意見も尊重でき，グループ内で発言することへの抵抗感をなくすコミュニケーショントレーニングが中心である。したがって指導者は，生徒の性暴力に対する誤解を正すのではなく，生徒たちの性暴力に対するオープンな話し合いの促進役である。プログラム成果には学校内の性暴力発生の減少や，学校側の性暴対応力の強化等が報告されている。

b. 米国

連邦国家である米国では，州の決定が国の決定よりしばしば優先される。そのため，性教育は，地域や個人によって様々であり，次のようなパターンに分かれる。「総合的性教育（セクシュアリティ教育）」では，性を生物学・心理学・政治学・哲学・倫理学などの分野から多面的に捉える。他者を思いやりながら，一人の責任ある人間としての行動を教授し，避妊や人工妊娠中絶，同性愛も否定しない自由で革新的な教育である。一方，「禁欲教育」は伝統的な教育であり，結婚前は性交せずに禁欲生活を送ることがいかに重要かを教える。「折衷案教育」では，望まぬ妊娠や性感染症を避けるには，早期の性交はしないほうが健康上望ましいと教授する[20]。

c. オランダ

同性同士の結婚を法律上世界で初めて認めたオランダは，5歳から始まる性教育など世界一実践的な性教育国である。大麻，売春，青少年のセックスなど目の前の課題をありのまま受け入れる。そのポリシーは，すべての知識をオープンに教え，正しく判断する力を養成することにある。なお，母体保護統計「15～19歳の少女1,000人あたりの人工妊娠中絶者数」をみると，オランダは8.6人であり，米国24.0人，日本12.1人より少ない[21]。オランダでは16歳以上でポルノ出演や性行為が適法であり，お互いの同意のもとでは12歳以上での性行為が認められている[21]。このような中で，10歳代少女の人工妊娠中絶数や出産数が少ないのは，若者の避妊や，安全な性への意識が高いなどといった性教育の充実が伺える。

d. フィンランド

フィンランドでは，出生から死までの人生をトータルに教える中で，異性との出会いや性交，出産の意味を教え，自ら考えさせる性教育を行っている。受精，妊娠から避妊具の使い方，性感染症，性行動まで，主に生物と健康教育で扱う。また，性に関する健康や発達については地域の施設や団体においても進められており，そういう意味では地域ぐるみの性教育である[22]。

海外の性教育は実に多種多様であるが，性教育は人生を左右する教育であり，わが国も今後参考にしたい点は多い。同時に各国とも，10歳代の望まない妊娠やHIVなどの性感染症をどのように予防するか，また，性をどのように教えたらよいかということは共通の課題でもあるといえる。

●文献

1) 大藤恵子．第1章 アメリカ．橋本紀子監修．こんなに違う！世界の性教育．メディアファクトリー，東京，2011，pp14（レベルⅣ）
2) 桑名佳代子．健康教育としての性教育．吉沢豊予子編集．助産師基礎教育テキスト第2巻．日本看護協会出版会，東京，2015，pp300-305（レベルⅣ）
3) 日本産婦人科医会．中高生の君たちへ 思春期って何だろう？性って何だろう？2014年改訂版ppt（レ

ベルⅣ）
4) 日本性教育協会編．「若者の性」白書．第7回青少年の性行動全国調査報告．2013年8月1日（レベルⅢ）
5) 日本性教育協会編．青少年の性行動全国調査（レベルⅢ）
6) 社会実情データ図録（レベルⅢ）
http://www2.ttcn.ne.jp/honkawa/2460.html
7) 文部科学省．学校教育全体（教科横断的な内容）で取り組むべき課題（食育，安全教育，性教育）と学習指導要領等の内容（レベルⅣ）
http://www.mext.go.jp/b_menu/shingi/chukyo/chukyo3/022/siryo/06092114/001/004/003.htm
8) 文部科学省．中学校学習指導要領解説．保健体育編．2008（レベルⅣ）
9) 文部科学省．高等学校学習指導要領解説．保健体育編．2009（レベルⅣ）
10) 橋本紀子，篠原久枝，田代美江子，他．日本の中学校における性教育の現状と課題．教育学研究室紀要「教育とジェンダー」研究 2011；9：3-20（レベルⅢ）
11) 内閣府．低年齢少年の生活と意識に関する調査．2007（レベルⅢ）
12) 厚生労働省．「健やか親子21」概要（レベルⅣ）
http://www.mhlw.go.jp/shingi/2009/03/dl/s0325-15b_0001.pdf
13) 富岡美佳．中学生を対象としたライフスキルトレーニングを用いた性教育プログラムの効果．思春期学 2007；25：436-444（レベルⅢ）
14) 杵淵恵美子．ライフスキル教育．髙橋眞理，村本淳子編集．女性のライフサイクルとナーシング．ヌーヴェルヒロカワ，東京，2011，pp130-131（レベルⅣ）
15) 鈴木紀子，竹鼻ゆかり，高橋真理．思春期女子の避妊行動を考えるライフスキル教育．母性衛生 2009；49：602-611（レベルⅢ）
16) The Huffington Post. 2005/4/30（レベルⅣ）
http://www.huffingtonpost.jp/2015/04/29/lgbt-children-mext-_n_7177154.html
17) Saitama University Bulletin KEYAKI Special Issue 2012（レベルⅣ）
http://www.saitama-u.ac.jp/edu/content/tashiro1.pdf
18) ARCSHS（レベルⅣ）
http://www.latrobe.edu.au/arcshs
19) CASA house（レベルⅣ）
http://www.casahouse.com.au/index.php?page_id=172
20) 大藤恵子．第1章 アメリカ．橋本紀子監修．こんなに違う！世界の性教育．メディアファクトリー，東京，2011，p13-38（レベルⅣ）
21) 池上清子．第2章 オランダ．橋本紀子監修．こんなに違う！世界の性教育．メディアファクトリー，東京，2011，pp39-58（レベルⅣ）
22) 橋本紀子．第3章 フィンランド．橋本紀子監修．こんなに違う！世界の性教育．メディアファクトリー，東京，2011，p57-76（レベルⅣ）

Exercise 13

わが国の思春期性教育について正しいものはどれか．1つ選べ．

a. 性教育とは生物学的性に対する教育を指す．
b. 中高校生男女の性交経験率は，1974年からここ40年間上昇している．
c. 中高校生の性交経験率は，男子より女子のほうが高い．
d. 新学習指導要領では，コンドームによる避妊法の具体的な方法の重要性が指摘されている．
e. わが国の学校教育において，性的マイノリティに関する性教育は望ましくない．

第Ⅱ章

性成熟期

1 月経関連疾患

1 続発性無月経と高プロラクチン血症

CQ 14　続発性無月経の診断手順および治療法は？

❶ 続発性無月経の定義と原因

　続発性無月経（secondary amenorrhea）とは，これまであった月経が 3 カ月以上停止したものをいう。ただし，生理的無月経は除く，と定義されている[1]。

　思春期，性成熟期女性の無月経となる原因として，まずは妊娠が挙げられる。月経様の出血があったとしても，妊娠初期の出血や流産による出血も考えられるので妊娠反応検査を最初に行う。妊娠ではない続発性無月経の原因とその頻度を以下に示す[2]。

①卵巣性無月経：40％　多囊胞性卵巣症候群（polycystic ovary syndrome；PCOS），早発卵巣不全（primary ovarian insufficiency；POI）
②視床下部性無月経：35％　特発性 GnRH 分泌不全，神経性無食欲症
③下垂体性無月経：19％　高プロラクチン血症，下垂体腫瘍
④子宮性無月経：5％　Asherman 症候群
⑤その他：1％

❷ 続発性無月経の診断方法の実際

a．妊娠の除外

　患者に妊娠の可能性を否定された場合や，自宅での妊娠検査薬の結果が陰性であったとしても，続発性無月経の最初の検査として妊娠反応検査を行う。

b．病歴の聴取

①既往歴の聴取が重要である。続発性無月経を引き起こすリスク因子，徴候があるか。
②視床下部性無月経の原因となるような最近のストレス，体重の変化，ダイエット，激しい運動の習慣はあるか。
③無月経を引き起こす薬物を使用していないかどうかを確認。ダナゾールやプロラクチン値を上昇させる向精神薬を使用しているか。
④痤瘡（にきび），多毛，声の低音化など，多囊胞性卵巣症候群を疑う所見があるか。
⑤頭痛，視野欠損，全身倦怠感，多飲多尿などの視床下部-下垂体疾患を疑う症状があるか。
⑥ホットフラッシュ，腟乾燥感，不眠などの卵巣機能不全を表すようなエストロゲン欠乏症状があるか。
⑦高プロラクチン血症を示唆する乳汁分泌があるか。

⑧妊娠分娩歴において，Sheehan症候群を引き起こすような分娩時大量出血の既往があるか。

⑨Asherman症候群を引き起こすような子宮内操作や子宮内膜感染の既往があるか。

以上のことを注意深く聴取する。

c. 診察

続発性無月経患者の診察において，身長と体重の計測は重要である。BMIが30 kg/m² 以上であれば，およそその50％の女性は多嚢胞性卵巣症候群（PCOS）である。また，18.5 kg/m² 以下のやせであれば，摂食障害や激しい運動習慣，体重減少を引き起こす全身疾患による視床下部性無月経を考える[3]。

多毛，痤瘡（にきび）の有無，乳汁分泌の有無を確認する。外陰や腟の診察ではエストロゲン分泌について評価ができる。

d. 採血検査

妊娠反応検査で妊娠を否定したのち，最低限の採血検査項目としてプロラクチン，卵胞刺激ホルモン（FSH），甲状腺刺激ホルモン（TSH）の測定を行うことで，高プロラクチン血症，卵巣機能不全，甲状腺疾患について評価ができる。

これらの検査によって続発性無月経患者127名の10％に卵巣機能不全，7.5％に高プロラクチン血症，2.5％に甲状腺疾患が認められたとの報告がある[4]。

e. 追加検査

1. エストロゲン値の評価

若年者のエストロゲン欠乏は骨量低下の原因となるため，FSHとともにエストロゲンの評価も行われる。評価方法としては，ゲスターゲン試験，経腟超音波検査による子宮内膜厚の測定，エストラジオールの測定である。

2. プロラクチン値が高値の場合

プロラクチン値はストレスや食事により，一過性に上昇することがあるためプロラクチン値が軽微な上昇である場合（<50 ng/mL）は少なくとも2回の測定を行う。また，甲状腺機能低下症や，向精神薬の内服によってもプロラクチン値は上昇するので注意を要する。これらのはっきりとした原因がなく，プロラクチン高値（>100 ng/mL）が継続する場合には下垂体MRIの検査を行う。

3. FSH値が高値の場合

FSH値が高値の場合，早発卵巣不全を考える。また，Turner症候群（モザイク核型）などの性染色体異常の可能性も考えられるため，染色体検査や分子遺伝学的検査を考慮するが，その際には遺伝カウンセリングを行うことが適当である[5]。

4. FSH値が正常または低値の場合

続発性無月経で，FSHが正常または低値の場合はエストラジオール値も低値となる低ゴナドトロピン性の性腺機能低下症であることが多い。

原因不明の低ゴナドトロピン性の性腺機能低下症や，明らかなホルモン値異常を認めないが視野欠損，頭痛などの視床下部-下垂体機能不全を示唆する症状を認める場合には下垂体のMRI検査を要する。

5. 採血検査は正常範囲で子宮内操作の既往がある場合

Asherman症候群を疑い，まずはゲスターゲン試験を行う。消退出血が起きなければエストロゲ

ン-ゲスターゲン試験を行い，それでも消退出血がないならば，子宮内膜の瘢痕化，子宮内膜の癒着を強く疑い子宮卵管造影検査または子宮鏡検査で確定診断を行う。

6. アンドロゲン値が高値の場合

アンドロゲン値が高い場合には，明らかな症状を認めなくても多囊胞性卵巣症候群（PCOS）を疑う。また，男性化徴候を認める場合は卵巣や副腎のアンドロゲン産生腫瘍を疑う。このような腫瘍ではテストステロン値やDHEA-Sは高値を示す。

f. 治療

続発性無月経となっている原因疾患の診断がついた場合には，多くはその疾患の治療を行う。疾患の各論的内容（神経性無食欲症，多囊胞性卵巣症候群など）は他項を参照されたい。以下，高プロラクチン血症と早発卵巣不全について解説する。

❸ 高プロラクチン血症

プロラクチンは主に下垂体前葉で産生されるホルモンであり，乳腺の分化・発達，乳汁分泌に関連する。高プロラクチン血症とは，プロラクチン分泌細胞からプロラクチンが過剰分泌されることにより引き起こされる。

高プロラクチン血症の原因として，妊娠，乳頭刺激，ストレス，プロラクチン産生腫瘍，視床下部-下垂体疾患，薬剤の副作用（表1）[6-9]，甲状腺機能低下症，胸部損傷，慢性腎不全，特発性などが挙げられる。

閉経前女性における高プロラクチン血症の主な臨床症状は，低ゴナドトロピン性の月経異常と不妊症であり，無月経患者の10〜20％程度である。乳汁分泌の症状を有する患者は少ない。逆に，乳汁分泌の症状を有する人の50％はプロラクチン値が正常である[10]。

プロラクチン値の正常範囲は5〜20 ng/mLである。ストレスや食事により，一過性に上昇することがあるため，軽微な上昇である場合（＜50 ng/mL）は少なくとも2回の測定を行う。100 ng/mLを超える場合には，プロラクチン値の上昇を起こす薬剤を内服していたとしても（表1），プロラクチン産生腫瘍を考慮して下垂体MRI検査を行う。

高プロラクチン血症の場合，プロラクチン産生腫瘍を有する場合であっても，腫瘍の縮小，プロラクチン値の改善効果を有するため，ドパミン作動薬が初期治療に用いられる[11-14]。ドパミン作動薬のうち，カベルゴリン（1週1回就寝前経口投与，1回量0.25 mgから始め，少なくとも2週間以上の間隔で1回量を0.25 mgずつ増量し，維持量を定める。1回量の上限は1.0 mg）が第一選択薬となる[15]。カベルゴリンよりも悪心の頻度は高くなるが，ブロモクリプチン（1日1回2.5 mgを夕食直後に経口投与，効果をみながら1日5.0〜7.5 mgまで漸増し，2〜3回に分けて食直後に経口投与）も使用される[11]。

ドパミン作動薬の効果は開始後2〜3週間で現れ[13]，月経や妊孕性は改善する[11,13]。プロラクチン値が正常または低下するような場合には用量を徐々に減量する。プロラクチン産生腫瘍が3 cmを超えるようであれば，外科手術を検討する。

❹ 高プロラクチン血症患者におけるホルモン療法

ドパミン作動薬耐性があり，かつ低ゴナドトロピン（性腺機能低下）で妊娠を希望しない患者や

表1 高プロラクチン血症を起こす薬剤（50％以上）

向精神薬
フルフェナジン（フェノチアジン系），ハロペリドール（ブチロフェノン系），パリペリドン，リスペリドン，クロルプロマジン，スルピリド

制吐薬
メトクロプラミド，ドンペリドン

　向精神薬を内服している患者には，ホルモン補充療法が骨量減少の予防のために考慮される（低用量 OC 含む）。

　ただし，プロラクチン産生腫瘍を有する場合には，エストロゲンの補充により，腫瘍を増大させる可能性もあるため，定期的なプロラクチン値の測定を要する。

❺ 早発卵巣不全

　早発卵巣不全（primary ovarian insufficiency；POI）には，統一された世界共通の基準は存在しないが[16]，40歳未満の高ゴナドトロピン性無月経を意味し，①40歳未満の続発性無月経が6カ月以上，②ゴナドトロピン高値，③エストロゲン低値と一般的に定義されている[17,18]。

　発生頻度として，自然発生例は女性の1％に発症すると考えられ，Coulam らによると，40歳までに閉経するのは100人に1人，30歳までに閉経するのは1,000人に1人，20歳までに閉経するのは10,000人に1人と報告されている[19]。

　最近報告された本邦の調査では，国内での POI 患者数はおよそ7,200人と推定されている[20]。POI の原因は，染色体・遺伝子異常による先天異常，自己免疫性疾患，感染，卵巣腫瘍手術，化学療法，放射線療法，膠原病治療後などの医原性によるものがあるが，原因を特定できない場合も多い。

　POI の診断の手順として，前述の通り続発性無月経の鑑別診断を順次進めた後，FSH が高値（目安として30mIU/mL 以上），エストラジオールが低値（目安として10pg/mL 以下）であった場合に1～3カ月後に再度 FSH およびエストラジオールを測定し診断する[16]。

❻ POI 患者に対する不妊治療

　これまで POI 患者の不妊治療は自身の卵子で妊娠することは困難であった。しかし近年，POI と診断されていても卵巣内に残存する卵胞を認める場合，その卵胞を人為的に活性化し卵胞を発育させて卵子を得る方法，卵胞活性化療法（in vitro activation；IVA）が開発され，妊娠，出産症例の報告がある[21]。

❼ POI に対する治療と効果

　POI 患者に対するホルモン補充療法（HRT）は，ホットフラッシュなどの血管運動神経障害やうつ病などの精神疾患，認知症，泌尿器系疾患の症状改善に有用であり，長期的な冠動脈疾患や骨粗鬆症，アルツハイマー病に対するリスク軽減の可能性も示唆されている[17]。

　ゆえに若年者であっても診断後早期から必要最少量（一般に E_2 として100pg/mL），年齢にして

閉経平均年齢の50歳前後までは使用したほうが望ましい[22]。

● 文献

1) 日本産科婦人科学会編. 産科婦人科用語集・用語解説集 改訂第3版. 日本産科婦人科学会, 東京, 2013, pp253
2) Reindollar RH, Novak M, Tho SP, et al. Adult-onset amenorrhea : a study of 262 patients. Am J Obstet Gynecol 1986 ; 155 : 531-543（レベルⅢ）
3) UpToDate（レベルⅣ）http://www.uptodate.com/contents/evaluation-and-management-of-secondary-amenorrhea
4) Laufer MR, Floor AE, Parsons KE, et al. Hormone testing in women with adult-onset amenorrhea. Gynecol Obstet Invest 1995 ; 40 : 200-203（レベルⅢ）
5) Nussbaum LR, McInnes RR, Willard FH. 性染色体とその異常. 福嶋義光監訳. トンプソン＆トンプソン遺伝医学. メディカル・サイエンス・インターナショナル, 東京, 2009, pp109-123（レベルⅣ）
6) Molitch ME. Drug and prolactin. Pituitary 2008 ; 11 : 209-218（レベルⅣ）
7) Molitch ME. Medication-induced hyperprolactinemia. Mayo Clin Proc 2005 ; 80 : 1050-1057（レベルⅣ）
8) Coker F, Taylor D. Antidepressant-induced hyperprolactinaemia : incidence, mechanisms and management. CNS Drugs 2010 ; 24 : 563-574（レベルⅣ）
9) Drugs for psychiatric disorders. Treat Guidel Med Lett 2013 ; 11 : 53-64（レベルⅣ）
10) Kleinberg DL, Noel GL, Frantz AG. Galactorrhea : a study of 235 cases, including 48 with pituitary tumors. N Engl J Med 1977 ; 296 : 589-600（レベルⅢ）
11) Vance ML, Evans WS, Thorner MO. Drugs five years later. Bromocriptine. Ann Intern Med 1984 ; 100 : 78-91（レベルⅣ）
12) Wang AT, Mullan RJ, Lane MA, et al. Treatment of hyperprolactinemia : a systematic review and meta-analysis. Syst Rev 2012 ; 24 : 33（レベルⅠ）
13) Webster J, Piscitelli G, Polli A, et al. A comparison of cabergoline and bromocriptine in the treatment of hyperprolactinemic amenorrhea. Cabergoline Comparative Study Group. N Engl J Med 1994 ; 331 : 904-909（レベルⅡ）
14) Verhelst J, Abs R, Maiter D et al. Cabergoline in the treatment of hyperprolatinemia : a study in 455 patients. J Clin Endocrinol Metab 1999 ; 84 : 2518-2522（レベルⅢ）
15) Melmed S, CasanuevaFF, Hoffman AR. Diagnosis and treatment of hyperprolactinemia : an Endocrine Society clinical practice guideline. J Clin Endocrinol Metab 2011 ; 96 : 273-288（ガイドライン）
16) Cox L, Liu JH. Primary ovarian insufficiency : an update. Int J Womens Health 2014 ; 6 : 235-243（レベルⅢ）
17) Panay N, Kalu E. Management of premature ovarian failure. Best Practice and Research. Clinical Obstetrics and Gynaecology 2009 ; 23 : 129-140（レベルⅢ）
18) Rebar RW. Premature ovarian failure. Obstet Gynecol 2009 ; 113 : 1355-1363（レベルⅢ）
19) Coulam CB, Adamson SC, Annegers JF. Incidence of premature ovarian failure. Obstet Gynecol 1986 ; 67 : 604-606（レベルⅢ）
20) 五十嵐 豪, 高松 潔, 楢原久司, 他. 日本女性医学学会 早発卵巣不全小委員会. 日本における早発卵巣不全（primary ovarian insufficiency : POI）の実態と治療の現状. 日本女性医学学会雑誌 2014 ; 21 : 120-128（レベルⅣ）
21) Kawamura K, Cheng Y, Suzuki N, et al. Hippo signaling disruption and Akt stimulation of ovarian follicles for infertility treatment. Proc Natl Acad Sci USA 2013 ; 110 : 17474-17479（レベルⅢ）
22) Kalantaridou SN, Nelson LM. Premature ovarian failure is not premature menopause. Ann N Y Acad Sci 2000 ; 900 : 393（レベルⅢ）

Exercise 14

正しいものはどれか。1つ選べ。

a. プロラクチンは主に下垂体後葉で産生される。
b. 早発卵巣不全患者はFSHが低い。
c. 高プロラクチン血症は不妊症の原因となる。
d. 続発性無月経は，月経が6カ月以上停止したものをいう。
e. 高プロラクチン血症に対する第一選択薬はブロモクリプチンである。

2　希発月経

CQ 15　希発月経の定義・原因・治療は？

❶ 希発月経の定義

　月経は約1カ月の間隔で自発的に起こり，限られた日数で自然に止まる子宮内膜からの周期的な出血である．月経周期が25～38日の間にあり，その変動が6日以内であれば正常月経周期と定義されている[1]．月経周期の変動は，ある日突然起こる場合もあれば，徐々に起こる場合もある．ときには正常月経周期をはさむこともあり，個人差が大きいのが特徴である．

　希発月経は，その月経周期が延長し，39日以上3カ月以内で発来した月経で，月経の頻度が正常女性と比較し少ないものをいう[2]．また，これまであった月経が3カ月以上停止したものを続発性無月経と定義しているが，3カ月という期間は，単なる月経発来の遅延と希発月経との境界を引くために設定したものである[3]．続発性無月経と希発月経とはオーバーラップすることがあり，臨床的にも患者の訴えで判断されるので，それほど厳密なものではない[4]．

　欧米では月経周期の延長が認められる以前の月経周期の規則性で希発月経の定義を分類しており，以前の月経周期が規則的であった場合は，6週間以上3カ月以内の月経周期の延長が認められた場合を希発月経と定義している．一方，もともと不規則な月経周期の場合は6週間以上6カ月以内の月経周期の延長が認められた場合を希発月経と定義しており[5]，本邦の定義とは異なる．

❷ 希発月経の原因

　視床下部-下垂体-卵巣系のいずれのホルモン分泌不全によっても希発月経は起こりうると考えられる．希発月経には無排卵性周期と排卵性周期がある．無排卵性希発月経は，卵胞がある段階にまで成熟しエストロゲン分泌が存在するが，中枢性あるいは性腺障害によりその発育が中断され，排卵が阻害される．そしてこの成熟卵胞はそのまま退縮し，その後エストロゲンレベルが急速に低下することにより消退出血が起こる．しかし，この成熟卵胞の退行速度が極めて遅いために月経周期が延長するものである．月経持続期間は短い場合と長い場合がある．一方，排卵性希発月経は，卵胞の発育が極めて遅く，成熟卵胞に達し排卵するまでの期間（卵胞期）が著しく遅れるために月経周期が延長したものである．

　51日以上の希発月経の30％が無排卵であるが[6]，年齢別では20～30歳代の60～80％は排卵性であるのに対し，思春期では卵巣機能不全による無排卵性の場合が多々ある[7]．

　希発月経の原因を表1に示す．一般的に認められるものは多嚢胞性卵巣症候群によるものであるが，思春期においては単に性成熟期の遅れによる生理的なバリエーションとして最も普通にみられる．WHOの報告[8]によると，アジアにおける思春期女性の38％は初経後の月経周期が40日以上の希発月経であった．思春期では神経性無食欲症によるものも多い．周閉経期の希発月経の多くは，加齢に伴う生理的変化である卵巣機能低下によるものが原因である[9]．その他，頻度はさほど

表1 **希発月経の原因**（色文字は重要疾患）

I. 視床下部-下垂体系の障害
 1. 体重やエネルギー消費の障害
  神経性無食欲症，過度の運動，極度のやせ・体重減少，慢性疾患
 2. 性成熟の遅れ
 3. 下垂体腫瘍
 4. 想像妊娠

II. 卵巣の障害
 1. 卵巣不全
  アルキル化抗悪性腫瘍薬，骨盤照射，早発卵巣不全
 2. 周閉経期

III. 高プロラクチン血症
 1. 授乳
 2. 薬剤性
 3. 下垂体腺腫

IV. 高アンドロゲン血症
 1. 多嚢胞性卵巣症候群（PCOS）
 2. 先天性副腎過形成

V. その他
 1. 甲状腺機能低下症・亢進症
 2. 経口避妊薬

希発月経の原因は視床下部-下垂体系の障害，卵巣の障害，高プロラクチン血症，高アンドロゲン血症など多岐にわたっているが，神経性無食欲症は診断，治療が遅れると生命の危機に立たされるものもある。

多くはないが，甲状腺機能低下症や亢進症，早発卵巣不全，高プロラクチン血症，精神的ストレス，肥満，著しいやせ，全身疾患の合併，精神疾患，先天性副腎過形成などが原因となる場合がある。また，特に原因の見当たらない特発性卵巣機能低下も稀にみられる。

希発月経の原因のうち，神経性無食欲症は診断・治療が遅れると生命の危機に立たされることがあり注意を要する。

❸ 希発月経の治療

この領域では，臨床の実際は経験的な知識の集積からほぼ確立しているといってよい。このため，治療の優劣や論点を明らかにするための RCT はほとんど見当たらない[6]。

希発月経の取り扱い方を図1に示す。治療の原則はその原因の除去であるが，治療が必要でない場合もある。排卵がある場合で月経周期の正常化も妊娠も望まない場合は，問題視する必要はない。また，前述したように，初経発来後の数年間は視床下部-下垂体-卵巣系の未熟性により比較的高い頻度で無排卵性月経がみられ[10]，徐々に排卵性月経周期が安定してくるので，さほど深刻にならずに「月経のわずらわしさが少なくてよい」というくらいの気楽な気持ちで経過観察としてよい[11-14]。しかし，いったん正常月経周期になっていたもので途中から生じた希発月経は，極端なダイエットや過度の運動が引き金となっていたり，対人関係のストレスがたまっていたり，学校・就職など生活環境の激変が契機となっている場合があり，そのまま続発性無月経に移行してしまったり，将来不妊を招く可能性があるので，生活習慣や環境整備には配慮が必要であり[13,14]，そのため

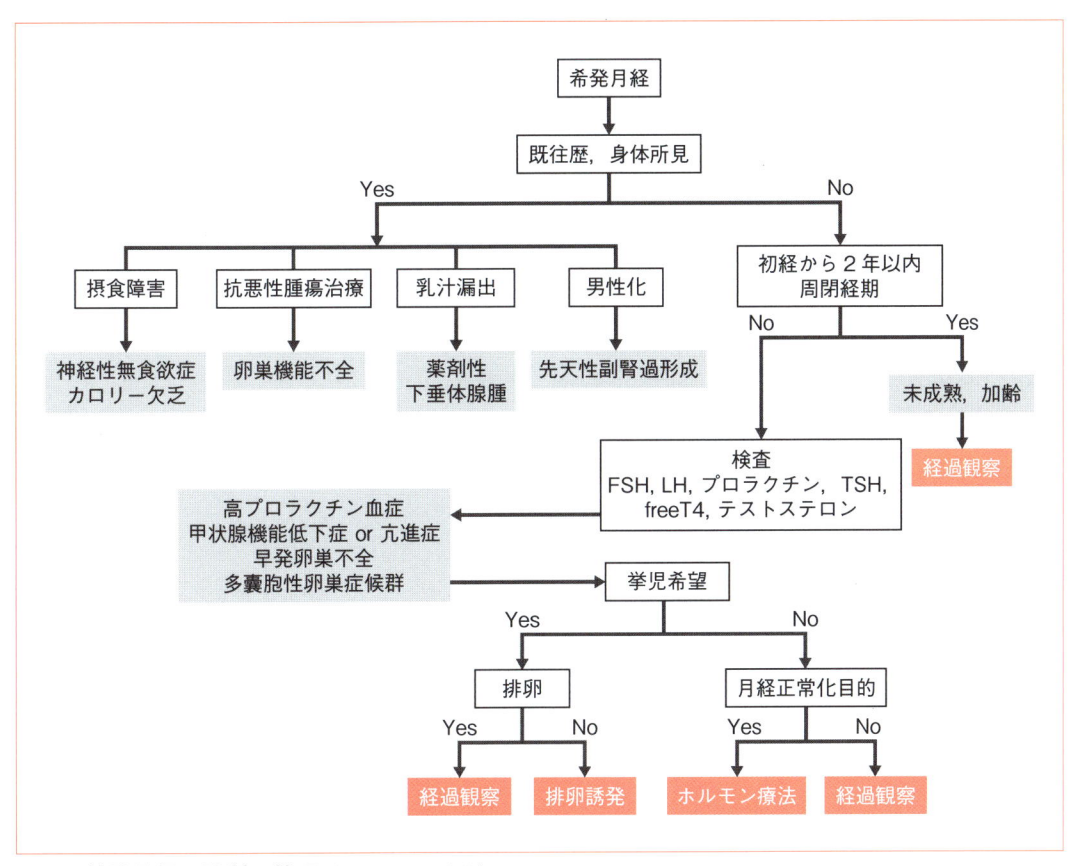

図1 希発月経の診断・管理（文献5より改変）
希発月経の診断・治療は系統的に行うことが必要であり，治療の原則はまずその原因の除去である。治療方針の決定は，排卵の有無と挙児希望の有無および月経周期の正常化の希望の3つの要素を考慮することが肝要である。

に，問診で生活環境の変化の有無，体重の急激な変化の有無，やせのある場合には激しい運動を行っているか，ダイエットを行っているかなどの確認が必要である[4]。特に，17歳以降の思春期後期で無排卵性の場合はそのまま続発性無月経に移行する可能性があるので，治療への介入が必要である。初経開始後と同様に，周閉経期もさほど問題にはならない。

このように排卵の有無によって治療方針が異なるので，治療開始にあたっては，まず基礎体温をつけることによって排卵の有無を確認することが肝要である。

思春期後期と同様に，性成熟期の希発月経の場合は放置すると続発性無月経に移行する可能性があり，基本的には初期の段階で積極的な治療への介入が必要である。原則的に，性成熟期で希発月経の治療が必要な場合は排卵がない場合であるが，患者自身が何を目標にするかで治療方法は異なる。妊娠を望まず月経周期を正常化することが目標の場合は女性ホルモンの投与であるが，妊娠が目標の場合は排卵誘発剤の投与が原則である。

月経の正常化が目的の場合は，必要に応じてホルモン療法を行い，一定期間（3～6周期）周期的な消退出血を起こした後，経過観察を行う[15]。ホルモン療法としては，周期的なプロゲスチンの投与（月経周期の15日目から黄体ホルモン製剤を10日間投与するHolmstrom療法）を行う。特に，思春期の性成熟過程においては，このHolmstrom療法が性機能に悪影響を及ぼさないので第一選

択である．また，血栓等の副作用の観点からもHolmstrom療法は適している．一方，偶発的な妊娠を避け規則的な月経を希望する場合はエストロゲン・プロゲスチン配合薬の投与を考慮する．

　思春期後期と挙児希望がある無排卵性希発月経の場合は，排卵誘発を行う[16]．クエン酸クロミフェン錠50mgを月経周期5日目から5日間経口投与するクロミフェン療法が第一選択であるが，不妊症の治療で使用する場合には，あらかじめ患者に，多胎妊娠や卵巣過剰刺激が起こりうることをよく説明しておくことが肝要である．

　いずれの場合も治療開始にあたっては，妊娠による性器出血の可能性を除外した上で，注意深い問診（卵巣予備能を低下させる可能性のある卵巣手術の既往や，過去の悪性腫瘍に対する化学療法の既往の聴取を含む）と身体所見の観察，内分泌学的検査（FSH，LH，プロラクチン，E_2，プロゲステロン，テストステロン，TSH，freeT4）などを系統だって行うことにより病態や病変を診断する．早発卵巣不全，高プロラクチン血症，高アンドロゲン血症（特に多嚢胞性卵巣症候群），甲状腺機能低下症・亢進症の診断は原因除去において重要である[6]．

　西洋薬を望まない場合は，漢方薬も選択の一つと考えられる．昨今の日本女性は，軽装，冷飲食を好む傾向にあり，そのために体が冷え，様々な機能が低下している状況にあることが多く，併せて人間関係の緊張，情報過多などのストレスに取り巻かれ，いらいらして怒りっぽい患者が増えたように思われる．ゆえに冷飲食，甘いものの過食を控える，ストレスの緩和を図るなど生活上の節制・養生が非常に有用であるとともに，漢方的には希発月経は血虚と考え，補血剤や補気剤を投与する．つまり十全大補湯や温経湯が適応方剤である[17]．

● 文献

1) 日本産科婦人科学会編．産科婦人科用語集・用語解説集 改訂第3版．日本産科婦人科学会，東京，2013, pp175
2) 日本産科婦人科学会編．産科婦人科用語集・用語解説集 改訂第3版．日本産科婦人科学会，東京，2013, pp169
3) 日本産科婦人科学会編．産科婦人科用語集・用語解説集 改訂第3版．日本産科婦人科学会，東京，2013, pp253
4) 恒松良祐，加藤聖子．希発月経．過多月経．臨床婦人科産科 2015；69：381-386（レベルⅢ）
5) Paradise J, Teach SJ, Martin KA. Evaluation of oligomenorrhea in adolescence. 2015 UpToDate, www.uptodate.com（レベルⅢ）
6) 日本産科婦人科学会，日本産婦人科医会編．産婦人科診療ガイドライン 婦人科外来編 2014．日本産科婦人科学会，東京，2014, pp119-120（レベルⅢ）
7) 甲村弘子．月経不順の管理方法．産科と婦人科 2013；21：979-986（レベルⅢ）
8) World Health Organization multicenter study on menstrual and ovulatory patterns in adolescent girls. Ⅱ. Longitudinal study of menstrual patterns in the early postmenarcheal period, duration of bleeding episodes and menstrual cycles. World Health Organization Task Force on adolescent Reproductive Health. J Adolesc Health Care 1986；7：236-244（レベルⅡ）
9) 武谷雄二，上妻志郎，藤井知行，他監修．プリンシプル産科婦人科学1 婦人科編 第3版・メジカルビュー社，東・2014, pp252-255（レベルⅢ）
10) Mansfield, Emans SJ. Adolescent menstrual irregularity. J Reprod Med 1984；29：399-410（レベルⅢ）
11) 日本母性保護産婦人科医会．研修ノートNo.61 思春期のケア．1998（レベルⅢ）
12) 日本産婦人科医会．研修ノートNo.79 女性健康外来 ライフサイクルと診療．2007（レベルⅢ）
13) 髙橋健太郎，喜多伸幸．思春期における月経異常とその対策．産婦人科治療 2009；98：583-591（レベルⅢ）
14) 髙橋健太郎，喜多伸幸．思春期における月経異常．産婦人科治療 2009；99：569-576（レベルⅢ）
15) ACOG practice bulletin. Management of anovulatory bleeding. Int J Gynecol Obstet 2001；72：263-271（レベルⅢ）
16) 日本産科婦人科学会編．内分泌疾患 1）月経異常．産婦人科研修の必修知識 2013．日本産科婦人科学会，東京，2013, pp420-425（レベルⅢ）
17) 医学生のための漢方医学【臨床篇】編集委員会．月経異常．中医臨床 2013；34：491-500（レベルⅢ）

Exercise 15

正しいものはどれか。2つ選べ。
a. 希発月経は30日以上3カ月以内で発来した月経をいう。
b. 希発月経はすべて排卵性である。
c. 神経性無食欲症は希発月経の原因の一つである。
d. 希発月経の治療法は排卵誘発剤が基本である。
e. 多嚢胞性卵巣症候群の診断基準に希発月経が含まれる。

3 多嚢胞性卵巣症候群（PCOS）

CQ 16 多嚢胞性卵巣症候群（PCOS）は加齢に伴ってどのように変化するか？

❶ 多嚢胞性卵巣症候群とは

多嚢胞性卵巣症候群（polycystic ovary syndrome；PCOS）は生殖年齢女性の5～8％に認められ，月経異常の中で比較的頻度の高い疾患である。1935年にSteinとLeventhalによって，両側卵巣に多数の小嚢胞が存在し，無（あるいは希発）月経，多毛，肥満，不妊を呈した症例が報告されたことに始まる[1]。PCOSは特有の臨床症状，卵巣の形態学的特徴，内分泌学的変化を主徴とするが，それらには個人差が存在し，人種によってもその臨床像は異なる。1993年，日本産科婦人科学会は，月経異常，LH基礎値高値，卵巣の多嚢胞変化の3つを必須項目としたが，2007年になり，海外の診断基準との整合性や本邦でのPCOSの特徴を考慮に入れた新しい診断基準が作成され[2]，用いられている。

❷ 多嚢胞性卵巣症候群の病態

PCOSは，図1のように，視床下部-下垂体-卵巣系の異常に加えて，副腎系および糖代謝異常が複雑に関与した病態が考えられている。病因としてインスリン抵抗性や高アンドロゲン血症が考えられている[3]。

❸ 多嚢胞性卵巣症候群の症状

2007年に日本産科婦人科学会生殖・内分泌委員会によって作成された診断基準を表1に示す[2]。月経異常は，無月経，希発月経，無排卵周期症のいずれかを指す。多嚢胞卵巣については，超音波断層法で両側卵巣に多数の小卵胞がみられ，少なくとも一方の卵巣で2～9mmの小卵胞が10個以上存在するものを指す。内分泌学的には，血中のテストステロン，遊離テストステロン，アンドロステンジオンのいずれかの男性ホルモンが高値あるいはLH基礎値高値かつFSH基礎値正常であ

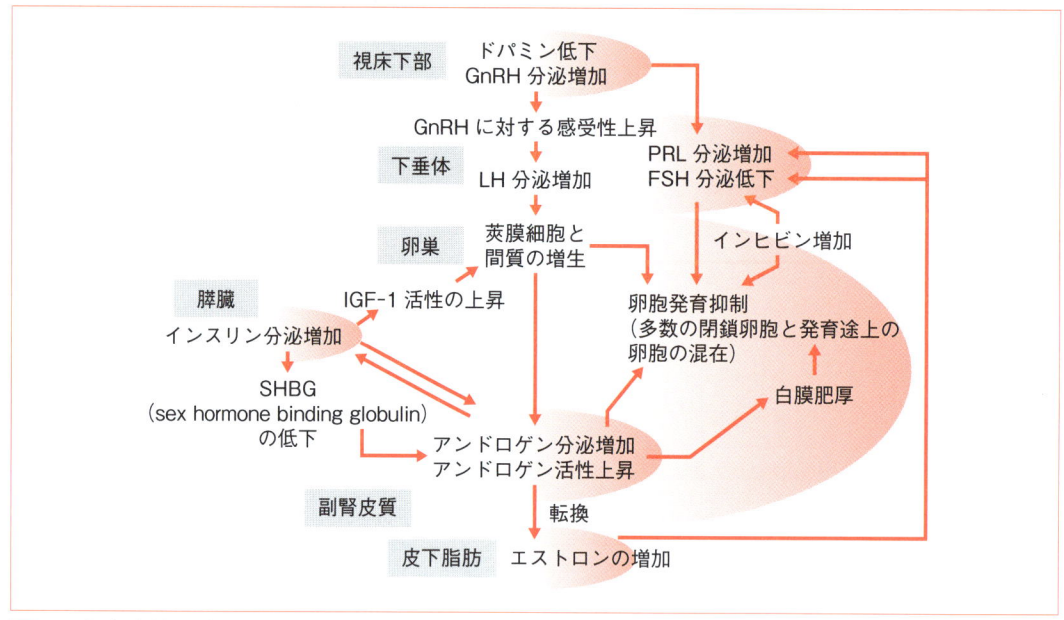

図1　多囊胞性卵巣症候群の病態（文献2より）

表1　多囊胞性卵巣症候群の診断基準（日本産科婦人科学会 生殖・内分泌委員会, 2007）（文献3より）

以下の1～3のすべてを満たす場合を多囊胞性卵巣症候群とする
1. 月経異常
2. 多囊胞卵巣
3. 血中男性ホルモン高値または
   LH基礎値高値かつFSH基礎値正常

注1）月経異常は，無月経，希発月経，無排卵周期症のいずれかとする。
注2）多囊胞卵巣は，超音波断層検査で両側卵巣に多数の小卵胞がみられ，少なくとも一方の卵巣で2～9mmの小卵胞が10個以上存在するものとする。
注3）内分泌検査は，排卵誘発薬や女性ホルモン薬を投与していない時期に，1cm以上の卵胞が存在しないことを確認の上で行う。また，月経または消退出血から10日目までの時期は高LHの検出率が低いことに留意する。
注4）男性ホルモン高値は，テストステロン，遊離テストステロンまたはアンドロステンジオンのいずれかを用い，各測定系の正常範囲上限を超えるものとする。
注5）LH高値の判定は，スパック-Sによる測定の場合はLH≧7mIU/mL（正常女性の平均値+1×標準偏差）かつLH≧FSHとし，肥満例（BMI≧25）ではLH≧FSHのみでも可とする。その他の測定系による場合は，スパック-Sとの相関を考慮して判定する。
注6）クッシング症候群，副腎酵素異常，体重減少性無月経の回復期など，本症候群と類似の病態を示すものを除外する。

ることを示している。

❹ 多囊胞性卵巣症候群の治療

　PCOSの治療について，日本産科婦人科学会は図2のような治療指針を策定している[4]。挙児希望の有無によって取り扱いが異なっている。
(1) 挙児希望がない場合には，子宮内膜異常を予防する目的で，第一度無月経にはHolmstrom療法，第二度無月経にはKaufmann療法を行い，定期的に消退出血を起こさせる。耐糖能異常や肥満を伴う場合には，食事指導やライフスタイルの改善を指導し，適切な減量に努めるようにする。

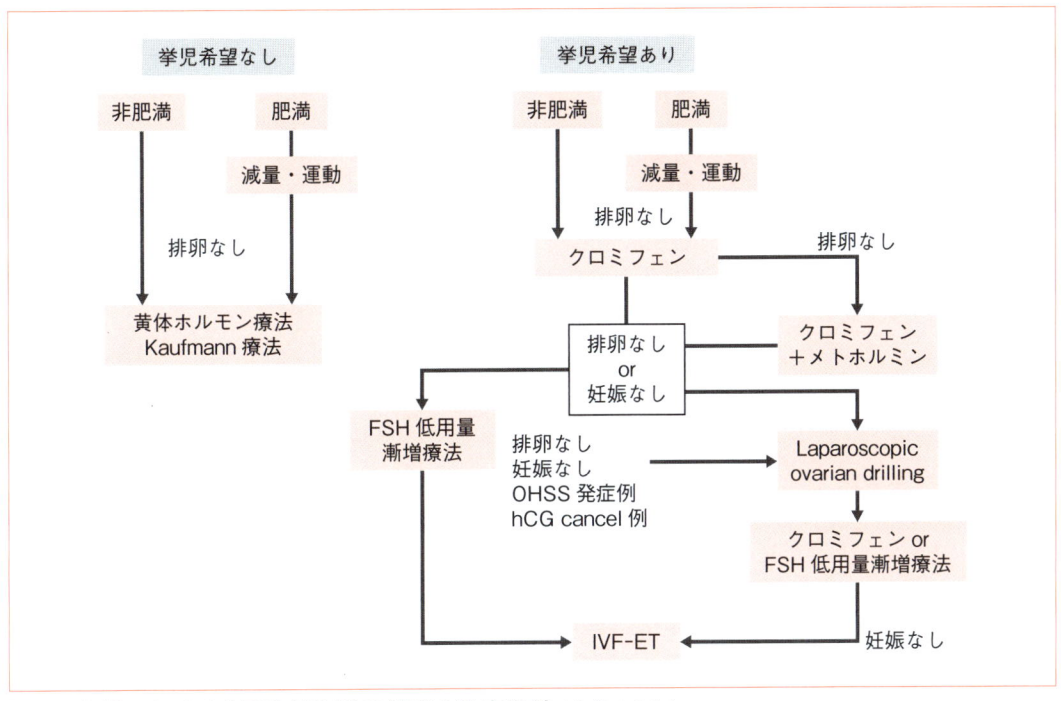

図2　本邦における多嚢胞性卵巣症候群の治療指針（文献4より）

(2) 排卵障害があり，挙児希望がある場合には，排卵誘発剤としてクロミフェンを用いる。一般的に約50％の排卵率と10～20％の妊娠率が得られる。耐糖能異常がありクロミフェンが無効の症例には，インスリン抵抗性改善薬であるメトホルミンの併用を考慮する。これらの治療が無効の場合には，ゴナドトロピン療法を考慮するが，多胎妊娠や卵巣過剰刺激症候群の発生に注意し，FSH低用量漸増法あるいはステップダウン法，FSH-GnRHパルス療法などの工夫が必要である。また，電気メスやレーザーにより卵巣表面に多数の穴を開ける腹腔鏡下卵巣開孔術も有効である。

(3) 多毛やにきびなどの合併を伴う場合には，アンドロゲン作用の少ない黄体ホルモンが含まれている低用量経口避妊薬を用いる。効果がみられなければ，スピロノラクトンの投与を考慮する。なお，薬物療法は効果がみられるまでに時間を要するので，美容上の点から即効性のある毛嚢の電気凝固や除毛クリームなどを併用する。

❺ 合併症

欧米では，PCOSはメタボリック症候群のハイリスク群と位置付けられ，耐糖能異常，脂質代謝異常，2型糖尿病，高血圧，心血管系疾患などの合併が高いことが示されている。したがって，婦人科的な治療にとどまらず，必要に応じて他科との連携をとりながら管理することが必要である。また，30歳以下の若年性子宮体がんの60％にPCOSが認められたとの報告もあり，合併症として子宮体がんにも注意が必要である[3]。排卵障害に起因するエストロゲンの恒常的暴露が子宮内膜増殖症，高分化型腺癌への進展を促していると考えられ，若年性子宮体がんの6割が高分化型を呈す

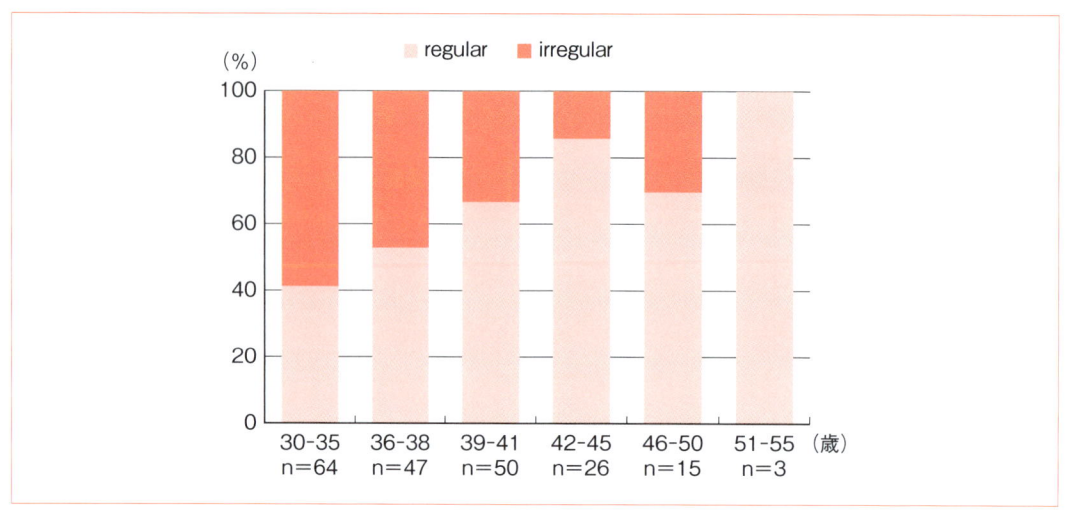

図3 多囊胞性卵巣症候群患者における月経異常の割合の変化（文献5より）

ることから，その予防のために定期的な黄体ホルモンへの暴露が必要である。

⑥ 加齢に伴う変化

a. 内分泌学的変化

1. 月経の変化

PCOS では月経異常がみられるが，図3のように不規則だった月経の割合は加齢とともに低くなり，規則的な月経の割合が高くなる[5]。21歳から20年間にわたる長期的なフォローアップ結果からも，排卵周期の回復は26.9％（52/193）から44.0％（85/193）に増加したことが報告されている[6]。

2. 卵巣の変化

多囊胞のために腫大していた卵巣体積は加齢とともに縮小し，卵胞数も減少する[7]。21歳から行われた前方視的研究によると，卵巣体積は10年間変化しないが，その後減少することが報告されている[6]。

3. ゴナドトロピンの変化

PCOS 女性と非 PCOS 女性を40歳までと40歳以降に分けて比較した検討によれば，LH/FSH 比は FSH 値の増加によりすべての女性で40歳以降減少するが，そのレベルは PCOS 女性のほうが高い[7]。21歳からの長期的な前方視的研究では，LH や LH/FSH 比は15年間ほとんど変化しないが20年後になってやや減少している[6]。また，40〜59歳の PCOS 女性と非 PCOS 女性を21年間フォローアップした研究においては，PCOS 女性の FSH の増加は非 PCOS 女性に比べて小さいことが示されている[8]。

4. テストステロンの変化

PCOS 女性も非 PCOS 女性も40歳以降ではテストステロン値は減少するが，そのレベルは非 PCOS 女性に比べて PCOS 女性のほうが高い[7]。25〜55歳までの PCOS 女性と非 PCOS 女性を比較した検討でも，加齢によりテストステロン値は低下するが，PCOS 女性のテストステロン値は非

PCOS 女性より高い[9]。一方，前方視的研究では，PCOS 女性のテストステロンおよびデヒドロエピアンドロステロンサルフェート（DHEAS）は，21 年後（61〜79 歳）には非 PCOS 女性と変わらないレベルにまで低下するが，遊離アンドロゲンは 21 年後においても非 PCOS 女性よりも高い[8]。

5. 多毛の変化

前方視的研究から，40〜59 歳ならびに 21 年後（61〜79 歳）いずれにおいても，非 PCOS 女性に比べて PCOS 女性では多毛の割合は高いことが報告されている[8]。

b. 代謝の変化および疾患の発症に関する影響

メタ解析によって，PCOS では心血管系疾患のリスクが高いこと[10]，メタボリック症候群や 2 型糖尿病の発症が多いこと[11]が報告されている（図 4〜図 6）。

これらの代謝における影響について，周閉経期と閉経後に分けてみる。

1. 周閉経期における検討

(1) 脂質代謝の変化：PCOS 女性と非 PCOS 女性を 40 歳までと 40 歳以降で比較し，いずれの年代においても，PCOS 女性の総コレステロール，中性脂肪，LDL-C は非 PCOS 女性より高い[7]。

(2) 糖代謝の変化：40 歳までと 40 歳以降のいずれの年代においても，PCOS 女性の空腹時血糖，インスリン，HOMA 指数は非 PCOS 女性より高い[7]。また，PCOS 女性も非 PCOS 女性も 40 歳以降では空腹時血糖の増加がみられるが，40 歳未満と 40 歳以降の間の変化は PCOS 女性において大きい[7]。

(3) 血管系における変化：30〜39 歳，40〜44 歳，45〜49 歳，50 歳以上の PCOS 女性の頸動脈内膜中膜複合体の厚さ（IMT）を比較すると，45 歳以上の PCOS 女性では IMT が有意に厚いことが報告されている[12]。

(4) 疾患におよぼす影響：PCOS 女性では周閉経期において心血管系疾患や非インスリン依存性糖尿病（NIDDM）の罹患率が高い[13]。また，各年代別に糖尿病，高血圧，心血管系疾患の罹患率を比較し，25〜34 歳では PCOS 女性と非 PCOS 女性との間に差はないが，35〜44 歳においては高血圧の罹患率が高くなり，45〜54 歳になると糖尿病と高血圧の罹患率が高くなることが報告されている[14]。本邦では，Japan Nurses' Health Study のベースライン調査の結果から，卵巣性不妊患者を PCO と想定して検討し，45 歳以上では高血圧発症リスクが 1.7〜1.9 倍高くなることを報告している[15]。

2. 閉経後における検討

(1) 過去に PCOS と診断されている女性（平均 62.5 歳）と非 PCOS 女性（平均 65.8 歳）を比較し，閉経後においては，PCOS 女性は非 PCOS 女性に比べて高血圧や糖尿病リスクが高く，TG，BMI，ウエスト / ヒップ比が高いこと，累積心血管系イベントフリーの生存率が低いこと，高感度 CRP 値が高いことが報告されている。特に，遊離テストステロン値が高い PCOS 女性は心血管系イベント率が高い[16]。

(2) 前方視的検討によれば，PCOS 女性は非 PCOS 女性に比べて 40〜59 歳において既に高血圧と糖尿病の罹患率は高いが，21 年後にはそれらの割合はさらに増加し，特に高血圧については有意に高いことが示されている[17]。さらに，PCOS 女性も非 PCOS 女性も，40〜59 歳に比べて 61〜79 歳では，TG や LDL-C は有意に増加し，HDL-C は有意に減少するが，PCOS 女性の TG は非 PCOS 女性よりも有意に高い[17]。

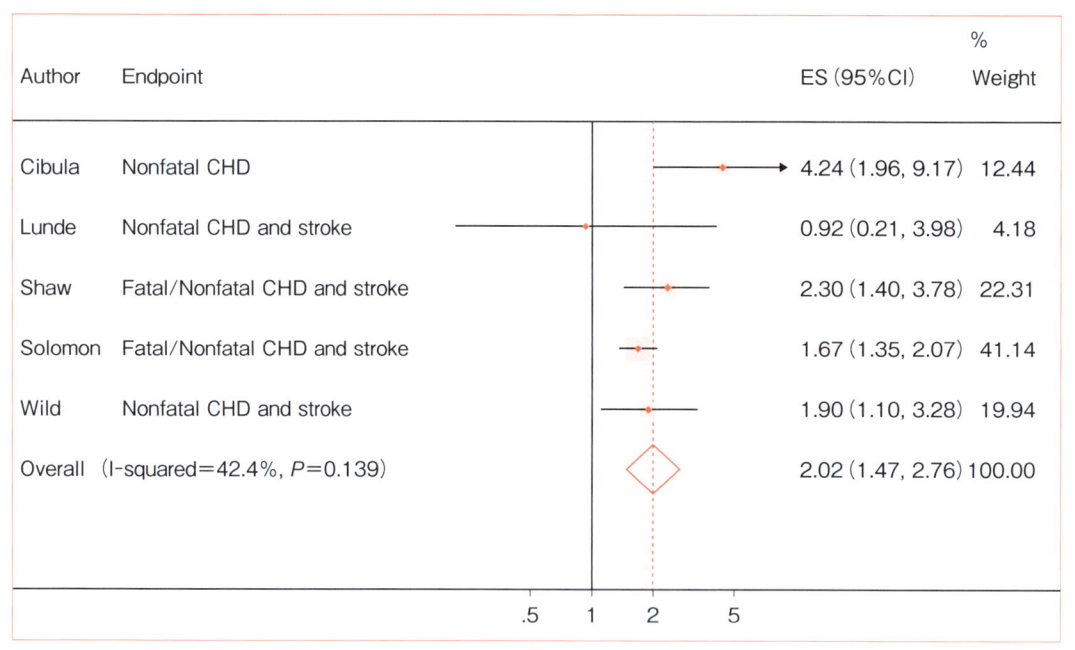

図4 多嚢胞性卵巣症候群における心血管系疾患のリスク（文献10より）

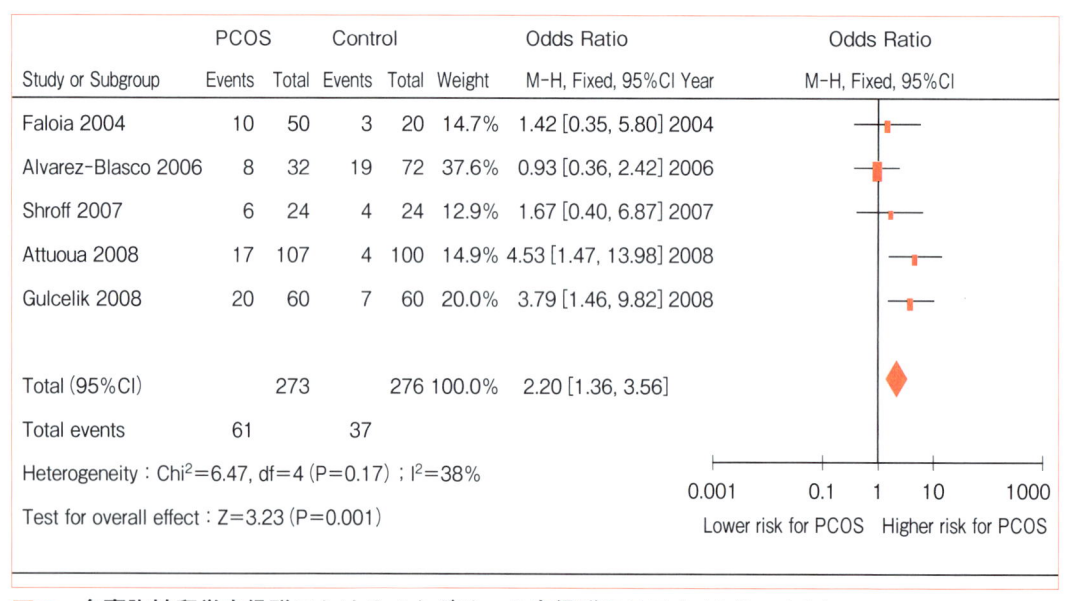

図5 多嚢胞性卵巣症候群におけるメタボリック症候群のリスク（文献11より）

　以上のように，PCOS女性は，若年期からメタボリック症候群の要因をもっており，心血管系疾患のリスク因子に長期間暴露されている．すなわち，若年期から潜在的にインスリン抵抗性や脂質異常症は存在し，加齢とともに早い段階で高血圧や糖尿病が発症してくると考えられ，閉経後ではその影響が顕著になる[18]．若年期にみられる月経異常は老年期には種々の疾患と関係してくることから，放置しておくのではなく，正確な診断のもと適切な治療と管理を早期から行うことが必要で

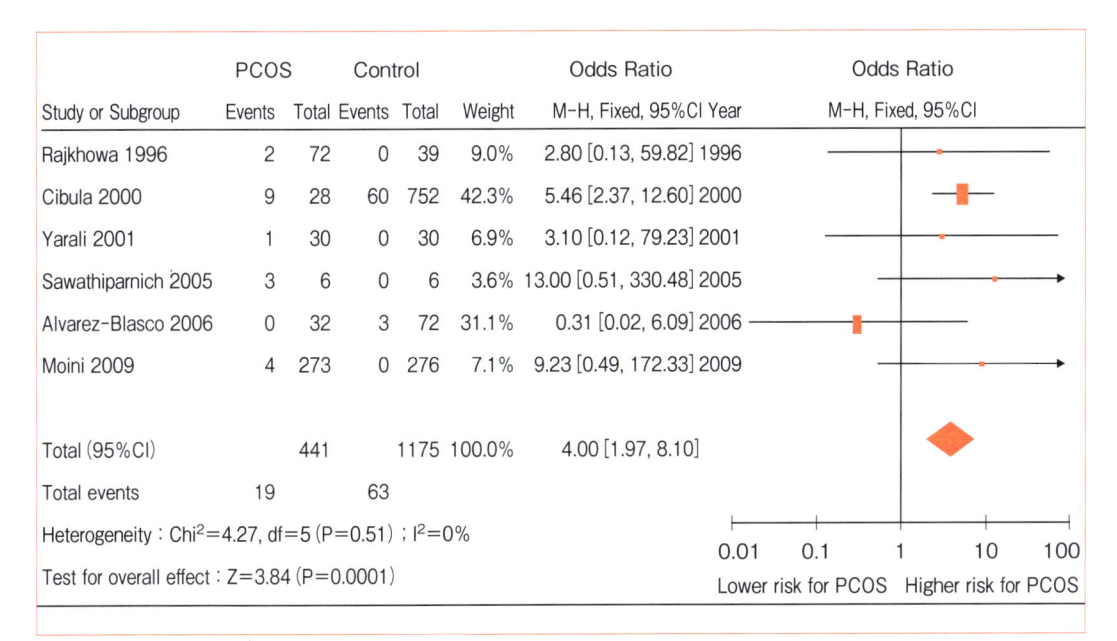

	PCOS		Control			Odds Ratio	Odds Ratio
Study or Subgroup	Events	Total	Events	Total	Weight	M-H, Fixed, 95%CI Year	M-H, Fixed, 95%CI
Rajkhowa 1996	2	72	0	39	9.0%	2.80 [0.13, 59.82] 1996	
Cibula 2000	9	28	60	752	42.3%	5.46 [2.37, 12.60] 2000	
Yarali 2001	1	30	0	30	6.9%	3.10 [0.12, 79.23] 2001	
Sawathiparnich 2005	3	6	0	6	3.6%	13.00 [0.51, 330.48] 2005	
Alvarez-Blasco 2006	0	32	3	72	31.1%	0.31 [0.02, 6.09] 2006	
Moini 2009	4	273	0	276	7.1%	9.23 [0.49, 172.33] 2009	
Total (95%CI)		441		1175	100.0%	4.00 [1.97, 8.10]	
Total events	19		63				

Heterogeneity：Chi^2=4.27, df=5（P=0.51）；I^2=0%
Test for overall effect：Z=3.84（P=0.0001）

0.01　0.1　1　10　100
Lower risk for PCOS　　Higher risk for PCOS

図6　多嚢胞性卵巣症候群における2型糖尿病のリスク（文献11より）

ある．なお，思春期から老年期に至る縦断的研究はまだ報告されておらず，今後の検討が必要である．

● 文献

1) Stein IF, Leventhal ML. Amenorrhea associated with bilateral polycystic ovaries. Am J Obstet Gynecol 1935；29：181-191（レベルⅢ）
2) 日本産科婦人科学会生殖・内分泌委員会報告．日産婦誌 2007；59：868-886（レベルⅣ）
3) 日本産科婦人科学会．婦人科疾患の診断・治療・管理．産婦人科研修の必修知識 2013．日本産科婦人科学会，東京，2013，pp435-440（レベルⅣ）
4) 日本産科婦人科学会生殖・内分泌委員会報告．本邦における多嚢胞性卵巣症候群の治療法に関する治療指針作成のための小委員会報告．日産婦誌 2009；61：902-912（レベルⅣ）
5) Elting MW, Korsen TJM, Rekers-Mombarg LTM, et al. Women with polycystic ovary syndrome gain regular menstrual cycles when ageing. Hum Reprod 2000；15：24-28（レベルⅢ）
6) Carmina E, Campagna AM, Lobo RA, et al. A 20-year follow-up of young women with polycystic ovary syndrome. Obstet Gynecol 2012；119：263-269（レベルⅡ）
7) Alsamarai S, Adams JM, Murphy MK, et al. Criteria of polycystic ovarian morphology in polycystic ovary syndrome as a function of age. JCEM 2009；94：4961-4970（レベルⅡ）
8) Schmidt J, Brannstrom M, Landin-Wilhelmsen K, et al. Reproductive hormone levels and anthropometry in postmenopausal women with polycystic ovary syndrome (PCOD)：A 21-year follow-up study of women diagnosed with PCOS around 50 years ago and their age-matched controls. JCEM 2011；96：2178-2185（レベルⅡ）
9) Winters SJ, Talbott E, Guzick DS, et al. Serum testosterone levels decrease in middle age in women with the polycystic ovary syndrome. Fertil Steril 2000；73：724-729（レベルⅢ）
10) De Groot PCM, Dekkers OM, Romijn JA, et al. PCOS, coronary heart disease, stroke and the influence of obesity：a systematic review and meta-analysis. Hum Reprod Update 2011；17：495-500（レベルⅡ）
11) Moran LJ, Misso ML, Wild RA, et al. Impaired glucose tolerance, type 2 diabetes and metabolic syndrome in polycystic ovary syndrome：a systemic review and meta-analysis. Hum Reprod Update 2010；16：347-363（レベルⅡ）
12) Talbott EO, Guzick DS, Sutton-Tyrrell K, et al. Evidence for association between polycystic ovary syndrome and premature carotid atherosclerosis in middle-aged women. Arterioscler Thromb Vasc Biol 2000；20：2414-2421（レベルⅢ）

13) Cibura D, Cifkova R, Fanta M, et al. Increased risk of non-insulin dependent diabetes mellitus, arterial hypertension and coronary artery disease in perimenopausal women with a history of the polycystic ovary syndrome. Hum Reprod 2000；15：785-789（レベルⅢ）
14) Elting MW, Korsen TJM, Bezemer PD, et al. Prevalence of diabetes mellitus, hypertension and cardiac complaints in a follow-up study of a Dutch PCOS population. Hum Reprod 2001；16：556-560（レベルⅢ）
15) 倉林 工．幼少期の高アンドロゲン環境とインスリン抵抗性からみた PCOS の病因および管理に関する検討．日産婦誌 2013；65：2721-2736（レベルⅢ）
16) Shaw LJ, Merz NB, Azziz R, et al. Postmenopausal women with a history of irregular menses and elevated androgen measurements at high risk for worsening cardiovascular event-free survival：Results from the National Institutes of Health ‒ National Heart, Lung, and Blood Institute sponsored Women's Ischemic Syndrome Evaluation. JCEM 2008；93：1276-1284（レベルⅡ）
17) Schmidt J, Landin-Wilhelmsen K, Brannstrom M, et al. Cardiovascular disease and risk factors in PCOS women of postmenopausal age：A 21-year controlled follow-up study. JCEM 2011；96：3794-3803（レベルⅡ）
18) The Amsterdam ESHRE/ASRM-sponsored 3rd PCOS consensus Workshop Group. Consensus on women's health aspects of polycystic ovary syndrome（PCOS）. Hum Reprod 2012；27：14-24（レベルⅣ）

Exercise 16

多囊胞性卵巣症候群について，加齢に伴う変化として誤っているものはどれか．1つ選べ．

a. 月経は規則的になる．
b. 卵巣体積は縮小する．
c. 中性脂肪は増加する．
d. HOMA 指数は減少する．
e. 血圧は高くなる．

4 機能性子宮出血

CQ 17 機能性子宮出血とはどのような出血を意味するのか？

❶ 定義

　日本産科婦人科学会の定義では「器質的疾患を認めない子宮からの不正性器出血」とされ，英語の dysfunctional uterine bleeding（DUB）に相当すると考えられる[1]。多くは無排卵周期などの内分泌異常が原因であるが，広義では非内分泌異常である出血傾向を示す内科的疾患（血液疾患，肝疾患）や抗凝固薬などの薬物服用による性器出血も含まれる．

❷ 病態と分類

　機能性子宮出血の病態は，2つのタイプに大別される．
　一つは，増殖期に卵胞が衰退し，エストロゲンが分泌され始めたものの途中で分泌量が急激に減

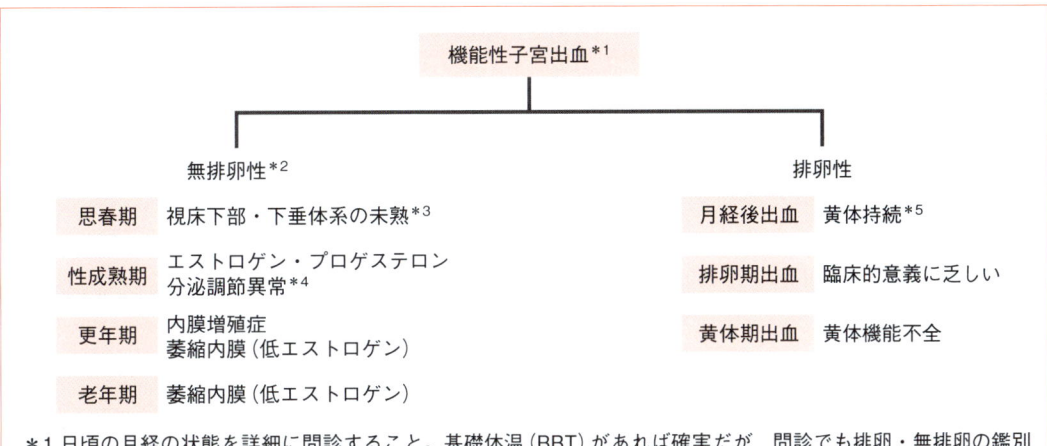

```
                    機能性子宮出血*1
                    ┌──────┴──────┐
                  無排卵性*2         排卵性

   思春期  視床下部・下垂体系の未熟*3      月経後出血  黄体持続*5

   性成熟期 エストロゲン・プロゲステロン    排卵期出血  臨床的意義に乏しい
           分泌調節異常*4

   更年期  内膜増殖症                黄体期出血  黄体機能不全
           萎縮内膜（低エストロゲン）

   老年期  萎縮内膜（低エストロゲン）
```

*1 日頃の月経の状態を詳細に問診すること．基礎体温（BBT）があれば確実だが，問診でも排卵・無排卵の鑑別が可能なことが多い．
*2 無排卵性機能性子宮出血は，卵胞発育がみられるものの排卵に至らず，子宮内膜はエストロゲンにより持続的に増殖刺激を受ける場合である．エストロゲンの減少による少量の消退出血またはエストロゲン持続高値による破綻出血を引き起こす．
*3 初経後の約1年間は性周期の80％が無排卵周期である．
*4 性成熟期の無排卵性出血は約20％であり，多くは排卵周期に起こる出血である．
*5 黄体が月経発来後も完全に退縮せず，プロゲステロンの分泌が少量持続して月経が長く持続すると過長月経となる．

図1 機能性子宮出血の鑑別診断（文献2より）

少した場合や，分泌期に黄体が退縮し，プロゲステロンの分泌が低下することで，らせん動脈が退縮，破綻し子宮内膜が剥脱して出血が起こる消退出血（withdrawal bleeding）と呼ばれるものである．

もう一つは，エストロゲンが持続分泌され内膜が増殖肥厚したにもかかわらず，排卵が起こらずプロゲステロンの分泌がないため分泌像に移行できず，らせん動脈の造成が内膜増殖に伴わないため，子宮内膜が破綻する破綻出血（breakthrough bleeding）と呼ばれるものである．

a. 排卵の有無による分類

内分泌異常によって起こる狭義の機能性子宮出血は，その原因から，ホルモン異常によるものと子宮の反応性異常によるものとに分類される．さらに，ホルモン異常は図1に示すように無排卵性と排卵性に分類される[2]．

1. 無排卵性機能性出血

無排卵性機能性出血は排卵性と比較して，思春期や更年期に多い．その原因は視床下部-下垂体系から卵巣，子宮内膜にまで至るため，病態が多彩である．いずれにしても，排卵による黄体形成がないためプロゲステロンの分泌はみられない．

2. 排卵性機能性出血

卵胞期，排卵期（中間期），黄体期のいずれの時期にもみられる．卵胞期にみられる出血は前周期の黄体が退行せず存続するために起こり，内膜は剥脱不全の像を呈し，過長月経となる．中間期出血は排卵期にみられる出血であり，排卵性出血とも呼ばれる．その機序は排卵直前のエストロゲン律動性分泌のサージによる内膜の破綻出血あるいは排卵時のエストロゲン低下による消退出血で

ある。いずれも排卵後にエストロゲンが上昇し，プロゲステロンも分泌されて止血するので，出血量は少量であり臨床的意義に乏しい。黄体期出血は黄体の早期退行に伴う黄体機能不全によって起こる。排卵性機能性子宮出血では中間期出血と黄体期出血の頻度が高い。

b. 年齢による分類

1. 思春期機能性出血

脳の月経周期の調節中枢は，初経が始まる少し前から働きを開始するが，初経後しばらくはこの中枢の不安定な状態が続く。したがって思春期では，中枢のリズムが不安定であるため卵巣からのホルモン分泌も不安定となって子宮内膜から出血が起こることが多い。実際に婦人科を訪れる思春期の相談の約50％は，この出血に対してである。思春期での出血の大部分は無排卵のため起こる。

2. 性成熟期機能性出血

排卵性機能性出血のことが多い。

3. 更年期機能性出血

40歳を過ぎてくると，加齢により卵巣の原始卵胞数が急激に減少し，卵子の周りを取り囲む顆粒膜細胞の数も十分に増殖しなくなる。そうすると下垂体からの刺激に対して卵巣が十分に応答せず，不安定なホルモン分泌になるために子宮内膜からの出血が生じることがある。具体的には，排卵後の高温期に女性ホルモンの分泌が不安定となって途中で出血を起こしたり，高温相の日数が短くなって不正な出血となることがある。さらに進めば排卵も起こらなくなり，月経周期が短くなったり，逆に長くなったりという形で不正な子宮出血が起こってくる。軽度に月経周期が短くなる程度であれば問題はないが，出血と出血の間隔が短くなり月の半分以上に出血がみられる場合や，逆に2カ月くらい月経らしい出血がなかった後に突然大量の出血が起こりそれが何日も続くというようなことが，この年齢層ではしばしばみられる。その結果，急激に貧血を来すことがある。また，排卵のない破綻出血を繰り返すことが，子宮体癌の発生の素地となるとも考えられており，注意が必要である。

4. 老年期機能性出血

萎縮した内膜血管の破綻などが原因と考えられるものが多い。子宮体癌の可能性を否定することが重要である。

❸ 診断

機能性子宮出血の診断は，図2に示すような不正性器出血の系統的な鑑別診断によって行う[2]。すなわち妊娠や器質的疾患（腫瘍，炎症，外傷）の除外診断でなされることが多い。月経以外の性器出血は異常である可能性があり，不正性器出血と捉えるべきである。月経が通常と異なる場合，例えば月経量の多少，持続期間の長短，周期の長短に留意する必要がある。また，出血の原因となるホルモン分泌異常について明らかにすることも重要である。

①妊娠と関連する不正性器出血には注意が必要である。一般に妊娠により月経が停止し，不正性器出血があることは性成熟期の女性では珍しくない。未婚で元々月経が不順な女性では，妊娠していても本人が気付かないことがあり見落とす可能性がある。いつの時点でも妊娠の可能性を念頭に置いて医療面接を行い，必要と判断したら本人の同意を得て尿中hCG定性検査を行う。

②器質的疾患と機能性子宮出血の鑑別は，医療面接と診察により進める。医療面接では不正性器出

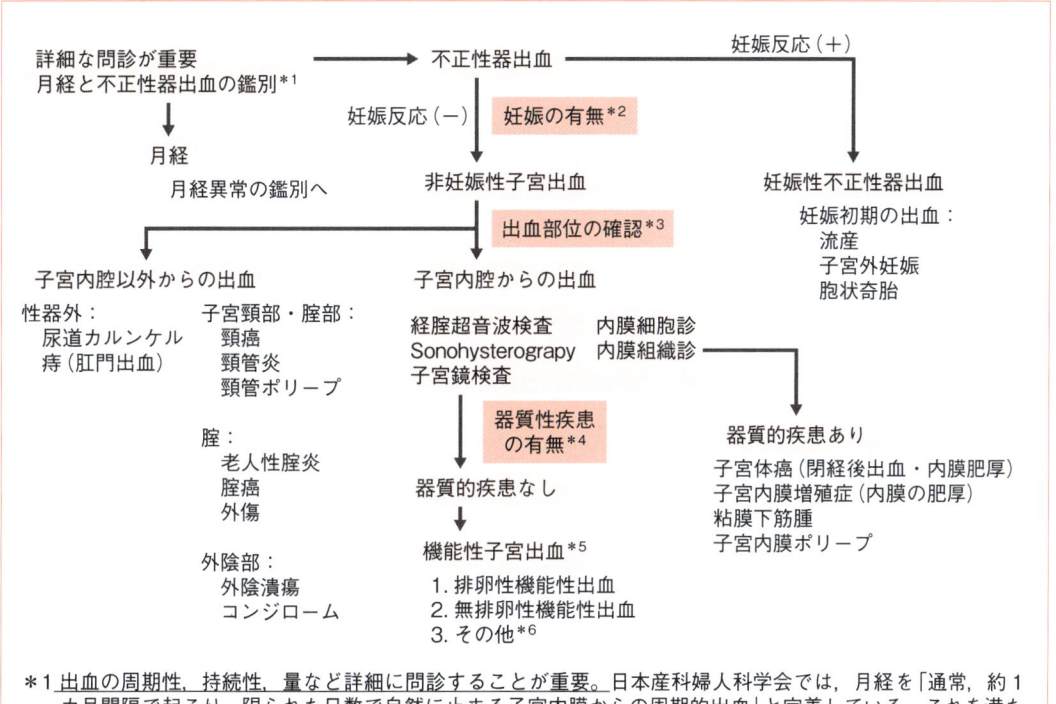

図2 不正性器出血の鑑別診断（文献2より）

```
                                      不正性器出血 ──── 妊娠反応（＋）
詳細な問診が重要
月経と不正性器出血の鑑別*1    妊娠反応（－）  妊娠の有無*2
    ↓
   月経                    非妊娠性子宮出血                妊娠性不正性器出血
   月経異常の鑑別へ            出血部位の確認*3              妊娠初期の出血：
                                                          流産
                                                          子宮外妊娠
                                                          胞状奇胎
子宮内腔以外からの出血         子宮内腔からの出血

性器外：      子宮頸部・腟部：   経腟超音波検査    内膜細胞診
 尿道カルンケル  頸癌           Sonohysterograpy 内膜組織診
 痔（肛門出血）  頸管炎          子宮鏡検査
              頸管ポリープ
                              器質性疾患
              腟：             の有無*4             器質的疾患あり
                老人性腟炎                         子宮体癌（閉経後出血・内膜肥厚）
                腟癌          器質的疾患なし         子宮内膜増殖症（内膜の肥厚）
                外傷                              粘膜下筋腫
                              機能性子宮出血*5      子宮内膜ポリープ
              外陰部：         1. 排卵性機能性出血
                外陰潰瘍       2. 無排卵性機能性出血
                コンジローム    3. その他*6
```

*1 出血の周期性，持続性，量など詳細に問診することが重要。日本産科婦人科学会では，月経を「通常，約1カ月間隔で起こり，限られた日数で自然に止まる子宮内膜からの周期的出血」と定義している。これを満たさない場合が不正性器出血である。つまり，①子宮からの出血，②出血開始時期が月経予定日にほぼ一致する，③限られた日数（3〜7日）で止血するといった3つの項目を満たさない場合，不正性器出血と考えるのが妥当である。

*2 妊娠に関連した出血か否か鑑別することが重要。患者からの申告で妊娠の可能性がない場合でも，必ず妊娠反応の検査を行うこと。内診時の頸管粘液量に注意，牽糸性のある粘液が吸引できれば妊娠を否定可能。

*3 内診を行う前に必ずクスコを用いて視診を行うことが重要。患者本人が性器出血を思っていても，尿路系（尿道など）や腸管系（肛門および直腸など）の出血のこともあるので注意が必要である。

*4 器質的な疾患を見逃さないこと。性交後出血が主訴であれば子宮頸癌を，閉経後出血であれば子宮体癌を念頭に置き，決して悪性疾患を見逃さないように心がける。

*5 機能性子宮出血は，子宮からの出血のうち，月経，妊娠に関係したものを除外し，さらに器質性疾患を認めない不正出血をいう。血液疾患を除いた狭義の機能性子宮出血をここに示した。

*6 出血性素因：血液疾患。薬剤内服：抗凝固薬，タモキシフェン，ピル。子宮内避妊具（IUD）。日本産科婦人科学会の定義では，機能性子宮出血は血液疾患による出血性素因も含めるとあるが，狭義の機能性子宮出血とは原因が明らかに異なるのでその他に分類した。

血開始の時期，出血の量や持続期間，疼痛などの随伴症状の有無などの現病歴に加えて，出血性素因などの家族歴，薬剤（抗凝固薬，向精神薬，抗潰瘍薬など）の服用歴，産婦人科疾患や他科の合併症も含めた既往歴などを詳細に聴取する。この病歴聴取でかなりの疾患が鑑別可能となる。器質的疾患の診断では，視診，腟鏡診，検尿，検便などにより，痔疾や出血性膀胱炎などの性器外疾患，生殖器の炎症や外傷の診断が可能となる。例えば易出血性の子宮腟部びらんなど子宮頸管炎が疑われる場合は，クラミジア・トラコマチス抗原検査を実施する。悪性腫瘍が疑われるときは，子宮頸部や内膜の細胞診・組織診を行って確実に診断する。特に月経周期に連動しない不規則な不正性器出血が反復するときや，経腟超音波検査で不整な子宮内膜の肥厚を認めた場合は，子宮体癌の鑑別が重要である[3]。

③ホルモン分泌異常については，以下の検査が診断に有用である。

1. 基礎体温

低温相および高温相の二相性形成の有無，黄体期の短縮などの情報が得られ，出血との関連について考察できる．また，性器出血と性交日を併せて記載することにより，両者の関連性について知ることができる．

2. 経腟超音波検査法

卵巣や子宮内膜の経腟超音波検査所見は機能性子宮出血診断の重要な手がかりとなる．卵巣に成熟卵胞か黄体形成が確認できれば排卵性であり，成熟卵胞が認められなければ無排卵性である可能性が高い．卵巣被膜下に数珠状に小卵胞が認められれば，多囊胞性卵巣症候群（PCOS）を疑う．子宮内膜は通常排卵期には木の葉状の像を呈し，黄体期にはエコー輝度の高い肥厚した像を呈するのが特徴である．子宮内膜の肥厚があればエストロゲンは分泌されており，破綻出血や黄体期の消退出血の比較的早期である．肥厚していなければ，エストロゲンの分泌不全のために増殖していない内膜であるか，既に剥脱した内膜である．

3. 内分泌検査

無排卵性であれば，下垂体ホルモンのLH，FSH，プロラクチン値やエストラジオール値を測定する．プロラクチン高値のときは甲状腺機能低下症も疑う．PCOSが疑われれば，テストステロン，アンドロゲンなども測定する．更年期の卵巣機能低下の診断にはLH，FSH（FSH：40 mIU/mL以上），E_2（E_2：20 pg/mL以下）の測定が有用である．排卵の有無がわからない場合，あるいは黄体機能不全が疑われる場合にはプロゲステロン値測定は有用である．

❹ 治療

機能性子宮出血のホルモン療法は，破綻出血には黄体ホルモンを投与し，消退出血を起こすことで子宮内膜の均一な剥脱を図る（medical curettage）．エストロゲンと黄体ホルモンの合剤でも同様の効果が期待できる．卵胞期消退出血にはエストロゲン，黄体期出血には黄体ホルモンを投与する．出血を繰り返す場合には黄体ホルモンを周期的に投与するか（Holmstrom療法）あるいはエストロゲン，黄体ホルモンの合剤を周期的に投与する（Kaufmann療法）．頻度の高い思春期および更年期の治療について以下に記載する．

a. 思春期機能性出血

出血が本人にとって苦痛でなければ，思春期の月経周期の発達過程で起こる現象であることを十分に説明して経過観察とする．非ステロイド性抗炎症薬（NSAIDs），抗プラスミン剤も出血が少量なら有用である[4,5]．出血日数が長期に及び止血している日数が短いなどで，日常生活に支障を来す場合，一般的にはエストロゲンと黄体ホルモンの合剤を用いる．通常7～10日程度服用し止血を図るが，場合によりもう少し長く服用することもある．その後3周期くらい使用して月経周期を調節する．エストロゲンは思春期の早期の時点で大量に使用すれば身長の伸びに影響することがあるので，漫然と長期間使用しないほうが望ましい．また，成人女性と異なりホルモン剤によるいらいら感や吐き気などの副作用が出やすい傾向にあるので，場合によっては低用量の経口避妊薬を用いたり，使用量をかなり減らしたりする必要がある．

b. 更年期機能性出血

軽度の出血なら止血剤などで様子をみてもよいが，排卵が起こらず，卵胞ホルモンだけが長期間

作用して起こる破綻出血では，黄体ホルモン剤を7～10日間使用して子宮内膜からの出血をいったん止めて，改めて内膜を機能層から剝脱する．このような出血は繰り返し起こることが多いので，この治療を2～3周期繰り返して行う．卵胞ホルモンの分泌が不良で起こっている状態では，ホルモン補充療法（HRT）が行われる．ほてり，発汗などの血管運動症状がある場合には特に有用である．出血のために著しい貧血になっていて，ホルモン剤でコントロールができないときには，GnRHアゴニストを使用し，月経周期を止めて，貧血治療を行う場合がある．薬剤で出血をコントロールできないときには，検査もかねて機械的に子宮内膜を掻爬することも行われる．

　また，ホルモン剤治療を行う前に子宮体癌の検査を行う必要がある．そして治療が長期に及ぶ場合には，定期的な子宮がん検診に加えて乳がんの検診も行ったほうがよい．さらに，ホルモン剤の使用に際しては，喫煙の有無，高血圧の有無，血栓性素因の有無，肥満の有無などにも注意が必要である．

●文献

1) 日本産科婦人科学会編．産科婦人科用語集・用語解説集 改訂第3版．日本産科婦人科学会，東京，2013
2) 日本産科婦人科学会．研修コーナー第8回症候論 その1．1 不正性器出血．日産婦誌 2011；63：N4-5（レベルⅣ）
3) Goldstein SR. Menorrhagia and abnormal bleeding before menopause. Best Pract Res Clin Obstet Gynaecol 2004；18：59-69（レベルⅢ）
4) Lethaby A, Augood C, Duckitt K. Nonsteroidal anti-inflammatory drugs for heavy menstrual bleeding. Cochrane Database Syst Rev 2000；CD000400
5) Cooke I, Lethaby A, Farquhar C. Antifibrinolytics for heavy menstrual bleeding. Cochrane Database Syst Rev 2000；CD000249

Exercise 17

正しいものはどれか．1つ選べ．

a. 子宮頸管炎が原因である出血は機能性子宮出血である．
b. 子宮内膜が増殖期にエストロゲン減少により剝脱する出血を破綻出血という．
c. 性成熟期の機能性子宮出血は，中間期出血や黄体出血の頻度が高い．
d. 思春期や更年期において機能性子宮出血の頻度は低い．
e. 更年期の卵巣機能低下の診断にはLH測定が最も有用である．

5 過多月経・過少月経

CQ 18 過多月経・過少月経の原因・診断・治療は？

❶ 過多月経

　月経による出血は，持続期間が3～7日，経血量は37～43mLが正常値とされる．経血量が80mLを超えると60％以上の女性は貧血を呈する[1]．本邦では「過多月経は，経血量140mL以上」と定義されている[2]が，実際には，出血量を測定して診断されることはほとんどなく，また月経時に使用するパッドの重量や交換回数からも正確に把握できるものではない．臨床的には，経血量が多いことの訴えと鉄欠乏性貧血の有無を指標として判断されるのが一般的である．

a. 原因

　背景にある原因や要因として，骨盤内病変，血液凝固障害などの器質的なものと，性ホルモンの分泌異常などの機能的なものがある（表1）．骨盤内病変では子宮内膜面積の増加が過多月経の原因と考えられる．血液凝固障害も含めて器質的なものでは，原因疾患に対する治療や使用している薬剤の評価が優先されるが，特に骨盤内病変では悪性疾患の鑑別を念頭に置いた診療が必要となる．機能的なものは，性ステロイドの分泌異常や子宮内膜での線溶系亢進などが原因として挙げられる．本項では主に機能的な過多月経について説明する．

b. 診断

　経血量の多さを評価する方法はいくつかあり，臨床研究などでは客観的指標として，月経中に使用した生理用品に付着したヘモグロビン量測定や生理用品の重量から経血量を評価する方法（それぞれmean blood loss法，total fluid loss法），排出された血液の程度をスコア化して過多月経を判

表1　過多月経の原因

骨盤内病変	子宮筋腫
	子宮腺筋症
	子宮内膜ポリープ
	子宮動静脈奇形
血液凝固障害	凝固因子異常（特発性血小板減少性紫斑病，プロテインC欠乏症，プロテインS欠乏症など）
	抗凝固剤投与
	骨髄疾患（白血病など）
	重度肝機能障害
ホルモン環境の異常	無排卵性周期症
	黄体機能不全
	甲状腺機能異常

表2 過多月経（80mL以上の経血量）に関連する因子 (文献3より改変)

因子	オッズ比	95% CI
凝血塊サイズ50ペンス*以上	4.80	1.9-12.2
フェリチンレベル低値	5.71	1.9-17.4
生理用品の交換頻度		
3時間以上	1.00	
1～2時間毎	1.10	0.6-1.9
1時間以内	3.08	1.4-6.8

経血量80mL以上で過多月経の訴えのある161例でのロジスティック回帰分析から。
*直径約2.75cmの英国硬貨

断する方法（pictorial blood loss assessment chart）が採用されている．実際の経血量測定で80mL以上の血液喪失を呈し，過多月経を訴える161症例でどのような月経中の状態が関与するのかを検討した研究[3]では，表2に示す因子が有意に経血量と関連していた．このような問診なども実臨床での評価には有用といえる．器質的疾患が除外できれば，機能性過多月経と診断する．同時に鉄欠乏性貧血の評価も行う．

c. 治療

薬物療法ではホルモン製剤として低用量エストロゲン・プロゲスチン配合薬（LEP）投与，LNG-IUSの使用，他にはトラネキサム酸や非ステロイド性抗炎症薬（NSAIDs）の投与が有効とされる．

LEPは低用量経口避妊薬と同じ成分で，月経困難症に保険適用を有するが過多月経に対する保険適用はない．外因性に女性ホルモンを投与することで生じる下垂体からのゴナドトロピン分泌低下を通して，内因性エストロゲン，プロゲステロンを抑え排卵を抑制する．同時に内因性女性ホルモンの分泌やバランスの異常を改善することで経血量を低下させる．エチニルエストラジオール20μgを含む低用量経口避妊薬を用いた報告では，12カ月間の使用でベースラインに比べて有意に経血量を低下させている[4]．

LNG-IUSは，高濃度のプロゲスチンの子宮内への局所的・持続投与により，子宮内膜に対して腺の萎縮，間質の脱落膜様変性を起こすことで子宮内膜の増殖を抑制し，月経量の低下を起こす．全身的な女性ホルモンバランスには著明な影響を及ぼさないと考えられる．LEP内服より経血量の低下効果は強いと考えられる[4,5]．

トラネキサム酸は抗線溶薬で，子宮内膜の線溶亢進状態を抑制することで出血を抑制する．ただし，海外での有効性の報告[6]では使用量が本邦での一般的な量とは異なり，1日あたり2.5〜4.0gと多いことに注意が必要である．

NSAIDsは子宮の循環血流を低下させることで経血量を低下させるものの，その程度はプラセボより強いが抗線溶薬より弱いと報告されており[7]，他の治療薬との併用も考慮する．

その他，GnRHアゴニストの投与で月経そのものを止める方法もあるが，長期使用による骨の脆弱化などの有害事象を十分に考慮して行う必要がある．

薬物療法が無効もしくは困難な場合には，物理的に出血源を除去する方法がある．子宮内膜の掻爬やアブレーション，子宮全摘出術，子宮動脈塞栓術がそれに該当する．子宮内膜掻爬は，過多月

経で出血中の症例に対して迅速に，かつ効果的に止血を遂行できる方法であるが，1～2周期で過多月経が再発することが多く[8]，その後の治療方針を検討しておく必要がある．子宮内膜の焼灼は過多月経に対する子宮全摘出術の代替治療として開発されてきたが，より低侵襲で合併症も少ないことが報告されている[9]．様々なエネルギーデバイスが海外では使用可能であるが，本邦では，子宮鏡下子宮内膜焼灼術，マイクロ波子宮内膜アブレーションが保険適用である．ただし，妊孕性は基本的には温存できない．子宮全摘出術は機能的過多月経の根治療法となるが侵襲が大きく，また子宮動脈塞栓術も止血には有効と思われるが，妊孕性に与える影響は不明である点などを踏まえ，実施に際しては患者との十分なインフォームド・コンセントの上での施行が望まれる．

❷ 過少月経

過少月経とは経血量が1周期で20mL以下の状態であるが，過多月経と同様，経血量の多少が治療に直結するわけではない．普段の自分の経血量と比較して受診することも多い．過少月経のみで医療的な介入が必要となることは少ないが，その背景にどのような因子が存在するのかを評価し，方針を決める必要がある．

a. 原因

器質的な原因として子宮奇形，子宮発育不全，子宮内腔癒着などが存在しないか，また，分娩後や閉経移行期など生理的に過少月経となっている状況にないかなどを調べる．そのような病態・状況が存在しない場合には，機能的な過少月経として下垂体-卵巣系のホルモン評価を行う．

b. 治療

器質的疾患が原因と考えられる場合には，過少月経以外の不妊，疼痛などの障害を評価して原疾患の治療を考える．ホルモンバランスの崩れによるものや，Turner症候群のような先天的性腺機能不全で過少月経となっている場合には，LEPやホルモン補充療法（HRT）を考慮する．

●文献

1) Hallberg L, Högdahl AM, Nilsson L, et al. Menstrual blood loss-a population study. Variation at different ages and attempts to define normality. Acta Obstet Gynecol Scand 1996；45：320-351（レベルⅢ）
2) 日本産科婦人科学会編．産婦人科用語集・用語解説集 改訂第3版．日本産科婦人科学会，東京，2013
3) Warner PE, Critchley HO, Lumsden MA, et al. Menorrhagia Ⅰ：measured blood loss, clinical features, and outcome in women with heavy periods：a survey with follow-up data. Am J Obstet Gynecol 2004；190：1216-1223（レベルⅢ）
4) Endrikat J, Shapiro H, Lukkari-Lax E, et al. Canadian. Multicenter study comparing the efficacy of a levonorgestrel-releasing intrauterine system to an oral contraceptive in women with idiopathic menorrhagia. J Obstet Gynaecol Can 2009；4：340-347（レベルⅡ）
5) Gupta J, Kai J, Middleton L, et al. Levonorgestrel Intrauterine System versus Medical Therapy for Menorrhagia. N Eng J Med 2013；368：128-137（レベルⅡ）
6) Lethaby A, Farquhar C, Cooke I. Antifibrinolytics for heavy menstrual bleeding. Cochrane Database Syst Rev 2000；4：CD000249（レベルⅠ）
7) Lethaby A, Duckitt K, Farquhar CM. Non-steroidal anti-inflammatory drugs for heavy menstrual bleeding. Cochrane Database Syst Rev 2013；1：CD000400（レベルⅠ）
8) Haynes PJ, Hodgson H, Anderson AB. Measurement of menstrual blood loss in patients complaining of menorrhagia. BJOG 1977；84：763-768（レベルⅢ）
9) Lethaby A, Hickey M, Garry R, et al. Endometrial resection/ablation techniques for heavy menstrual bleeding. Cochrane Database Syst Rev 2009；4：CD001501（レベルⅠ）

Exercise 18

過多月経・過少月経について誤っているものはどれか．2つ選べ．

a. 1周期あたりの経血量が50 mL以上の場合，60%以上の女性が鉄欠乏性貧血を呈する．
b. わが国では，1周期あたりの経血量が140 mL以上の場合を「過多月経」と定義している．
c. 器質的原因が鑑別できないときは，下垂体-卵巣系のホルモン評価を行う．
d. 子宮内腔癒着（Asherman症候群など）では過少月経を認めることがある．
e. Turner症候群では過少月経は認められない．

6 月経困難症

CQ 19-1 月経困難症の定義・症状・頻度・診断・治療は？

❶ 月経困難症の定義・症状

　月経困難症（dysmenorrhea）は，月経期間中に月経に随伴して起こる病的症状をいう．下腹痛，腰痛，腹部膨満感，嘔気，頭痛，疲労・脱力感，食欲不振，いらいら，下痢および抑うつの順に多くみられる[1]．平成16年度の厚生労働科学研究報告では，月経関連症状を訴えて受診した1,716名の分析を行ったところ，主訴が月経痛であったものは42%であった．大橋により1965年に行われた10,480名の月経随伴症状の調査によると，月経第1〜2日には，下腹部鈍痛，下腹部痛，下腹部膨満感，腰痛，いらいらする，が多く，月経第3日以降は，下腹部膨満感，腰痛，いらいらする，疲れやすい，憂うつが多い[2]．これらから考えて，月経困難症の主な症状は，下腹痛や腰痛など，痛みであるといえる[2-4]．

　月経困難症は，機能性月経困難症と器質性月経困難症に分けられる[1]．機能性月経困難症と器質性月経困難症では，対処が異なる．両者の特徴について表1に示した[5]．

a. **機能性月経困難症**

　器質的疾患を認めない月経困難症である．初経後2〜3年より始まり，症状は月経の初日および2日目頃の出血が多いときに強い[1]．好発年齢は15〜25歳で，若年者が主体である[5]．症状は4〜48時間続く[5]．特徴的な症状は下腹痛や骨盤痛で，腰や下腿に放散する痛みを伴うことがある[6]．他の症状としては腰背部痛，嘔気，嘔吐，疲労感が挙げられる[1,5,6]．痛みの性質は痙攣的，周期的である[1]．欧米では，初経後6カ月〜1年で始まり，10歳代後半から20歳代前半に発症率がピークとなる，という報告がある[6]．

　月経困難症を来す女性は，黄体後期から月経時にかけて，分泌期子宮内膜より産生されるプロスタグランジン（PG）が多いことが報告されており，PGが子宮筋を過度に収縮させ，血管の攣縮や子宮筋の虚血などを引き起こすことによって本症が生じると推測されている[5,7]．また，無排卵で

表1 機能性月経困難症と器質性月経困難症の鑑別診断（文献5より改変）

	機能性月経困難症	器質性月経困難症
発症時期	初経3年以内	初経から5年以上後
好発年齢	15～25歳	30歳以上
加齢に伴う変化	加齢とともに改善	徐々に悪化
結婚後	改善	不変
分娩後	改善	不変
内診所見	器質的疾患なし	子宮内膜症，子宮筋腫等
症状の起こる時期	月経中	月経中，悪化すると他の時期にも起こる
症状の持続	4～48時間	1～5日間

も本症を発症することがあり，この場合は，子宮発育不全の子宮腔内に月経血が貯留し，硬い子宮頸管を通過する際の刺激が原因とされ，子宮の前屈や後屈の強い女性に起こりやすい[7]。また，若年者では月経への不安や緊張などの心理的要因も大きい[4,7,8]。一般に，機能性月経困難症は加齢とともに軽快することが多い[5-7]。しかし，後述するが若年者の子宮内膜症が増加傾向にあり[5,7,8]，症状が軽快しない，あるいは増強する月経困難症に対しては注意が必要である。

b. 器質性月経困難症

器質性月経困難症は子宮内膜症，子宮腺筋症，子宮筋腫，子宮奇形などの器質的疾患に伴うものである。好発年齢は30歳以降で，月経前4～5日から月経後まで続く持続性の鈍痛のことが多い[1]。平成16年度の厚生労働科学研究報告では，月経痛を主訴として受診した患者の46.4％が機能性月経困難症で，14.7％が子宮内膜症，13.3％が子宮腺筋症，12.8％が子宮筋腫と推定された[3]。器質性月経困難症の原因として最も多いのは子宮内膜症である[5,6]。

子宮内膜症は従来20歳以上に好発する疾患であり，思春期の発症は極めて少ないと考えられてきた。しかし，骨盤痛を訴えた思春期女子19～73％に子宮内膜症を認めたとの報告がある[5,7,8]。思春期以降の進行性の月経困難症や月経時以外の疼痛をみる症例に対しては，詳細な問診や画像診断などによって子宮内膜症の鑑別を行う必要がある。

❷ 月経困難症の頻度

WHOによる，1966年から2004年までに発表された125,249人が対象となった106のスタディのレビューでは，月経困難症の頻度は16.8～81％と報告によって開きがあるが，重症例は12～14％と報告されている[4,9]。大橋の報告では，月経時に何らかの症状を認めたものは2,833名で，27.8％であった[2]。平成12年度の厚生労働科学研究報告の関東地域に居住する20～49歳の女性4,230名の調査では，鎮痛剤を必要とする月経困難症の女性が32.8％と報告されている[10]。生殖年齢女性の1/3～1/4が月経困難症を有すると考えられる。

年齢別にみると，平成16年度の厚生労働科学研究報告では10～19歳がピークであり，年齢を経るごとに減少していた[3]。本邦での女子高校生を対象とした調査では，90.8％が月経困難症を有し，51.8％が月経困難症のために日常生活に支障を来した，との報告がある[10]。

CQ 19-2 月経困難症の診断は？

❶ 機能性月経困難症

月経の初日および2日目頃の出血に痛みが強く，痛みの性質は痙攣性，周期性である[1]。詳細な問診を行い，月経困難症と関連する器質的疾患を除外する[5,6,11]。内診，超音波検査，末梢血，CRP検査，細菌培養，クラミジア抗原検査，画像診断などで異常がなければ，機能性月経困難症と診断する。性交経験のない女性の場合，直腸診や経直腸超音波検査も有用である[11]。

❷ 器質性月経困難症

表1に記載された事項を参考とし，詳細な問診を行う[5]。初経後10～20年の間に次第に月経痛が増強したり，月経前4～5日から月経後まで続く持続性の鈍痛であることが多い[1]。内診，超音波検査，画像診断などを行い，月経困難症と関連する疾患の存在を確認することで診断する[6]。

CQ 19-3 月経困難症の治療は？

❶ 機能性月経困難症

月経困難症の発生には分泌期内膜で産生されるプロスタグランジン（PG）の関与が大きいので，PGの合成阻害薬である非ステロイド性抗炎症薬（NSAIDs）が有効である[6,11,12]。低用量エストロゲン・プロゲスチン配合薬（LEP）は機能性月経困難症における月経痛を軽減させる。LEPが子宮内膜の増殖を抑制することや子宮内膜からのPGの産生を抑制することが月経困難症の抑制につながると考えられている[6,11,12]。本邦では現在，「月経困難症」を適応として，ドロスピレノン3mg/エチニルエストラジオール20μg配合薬，ノルエチステロン1mg/エチニルエストラジオール20μg配合薬，ノルエチステロン1mg/エチニルエストラジオール35μg配合薬が承認されている[13,14]。

若年者にLEPを投与する場合，外因性のエストロゲン（estrogen；E）による骨端線閉鎖を考慮する必要がある。『OC・LEPガイドライン2015年度版』によると，「初経発来後からLEPは開始できるが，骨成長への影響を考慮する必要がある」と記載されている[14]。女性ではEの急速な分泌が骨端線閉鎖を惹起するので，初経前にE製剤を投与することで早期に骨端線閉鎖が起こることが指摘されているが，初経後の経口避妊薬が骨成長を阻害したとの報告はない[14]。骨端線閉鎖は最初の排卵の頃に起こるEの急速な上昇がその引き金となる。女性の二次性徴は，乳房発育，陰毛発生，初経，骨端線閉鎖の順に起こる。これらを考慮すると，月経周期が確立している若年女子に対するLEP投与は可能となる。月経周期の確立，骨成長への影響を十分に考慮して投与時期を決定することが必要である[14]。

漢方薬により，月経困難症を効果的に治療できる可能性がある。当帰芍薬散，加味逍遙散，桂枝茯苓丸，芍薬甘草湯，桃核承気湯，当帰建中湯などを漢方医学的な診断に基づいて処方する[4,6]。

子宮発育不全に伴う月経痛と考えられる場合には鎮痙薬（ブチルスコポラミン臭化物：ブスコパン®）も有効である[6]。

若年者，特に15歳未満の機能性月経困難症の場合，月経に対する不安など心身的要素も指摘されている。月経を，健康な女性の毎月の経験であると肯定的に捉えるよう健康教育を行うことも検討する[7,15]。

薬物療法以外に鍼治療，バイオフィードバック，温熱療法などが試みられているが，いずれも効果を示す明らかなエビデンスは認められていない[12]。

❷ 器質性月経困難症

子宮筋腫，子宮腺筋症，子宮内膜症，子宮奇形などによって月経困難症を来す。原疾患の治療が優先される。症状，病状によっては，NSAIDsやLEPが選択される[4]。

●文献

1) 日本産科婦人科学会編．産科婦人科用語集・用語解説集改訂第3版．日本産科婦人科学会，東京，2013，pp86（用語集）
2) 大橋 宏．各種勤労婦人の月経随伴症状に関する研究．北関東医学 1965；15：61-92（レベルⅢ）
3) 寺川直樹．厚生労働科学研究（子ども家庭総合研究事業），女性の各ライフステージに応じた健康支援システムの確立に向けた総合的研究．Ⅱ1 月経関連症状を主訴として医療機関を初診した女性を対象とした実態調査．寺川直樹．平成16年度厚生労働科学研究報告書（厚生労働省科学研究成果データベース閲覧システム），2005：5-19（レベルⅢ）
http://mhlw-grants.nigh.go.jp/niph/search/NIDD02.do？resrch Num=200400379A
4) 相良洋子．月経困難症．日本女性心身医学会編．最新女性心身医学．ぱーそん書房，東京，2015，pp149-157（レベルⅣ）
5) Harada T. Dysmenorrhea and Endometriosis in Young Women. Yonago Acta medica 2013；56：81-84（レベルⅣ）
6) Osayande AS, Mehulic S. Diagnosis and initial management of dysmenorrhea. Am Fam Physician 2014；89：341-346（レベルⅣ）
7) 安達知子．月経困難症．日産婦誌 2007；59：N454-460（レベルⅣ）
8) ACOG Committee Opinion. Endometriosis in adolescents. Obstet Gynecol 2005；105：921-927（レベルⅣ）
9) Latte P, Latte M, Say L, et al. WHO systematic review of prevalence of chronic pelvic pain：a neglected reproductive health morbidity. BMC Public Health 2006；6：177（レベルⅡ）
10) 堤 治，寺川直樹，星合 昊．厚生労働科学研究（子ども家庭総合研究事業），勤労女性の就労を妨げる諸因子ならびに月経困難症等の勤労女性の就労に及ぼす影響．リプロダクティブ・ヘルス（性と生殖に関する健康）から見た子宮内膜症等の予防，診断，健康に関する研究．武谷雄二．平成12年度厚生労働科学研究報告書（厚生労働省科学研究成果データベース閲覧システム），2005：5-19（レベルⅢ）
http://mhlw-grants.nigh.go.jp/niph/search/NIDD02.do？resrch Num=200000351A
11) 日本産科婦人科学会，日本産婦人科医会編．CQ301 機能性月経困難症の治療は？ 産婦人科診療ガイドライン 2014．日本産科婦人科学会，東京，2014，pp113-114（ガイドライン）
12) L Guylaineci, P Odette, A Viola, et al. Primary Dysmenorrhea Consensus Guideline. 2005（ガイドライン）
http://sogc.org/guidelines/primary-dysmenorrhea-consensus-guideline/
13) 日本産科婦人科学会編．CQ204 月経痛に対する効果の説明は？ OC・LEPガイドライン 2015年度版．日本産科婦人科学会，東京，2015，pp36-37（ガイドライン）
14) 日本産科婦人科学会編．CQ116 何歳から服用開始できるか？ OC・LEPガイドライン 2015年度版．日本産科婦人科学会，東京，2015，pp26-27（ガイドライン）
15) 松本清一．月経困難症．思春期婦人科外来 第2版．文光堂，東京，2004，pp94-102（レベルⅣ）

Exercise 19

正しいものはどれか。1つ選べ。
a. 月経困難症の主な症状は，精神的な不安定感である。
b. 機能性月経困難症の好発年齢は，30歳以上である。
c. 器質性月経困難症の症状は，通常月経第3日目には消退することが多い。
d. 機能性月経困難症には，NSAIDsの内服が効果を示す。
e. 機能性月経困難症には，LEPは無効である。

7 月経前症候群

CQ 20 月経前症候群・月経前不快気分障害の診断と治療は？

❶ 月経前症候群の概念

　日本産科婦人科学会では，月経前症候群（premenstrual syndrome；PMS）を「月経開始の3～10日位前から始まる精神的，身体的症状で，月経開始とともに減退ないし消失するもの」と定義している[1]。そして，「いらいら，のぼせ，下腹部膨満感，下腹痛，腰痛，頭重感，怒りっぽくなる，頭痛，乳房痛，落着かない，憂うつの順に多い。月経困難症に比べ，精神症状と乳房症状が多い。その他，浮腫あるいは体重増加を主徴とする場合もある。症状に周期性があることから診断は容易である。原因は不明であるが，卵胞ホルモンと黄体ホルモンの不均衡説，精神的葛藤説，社会的不安説などが考えられる。40歳から更年期にかけて多い」と解説がある。『産婦人科診療ガイドライン婦人科外来編』にも記載のある米国産科婦人科学会の診断基準（表1）では，日常生活に支障を来すような身体症状または精神症状が少なくとも1つ，月経前に毎月あればPMSと診断される[2,3]。
　また米国精神医学会の『精神疾患の診断・統計マニュアル 第5版（DSM-5）』において，それまで研究用基準案の位置付けであった月経前不快気分障害（premenstrual dysphoric disorder；PMDD）が「抑うつ障害群」として正式に分類された（表2）[4]。なお，PMDDは抑うつなどの精神症状を伴う最重症型のPMSとして臨床上位置付けられ[5,6]，これら2つをあわせてPMS/PMDDと1つの疾患のように取り扱われることもある。
　本邦では生殖年齢女性の約70～80％が月経前に何らかの心身の変調を自覚し[3]，約半数がPMSと診断される。しかしその症状には個人差が大きく，すべてのPMS女性が治療を必要とするわけではない。日常生活に著しく支障を来し，医学的介入が必要な中等症以上のPMSまたはPMDD女性は生殖年齢女性の5～8％に相当するが[7]，それと気付かないまま病院を受診せずにいる女性もまた少なくない。

表1　月経前症候群の診断基準（文献2より）

■過去3周期のいずれも，月経前の5日間に下記の精神症状または身体症状のうち少なくとも1つ以上が存在した。

<精神症状>
　抑うつ
　怒りの爆発
　いらいら
　不安
　混乱
　社会からのひきこもり

<身体症状>
　乳房痛・乳房の張り
　腹部膨満感
　頭痛
　関節痛・筋肉痛
　体重増加
　手足のむくみ

■これらの症状は，月経開始後4日以内に解消し，月経13日目まで再発しない。
■これらの症状は，何らかの薬物療法や，ドラッグ，アルコールの使用によるものでない。
■これらの症状は，今後2周期の前方視的記録においても認められる。
■患者は，社会的・経済的活動において明らかに支障を来している。

表2　月経前不快気分障害の診断基準（日本精神神経学会〔日本語版用語監修〕．髙橋三郎，大野　裕　監訳．DSM-5 精神疾患の診断・統計マニュアル．医学書院，東京，2014，pp171-172より）

A. ほとんどの月経周期において，月経開始前最終週に少なくとも5つの症状が認められ，月経開始数日以内に軽快し始め，月経終了後の週には最小限になるか消失する。
B. 以下の症状のうち，1つまたはそれ以上が存在する。
　　（1）著しい感情の不安定性（例：気分変動；突然悲しくなる，または涙もろくなる，または拒絶に対する敏感さの亢進）
　　（2）著しいいらだたしさ，怒り，または対人関係の摩擦の増加
　　（3）著しい抑うつ気分，絶望感，または自己批判的思考
　　（4）著しい不安，緊張，および/または"高ぶっている"とか"いらだっている"という感覚
C. さらに，以下の症状のうち1つ（またはそれ以上）が存在し，上記基準Bの症状と合わせると，症状は5つ以上になる。
　　（1）通常の活動（例：仕事，学校，友人，趣味）における興味の減退
　　（2）集中困難の自覚
　　（3）倦怠感，易疲労性，または気力の著しい欠如
　　（4）食欲の著しい変化，過食，または特定の食物への渇望
　　（5）過眠または不眠
　　（6）圧倒される，または制御不能という感じ
　　（7）他の身体症状，例えば，乳房の圧痛または腫脹，関節痛または筋肉痛，"膨らんでいる"感覚，体重増加
注：基準A～Cの症状は，先行する1年間のほとんどの月経周期で満たされていなければならない。
D. 症状は，臨床的に意味のある苦痛をもたらしたり，仕事，学校，通常の社会活動または他者との関係を妨げたりする（例：社会活動の回避；仕事，学校，または家庭における生産性や能率の低下）。
E. この障害は，他の障害，例えばうつ病，パニック症，持続的抑うつ障害（気分変調症），またはパーソナリティ障害の単なる症状の増悪ではない（これらの障害はいずれも併存する可能性はあるが）。
F. 基準Aは，2回以上の症状周期にわたり，前方視的に行われる毎日の評価により確認される（注：診断は，この確認に先立ち，暫定的に下されてもよい）。
G. 症状は，物質（例：乱用薬物，医薬品，その他の治療）や，他の医学的疾患（例：甲状腺機能亢進症）の生理学的作用によるものではない。

❷ 月経前症候群の原因

　PMSは月経周期と密接に関連することから，その病態生理に性ホルモンの関与があることに異論はない。しかし正常女性とPMS女性との間で，血中性ホルモン値に差がないことも知られている[3,5-7]。PMSの原因として，これまでに様々な説が提唱されてきたが，現時点ではガンマアミノ酪酸（GABA）作動性およびセロトニン作動性神経系が発症に関与するという説が有力である[6-9]。

そして，これらの内的要因に加えて，生活環境や精神的・身体的ストレスのような外的要因が関与することでPMS/PMDDの病態が形成されるものと考えられる[4]。

❸ 月経前症候群の診断

初診時の対応は，医師患者間の信頼関係を構築し，その後の治療を円滑にしていく上でも非常に重要である。PMS/PMDDを疑う患者が受診した場合には，まずなるべく時間をかけて患者の話を傾聴する。その際に，生活環境やストレスの有無だけでなく，夫やパートナーを含めた患者周囲のPMSの理解度についても尋ねておく。

次いで診察を行い，婦人科疾患の有無を確認する。特に月経痛が強い患者で月経前に様々な症状を訴える場合があるが，これらは「月経困難症」でありPMSとは区別して扱う。また貧血や甲状腺疾患，片頭痛なども早めに除外診断しておく。

そして以後2周期にわたり「症状日記」を記録するのは，PMS/PMDDの診断の上で必須である[2,4]。可能であれば基礎体温の測定も行う。なお「症状日記」には，基礎体温と症状をそれぞれ記入可能な専用の記録用紙が各種考案されているが，通常の基礎体温表でも代用可能である。症状の出現パターンは個人差に富むが，「排卵前には症状が消失」していることがPMS/PMDDの診断上不可欠である[2,4,7]。

また精神疾患を合併する生殖年齢女性の中には，月経前に精神症状が増悪する場合が知られており，これは「月経前増悪（premenstrual exacerbation；PME）」と形容される[5]。もし精査中にPMS/PMDDではなくPMEが疑われたり，自殺企図がある場合には，躊躇することなく精神科医に紹介する。

❹ 月経前症候群の治療

PMS/PMDDの症状や背景は各患者で異なるため，自ずと治療もテーラーメイド化される。治療法を決定する際には，患者の希望を尊重しながら，ともに治療を進めていく姿勢が大切である。また治療法によっては症状が増悪する場合もあるため，それぞれの治療の適応と限界についてあらかじめ十分に理解しておく必要がある。

軽症から中等症のPMS患者には，生活指導やカウンセリング，認知行動療法（認知療法）などの非薬物療法が推奨されている[3,5]。また患者が希望する場合には，経口避妊薬（OC）および低用量エストロゲン・プロゲスチン配合薬（LEP），あるいは漢方療法を試みてもよい。かつてはプロゲステロンやプロゲスチンがPMS治療に使用されてきたが，近年のメタアナリシスでは，その治療効果は否定的である[10,11]。

重症PMS/PMDDの患者に対しては，主に薬物療法が選択されるが，その治療方略は，①中枢神経系の制御，②排卵抑制，③対症療法に大別される。抗うつ薬である選択的セロトニン再取り込み阻害薬（SSRIs）はPMS/PMDD治療の第一選択薬であり，PMDD患者の6割に有効とされる[3,5,7,12,13]。しかしSSRIsを含めた向精神薬の服用に抵抗感を示す患者も実際には少なくないため，あえてOC（LEP）での治療を先行させるのも一考である。また一度にすべての症状を改善しようとせずに，苦痛の強い症状から順に解除していくのが治療のコツといえる。症状によっては，NSAIDsや利尿剤などの対症療法が有効なこともある。さらに精神症状の著しい症例ではGnRH

アゴニスト療法が検討されるが，その場合は精神科医と共同で診療にあたるのが望ましい。

a. 選択的セロトニン再取り込み阻害薬（SSRIs）

重症PMS/PMDD患者に対する抗うつ薬のSSRIsは，月経前の有症状期にのみ内服する間歇投与法でも治療効果があり，精神症状だけでなく身体症状にも有効であることが知られている[5,7,12]。またSSRIsのうつ病への効果発現までには通常数週間を要するが，PMS/PMDDに対しては即効性があり，投薬量も比較的少量で済むことから，うつ病とは異なる作用機序も推測されている[7,14]。しかし通常の服用方法（連続投与法）のほうが間歇投与法よりも有効性が高いことから[5,7]，患者から連続投与を希望する場合もある。ちなみに本邦では「月経前症候群」への保険適用がないため，症状に応じた適応疾患名にて処方を行う。

SSRIsの副作用として，嘔気や性欲減退などが知られている[5,7]。嘔気は内服開始時に発生するが，通常は自然軽快する。たとえ，あるSSRIが副作用等のため継続できない場合でも，他のSSRIが有効なことがある。注意すべき副作用に，中止後発現症状と賦活症候群（activation syndrome）がある[5,7,15]。間歇投与法における比較的低用量からの中止は通常問題ないが，うつ病で用いられる高用量を投与している場合は一度に中止せず，漸減するように心がける。また賦活症候群とは，抗うつ薬の投与初期に起こりうる衝動的な異常行動や自殺企図を総称するが，若年者に起こりやすいことが知られている[15]。

したがってSSRIsはなるべく少量（初回投与量の半分程度）から投与を開始し，漸増しながら至適投与量を決定する。また若年症例への使用に際しては，精神科への紹介も検討する。

b. OC（LEP）

OC（LEP）は，身体症状を主とするPMSに対しては有効であるが，精神症状には効かないとする報告が多い[3,5-7]。さらにPMS/PMDD患者では，OC内服によりPMS症状が再現されるため使用に堪えない（OCが合わない）場合が多いことも知られている[5,6]。しかしこの場合は，別のOCへの変更が奏功することもある。

ドロスピレノンは，スピロノラクトンから合成された第4世代プロゲスチンであり，抗アルドステロン作用と抗アンドロゲン作用を併せ持つ。ドロスピレノン3.0mgを含有するヤーズ®配合錠は本邦では「月経困難症」の保険適用であるが，米国ではPMDD治療薬として認可され，身体症状および精神症状への有効性が示されている[3,16,17]。

c. GnRHアゴニスト

PMS/PMDDに対する最終的な薬物療法として位置付けられ，その排卵抑制作用による治療効果が期待される[3,5-7,18]。しかし保険診療上の問題や長期連用による副作用の問題もあるため，その使用は緊急避難的な状況に限定される。また低エストロゲン状態による「抑うつ」の発症も懸念されるが，その際にはエストロゲン製剤の併用（アドバック療法）が有用であり，治療効果も下げない[6,18]。なお子宮がある場合は，プロゲスチンの併用によるPMS症状の再現が懸念されるため，LNG-IUSの使用も検討される[7,19]。

d. 外科的治療

両側卵巣摘出術は，PMS/PMDD治療としては根治的であるが不可逆的なために，その適応は限定される。そのため手術に先立ってGnRHアゴニスト療法などの可逆的方法で，あらかじめ効果や副作用について検証した上で，同意が得られた症例に対して施行されるべきである[5-7,19]。

●文献

1) 日本産科婦人科学会編．産科婦人科用語集・用語解説集．改訂第 3 版．日本産科婦人科学会，東京，2013（レベルⅣ）
2) The American College of Obstetricians and Gynecologists：Guidelines for women's health care：a resource manual. 4th ed. The American College of Obstetricians and Gynecologists, Washington DC, 2014, pp607-613（レベルⅣ）
3) 日本産科婦人科学会，日本産科婦人科医会編．産婦人科診療ガイドライン 婦人科外来編 2014．日本産科婦人科学会，東京，2014，p224-227（レベルⅣ）
4) American Psychiatric Association：Diagnostic and statistical manual of mental disorders. 5th ed. American Psychiatric Publishing, Washington DC, 2013, pp171-175〔日本精神神経学会（日本語版用語監修）．髙橋三郎，大野 裕 監訳．DSM-5 精神疾患の診断・統計マニュアル．医学書院，東京，2014，pp171-174〕（レベルⅣ）
5) Johnson SR. Premenstrual syndrome, premenstrual dysphoric disorder, and beyond：a clinical primer for practitioners. Obstet Gynecol 2004；104：845-859（レベルⅣ）
6) Backstrom T, Andreen L, Birzniece V, et al. The role of hormones and hormonal treatments in premenstrual syndrome. CNS Drugs 2003；17：325-342（レベルⅣ）
7) Yonkers KA, O'Brien PMS, Eriksson E. Premenstrual syndrome. Lancet 2008；371：1200-1210（レベルⅣ）
8) Rapkin AJ, Morgan M, Goldman L, et al. Progesterone metabolite allopregnanolone in women with premenstrual syndrome. Obstet Gynecol 1997；90：709-714（レベルⅢ）
9) Griffin LD, Mellon SH. Selective serotonin reuptake inhibitors directly alter activity of neurosteroidogenic enzymes. Proc Natl Acad Sci USA 1999；96：13512-13517（レベルⅢ）
10) Wyatt K, Dimmock P, Jones P, et al. Efficacy of progesterone and progestogens in management of premenstrual syndrome：systematic review. BMJ 2001；323：1-8（レベルⅠ）
11) Ford O, Lethaby A, Roberts H, et al. Progesterone for premenstrual syndrome. Cochrane Database Syst Rev 2012；3：CD003415（レベルⅠ）
12) Dimmock PW, Wyatt KM, Jones PW, et al. Efficacy of selective serotonin-reuptake inhibitors in premenstrual syndrome：a systematic review. Lancet 2000；356：1131-1136（レベルⅠ）
13) Marjoribanks J, Browm J, O'Brien PMS, et al. Selective serotonin reuptake inhibitors for premenstrual syndrome. Cochrane Database Syst Rev 2013；6：CD001396（レベルⅠ）
14) Freeman EW, Rickels K, Sondheimer SJ, et al. Differential response to antidepressants in women with premenstrual syndrome/premenstrual dysphoric disorder：a randomized controlled trial. Arch Gen Psychiatry 1999；56：932-939（レベルⅡ）
15) Zito JM, Derivan AT, Kratochvil CJ, et al. Off-label psychopharmacologic prescribing for children：History supports close clinical monitoring. Child Adolesc Psychiatry Ment Health 2008；2：24（レベルⅣ）
16) Pearlstein TB, Bachmann GA, Zacur HA, et al. Treatment of premenstrual dysphoric disorder with a new drospirenone-containing oral contraceptive formulation. Contraception 2005；72：414-421（レベルⅡ）
17) Lopez LM, Kaptain AA, Helmerhorst FM. Oral contraceptives containing drospirenone for premenstrual syndrome. Cochrane Database Syst Rev 2012；2：CD006586（レベルⅠ）
18) Wyatt KM, Dimmock PW, Ismail KMK, et al. The effectiveness of GnRHa with and without 'add-back' therapy in treating premenstrual syndrome：a meta analysis. Br J Obstet Gynaecol 2004；111：585-595（レベルⅠ）
19) Cronje WH, Vashisht A, Studd JWW. Hysterectomy and bilateral oophorectomy for severe premenstrual syndrome. Human Reprod 2004；19：2152-2155（レベルⅢ）

Exercise 20

PMS および PMDD について誤っているものはどれか。1 つ選べ。

a. PMDD は，DSM-5 において抑うつ障害群のひとつに分類されている。
b. PMS の成因にはガンマアミノ酪酸（GABA）作動性およびセロトニン作動性神経系の関与が示唆される。
c. 月経開始後数日で症状が消失することが診断上不可欠である。
d. 選択的セロトニン再取り込み阻害薬（SSRIs）は PMDD の治療の第一選択薬である。
e. すべての OC/LEP は，PMS には有効であるが，PMDD には無効である。

8 LEP の適応・効果と有害事象

CQ 21 LEP の適応・効果と有害事象は？

❶ OC と LEP の違い

　LEP は low dose estrogen-progestin（低用量エストロゲン・プロゲスチン）の略称である。エチニルエストラジオール（EE）含有量が 50μg 未満の OC（oral contraception）を低用量 OC といい，避妊目的に使用されてきた。長年にわたる研究から，月経痛の改善をはじめとする副効用が明らかにされ，日本においては，ホルモン含有量が低用量 OC に準じた製剤が月経困難症に対して保険適用となった。避妊目的に用いる自費の薬剤を OC と呼び，月経困難症や子宮内膜症など疾患の治療目的に用いる保険適用薬を便宜上 LEP と呼んで区別している。
　LEP の効果と有害事象は，OC のエビデンスに基づくものである。

❷ LEP の適応

　2008 年に「子宮内膜症に伴う月経困難症」に対してノルエチステロン 1mg/EE35μg 配合薬が承認され，2010 年には「月経困難症」を適用としてドロスピレノン 3mg/EE20μg 配合薬が承認された。2010 年にノルエチステロン 1mg/EE35μg 配合薬が「機能性月経困難症」の効能追加が承認された。さらに 2013 年には EE を 20μg に減量したノルエチステロン 1mg/EE20μg 配合薬が「月経困難症」に対して承認されたと同時に，従来のノルエチステロン 1mg/EE35μg 配合薬の効能も「月経困難症」となった。
　初経発来後から投与開始できるが，骨成長への影響を考慮する必要がある。健常女性では閉経移行期まで使用することができるが，40 歳以上の未閉経者では心血管系障害の危険を考慮して慎重投与する必要がある。閉経以降あるいは 50 歳以上では投与しない[1]。日本の添付文書上では「骨成長が終了していない可能性がある患者」に対しては禁忌とされている。心血管系疾患や VTE のリスクは加齢とともに上昇し[2,3]，50 歳以上では VTE リスクが高い〔OR：6.3（95% CI：4.6-9.8）〕[4]。また 1 日の喫煙本数の増加とともに心血管系障害の発現リスクが上昇する[5-7]ため，OC に準じて，習慣的喫煙者は 35 歳以上で内服を原則不可とする。LEP が使えない場合，他の選択肢として IUD/IUS を考慮する。
　閉経移行期までに LEP を中止するにあたり，OC/LEP 服用時の閉経の診断手順を示す。
① 45 歳以降，閉経の可能性を考慮し，50 歳までには OC/LEP をいったん中止する。
② 中止時および中止後数週間目に血清 FSH と E_2 を測定する。
③ OC/LEP 中止後 2 週間以降で血中 FSH は閉経レベルに達し，同時期の血中 E_2 の上昇がなく OC/LEP 中止時と不変であれば閉経と考えられる[8]。
　未閉経であれば OC/LEP を 50 歳までは継続できる。ただし，4 週間以上の休薬期間をおいた場合，VTE のリスク上昇に注意を要する。この場合，使用目的に応じて IUD，LNG-IUS，GnRH ア

ゴニストなどの代替療法に切り替えることが望ましい．閉経以降あるいは50歳以上では，必要があればホルモン補充療法（HRT）を行う．

❸ LEPの効果（表1）

a．月経困難症に対する効果

機能性月経困難症，および子宮内膜症，子宮腺筋症，子宮筋腫などを原因とする器質性月経困難症における月経痛を軽減することがRCTにより示された[9-12]．月経血量を減少させる[13,14]ことから，過多月経に有効であると考えられる．LEPが子宮内膜の増殖を抑制することや子宮内膜からのプロスタグランジンの産生を抑制することが月経困難症の軽減につながると考えられている．

稀少部位子宮内膜症に対する縮小効果は明らかではない[11]．卵巣子宮内膜症性嚢胞の手術後，LEPの継続的投与により再発が減少する[15]．

b．PMS・PMDDに対する効果

ドロスピレノン含有のLEPは月経前不快気分障害（PMDD）に有効である．ドロスピレノンはスピロノラクトンの誘導体であり，抗ミネラルコルチコイドおよび抗アンドロゲン作用を有するため，浮腫，体重増加，乳房痛や攻撃性，過敏性などの月経前症状を改善するものと考えられる[16,17]．LEPは排卵を抑制し，性ステロイドの変動を抑えることで，月経前の不快な身体・精神症状を改善させると考えられている．月経前症候群（PMS）の大部分は軽症で薬物療法を要する症例がほとんどないことから，明確にPMSと診断された症例を対象にOC/LEPを投与した臨床研究が見当たらず，PMS症例に対するOC/LEPの有効性を証明するエビデンスがない．PMSに対してもOC/LEPが当然有効であろうと考えられるのは，PMDD症例や月経前症状を有する症例を対象とした臨床研究においてOC/LEPが月経前の不快な身体・精神症状を改善させること，およびPMDDがPMSの重症型であるとの認識からである．

c．尋常性痤瘡に対する効果

尋常性痤瘡（にきび）を改善する効果がある[17]．フリーテストステロン（freeT）がジヒドロテストステロン（DHT）に変換され，皮脂腺のアンドロゲン受容体に結合し皮脂産生を増やすことが，尋常性痤瘡の発症要因と考えられている．LEPはT産生を抑制し，性ホルモン結合グロブリン（SHBG）を増加させることにより，freeTを減少させる．また，含有するプロゲスチンが，freeT

表1 LEPの効果と有害事象

効果	有害事象
治療 ・機能性月経困難症の緩和 ・器質性月経困難症の緩和 ・過多月経の軽減 ・卵巣子宮内膜症性嚢胞を縮小，術後再発予防 ・月経周期の整調 ・PMS，PMDDの改善 ・尋常性痤瘡（にきび）の改善 ・卵巣癌の減少 ・子宮内膜癌の減少 ・大腸癌の減少	・不正出血 ・VTE ・脳卒中，脳梗塞 ・心筋梗塞 ・乳癌 ・悪性黒色腫 ・浸潤性子宮頸癌

からDHTへの変換を阻害する[18]。ドロスピレノンのように抗アンドロゲン作用を強くもつものもあり，尋常性痤瘡や多毛症などアンドロゲンに関した疾患に有効である[19]。

d. その他の副効用

使用期間が長いほど，卵巣癌リスクがより低下する[21,22]。排卵による卵巣上皮の損傷を防ぎ，ゴナドトロピンへの暴露を軽減することによる。プロゲスチンによる子宮内膜増殖の抑制により，使用期間が長いほど子宮内膜癌リスクがより低下する[23,24]。大腸癌リスクは低下するが，使用期間との関連および機序は不明である[25]。

❹ LEPの有害事象（表1）

服用中止した女性の46％が，マイナーな副作用が原因であった。最も頻度が高かったのは不正出血（12％），その他嘔気（7％），体重増加（5％），気分変調（5％），乳房緊満（4％），頭痛（4％）であった[26]。服用者の20％が不正出血を経験するが，服用継続とともに次第に減少する[27]。気分変調[28]，体重増加[29]との因果関係はない。

Wells Score（深部静脈血栓症）
（文献37より）

項目	スコア
進行癌（治療中，6カ月以内に緩和治療を含む入院）	1
下肢の不動状態（麻痺，不全麻痺あるいはギプス固定）	1
最近3日以上の寝たきり状態，3カ月以内に全身・局所麻酔による大手術	1
深部静脈領域の限局的圧痛	1
下肢全体の腫脹	1
患側肢のふくらはぎが健側肢よりも3cm以上腫脹（脛骨粗面下10cmで計測）	1
患側肢で陥凹を認める浮腫	1
表在性の側副静脈（静脈瘤とは異なる）	1
DVTの既往	1
DVTに類似した他疾患の診断	−2

2以上：DVT可能性が高い
2未満：DVT可能性が低い

Wells Score（肺塞栓症）
（文献38より）

項目	スコア
DVTの臨床的兆候（少なくとも下肢の腫脹と触診による痛み）	3.0
PE以外の疾患の可能性が低い	3.0
心拍数100以上	1.5
4週以内の手術または安静	1.5
PE, DVTの既往	1.5
喀血	1.0
悪性腫瘍（治療中，6カ月以内に緩和治療を含む入院）	1.0

2.0未満：低い（low）
2.0〜6.0：中等度（moderate）
7.0以上：高い（high）

または

4以上：PE可能性が高い（likely）
4未満：PE可能性が低い（unlikely）

図1　Wellsスコア

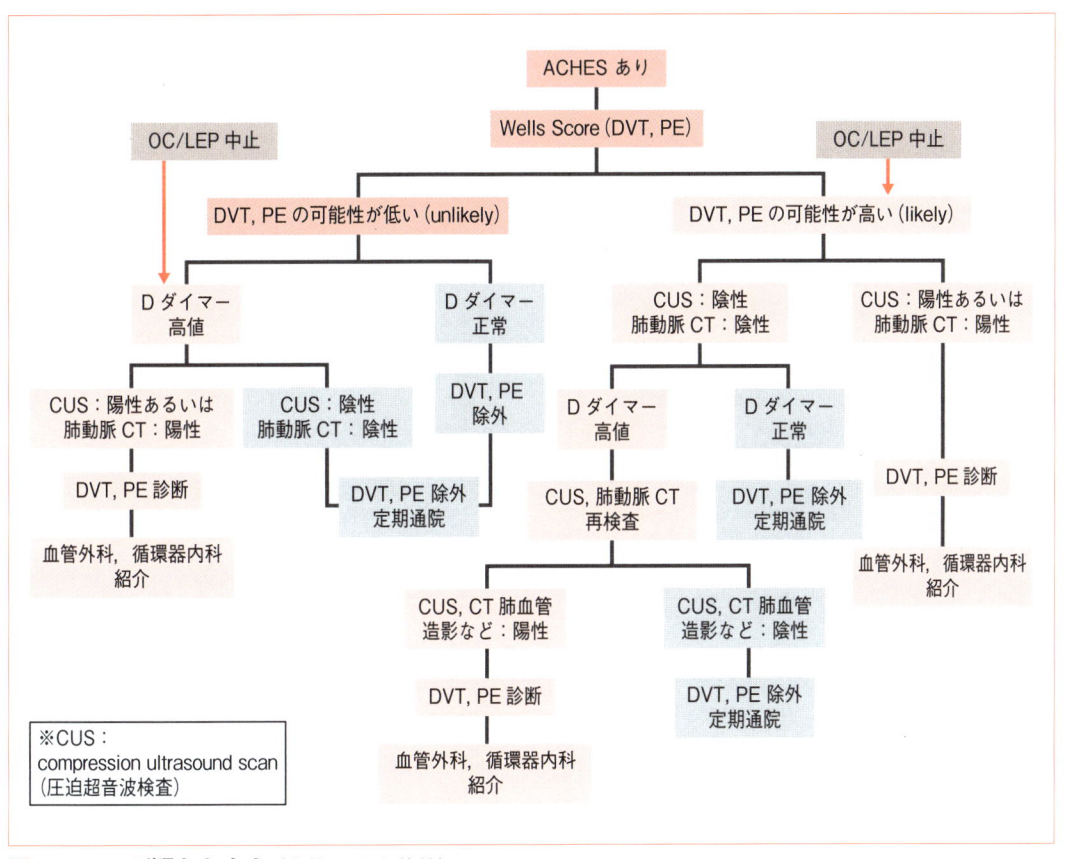

図2 **VTEが疑われたら**（文献40より抜粋）

　LEPは，乳癌発症リスクを増加させる可能性がある。多くのコホート研究や症例対照研究がなされているが，乳癌発症リスクを増加させるという報告と，増加させないとする報告の両方がある。前向きコホート研究のメタ解析ではRR 1.08（0.99-1.17）と有意差なく[30]，症例対照研究を含めた2000年以降のメタ解析ではOR 1.08（1.00-1.17）と軽度ではあるが有意差を認めた[31]。子宮頸癌発症のリスクが高くなると報告され，メタ解析では，5年以上の服用で子宮頸部浸潤癌のRRが1.9（1.69-2.13）であった[32]。

　最も注意すべき重篤な有害事象はVTEである。肥満，喫煙，高年齢女性，VTE家族歴，LEP内服中の手術はVTEリスクを増加させる。VTEの発症は，LEP服用開始後3カ月以内が14.3/10,000婦人・年と最も多く，その後2年目で7.3/10,000婦人・年，3年目で6.3/10,000婦人・年，4〜5年目で4.5/10,000婦人・年と減少する[33,34]。4週間以上の休薬期間をおき，再度OC内服を開始する場合も再開後3カ月は初回投与時と同様にVTE発症リスクが高いので注意を要する[34]。VTEの発症は以下（ACHES：Abdominal pain, Chest pain, Headache, Eye/speech problems, Severe leg pain）と関連することが報告されており，ACHESの症状を認める場合には処方医など医療機関受診を勧める[35]。各種検査を行う前のVTEの臨床確率を評価する方法として，Wellsスコアがある（図1）[36-38]。Wellsスコアにより，VTEの可能性が低く，D-ダイマーが正常の症例ではVTEが除外できる[39]。WellsスコアでVTEの可能性が高い場合には，エコーやCTなどの画像検査が必要である（図2）[40]。LEPを処方する際には患者携帯カードを持参させ，産婦人科

以外の診療科を受診する場合には，患者携帯カードを提示するように指導する。
LEP を安全・安心に投与するために OC・LEP ガイドラインも参照されたい。

●文献

1) Medical eligibility criteria for contraceptive use. Fifth edition（ガイドライン）
http://www.who.int/reproductivehealth/publications/family_planning/MEC-5/en
2) Jain AK. Mortality risk associated with the use of oral contraceptives. Studies in Family Planning 1977；8：50-54（レベルⅢ）
3) Favaloro EJ, Franchini M, Lippi G. Aging hemostasis：changes to laboratory markers of hemostasis as we age-a narrative review. Semin Thromb Hemost 2014；40：621-633（レベルⅣ）
4) Lippi G, Favaloro EJ, Cervellin G. A review of the value of D-dimer testing for prediction of recurrent venous thromboembolism with increasing age. Semin Thromb Hemost 2014；40：634-639（レベルⅣ）
5) Gillum LA, Mamidipudi SK, Johnston SC. Ischemic stroke risk with oral contraceptives：a meta-analysis. JAMA 2000；284：72-78（レベルⅠ）
6) Khader YS, Rice J, John L, et al. Oral contraceptives use and the risk of myocardial infarction：a meta-analysis. Contraception 2003；68：11-17（レベルⅠ）
7) Tanis BC, van den Bosch MA, Kemmeren JM, et al. Oral contraceptives and the risk of myocardial infarction. N Engl J Med 2001；345：1787-1793（レベルⅡ）
8) Castracane VD, Gimpel T, Goldzieher JW. When is it safe to switch from oral contraceptives to hormonal replacement therapy？ Contraception 1995；52：371-376（レベルⅢ）
9) Wong CL, Farquhar C, Roberts H, et al. Oral contraceptive pill as treatment for primary dysmenorrhoea. Cochrane Database Syst Rev 2009；2：CD002120（レベルⅠ）
10) Harada T, Momoeda M, Terakawa N, et al. Evaluation of a low-dose oral contraceptive pill for primary dysmenorrhea：a placebo-controlled, double-blind, randomized trial. Fertil Steril 2011；95：1928-1931（レベルⅡ）
11) Harada T, Momoeda M, Taketani Y, et al. Low-dose oral contraceptive pill for dysmenorrhea associated with endometriosis：a placebo-controlled, double-blind, randomized trial. Fertil Steril 2008；90：1583-1588（レベルⅡ）
12) Momoeda M, Hayakawa M, Shimazaki Y, et al. Does the presence of coexisting diseases modulate the effectiveness of a low-dose estrogen/progestin, ethinylestradiol/drospirenone combination tablet in dysmenorrhea？ Reanalysis of two randomized studies in Japanese women. Int J Womens Health 2014；6：989-998（レベルⅡ）
13) Fraser I, McCarron G. Randomized trial of 2 hormonal and 2 prostaglandin inhibiting agents in women with a complaint of menorrhagia. Aust N Z J Obstet Gynaecol 1991；31：66-70（レベルⅢ）
14) Farquhar C, Brown J. Oral contraceptive pill for heavy menstrual bleeding. Cochrane Database Syst Rev 2009；4：CD000154（レベルⅠ）
15) Vercellini P, DE Matteis S, Somigliana E, et al. Long-term adjuvant therapy for the prevention of postoperative endometrioma recurrence：a systematic review and meta-analysis. Acta Obstet Gynecol Scand 2013；92：8-16（レベルⅠ）
16) Kelderhouse K, Taylor JS. A review of treatment and management modalities for premenstrual dysphoric disorder. Nurs Womens Health2013；17：294-305（レベルⅠ）
17) Lopez LM, Kaptein AA, Helmerhorst FM. Oral contraceptives containing drospirenone for premenstrual syndrome. Cochrane Database Syst Rev 2012；2：CD006586（レベルⅠ）
18) Arowojolu AO, Gallo MF, Lopez LM, et al. Combined oral contraceptive pills for treatment of acne. Cochrane Database Syst Rev 2012；7：CD004425（レベルⅠ）
19) O'Connell K, Westhoff C. Pharmacology of hormonal contraceptives and acne. Cutis 2008；81：8-12（レベルⅣ）
20) Batukan C, Muderris II. Efficacy of a new oral contraceptive containing drospirenone and ethinyl estradiol in the long-term treatment of hirsutism. Fertil Steril 2006；85：436-440（レベルⅢ）
21) Havrilesky LJ, Moorman PG, Lowery W, et al. Oral contraceptive pills as primary prevention for ovarian cancer：a systematic review and meta-analysis. Obstet Gynecol 2013；139-147（レベルⅡ）
22) Havrilesky LJ, Gierisch JM, Moorman PG, et al. Oral contraceptive use for the primary prevention of ovarian cancer. Evid Rep Technol Assess（Full Rep）2013；212：1-514（レベルⅡ）
23) Schlesselman JJ. Risk of endometrial cancer in relation to use of combined oral contraceptives. A practitioner's guide to meta-analysis. Hum Reprod 1997；12：1851-1863（レベルⅡ）
24) Schlesselman JJ. Net effect of oral contraceptive use on the risk of cancer in women in the United States. Obstet Gynecol 1995；85：793-801（レベルⅡ）
25) Gierisch JM, Coeytaux RR, Myers ER, et al. Oral Contraceptive Use and Risk of Breast, Cervical, Colorectal, and Endometrial Cancers：a systemat-

ic review. Cancer Epidemiol Biomarkers Prev 2013 ; 22 : 1931-1943（レベルⅡ）
26) Rosenberg MJ, Waugh MS. Oral contraceptive discontinuation : a prospective evaluation of frequency and reasons. Am J Obstet Gynecol 1998 ; 179 : 577-582（レベルⅢ）
27) Management of Unscheduled Bleeding in Women Using Hormonal Contraception（ガイドライン）http://www.rcog.org.uk/files/rcog-corp/UnscheduledBleeding23092009.pdf
28) O'Connell K, Davis AR, Kerns J. Oral contraceptives : side effects and depression in adolescent girls. Contraception 2007 ; 75 : 299-304（レベルⅡ）
29) Procter-Gray E, Cobb KL, Crawford SL, et al. Effect of oral contraceptives on weight and body composition in young female runners. Med Sci Sports Exerc 2008 ; 40 : 1205-1212（レベルⅡ）
30) Zhu H, Lei X, Feng J, Wang Y. Oral contraceptive use and risk of breast cancer : a meta-analysis of prospective cohort studies. Eur J Contracept Reprod Health Care 2012 ; 17 : 402-414（レベルⅠ）
31) Gierisch JM, Coeytaux RR, Urrutia RP, et al. Oral contraceptive use and risk of breast, cervical, colorectal, and endometrial cancers : a systematic review. Cancer Epidemiol Biomarkers Prev 2013 ; 22 : 1931-1943（レベルⅡ）
32) International Collabortation of Epidemiological Studies of Cervical Cancer. Cervical cancer and hormonal contraceptives : collaborative reanalysis of individual data for 16,573 women with cervical cancer and 35,509 women without cervical cancer from 24 epidemiological studies. Lancet 2007 ; 370 : 1609-1621（レベルⅡ）
33) Dinger JC, Heinemann LA, Kühl-Habich D. The safety of adrospirenone-containing oral contraceptive : final results fromthe European Active Surveillance Study on oral contraceptives based on 142,475 women-years of observation. Contraception 2007 ; 75 : 344-354（レベルⅠ）
34) Dinger JC, TD Minh, S Moehner. The risk of venous thromboembolism in OC users : time patterns after initiation of treatment. Pharmacoepidemiol Drug Saf 2010 ; 19 : 214-215（レベルⅢ）
35) Prescribing Contraceptives for Women over 35 Years of Age. Am Fam Physician 2003 ; 68 : 547-548（レベルⅣ）
36) Wells PS, Hirsh J, Anderson DR, et al. Accuracy of clinical assessment of deep-vein thrombosis. Lancet 1995 ; 345 : 1326-1330（レベルⅠ）
37) Wells PS, Anderson DR, Rodger M, et al. Evaluation of D-dimer in the diagnosis of suspected deep-vein thrombosis. N Engl J Med 2003 ; 349 : 1227-1235（レベルⅢ）
38) Wells PS, Anderson DR, Rodger M, et al. Derivation of a simple clinical model to categorize patients probability of pulmonary embolism : increasing the models utility with the SimpliRED D-dimer. Thromb Haemost 2000 ; 83 : 416-420（レベルⅢ）
39) Elf JL, Strandberg K, Nilsson C, et al. Clinical probability assessment and D-dimer determination in patients with suspected deep vein thrombosis, a prospective multicenter management study. Thromb Res 2009 ; 123 : 612-616（レベルⅠ）
40) 日本産科婦人科学会編集・監修．OC・LEP ガイドライン 2015 年度版．日本産科婦人科学会，東京，2015，pp103（ガイドライン）

Exercise 21

低用量エストロゲン・プロゲスチン配合薬（LEP）に関して正しいものはどれか．2つ選べ．

a. 月経前不快気分障害（PMDD）にも保険適用がある．
b. 尋常性痤瘡（にきび）にも保険適用がある．
c. 機能性月経困難症にのみ有効で，器質性月経困難症における月経痛には有効でない．
d. ドロスピレノンは，抗ミネラルコルチコイドおよび抗アンドロゲン作用を有する．
e. 使用期間が長いほど，卵巣癌リスクがより低下する．

2 Office Gynecology における婦人科腫瘍・類腫瘍・その他

◆1 外陰，腟の良性腫瘍・類腫瘍

CQ 22 外陰や腟でよく遭遇する腫瘍・類腫瘍とその対処法は？

❶ 外陰

外陰は角化扁平上皮である皮膚と腟から連なる非角化扁平上皮からなり，一般的な皮膚疾患も発生しうる。診断に迷ったときには，（悪性黒色腫を疑うような病変以外は）積極的に生検を行うべきである。この際，メスを用いるより，「トレパン」という器具を用いると非常に簡単に生検ができる。下記にその概要を示す。

a. 前庭扁平上皮乳頭腫

尖圭コンジローマと混同されやすい。腟壁と同様の異型のない重層扁平上皮が，繊細な線維血管性の軸をもって乳頭状に発育する。これは，コンジローマのように基部があり，そこから大小様々な形態の乳頭状の突起が発育する鶏冠状発育と異なり，形態の類似した細い円柱状の形態が孤発，集簇している点が鑑別点である[1]。HPV 感染を示唆するコイロサイトーシスはみられない。腟前庭部に好発し，高さ 6 mm 以下の乳頭状の集簇として孤立性ないし多発性に出現する。症状がなければ放置してもよいが，コンジローマとの鑑別が困難ならば生検を行う。通常は少ないが，症状のあ

トレパンによる生検法

器具
　この器具は皮膚科臨床で汎用されており，医療器具を取り扱う代理店に問い合わせをすると容易に入手可能である。使い捨てで 1 個ずつ単包され，滅菌済みですぐに使用できる（図1）。円形になった刃の直径は様々のものがあるが，3～5 mm 程度が外来診療では使用しやすい。

麻酔
　1％キシロカインなどの局麻薬により 23～27 ゲージのできるだけ細い針で局所麻酔を行う。

生検の実際
トレパンでの生検：
・可能なら正常部分との境界を狙って，廻すようにして十分に深く刺す。
・摂子で円形にくりぬかれた標本を把持し，下端の皮下脂肪部分を剪刀で切断する。
・生検創を Z 縫合にて縫合する。分娩時に使用するような早期に抗張力が低下する吸収糸を使用すると，痛みも少なく抜糸も不要である。
・ガーゼでの被覆は必要ない。
・抗生物質は不要で，希望されれば鎮痛剤を少量処方するだけでよい。

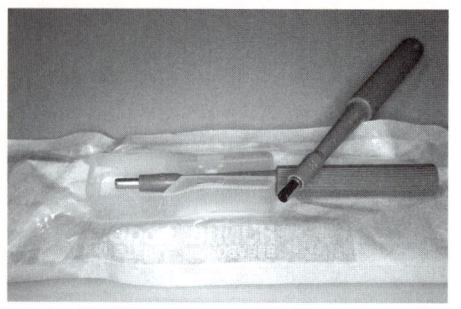

図1　生検用トレパン（3 mm）
　　　カイ インダストリーズ社製

る場合は切除や蒸散などを行ってもよい。

b. 線維上皮性ポリープ

前庭扁平上皮乳頭腫に比べて，間質は広く，被覆する角化扁平上皮は正常である。外陰有毛部に発生し，通常単発性で，大きくなると有茎性となることもある。0.5〜4cm 程度までの大きさになる。増大傾向や症状のある場合は切除する。

c. 乳頭状汗腺腫

良性の腺系病変で最も頻度が高い。中年以降に，小陰唇外縁より外側の外陰部や肛門周囲に発生し，直径2cm以下の小腫瘤を形成する。当初，淡紅色から色調に変化のない丘疹として現れる。隆起中央に果肉様の実質がみられたり，潰瘍を形成したりすることがある。アポクリン汗腺由来の良性腫瘍であり，上皮性分泌細胞とその下層の筋上皮細胞が2層構造を形成し，繊細な血管間質を軸として，複雑な樹枝状乳頭状構造を示す。増大傾向や症状のある場合は切除する。

d. バルトリン腺嚢胞

バルトリン腺は粘液を分泌する腺構造であり，腟出口部の背側両側に左右1箇所ずつ開口している。炎症などで開口部が閉塞すると，バルトリン腺内に粘液が貯留し，嚢胞状に拡張する。これがバルトリン腺嚢胞である。

小さなものでは症状に乏しく，腫瘤の自覚のみのことがある。小さなものは治療の必要はないが，増大傾向のあるもの，坐位などで違和感，疼痛を訴え，感染が疑われる場合は切開，造袋術などの治療の適応となる（詳細は **185 頁〜**参照）。

稀ではあるが，バルトリン腺由来の腺癌なども報告されており，超音波検査で充実性部分のないことを確認すべきであろう[2]。

e. 類表皮封入嚢胞（類皮嚢胞）

先天性あるいは，会陰切開術や外傷後に，皮下に皮膚の扁平上皮組織が迷入して起こる。大陰唇に生じることが多い。内容物は卵巣の成熟嚢胞性奇形腫と同様に，黄色から灰白色の泥状，粘土状の油脂などからなる分泌物である。症状の無いことが多いが，増大傾向や疼痛，違和感を訴えるときは摘出術を行う[3]。

f. 線維腫

外陰の良性充実性腫瘍では最も多くみられる。好発部位は外陰皮下組織，特に腟出口部付近や会陰部に多い。最初は皮下の小結節として触れ，緩徐に増大する。大きなものでは有茎性になることがある。肉腫化することもあるといわれ，切除するときは根部から切除する。

g. 外陰上皮内腫瘍 (vulvar intraepithelial neoplasia；VIN)

1. 概要

外陰の前癌病変としての扁平上皮内病変に対して，従来種々の病名が使用され混乱していたが，現在は VIN として認識されている。その罹患者数は増加傾向にあり，かつ若年化が世界的な傾向として認められている。50〜80%に HPV が検出される。VIN は子宮頸部上皮内腫瘍（cervical intraepithelial neoplasia；CIN）と同様に3段階に分類され，CIN と同様な病理学的評価がなされてきた。International Society for the study of Vulvovaginal Disease (ISSVD) は 2003 年に新しい分類を提示した[4]。これは，従来の VIN 1 は前癌病変とするエビデンスが乏しいとして除外し，VIN 2 および VIN 3 を一括して VIN とするものである。さらに，HPV との関連性が示唆され，若年に多

い通常型と，HPV との関連が低く高齢者に多い分化型に分類したものである[5]。2014 年に改訂された WHO 分類では squamous intraepithelial lesions として，VIN が HPV に関連するものが low-grade intraepithelial lesion (LSIL) と high-grade intraepithelial lesion (HSIL) に分類され，HPV に関連しないものを differentiated type VIN (分化型 VIN) と分類することになった[6]（表 1）。これは，子宮頸部，腟そして外陰部の HPV 関連病変を，同一の概念で分類することになったためである[7]。

若年者，妊婦の外陰に，多発性で色素沈着を伴う褐色の境界明瞭な丘疹様病変を形成することが知られており，ボーエン病様丘疹（Bowenoid papulosis）と臨床的に呼称されてきた[8]。HPV16 型が検出されることが多いが，自然消退することがある。しかし，病理組織学的には通常型 VIN もしくは HSIL と区別することはできず[9]，組織学的診断名としては用いられない[7,9,10]。

2. 症状

主訴としては瘙痒感が多いが，無症状が過半数である。そのため主訴による発見は難しく，普段からの十分な観察が重要である。また，若年者の VIN は多中心性に病変が生じることが多く，腟や子宮頸部にも同様の扁平上皮病変を認める場合が多い。そのために CIN 患者もしくは CIN 治療後の患者に対する注意深い視診も重要である。

3. 診断

視診で VIN は白色，赤色，褐色の平坦または丘疹状に隆起した限局性の病変として認められるが，コルポスコープによる観察では，十分な酢酸加工後に白色上皮として確認できる。

最終診断は組織診によらなければならず，積極的な生検が必要である。浸潤を見るためにも皮下組織まで採取するように心がける。

4. 予後

VIN の自然史については不明な部分が多いが，旧分類である VIN 3 については多数の論文をレビューした文献が存在する。それによると VIN 3 の術前診断で外科的切除を行った 97 編 3,322 例の中から，107 名（3.2%）の浸潤癌が判明し，108 名（3.3%）が治療後の経過観察中に浸潤癌が判明した。また，無治療の 88 名から 12～96 カ月の間に 9 名（10%）の浸潤癌が発見されている[11]。上記からすると，LSIL では経過観察でよいが，HSIL では治療適応となる[5,7,12]。分化型 VIN については，癌化のリスクが高いとする報告や診断から浸潤癌の診断まで 6 カ月未満と早い可能性があるという記載もあり，診断がつき次第，治療の適応となる[6,7]。

5. 治療

外科的切除が基本で，VIN 病変全体を切除し，可能な限り外陰部の機能と構造を温存することが目標となるが，最適な手技についてコンセンサスはない。一般に，病変が限局している場合には 5 mm 程度のマージンを取り，皮下組織を含む局所切除を行う。多発性で病変が広範囲に及ぶものは外陰切除を行うこともある。また，多発性の病変に対しては CO_2 レーザーによる蒸散も有効とされ，美容面では優れているが確定診断がつかないため，浸潤癌の除外など治療前の診断を慎重に行うべきである。また，イミキモドについては VIN の治療効果や浸潤癌への進展抑制効果が報告されているものの，本邦では保険適用にない[5,12]。

表1 外陰上皮内腫瘍について高度病変における ISSVD 分類と WHO 分類（2014）の比較

（文献5参照および改変）

ISSVD 分類	通常型 VIN	分化型 VIN
WHO 分類 2014	HSIL	分化型 VIN
好発年齢	30 歳代	60 歳代
VIN に占める割合	約 95%	約 5%
HPV との関連	あり（特に HPV16 型）	なし
リスクファクター	喫煙	不明
分布	多発性	単発性（ときに多発性）
下部女性器腫瘍との関連	多い	稀
背景	─	硬化型苔癬
扁平上皮癌への進展頻度	低い	高い（角化型扁平上皮癌）
免疫組織学的特徴	P16 陽性	P53 陽性
分子生物学的機序	HPV による p53, pRB の不活化	p53 変異

h. パジェット病（Paget's disease）

1. 概要

高齢女性に，長期間治らない瘙痒感を伴う外陰部湿疹をみたときには，鑑別が必須である。皮膚の基底層あるいは汗腺など皮膚付属器への分化能を有する細胞から発生した上皮内腺癌と考えられている。パジェット病は乳腺に好発し，乳腺外に発生したものは乳房外パジェット病と一括される。乳房外パジェット病の中では，外陰が最も好発する部位である。若年者は稀で，閉経後に好発する。

2. 症状

外陰の瘙痒感，不快感，灼熱感そして疼痛などを訴えて受診することが多い。発生は多中心性と考えられるが，受診時には癒合した広い病変として認められ，湿疹様の紅斑に鱗屑，白斑などを伴うことが多い[12]。

3. 診断

トレパンによる生検が有用である。

4. 治療

局所切除が行われるが，再発が非常に多いため，十分なマージンを取った切除が必要で，高次施設への紹介をすべきである。

❷ 腟

a. 類表皮封入囊胞（類皮囊胞）

外陰部にみられるものと組織学的には同じで，分娩時などの外傷性に起きることが多い。無症状なことが多いが，症状があるときは摘出する。このときに囊胞壁を遺残しないように注意する。

b. Gartner 管囊胞，Müller 管囊胞

前者は Wolff 管の遺残である Gartner 管に由来し，腟上部の前側壁に発生することが多く，後者

は後下方に発生することが多い．小さなときには摘出可能だが，大きくなると周囲の尿管，膀胱損傷を避けるために造袋術を行うこともある[13]．

c. 腟上皮内腫瘍（vaginal intraepithelial neoplasia；VAIN）

1. 概要

子宮頸部および外陰と同様に扁平上皮癌の発生が知られており，その前癌病変として VAIN の存在が知られている．

VAIN は，基底膜からの異型細胞の広がりに応じて子宮頸部の CIN 分類に準じて 3 段階に分類されている．好発は腟上 1/3 であるが，多中心性に発生することも知られている．CIN や VIN と同時に存在することもある[5]．2014 年の WHO 分類改訂に伴い，HPV 関連病変として，子宮頸部と同じように LSIL と HSIL に分類されるようになった．LSIL は VAIN 1 と同義であり，VAIN 2 および 3 は HSIL となった[7,14]．

また，子宮頸部の上皮内病変などで治療歴のある人に実施した腟断端細胞診などで発見されることもあり，そのような既往をもつ人はハイリスクである．

2. 症状

ほとんどが無症状で，帯下，性交時出血などから判明することがある．また，上記のような細胞診異常からも判明する．

3. 診断

診断には CIN と同様にコルポスコピーおよび酢酸加工による狙い組織診が必要である．ただし，子宮頸部と異なり角度がつくため観察しにくいので注意が必要である．

閉経後の場合は，エストロゲン（抱合型エストロゲン 0.625 mg 1 錠 / 日，1〜2 週間程度）投与すると，観察が容易になることがある[5]．

狙い生検では，局所麻酔，縫合の準備が必要である．

4. 治療方針

LSIL では経過観察が可能だが，HSIL の場合は切除やレーザー蒸散が必要であり，専門施設へ紹介すべきである[5,7,15]．

●文献

1) 川名 敬．女性と感染症 Up to Date，尖圭コンジローマの診断と治療．産科と婦人科 2014；81：451-456（レベルⅣ）
2) 横山正俊．オフィス ギネコロジー 女性のプライマリ・ケア，婦人科疾患 バルトリン嚢腫，外陰腫瘍性病変．臨床婦人科産科 2012；66：245-248（レベルⅣ）
3) 高倉賢二．外来診療マニュアル，婦人科・腫瘍 外陰の嚢胞．産婦人科の実際 2010；59：1881-1884（レベルⅣ）
4) Sideri M, Jones RW, Wilkinson EJ, et al. Squamous vulvar intraepithelial neoplasia：2004 modified terminology, ISSVD Vulvar Oncology Subcommittee. The Journal of reproductive medicine 2005；50：807-810（レベルⅣ）
5) 伊藤公彦，堀 謙輔，尾崎公章，他．プロメテウス 婦人科がん最新医療，外陰部・腟の前癌病変．産婦人科の実際 2013；62：2000-2005（レベルⅣ）
6) International Agency for Research on Cancer WHO：Tumours of the valva. World Hearlth Organization Classification of Tumours. Bosman FT, Jaffe ES, Lakhani SR, et al. ed. International Agency for Research on Cancer, Lyon, France, 2014, pp229-253（レベルⅣ）
7) 日本婦人科腫瘍学会編．外陰がん・腟がん治療ガイドライン 2015 年版．金原出版，東京，2015（ガイドライン）
8) 新宅雅幸．Ⅰ 外陰・腟の良性腫瘍，類腫瘍病変．A 病理．新女性医学大系 39 巻．武谷雄二，青野敏博，麻生武志，他編．中山書店，東京，1999，pp3-12（レベルⅣ）
9) Wilkinson EJ. 3 premalignant and malingnant tu-

mors of the vulva. Blaustein's pathology of the female genital taract. Kumrman RJ, ed. Springer, New York, 2002, pp100（レベルⅣ）
10) 滝 一郎，塚本直樹．第1章 外陰腫瘍．婦人科腫瘍の臨床病理．滝 一郎監修．メジカルビュー社，東京，2004，pp6（レベルⅣ）
11) van Seters M, van Beurden M, de Craen AJ. Is the assumed natural history of vulvar intraepithelial neoplasia III based on enough evidence？ A systematic review of 3322 published patients. Gynecologic oncology 2005；97：645-651（レベルⅢ）
12) 日本産科婦人科学会編．外陰の腫瘍・類腫瘍．産婦人科研修の必修知識2013．日本産科婦人科学会，東京，2013，pp516-520（レベルⅣ）
13) 植田政嗣，植木 實．Ⅰ 外陰・腟の良性腫瘍，類腫瘍病変．B 臨床．新女性医学大系39巻．武谷雄二，青野敏博，麻生武志，他編．中山書店，東京，1999，pp13-25（レベルⅣ）
14) International Agency for Research on Cancer WHO：Tumours of the vagina. World Hearlth Organization Classification of Tumours. Bosman FT, Jaffe ES, Lakhani SR, et al. ed. International Agency for Research on Cancer, Lyon, France, 2014, pp207-228（レベルⅣ）
15) 日本産科婦人科学会編．腟の腫瘍・類腫瘍．産婦人科研修の必修知識2013．日本産科婦人科学会，東京，2013，pp520-522（レベルⅣ）

Exercise 22

正しいものはどれか．1つ選べ．
a. 子宮全摘出術後の腟断端細胞診でHSILが疑われたが，コルポスコピーがないので細胞診のみで経過観察した．
b. 中年女性の会陰部に無痛性の囊胞性腫瘤を認めたので，腫瘍マーカーを測定した．
c. 老年女性の外陰部に充実性の下垂したような腫瘤を認めたので，一部切除した．
d. 老年女性の難治性の湿疹様局面を認めたので，トレパンで生検した．
e. 若年女性のバルトリン腺囊胞に抗生物質を投与した．

2 子宮頸管ポリープ，子宮内膜ポリープ

CQ 23-1 子宮頸管ポリープの取り扱いは？

❶ 子宮頸管ポリープの病態

　子宮頸管ポリープは単発性あるいは多発性に発生し，子宮腟部に発生するものを cervical polyp といい，頸管内から発生したものを endocervical polyp という．形状は涙滴型もしくは小葉状で，色調は真紅色や紫色を呈し水分を多く含有するため表面は光沢を帯びている．直径3cm未満のものが多いが，腟内に充満するほど大きくなる場合もある．組織学的には血管が豊富な結合織が上皮に覆われており，上皮はポリープの発生部位により異なり，円柱上皮，扁平上皮，または扁平円柱上皮のいずれかである．鑑別診断としては，子宮内膜ポリープ，粘膜下筋腫，ポリープ状に発育した悪性腫瘍などが挙げられる．
　頸管内の炎症により過形成が生じるという説やエストロゲンに対する過剰反応が起きているという説もあるが，発生機序は明らかになっていない．初経発来前の女児に認められることはほとん

なく，性成熟期以降の女性に多く発症し，切除後に再発することも稀ではない．

❷ 子宮頸管ポリープの治療

子宮頸管ポリープの約 0.1％において悪性が認められるという報告もあるため[1]，子宮頸管ポリープを切除し病理組織学的検査を行うことを勧めている[2]．出血や多量の帯下を伴う場合や，ポリープが大きい場合，ポリープの外観から悪性腫瘍が疑われる場合は切除し，これらに該当しない場合は経過観察でよいとされている．

ポリープ切除はペアン鉗子で基部を把持し，鉗子を 1 方向に回転させることで容易に捻除される．捻除後に残存した基部が大きい場合は，電気メスなどで焼灼することにより，出血やポリープの再発を予防することができる．無茎性ポリープなどで基部が広い場合は，生検鑷子にて除去し，基部は電気メスやレーザーにより焼灼し再発を防ぐ．前述のように，子宮頸管ポリープにおける悪性例は稀だが，切除したポリープは病理組織学的検査に提出し悪性の有無を確認する．

妊娠中の子宮頸管ポリープ切除については，ポリープ切除により流産や破水を誘発するという考えと，ポリープ自体が出血や感染の原因となるために切除したほうがよいという考えがあり，どちらが正しいか結論には至っていない．金山らは子宮頸管ポリープの存在が妊娠中の頸管開大や絨毛羊膜炎の原因となることがあるため，ポリープ切除あるいは局所の炎症・感染に対する治療が必要であると報告した[3]．妊娠中のポリープ切除は，子宮頸管ポリープであれば問題となることは少ないが，脱落膜ポリープの場合は注意が必要である．後方視的に検討した結果，切除したものが脱落膜ポリープだった症例では流早産の割合が有意に高かったという報告がある[4]．そのため，ポリープの性状を観察し，経腟超音波断層法を用いてポリープの起始部が子宮内膜に連続していないかを確認する必要がある．

●文献

1) Berzolla CE, Schnatz PF, O'Sullivan DM, et al. Dysplasia and malignancy in endocervical polyps. J Womens Health (Larchmt) 2007；16：1317-1321（レベルⅡ）
2) 日本産科婦人科学会・日本産婦人科医会編．産婦人科診療ガイドライン 婦人科外来編 2014．日本産科婦人科学会，東京，2014（ガイドライン）
3) 金山尚裕，寺尾俊彦．妊娠時頸管ポリープと頸管粘液顆粒球エラスターゼ活性との関連．日産婦誌 1991；43：26-30（レベルⅡ）
4) Tokunaka M, Hasegawa J, Oba T, Nakamura M, et al. Decidual polyps are associated with preterm delivery in cases of attempted uterine cervical polypectomy during the first and second trimester. J Matern Fetal Neonatal Med 2015；28：1061-1063（レベルⅢ）

Exercise 23-1

子宮頸管ポリープについて正しいものはどれか．2 つ選べ．
 a. 子宮頸管ポリープは思春期に好発する．
 b. 子宮頸管ポリープが再発することは稀である．
 c. 出血や帯下などがある場合は，積極的に切除する．
 d. 肉眼的に悪性所見がなければ，切除したポリープを病理検査に出さなくてもよい．
 e. 妊娠中の子宮頸管ポリープは脱落膜ポリープとの鑑別が重要である．

CQ 23-2　子宮内膜ポリープの取り扱いは？

　子宮内膜ポリープは閉経前後の女性において，不正性器出血を来す原因として最も多い疾患であり，年齢の増加とともに発生率は上昇する．思春期以前にみられることは非常に稀である．子宮内膜ポリープは，内膜腺と結合織の過形成で内膜表面から突出した形状をとる．無症状に経過し偶発的に発見されることも少なくない．子宮内膜ポリープの大部分は良性であるが，病理組織学的検査において 0.8～8％に悪性所見を認めることがある[1]．

❶ 子宮内膜ポリープの病理

　子宮内膜ポリープは，子宮内膜腺および血管を中心とした結合織の過形成であり，内膜表面から無茎性あるいは有茎性の隆起を形成する．単発性のものと多発性のものがあり，大きさは数 mm のものから数 cm のものまである．子宮内膜が存在する場所であれば，子宮内腔のどの場所にも発生し得る．

❷ 子宮内膜ポリープの病態

　子宮内膜ポリープにはエストロゲン受容体とプロゲステロン受容体が存在することが知られている[2]．正常な子宮内膜組織と同様に，プロゲステロンには子宮内膜ポリープの増殖抑制作用があると推察されている[3]．乳癌術後のタモキシフェン療法中の患者において，タモキシフェン開始前にあらかじめ LNG-IUS を挿入した症例では，挿入しなかった場合に比べて子宮内膜ポリープの発症率が有意に低かった（1.8％ v.s. 15.5％；RR 0.12；95％ CI 0.02-0.91）と報告されている[3]．これは，子宮内膜周辺において局所的にプロゲステロン濃度を上昇させることで，子宮内膜ポリープの増殖が抑制されたものと考えられる．子宮内膜ポリープ発症には，内因性あるいは外因性のエストロゲン活性の増加が関与していると考えられている[2]．

❸ 子宮内膜ポリープのリスク因子

a．タモキシフェン

　タモキシフェンは乳癌術後のホルモン療法として広く使用されているが，タモキシフェン投与中の閉経後女性の 8～36％に子宮内膜ポリープが認められ，そのうち 3～10.7％に悪性所見がみられたとの報告がある[4]．また子宮内膜腺癌において，タモキシフェン非投与群と比較してタモキシフェン投与群ではポリープ内子宮内膜癌が有意に多かったことが報告されており，子宮内膜癌発生母地としての子宮内膜ポリープには注意を要する[5]．同時にタモキシフェン投与中に発症する子宮内膜ポリープは線維性で硬く，子宮内膜組織診を施行しても内膜組織の採取が困難なことが多い．タモキシフェン投与中は子宮内膜の変化に十分注意する必要がある．

b．肥満

　子宮内膜ポリープと肥満は関連があるとされる．脂肪組織においてアンドロゲンからエストロゲンへ変換されるために，肥満女性では血中のエストロゲンレベルが高くなると考えられているからである．実際のデータとしても，不妊治療中に体外受精を行った患者のなかで，肥満 BMI≧30 の

女性では子宮内膜ポリープの発生率が高かったとの報告がある[6]。

c. その他のリスク因子

子宮内膜ポリープのほとんどは良性だが，1万人以上の女性について行った17の観察研究をシステマティックレビューした結果，子宮内膜ポリープが悪性であった頻度は未閉経女性に比べ，閉経後女性で有意に高く（5.4% v.s. 1.7%；RR 3.86；95% CI 2.9-5.1），不正性器出血については出血がある女性で有意に頻度が高かった（4.2% v.s. 2.2%；RR 2.0；95% CI 1.2-3.1）[1]。多変量解析では，無症状の閉経後女性で悪性所見と関連があったのはポリープの大きさであり，直径が18mmを超える症例では有意にリスクが高かった[7]。

❹ 子宮内膜ポリープの診断

前述のように，大部分の子宮内膜ポリープは良性であるが，閉経後や不正性器出血を伴う場合，またタモキシフェン投与中の場合は，以下に述べる画像診断に加えて子宮内膜細胞診も行う。

a. 経腟超音波断層法

経腟超音波断層法は，子宮内腔の観察にはたいへん優れている。月経終了後から排卵期には，経腟超音波断層法により子宮内膜ポリープが明瞭に観察されることもある（図1）。しかし，黄体期では子宮内膜が肥厚しており，子宮内膜ポリープとの判別が困難な場合がある。その場合，子宮内に生理食塩水を注入し子宮内腔に echo free space をつくることで，子宮内膜ポリープの観察を可能とするソノヒステログラフィ（SHG）が有用である（図2）。

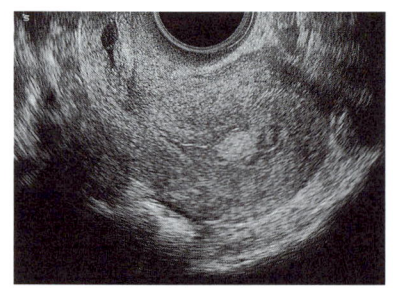

図1 経腟超音波による子宮内膜ポリープ像

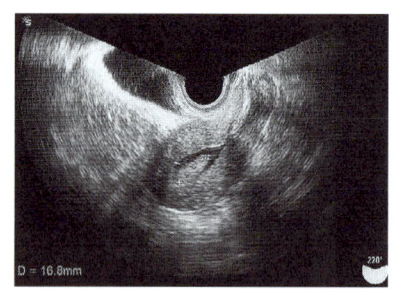

図2 SHGにより描出された子宮内膜ポリープ

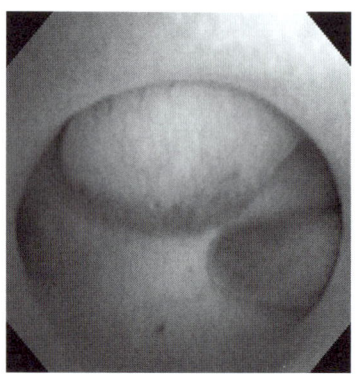

図3 子宮鏡により観察された子宮内膜ポリープ

b. 子宮鏡検査

子宮鏡検査は月経終了直後の増殖期に行う．分泌期には内膜が肥厚し隆起が著しくなるため，子宮内膜ポリープと正常部分との判別が困難となる．子宮内膜ポリープは表面平滑な隆起性病変として観察される（図3）．子宮内膜ポリープの表面は血管に乏しく，ときに白色の腺窩がみられることもある．

❺ 子宮内膜ポリープの治療

不正性器出血を認める場合は，ポリープ切除を勧める．症状のない場合でも①ポリープ径が1cm以上，②多発性ポリープ，③子宮頸管より外に下垂している場合，④不妊症の原因となる場合，⑤悪性が疑われる場合は，子宮鏡下手術もしくは子宮内膜全面搔爬術を行う．病変の取り残しや再発を防ぐため，また病変部位の特定のためには，子宮鏡下切除が推奨される．

● 文献

1) Lee SC, Kaunitz AM, Ramos LS, et al. The oncogenic potential of endometrial polyps. A Systematic Review and Meta-Analysis. Obstet Gynecol 2010；116：1197-1205（レベルⅡ）
2) Gul A, Ugur M, Iskender C, et al. Immunohistochemical expression of estrogen and progesterone receptors in endometrial polyps and its relationship to clinical parameters. Arch Gynecol Obstet 2010；281：479-483（レベルⅢ）
3) Chan SS, Tam WH, Yeo W, et al. A randomised controlled trial of prophylactic levonorgestrel intrauterine system in tamoxifen-treated women. BJOG 2007；114：1510-1515（レベルⅡ）
4) Cohen I. Endometrial pathologies associated with postmenopausal tamoxifen treatment. Gynecol Oncol 2004；94：256-266（レベルⅢ）
5) Hoogendoorn WE, Hollema H, van Boven HH, et al. Prognosis of uterine corpus cancer after tamoxifen treatment for breast cancer. Breast Cancer Res Treat 2008；112：99-108（レベルⅡ）
6) Onalan R, Onalan G, Tonguc E, et al. Body mass index is an independent risk factor for the development of endometrial polyps in patients undergoing in vitro fertilization. Fertil Steril 2009；91：1056-1060（レベルⅢ）
7) Ferrazzi E, Zupi E, Leone FP, et al. How often are endometrial polyps malignant in asymptomatic postmenopausal women？ A multicenter study. Am J Obstet Gynecol 2009；200：235. e1-6（レベルⅡ）

Exercise 23-2

子宮内膜ポリープにおいて悪性の可能性が高くなる条件はどれか．2つ選べ．

a. 未閉経
b. 閉経後
c. ポリープの直径5mm
d. 不正性器出血を伴わない
e. タモキシフェン投与

3 子宮筋腫

CQ24 思春期・性成熟期における子宮筋腫の管理・治療法は？

❶ 子宮筋腫の頻度

　子宮筋腫は，子宮に発生し平滑筋細胞で構成される良性腫瘍で，個々の筋腫は多くが単一クローン由来である[1]。女性ホルモンの影響によって発育する良性腫瘍であり，初経前には発生せず，一般には性成熟期に増大し，閉経後に萎縮する。婦人科の腫瘍のなかでは最も多い疾患とされ，その発生頻度は30歳以上の女性で20〜30％と推測される[2]。さらに非常に小さな筋腫も含めると，女性の77％に子宮筋腫があるとされ，その84％が多発性であり，閉経後女性では筋腫の大きさは減少するものの，筋腫の頻度自体は減少しないとされている[3]。20歳代の比較的若年の女性でも積極的な治療が必要となる例は少なくない。米国のNurses' Health Studyのサブ解析による30万人規模の検討では，1,000人・年で平均12.8例に子宮筋腫が発見され，年齢が高くなるにつれて罹患率は高まる[4]（図1）。

❷ 子宮筋腫の成因

　子宮筋腫は罹患率に人種差が存在することや，一親等以内に子宮筋腫の家族歴がある女性では発症リスクが高いことが報告されており，その発生には遺伝的要因が関与していると考えられている[5,6]。

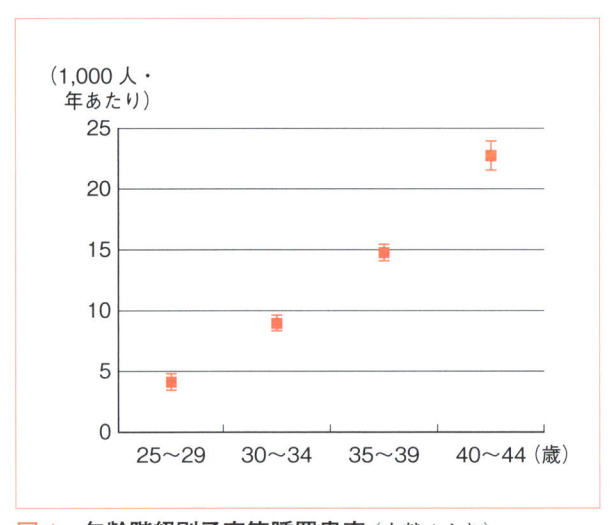

図1　年齢階級別子宮筋腫罹患率（文献4より）
米国のNurses' Health Studyのサブ解析における30万人規模の検討では，1,000人・年で平均12.8例の子宮筋腫が発見されており，年齢が高くなるにつれ，罹患率は高くなるため，更年期では1,000人・年に対し約25例ほどが発見されると考えられる。

子宮筋腫ができる原因については不明な点が多いが，現在，次のような仮説が提唱されている。すなわち，「未分化な子宮平滑筋細胞（幹細胞）が，胎児期の分化の過程で様々な影響を受け，筋腫の芽になる細胞が子宮筋層内に発生し，思春期から増えてくる性ステロイドホルモンに反応して子宮筋腫に成長していく」という考えである[7,8]。

　現在では性ステロイドホルモンが直接子宮筋腫細胞の増殖能を促進するのではなく，細胞成長因子や癌遺伝子などの局所因子を介することが明らかになっている。すなわち，性ステロイドホルモンによる子宮筋腫発育は子宮筋腫細胞の増殖能ならびにアポトーシスの両面から調節されており，増殖能に関しては，局所因子である上皮成長因子（EGF）が重要な役割を果たす。エストロゲンは子宮筋腫細胞におけるEGF受容体発現を増強するのに対して，プロゲステロンはEGF産生を増加させ，エストロゲンとプロゲステロンはEGF-EGF受容体系を補完的，協調的に刺激することが明らかにされている[9]。

　一方，子宮筋腫細胞のアポトーシスに関しては，アポトーシス抑制遺伝子Bcl-2蛋白質発現が子宮筋腫細胞で観察され，実際に子宮筋腫細胞のアポトーシスの誘導を抑制することから，Bcl-2蛋白質によるアポトーシス抑制機構の子宮筋腫発育への関与が示唆されている。またプロゲステロンはEGF産生促進とは別にアポトーシス抑制を介しても子宮筋腫発育に関与している可能性が高い[10,11]。

❸ 子宮筋腫の臨床像

　子宮筋腫により呈する症状は，筋腫の発生した位置，大きさにより様々であるが，一般にその症状が最も強いのは粘膜下，次いで筋層内，漿膜下の順であり，漿膜下筋腫の場合は検診で指摘されて見つかることも多い。子宮筋腫の一般的な臨床症状を表1に示す。主な症状は筋腫が大きくなるにつれての月経異常，不正出血，貧血，排尿障害，水腎症，便秘，腰痛など多彩であり，性成熟期においては不妊症や流・早産の原因になること[12,13]や，常位胎盤早期剥離[14]，胎児発育不全[12]，

表1　子宮筋腫の臨床症状

1	過多月経・過長月経・鉄欠乏性貧血
2	疼痛
	月経痛（合併する子宮腺筋症や子宮内膜症の影響が多い）
	慢性下腹部痛・腰痛（圧迫，変性）
	急性腹症（茎捻転，筋腫分娩）
3	圧迫症状
	膀胱（頻尿，排尿障害，尿閉）
	尿管（水尿管症，水腎症）
	直腸（便秘）
	骨盤内血管（下肢浮腫，静脈瘤）
4	不妊
5	流産・早産
6	胎位異常，前置胎盤，常位胎盤早期剥離，陣痛異常

表2 筋腫合併妊娠の妊娠中合併症 (文献14より)

妊娠中合併症	筋腫合併妊娠% (n=2,065)	非合併妊娠% (n=4,243)	多変量解析 OR	95% CI
複数の合併症	40.44	24.86	1.87	1.59, 2.20
妊娠初期出血	1.84	0.80	1.82	1.05, 3.20
前置胎盤	0.87	0.49	1.76	0.76, 4.05
胎盤早期剥離	1.84	0.60	3.87	1.63, 9.17
羊水過少症	1.07	0.66	1.80	0.80, 4.07
羊水過多症	0.68	0.40	2.44	1.02, 5.84
妊娠高血圧症候群	0.15	0.19	1.50	0.29, 7.87
他の合併症	25.91	12.61	2.62	2.15, 3.20
貧血	1.26	2.10	0.68	0.38, 1.19
前期破水	4.55	2.50	1.79	1.20, 2.69

表3 筋腫合併妊娠の分娩時合併症 (文献14より)

分娩時合併症	筋腫合併妊娠% (n=2,065)	非合併妊娠% (n=4,243)	多変量解析 OR	95% CI
陣痛異常	50.61	30.73	1.90	1.65, 2.18
微弱・過強陣痛	4.12	1.65	1.85	1.26, 2.72
遷延分娩	3.58	1.84	1.17	0.80, 1.71
大量出血	0.82	0.71	1.58	0.76, 3.29
分娩時合併症				
骨盤位	12.59	3.04	3.98	3.07, 5.16
急産	0.58	1.89	0.41	0.21, 0.81
帝王切開	58.31	17.51	6.39	5.49, 7.50

　分娩障害や分娩時の子宮収縮不全，産褥期子宮復古不全の原因となる可能性も示唆されている[15]。周産期合併症を表2, 表3に示す。

　筋腫が巨大になり，骨盤内が筋腫で占められるようになると，骨盤内の血管を圧迫することで下肢に浮腫や静脈瘤を来す。下肢静脈血栓症の原因となることもある。

❹ 子宮筋腫の診断と鑑別診断

　子宮筋腫の約半数は無症状であり，婦人科検診時に偶然見つかる場合もある。診断は，
①問診で過多月経，月経困難症，下腹部腫瘤感や圧迫症状などを確認する。
②内診で腫大，変形した子宮を触知する。
③超音波検査にて子宮の正常部分とは異なる比較的明瞭に区別される類円形の充実性腫瘤として描出される。低エコーを示すことが多いが，変性により低～高エコーまで様々な所見を呈することがある。
④MRIの筋腫診断における感度は約80%と超音波検査の2倍の感度があるとされ，再現性も高

表4　子宮筋腫の鑑別診断（文献18より）

a) 症状別鑑別疾患	(1) 過多月経 ・子宮腺筋症 ・子宮内膜ポリープ ・血液凝固異常 (2) 不正性器出血 ・子宮内膜増殖症〜内膜癌 ・子宮頸癌 ・絨毛性疾患 (3) 月経困難症 ・子宮腺筋症 ・子宮内膜症 ・原発性月経困難症 (4) 圧迫症状 ・充実性卵巣腫瘍 ・子宮平滑筋肉腫
b) 部位別鑑別疾患	(1) 漿膜下筋腫 ・充実性卵巣腫瘍 ・副角子宮 (2) 筋層内筋腫 ・子宮腺筋症 ・子宮平滑筋肉腫 ・侵入奇胎 (3) 粘膜下筋腫 ・子宮内膜ポリープ ・子宮体癌 ・子宮内膜間質肉腫 ・Müller管由来混合腫瘍

い[16]。しかし30歳以上の20〜30％に筋腫がみられることを考慮すれば，超音波検査で診断が困難な場合や，子宮温存を前提とした侵襲的治療を予定する場合が適応と考えられる[17]。

　子宮筋腫の鑑別診断を表4に示す[18]。このうち特に重要な疾患に肉腫が挙げられる。子宮肉腫は比較的稀な疾患ではあるが，婦人科悪性腫瘍でも最も治療困難な腫瘍の一つである。『産婦人科診療ガイドライン婦人科外来編2014』では，「急速に増大し，腫瘍内に出血壊死を認め，LDHの上昇を伴うなどの所見があれば肉腫を疑う」と記載されているが[19]，実際の臨床現場では正確な鑑別は困難である。平滑筋肉腫のMRIの特徴的な所見として，
① 境界が不明瞭で不均一な信号を呈する腫瘤
② T1強調像では高信号で描出される出血・壊死の存在
③ T2強調像で高信号示す
④ 著明な造影効果を示す
⑤ 拡散強調像の信号上昇
　が挙げられる。

⑤ 子宮筋腫の治療（図2）

　今まで述べてきたように，子宮筋腫の多くは無症状である。妊孕性温存の希望がない，無症状の子宮筋腫に対し，卵巣腫瘍との鑑別や腎機能保持，あるいは子宮肉腫の鑑別のために子宮全摘出術を支持するエビデンスは存在しない[20]。したがって無症状の子宮筋腫では，定期的な経過観察でよい。ただし，思春期・性成熟期の患者では，筋腫の急激な増大や症状の出現，挙児希望，不妊症の原因の可能性が示唆された場合など，治療方針の変更がしばしば必要となることがある。

　子宮筋腫による主な症状は，過多月経や過長月経などの月経異常やそれに伴う低色素性貧血と，腹部の圧迫感や下腹部痛などである。また筋腫の増大のため，排尿障害や膀胱・尿道を圧迫することで頻尿や排尿困難が出現することがある。日常生活に影響を及ぼす症状がある場合には治療が必要となる。治療にあたっては，

①子宮の温存か子宮全摘出か
②妊孕性の温存希望の有無
③合併症などのため手術のリスクが高いか否か

　を個別に検討して治療方針を立てる[21]。

　治療法は手術療法と保存的療法に大別される。手術療法には根治的手術である単純子宮全摘出術と機能温存手術である子宮筋腫核出術があり，開腹手術，腟式手術，腹腔鏡下手術が行われる。子宮内腔への突出度が高い粘膜下筋腫に対しては，子宮鏡下の粘膜下筋腫核出術が選択される。子宮筋腫を除去する方法は手術による摘出のみであり，他の治療法は子宮筋腫を縮小させる，あるいは症状を軽減させるに過ぎない。思春期・性成熟期の女性では妊孕性温存を望む症例が多く，そのような症例では当然，筋腫核出術が選択される。ただし，筋腫核出術は子宮全摘出術のような根治術ではないため，筋腫の残存や新たな筋腫の発生を防ぎ得ない。筋腫核出後の妊娠においては必ずしも子宮破裂のリスクとなるとの結論は得られていないが，筋腫核出層が子宮筋全層にわたった場合や多数の筋腫を核出した場合，筋腫が大きく子宮の手術創が大きい場合などでは，陣痛発来以前の選択的帝王切開術を行うとされる[22]。各種手術療法の詳細は成書を参考にしていただきたい。

　保存的療法には薬物療法，子宮動脈塞栓療法，MRIガイド下集束超音波療法（MRgFUS）などがある。早急な挙児希望がなく，将来の妊孕性を温存するためには，希望が出るまでGnRHアゴニストなどの薬物療法を断続的に行い，子宮筋腫の縮小と症状の軽減を図る。また術前のGnRHアゴニストの使用は，貧血の改善，筋腫の縮小効果，子宮への血流の減少による術中出血の減少が期待される。低用量エストロゲン・プロゲスチン配合薬（LEP）は子宮筋腫による過多月経に有効とされるが，あくまでも対症療法であり，筋腫の縮小効果は期待すべきではない。LNG-IUSは，子宮筋腫を原因とする過多月経においても，有意に出血量を減少し，子宮筋腫の縮小が図れる[23]。ただし，子宮筋腫の存在により自然脱出することがあり，事前に十分な説明が必要である。

　子宮動脈塞栓術（UAE）は，通常右総大腿動脈からカテーテルを子宮動脈へ誘導し，ゼラチンスポンジなどで塞栓する。1～3週間で吸収され再開通する。止血効果は高く大量出血時に有効であり，過多月経の改善や筋腫の縮小に効果がある。子宮全摘出術を希望しない女性や，肥満などで外科手術がハイリスクとなる患者，合併症を有する場合などに特に有用である。UAE後の妊娠では，自然流産，胎盤機能不全，胎児発育不全，癒着胎盤，子宮破裂，産褥出血，帝王切開などの増加が

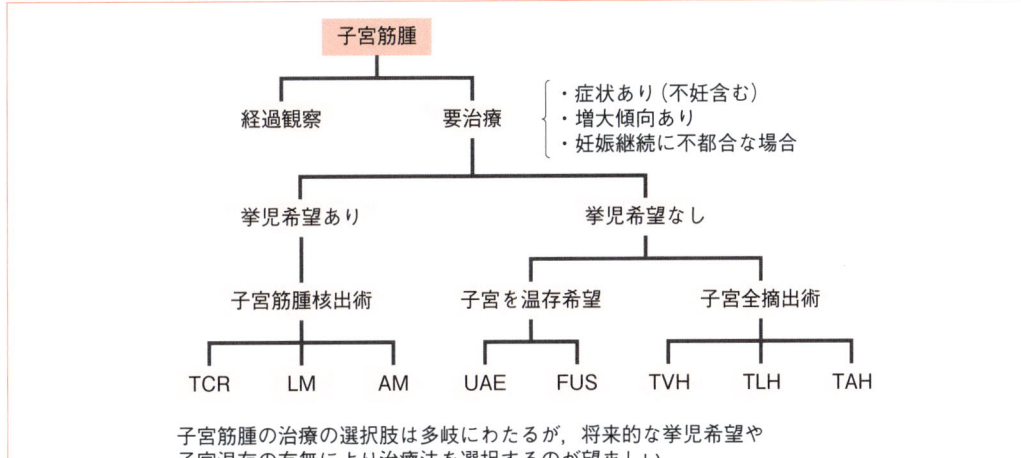

図2 子宮筋腫治療のアルゴリズム（文献21より）

TCR: trans-cervical resectoscopy, LM: laparoscopic myomectomy, AM: abdominal myomectomy, UAE: uterine artery embolization, FUS: focused ultrasound surgery, TVH: total vaginal hysterectomy, TLH: total laparoscopic hysterectomy, TAH: total abdominal hysterectomy

指摘されており[24]，将来妊娠希望のある症例では適応とされない。

MRIガイド下集束超音波療法（MRgFUS）は，MRIガイド下に高密度超音波を収束させて，腫瘍を60～90℃に加熱し，熱凝固・変性・壊死させる方法で，低侵襲であるが保険適用となっていない。筋腫体積は6カ月で30%減少し，症状も有意な改善がみられ[25]，社会復帰までの時間も短い。しかし，治療に長時間を要し，大きな筋腫や多発性筋腫の場合や，腸管や座骨神経を避けられないような場合はこの治療法の適応とはならないなど，治療法として十分に確立されているとはいえない。

⑥ 思春期・性成熟期における子宮筋腫の管理のポイント

前述したように，子宮筋腫は必ずしも症状を呈するとは限らず，症状がある場合には症状もその程度も多彩である。また患者が未婚か既婚か，妊娠・出産可能な年齢か否か，挙児希望の有無（現在ならびに将来の），不妊症か否か，周産期の合併症として問題となりうるか，など症例ごとに判断した上での対応が必要である。思春期・性成熟期の女性の子宮筋腫を管理する場合には，患者の人生設計をも視野に入れた管理が必要である。

●文献

1) Linder D, Gartler SM. Glucose-6-phosphate dehydrogenase mosaicism : utilization as a cell marker in the study of leiomyomas. Science 1965 ; 150 : 67-69（レベルⅢ）
2) Aviram R, Ochshorn Y, Markovitch O, et al. Uterine sarcomas versus leiomyomas : gray-scale and Doppler sonographic findings. J Clin Ultrasound 2005 ; 33 : 10-13（レベルⅢ）
3) Cramer SF, Patel A. The frequency of uterine leiomyomas. Am J Clin Pathol 1990 ; 94 : 435-438（レベルⅡ）
4) Marshall LM, Spiegelman D, Barbieri RL, et al. Variation in the incidence of uterine leiomyoma among premenopausal women by age and race. Obstet Gynecol 1997 ; 90 : 967-973（レベルⅡ）
5) Parker WH. Etiology, symptomatology, and diag-

nosis of uterine myomas. Fertil Steril 2007；87：725-736（レベルⅡ）
6）Bulun SE. Uterine fibroids. N Engl J Med 2013；369：1344-1355（レベルⅢ）
7）Ono M, Qiang W, Serna VA, et al. Role of stem cells in human uterine leiomyoma growth. PLoS One 2012；7：e36935（レベルⅢ）
8）Mas A, Cervelló I, Gil-Sanchis C, et al. Identification and characterization of the human leiomyoma side population as putative tumor-initiating cells. Fertil Steril 2012；98：741-751（レベルⅢ）
9）Shimomura Y, Matsuo H, Samoto T, et al. Up-regulation by progesterone of proliferating cell nuclear antigen and epidermal growth factor expression in human uterine leiomyoma. J Clin Endocrinol Metab 1998；83：2192-2198（レベルⅢ）
10）Matsuo H, Maruo T, Samoto T. Increased expression of Bcl-2 protein in human uterine leiomyoma and its up-regulation by progesterone. J Clin Endocrinol Metab 1997；82：293-299（レベルⅢ）
11）Maruo T, Matsumoto H, Samoto T, et al. Sex steroidal regulation of leiomyoma growth and apoptosis. Pathogenesis and Medical Management of Uterine Fibroids. Brosens I, Lunenfeld B, Donnez J, eds. Parthenon Publishing Lancs, UK. 1999, pp16（レベルⅢ）
12）Exacoustòs C, Rosati P. Ultrasound diagnosis of uterine myomas and complications in pregnancy. Obstet Gynecol 1993；82：97-101（レベルⅢ）
13）Koike T, Minakami H, Kosuge S, et al. Uterine leiomyoma in pregnancy：its influence on obstetric performance. J Obstet Gynaecol Res 1999；25：309-313（レベルⅢ）
14）Coronado GD, Marshall LM, Schwartz SM. Complications in pregnancy, labor, and delivery with uterine leiomyomas：a population-based study. Obstet Gynecol 2003；95：764-769（レベルⅡ）
15）Winer-Muram HT, Muram D, Gillieson MS. Uterine myomas in pregnancy. J Can Assoc Radiol 1984；35：168-170（レベルⅢ）
16）Levens ED, Wesley R, Premkumar A, et al. Magnetic resonance imaging and transvaginal ultrasound for determining fibroid burden：implications for research and clinical care. Am J Obstet Gynecol 2009；200：537. e1-7（レベルⅢ）
17）日本医学放射線学会，日本放射線科専門医会・医会編．画像診断ガイドライン2013年版．金原出版，東京，2013（ガイドライン）
18）日本産科婦人科学会編．産婦人科研修の必修知識．日本産科婦人科学会，東京，2004, pp487（レベルⅢ）
19）日本産科婦人科学会，日本産科婦人科医会編．産婦人科診療ガイドライン婦人科外来編2014. CQ215 妊孕性温存の希望・必要がない場合の子宮筋腫の取り扱いは？日本産科婦人科学会，東京，2014, pp77-79（ガイドライン）
20）ACOG Practice Bulletin, American College of Obstetricians and Gynecologists. Alternatives to hysterectomy in the management of leiomyomas. Obstet Gynecol 2008；112：387-400（ガイドライン）
21）北出真理．子宮筋腫に対する腹腔鏡下手術のTips. 産科と婦人科 2012；79：319-330（レベルⅢ）
22）日本産科婦人科学会，日本産科婦人科医会編．産婦人科診療ガイドライン産科編2011. CQ403 帝王切開既往妊婦が経腟分娩（TOLAC, trialoflabor after cesarean delivery）を希望した場合は？日本産科婦人科学会，東京，2011, pp170-172（ガイドライン）
23）Grigorieva V, Chen-Mok M, Tarasova M, et al. Use of a levonorgestrel-releasing intrauterine system to treat bleeding related to uterine leiomyomas. Fertil Steril 2003；79：1194-1198（レベルⅡ）
24）Homer H, Saridogan E. Uterine artery embolization for fibroids is associated with increased risk of miscarriage. Fertil Steril 2010；94：324-330（レベルⅢ）
25）Funaki K, Fukunishi H, Funaki T, et al. Magnetic resonance-guided focused ultrasound surgery for uterine fibroids：relationship between the therapeutic effects and signal intensity of preexisting T2-weighted magnetic resonance images. Am J Obstet Gynecol 2007；196：184. e1-6（レベルⅢ）

Exercise 24

正しいものはどれか。2つ選べ。

a. 子宮筋腫の増殖にはプロゲステロンは関係しない。
b. 挙児希望のある子宮筋腫患者では，手術は禁忌である。
c. 子宮動脈塞栓術（UAE）は原則，妊娠希望のある子宮筋腫患者には施行しない。
d. 低用量エストロゲン・プロゲスチン配合薬（LEP）は子宮筋腫による過多月経に有効である。
e. 子宮筋腫の診断法において，最も感度が良い検査は超音波検査である。

4 子宮内膜症

CQ 25　Office Gynecology における子宮内膜症の管理は？

❶ 子宮内膜症の病態と臨床的留意事項

　子宮内膜症は疼痛と不妊を主徴とするエストロゲン依存性の慢性炎症性疾患で，性成熟期女性の約10%，不妊女性の約50%，骨盤痛女性の70%に認められるとされ[1-3]，Office Gynecology の実際では比較的受療頻度の高い疾患と想定される。子宮内膜症の多くは初経後に進行性に病巣が形成され，性成熟期においては，手術や薬物治療後も再発が少なくなく[4-5]，また近年では悪性腫瘍や慢性疾患との関連が指摘されており[6-8]，長期の管理が必要な疾患である。多くは骨盤腹膜，卵巣およびダグラス窩深部に存在するが，婦人科臓器以外にも膀胱，直腸，皮膚などに発生する稀少部位内膜症にも注意を払う必要がある。一方，骨盤痛の原因となる疾患は多岐にわたるため，子宮内膜症以外の要因も考慮する必要がある。

　子宮内膜症の治療は，年齢や挙児希望の有無などの患者背景に合わせて薬物あるいは外科療法を行い，薬物療法では効果と副作用の観点から，外科治療では病巣除去の貫徹性と妊孕性温存の観点から，バランスをとった治療法の選択・施行が肝要である。

　近年，子宮内膜症に関する基礎的・臨床的なエビデンスの集積が進んでおり，それらをもとに，診断・治療に関するガイドラインが発表されている[3,9-14]。しかし，子宮内膜症の診断や治療には，様々なエビデンスレベルのものが混在しており，有効性のはっきり分かっていないものもある。したがって，外来管理にあたってはエビデンスに基づいた管理指針が明確になっていないものもあることを留意する必要がある。

❷ 子宮内膜症の外来管理

　子宮内膜症の重症度を推定し，高次施設での治療の必要性を判断し，患者背景を考慮した治療方針を決定する。

a. 診断

　疼痛や不妊を主訴に受診して診断される場合と，その他の婦人科疾患や健診で偶然発見される場合がある。腹腔鏡による確定診断は必ずしも必要ではないが，種々の診断手技を駆使した対応が望ましい。

1. 問診

　子宮内膜症の主要症状は，月経困難症，慢性骨盤痛，性交時痛，不妊であり，これらに加えて，排便痛，排尿痛，血尿，下血などが存在する場合に子宮内膜症の存在を疑う[15]。問診のみで子宮内膜症を診断することは容易でないが，早期診断と QOL の改善には詳細な聴取が重要である[9]。

2. 婦人科的診察

　内診および直腸診による付属器腫瘍の触知，付属器の圧痛，抵抗，腟円蓋に触知する硬結，圧

痛, 腟鏡診による後腟円蓋の膨隆・硬結や腟壁病変の同定を行う[9,16]。月経中の診察が有用だが[17]、若年者や診察時の疼痛が非常に強い例ではその他の診断手技を考慮する。

3. 超音波検査・MRI・その他の画像検査

卵巣チョコレート嚢胞が疑われる場合，経腟超音波断層法は，その診断に有用である[18]。MRIは卵巣チョコレート嚢胞の質的診断に有用であるが，腹膜病変の有無を診断するには限界がある[19]。近年では卵巣チョコレート嚢胞の悪性化への注意が喚起され，悪性を示唆する所見の有無にも着目する必要がある。深部病変が疑われる例では，腸管あるいは尿路系の周囲組織への浸潤の有無を診断することは重要で，経腟超音波検査（3D）は病変の検出に有用な可能性がある[20,21]。MRIはダグラス窩・直腸腟中隔の病変の周囲進展の診断に有用で，また，注腸造影や尿路造影，CTウログラフィなどを補助的に用いる[9]。

4. 血液検査やその他の非侵襲的検査法

子宮内膜症の非侵襲的診断に高い感度と特異度をもって使用可能な血中の免疫産物や，子宮内膜組織あるいは月経血中の蛋白（神経線維物質や細胞増殖，細胞間結合に関わる蛋白）は同定されていない[22,23]。CA125は腹腔内炎症を反映して子宮内膜症で上昇している頻度が高く，臨床的に頻用されているが，単独では子宮内膜症の診断や病勢の把握に必ずしも有用でない[24]。

5. 観血的方法（腹腔鏡検査）

子宮内膜症の定義・概念から，確定診断は腹腔鏡あるいは開腹手術での肉眼的所見と組織学的証明による[9,12]。有症状の女性で肉眼的あるいは組織学的に子宮内膜症が証明されない場合には，その他の骨盤痛の原因検索が必要である。症状のない女性で偶然子宮内膜症が認められる場合があるが，それらの臨床意義は必ずしも明らかでなく，それらに対する外科処置の有効性は示されていない[9]。腹腔鏡検査は経験や技量に左右される部分もあり，深部病変が見逃される場合もあることに留意する[9]。

b. 管理方針の要点

子宮内膜症の治療は薬物療法と手術療法の2つに分けられる。治療法を決定する因子として，①疼痛症状の有無，②不妊の有無，③将来の挙児希望の有無，④チョコレート嚢胞の有無と大きさ，⑤深部病変の有無，⑥年齢，⑦これまでの治療歴などが挙げられ，腹腔鏡などの外科処置や生殖補助医療の必要性を判断する。外来での診察・検査で臨床的に子宮内膜症と診断でき，確定診断としての外科処置の侵襲とコストに見合うメリットがないと判断される場合は，ひとまず薬物療法を選択してよい[11,14]。

c. 薬物療法

子宮内膜症における薬物療法の目的は，①疼痛症状の緩和，②術後の再発予防，③周術期使用などであるが，手術前後の投与が手術の効果を改善するエビデンスは示されていない。また，不妊症に対してエストロゲン抑制を主とした薬物療法の有用性を示したエビデンスはない[9-12]。子宮内膜症の薬物療法は多岐にわたり，NSAIDsや抗炎症薬，内分泌療法，漢方などが使用されている。選択にあたっては患者の希望，効果，副作用，コスト，入手法などを考慮する必要がある[3,9,11]。女性のライフステージを通じた長期の管理が必要な疾患であることを考慮すると，反復した外科処置を回避するために，薬物療法を効果的に用いた外来管理が重要である[9]。

1. 消炎鎮痛薬（NSAIDs）

子宮内膜症性疼痛に限定したプラセボを用いたRCTによるエビデンスは少ないが，歴史的背景やコスト・副作用の面から消炎鎮痛薬（NSAIDs）をまず試みる[9,11,14]。子宮内膜症の疼痛にはプロスタグランジンが関与しており，その産生を抑制するシクロオキシゲナーゼ阻害薬は有用であるが，消化器に対する副作用や排卵抑制作用に留意する必要がある。ロイコトリエン受容体拮抗薬やケミカルメディエーター遊離抑制薬の有効性が報告されているが[25]，エビデンスは確立されていない。

2. 内分泌療法（ホルモン製剤）

内分泌療法に使用される製剤は子宮内膜症性疼痛への効果の点では大きな相違はない[9,11]。投与経路や副作用，費用が異なるため，症例により選択する必要がある。

①経口避妊薬（combined OC）・低用量EP配合薬（LEP）

エストロゲンとプロゲスチンを含有した経口避妊薬（OC）は子宮内膜症性疼痛に対して有効である[26,27]。本邦では，避妊目的の使用でない同等の製剤を区別してLEP（低用量EP配合薬）と呼ぶ。OC/LEPは消炎鎮痛薬によっても十分に疼痛をコントロールできない例で考慮されてよい薬剤であり，術後の再発予防にも有効性が確認されている[14,28,29]。しかし，OC/LEPには禁忌例や慎重投与例があり，また重篤な副作用として血栓，塞栓症がある。したがって，OC/LEP投与前にはリスクを十分に吟味して投与する必要がある[30]。

②プロゲスチン

合成黄体ホルモンは子宮内膜症性疼痛に有用である[31]。ステロイド骨格をもちプロゲステロン以外のホルモン受容体にも作用するため，種類や投与量によりアンドロゲン作用などの副作用が問題となる。ジエノゲストはプロゲステロン選択性が高く，アンドロゲン作用やミネラルコルチコイド作用のない第4世代のプロゲスチン製剤である。子宮内膜組織の増殖抑制，卵巣機能抑制作用から子宮内膜症関連症状への効果を発揮する[32]。子宮内膜症に対する内分泌療法としてはOC/LEPとともに第一選択とされる[14]。長期投与が可能で，血栓症のリスクが少ないが，不正性器出血が多いのが特徴である。プロゲスチン単剤による術後の再発予防への有効性は確立されていないが，今後RCTによる検討が待たれる。

③LNG-IUS

もともと避妊のためのIUDとして導入されたレボノルゲストレル（levonorgestrel）含有intrauterine system, LNG-IUSはOCと同様に副作用として経血量の減少と月経困難症の改善があり，子宮内膜症性疼痛に対しても有効である[33]。長期に使用可能で全身的な副作用が少ない。チョコレート囊胞術後の再発予防効果をもつことも認められている[34]。しかし，筋腫や腺筋症などの器質性疾患をもつ場合には出血の増悪などに注意する必要がある。また，自然脱出する場合もあるため，挿入後は定期的に挿入位置を確認することが望ましい。

④ダナゾール

ダナゾールは17αエチニルテストステロンの誘導体で，排卵および卵巣ステロイド産生抑制作用や抗エストロゲン作用などから子宮内膜症に効果を発揮する[35]。血栓塞栓症やアンドロゲン作用（多毛，にきびなど）などの副作用があり，術後の再発予防への有効性は確立されておらず，近年では使用頻度は減少しているものと推察される。腟剤やIUDによる局所療法の有効性が報告され

性成熟期

ている[36,37]。

⑤ GnRH アゴニスト

子宮内膜症の治療薬として広く用いられてきた薬剤の一つである。点鼻薬あるいは皮下注射デポ製剤があり，いずれも子宮内膜症性疼痛に対して有効である[38]。下垂体の GnRH 受容体のダウンレギュレーションによりゴナドトロピンの産生を抑制し，卵巣ステロイドホルモンを低下させる。無月経となるため月経関連症状は消失し，慢性骨盤痛も低減する。強力なエストロゲン低下作用から，ホットフラッシュやうつ症状などの更年期様症状が出現し，骨量にも影響を与えるため長期使用は勧められない。術後の再発予防効果についてのエビデンスは示されていない。GnRH アゴニストにエストロゲンおよびプロゲスチンを追加するアドバック（add-back）療法が副作用の低減に有効であることが示されているが[39]，費用や保険適用の問題がある。

3．その他

子宮内膜症性疼痛に対する漢方療法について高いエビデンスの報告は少ない[3,5,11]。本邦では多くの経験が集積されており，内分泌療法の適用が困難な症例や副作用が著明な症例に対して補助的に使用されており[40]，今後有用性に関して RCT などでの検討が待たれる。

d．外科治療のタイミング

外科的な子宮内膜症病巣の切除は疼痛症状の改善に有効である[13]。診断的腹腔鏡を行う際には可及的に内膜症病変を切除あるいは焼灼する（"see and treat"）[9]。卵巣チョコレート囊胞の存在が疑われる場合に，疼痛あるいは不妊であれば第一に外科的介入が考慮される[9,11,13,14]。一方，卵巣チョコレート囊胞に対する外科処置は，症例によっては術後の卵巣機能が著しく低下することがあり注意を要する。欧米のガイドラインでは，チョコレート囊胞が 4 cm 以上の場合は年齢などの臨床背景を考慮した上で，手術を勧めるとしているものが多い[9-11]。将来の挙児希望を有する症例での外科治療のタイミングにコンセンサスはない。進行性の慢性炎症という疾患の特徴，診断と症状に対する外科処置の有用性を考慮すると，臨床診断がついた時点での手術が望ましい。再発による反復手術を避けるため，術後の薬物療法による再発予防は不可欠であろう。一方，薬物療法により子宮内膜症の進展を抑制した上で，挙児希望が出た時点で外科的介入を行う考えもあり得る。外来管理においては病巣の進行や，術後再発の有無を観察する。閉経前の再発症例での外科処置の適応について，症状の改善や再発の予防，悪性化，あるいは周術期合併症や両側卵巣摘除後の術後管理の観点から，子宮摘出術，両側付属器切除術を行うべきかについては未だ結論は出ておらず[9,11]，周閉経期における子宮内膜症の具体的な管理方針については今後の課題の一つである。

e．子宮内膜症と慢性疾患

近年，子宮内膜症と慢性疾患との関連が指摘されている。最近のレビューによれば，子宮内膜症では，卵巣癌，乳癌，皮膚悪性黒色腫，喘息，自己免疫疾患，心血管障害への罹患リスクが上昇するとされる[8]。因果関係は明らかでないが，共通のリスク因子の存在や，疾患自体の特異性，あるいは慢性炎症性疾患である子宮内膜症の全身への影響によるものが推察される。子宮内膜症女性での外来管理においては，がんのみならず心血管障害や自己免疫疾患についても留意する必要がある。

● 文献

1) Burney RO, Giudice LC. Pathogenesis and pathophysiology of endometriosis. Fertil Steril 2012；98：511-519（レベルIV）
2) Missmer SA, Hankinson SE, Spiegelman D, et al. Incidence of laparoscopically confirmed endometriosis by demographic, anthropometric, and lifestyle factors. Am J Epidemiol 2004；160：784-796（レベルIII）
3) Practice Committee of the American Society for Reproductive Medicine. Treatment of pelvic pain associated with endometriosis：a committee opinion. Fertil Steril 2014；101：927-935（ガイドライン）
4) Miller JD, Shaw RW, Casper RF, et al. Historical prospective cohort study of the recurrence of pain after discontinuation of treatment with danazol or a gonadotropin-releasing hormone agonist. Fertil Steril 1998；70：293-296（レベルIII）
5) Meuleman C, Tomassetti C, D'Hoore A, et al. Surgical treatment of deeply infiltrating endometriosis with colorectal involvement. Hum Reprod Update 2011；17：311-326（レベルI）
6) Pearce CL, Templeman C, Rossing MA, et al. Association between endometriosis and risk of histological subtypes of ovarian cancer：a pooled analysis of case-control studies. Lancet Oncol 2012；13：385-394（レベルIII）
7) Kim HS, Kim TH, Chung HH, et al. Risk and prognosis of ovarian cancer in women with endometriosis：a meta-analysis. Br J Cancer 2014；110：1878-1890（レベルI）
8) Kvaskoff M, Mu F, Terry KL, et al. Endometriosis：a high-risk population for major chronic diseases？ Hum Reprod Update 2015；21：500-516（レベルI）
9) Dunselman GA, Vermeulen N, Becker C, et al. ESHRE guideline：management of women with endometriosis. Hum Reprod 2014；29：400-412（ガイドライン）
http://www.eshre.eu/~/media/Files/Guidelines/ESHRE%20guideline%20on%20endometriosis%202013.pdf
10) Practice Committee of the American Society for Reproductive Medicine. Endometriosis and infertility：a committee opinion. Fertil Steril 2012；98：591-598（ガイドライン）
11) Green-top Guideline No.24（October 2006, Minor revisions October 2008）：The investigation and management of endometriosis（ガイドライン）
http://www.rcog.org.uk/files/rcog-corp/GTG2410022011.pdf
12) 日本産科婦人科学会編．子宮内膜症取扱い規約 第2部 治療編・診療編 第2版．金原出版，東京，2010（規約）
13) 日本産科婦人科内視鏡学会編．産婦人科内視鏡手術ガイドライン 2013年版．金原出版，東京，2013，pp55-69（ガイドライン）
14) 日本産科婦人科学会・日本産科婦人科医会編．産婦人科診療ガイドライン 婦人科外来編 2014．日本産科婦人科学会，東京，2014，pp91-96（ガイドライン）
15) Ballard KD, Seaman HE, de Vries CS, et al. Can symptomatology help in the diagnosis of endometriosis？ Findings from a national case-control study-Part 1. BJOG 2008；115：1382-1391（レベルIII）
16) Bazot M, Lafont C, Rouzier R, et al. Diagnostic accuracy of physical examination, transvaginal sonography, rectal endoscopic sonography, and magnetic resonance imaging to diagnose deep infiltrating endometriosis. Fertil Steril 2009；92：1825-1833（レベルIII）
17) Koninckx PR, Meuleman C, Oosterlynck D, et al. Diagnosis of deep endometriosis by clinical examination during menstruation and plasma CA-125 concentration. Fertil Steril 1996；65：280-287（レベルIII）
18) Moore J, Copley S, Morris J, et al. A systematic review of the accuracy of ultrasound in the diagnosis of endometriosis. Ultrasound Obstet Gynecol 2002；20：630-634（レベルI）
19) Stratton P, Winkel C, Premkumar A, et al. Diagnostic accuracy of laparoscopy, magnetic resonance imaging, and histopathologic examination for the detection of endometriosis. Fertil Steril 2003；79：1078-1085（レベルIII）
20) Hudelist G, English J, Thomas AE, et al. Diagnostic accuracy of transvaginal ultrasound for non-invasive diagnosis of bowel endometriosis：systematic review and meta-analysis. Ultrasound Obstet Gynecol 2011；37：257-263（レベルI）
21) Pascual MA, Guerriero S, Hereter L, et al. Diagnosis of endometriosis of the rectovaginal septum using introital three-dimensional ultrasonography. Fertil Steril 2010；94：2761-2765（レベルIII）
22) May KE, Conduit-Hulbert SA, Villar J, et al. Peripheral biomarkers of endometriosis：a systematic review. Hum Reprod Update 2010；16：651-674（レベルI）
23) May KE, Villar J, Kirtley S, et al. Endometrial alterations in endometriosis：a systematic review of putative biomarkers. Hum Reprod Update 2011；17：637-653（レベルI）
24) Mol BW, Bayram N, Lijmer JG, et al. The performance of CA-125 measurement in the detection of endometriosis：a meta-analysis. Fertil Steril 1998；70：1101-1108（レベルI）
25) Fujiwara H, Konno R, Netsu S, et al. Efficacy of montelukast, a leukotriene receptor antagonist, for the treatment of dysmenorrhea：a prospective, double-blind, randomized, placebo-controlled study. European journal of obstetrics, gynecology,

and reproductive biology 2010；148：195-198（レベルⅡ）
26) Moore J, Kennedy SH, Prentice A. Modern combined oral contraceptives for pain associated with endometriosis. Cochrane Database Syst Rev 2000；CD001019（レベルⅠ）
27) Harada T, Momoeda M, Taketani Y, et al. Low-dose oral contraceptive pill for dysmenorrhea associated with endometriosis：a placebo-controlled, double-blind, randomized trial. Fertil Steril 2008；90：1583-1588（レベルⅡ）
28) Seracchioli R, Mabrouk M, Manuzzi L, et al. Post-operative use of oral contraceptive pills for prevention of anatomical relapse or symptom-recurrence after conservative surgery for endometriosis. Hum Reprod 2009；24：2729-2735（レベルⅡ）
29) Vercellini P, Somigliana E, Viganò P, et al. Post-operative endometriosis recurrence：a plea for prevention based on pathogenetic, epidemiological and clinical evidence. Reprod Biomed Online 2010；21：259-265（レベルⅡ）
30) 日本産科婦人科学会編．OC・LEP ガイドライン 2015 年度版．日本産科婦人科学会，東京，2015（ガイドライン）
31) Brown J, Kives S, Akhtar M. Progestagens and anti-progestagens for pain associated with endometriosis. Cochrane Cochrane Database Syst Rev 2012；CD002122（レベルⅠ）
32) Harada T, Momoeda M, Taketani Y, et al. Dienogest is as effective as intranasal buserelin acetate for the relief of pain symptoms associated with endometriosis--a randomized, double-blind, multicenter, controlled trial. Fertil Steril 2009；91：675-681（レベルⅡ）
33) Varma R, Sinha D, Gupta JK. Non-contraceptive uses of levonorgestrel-releasing hormone system（LNG-IUS）：a systematic enquiry and overview. Eur J Obstet Gynecol Reprod Biol 2006；125：9-28（レベルⅠ）
34) Abou-Setta AM, Al-Inany HG, Farquhar CM. Levonorgestrel-releasing intrauterine device（LNG-IUD）for symptomatic endometriosis following surgery. Cochrane Database Syst Rev 2006；CD005072（レベルⅠ）
35) Farquhar C, Prentice A, Singla AA, et al. Danazol for pelvic pain associated with endometriosis. Cochrane Database Syst Rev 2007；CD000068（レベルⅠ）
36) Ferrero S, Tramalloni D, Venturini PL, et al. Vaginal danazol for women with rectovaginal endometriosis and pain sympotms persisting after insertion of a levonorgestrol-releasing intrauterine device. Int J Gynecol Obstet 2011；113：116-119（レベルⅢ）
37) Cobellis L, Razzi S, Fava A, et al. A danazolloaded intrauterine device decreases dysmenorrhea, pelvic pain, and dyspareunia associated with endometriosis. Fertil Steril 2004；82：239-240（レベルⅢ）
38) Brown J, Pan Am, Hart RJ. Gonadotrophin-releasing hormone analogues for pain associated with endometriosis. Cochrane Database Syst Rev 2010；CD008475（レベルⅠ）
39) DiVasta AD, Feldman HA, Sadler Gallagher J, et al. Hormonal Add-Back Therapy for Females Treated With Gonadotropin-Releasing Hormone Agonist for Endometriosis：A Randomized Controlled Trial. Obstet Gynecol 2015；126：617-627（レベルⅠ）
40) 武田 卓．産婦人科医必携 現代漢方の基礎知識．子宮内膜症．産婦人科の実際 2014；63：321-325（レベルⅣ）

Exercise 25

子宮内膜症の術後の再発予防にエビデンスを有する薬剤はどれか．1 つ選べ．

a. NSAIDs
b. GnRH アゴニスト
c. 低用量 EP 配合薬（LEP）
d. ジエノゲスト
e. ダナゾール

5 子宮腺筋症

CQ 26　子宮腺筋症の成因・頻度・診断・治療は？

❶ 子宮腺筋症の成因

　子宮腺筋症（adenomyosis）は子宮筋層内に異所性子宮内膜組織を認める場合に用いる疾患名である。子宮全体がびまん性に腫大しており，病変と正常筋層との境界は不鮮明で，組織学的には筋層内に内膜組織が証明される[1]。子宮腺筋症はエストロゲン依存性に発生・増殖する。子宮腺筋症は内膜基底層の腺管が筋層内に陥入したことにより発症し，子宮内膜−筋層境界が内膜細胞の筋層側への侵入を阻止できなかったときに腺筋症が生じるといわれているが，コンセンサスは得られていない。

　この原因として，①子宮内膜−筋層境界面のバリア機能の破綻，②内膜細胞の浸潤能の亢進，③浸潤阻止能の低下（筋細胞や免疫担当細胞の変化）などが考えられている[2]。子宮腺筋症の成因は単一ではないが，MRI検査で4つのサブタイプに分類する報告がされた。腺筋症病巣が子宮内膜と連続するものを1型，漿膜と連続するものを2型，両方と非連続なものを3型，各々の特徴的所見が確認できないものを4型と分類する報告もある[3]。

　子宮腺筋症の症状は，①過多月経，②月経困難症，③骨盤痛，④不妊症などが挙げられる。月経困難症は子宮の腫大，異所性内膜腺管内の出血などが原因の子宮収縮の異常亢進と考えられている。子宮腺筋症と不妊症との関連は，一定の見解はない。子宮腺筋症自体が不妊症の原因になっている可能性もあるが，合併する腹膜の子宮内膜症病変や子宮筋腫の関与も考えられ，評価が困難である。子宮腺筋症と体外受精の関連の報告では，臨床妊娠率は，子宮腺筋症合併患者で40.5％に対し非合併患者では49.8％であり，子宮腺筋症が不妊の原因になる可能性が示唆されている[4]。また，妊娠予後は流産が増加するという報告もある[5]。

❷ 子宮腺筋症の頻度とリスク因子

　子宮腺筋症は，30歳代後半から40歳以降の子供を産み終えた女性にみられる疾患である[2]。不妊症の合併は子宮内膜症に比較して少なく，経産婦に多いとされる。確定診断は組織診断によるが，発生頻度は病理学的にどこまで詳細に検索されたかに左右されるため，子宮摘出標本の10〜15％と報告されている。一般に，子宮筋腫との合併率が高いといわれている。子宮腺筋症は，経産回数の増加，自然流産の既往，子宮内容除去術の既往，帝王切開の既往，子宮筋腫核出術の既往などが罹患リスクであるといわれる[2]。

❸ 子宮腺筋症の診断

　診断には超音波検査が有用であり，肥厚した子宮壁に境界不明瞭なheterogenousな領域を呈する。初期病変は内膜から筋層に向かって放射状にのびる線状高輝度エコーが観察される一方，進行

病変では低輝度と高輝度領域が混在する。MRI検査は，子宮腺筋症の治療に最も有用な検査である。子宮腺筋症の診断はT2強調像が有用である。Junctional zoneと連続する辺縁不明瞭な低信号領域が筋層内に観察される。子宮筋腫核出術を予定したところ，術中病巣が不明瞭な症例で術後病理結果が子宮腺筋症と診断されることがある。従って，上記の事態を回避するために術前のMRI検査で子宮腺筋症と子宮筋腫を鑑別しておくことは重要である。

❹ 子宮腺筋症の治療

治療は，①対症療法，②GnRHアゴニスト，③OC・LEP製剤，④ジエノゲスト，⑤黄体ホルモン放出子宮内避妊システム，⑥子宮動脈塞栓術（UAE），⑦手術療法などがある。

①対症療法
NSAIDs，鎮痙剤，鉄剤，止血剤，漢方薬などを使用する。

②GnRHアゴニスト
GnRHは，10個のアミノ酸からなるペプチドホルモンで，下垂体前葉のゴナドトロピン産生細胞のGnRH受容体に作用して，ゴナドトロピンの産生・分泌を促進する。子宮内膜症の内分泌療法として広く用いられているのがGnRHアゴニストである。早期に閉経が期待できる症例では有効である。GnRHアゴニストの主な副作用は，卵巣欠落症状である。卵巣欠落症状であるのぼせ，動悸，肩こりといった身体症状から，いらいら，不安，不眠などの精神症状があらわれ治療を中断せざるを得ない症例も経験する。また，長期的には骨量減少の懸念もあることから，6カ月以上の長期投与を原則として行わない。

③OC・LEP製剤
低用量経口避妊薬（OC）と同一成分の低用量エストロゲン・プロゲスチン製剤（LEP）が発売され，副作用の発生頻度が少なく長期投与が可能な薬剤として定着しつつあるが，不正性器出血の副作用には留意する必要がある。子宮腺筋症に対するOC・LEP製剤の明らかな有効性を示す成績は報告されていない。また，OC・LEP製剤の副作用で問題となるのが，静脈血栓塞栓症（VTE）である。40歳以上の子宮腺筋症症例においては，VTE発症リスクを考慮し，LEP製剤使用には慎重を期す必要がある。

④ジエノゲスト
ジエノゲストは，GnRHアゴニストと同等の子宮内膜症性疼痛抑制効果を有する。卵巣欠落症状が少ないため，長期投与が可能である。ジエノゲストは出血症状の増悪の恐れがあり，添付文書では子宮腺筋症に対し慎重投与になっている。

⑤黄体ホルモン放出子宮内避妊システム
黄体ホルモン放出子宮内避妊システム（LNG-IUS）は月経困難症に対し保険適用がある。子宮腺筋症において，有効な月経量の減少，腺筋症病巣の縮小，および疼痛の改善が得られる[6]。未経産婦で挿入困難な症例や自然脱落に注意が必要である。

⑥子宮動脈塞栓術（UAE）
UAEは，子宮腺筋症に対しての報告がみられるようになってきているが結論は得られておらず，今後，症例の集積による詳細な検討が待たれる[7-10]。特に妊孕性温存を希望する症例には，卵巣機能低下を来す可能性があり，慎重な適応が望まれる。

⑦ **手術療法**

　根治療法としては子宮全摘出術である．月経痛が強く対症療法が困難な症例で子宮温存を希望する場合，流産を繰り返す症例，子宮腺筋症が原因と思われる不妊が疑われる症例で病巣の核出を考慮する．子宮腺筋症の挙児希望症例では子宮腺筋症核出術が試みられているが，保険適用はない[11-13]．高周波切除器を用いた子宮腺筋症核出術は，先進医療として実施されている[14]．子宮腺筋症核出術後の妊娠における安全性は不明であり，森松らは文献的考察から，子宮腺筋症摘出術例では子宮破裂が 6.0％ であるとしている[15]．晩婚化に伴い子宮腺筋症核出術の需要は増加することが予想され，症例の集積による詳細な検討が待たれる．

● **文献**

1) 日本産科婦人科学会編．産科婦人科用語集・用語解説集，改訂第3版．日本産科婦人科学会，東京，2013，pp209（レベルⅣ）
2) 日本産科婦人科学会編．産婦人科研修の必修知識 2013．日本産科婦人科学会，東京，2013，pp531-532（レベルⅣ）
3) Kishi Y, Suginami H, Kuramori R, et al. Four subtypes of adenomyosis assessed by magnetic resonance imaging and their specification. Am J Obstet Gynecol 2012 ; 207 : 114. e1-7（レベルⅢ）
4) Vercellini P, Consonni D, Dridi D, et al. Uterine adenomyosis and in vitro fertilization outcome : a systematic review and meta-analysis. Hum Reprod 2014 ; 29 : 964-977（レベルⅢ）
5) Martínez-Conejero JA, Morgan M, Montesinos M et al. Adenomyosis does not affect implantation, but is associated with miscarriage in patients undergoing oocyte donation. Fertil Steril 2011 ; 96 : 943-950（レベルⅢ）
6) 日本産科婦人科学会，日本産婦人科医会編．産婦人科診療ガイドライン 婦人科外来編 2014．日本産科婦人科学会，東京，2014，pp83（レベルⅣ）
7) Siskin GP, Tublin ME, Stainken BF, et al. Uterine artery embolization for the treatment of adenomyosis : clinical response and evaluation with MR imaging. AJR Am J Roentgenol 2001 ; 177 : 297-302（レベルⅢ）
8) Pelage JP, Jacob D, Fazel A, et al. Midterm results of uterine artery embolization for symptomatic adenomyosis : initial experience. Radiology 2005 ; 234 : 948-953（レベルⅢ）
9) Bratby MJ, Walker WJ. Uterine artery embolisation for symptomatic adenomyosis--mid-term results. Eur J Radiol 2009 ; 70 : 128-132（レベルⅢ）
10) Kim MD, Kim S, Kim NK, et al. Long-term results of uterine artery embolization for symptomatic adenomyosis. AJR Am J Roentgenol 2007 ; 188 : 176-181（レベルⅢ）
11) Fujishita A, Masuzaki H, Khan KN, et al. Modified reduction surgery for adenomyosis. A preliminary report of the transverse H incision technique. Gynecol Obstet Invest 2004 ; 57 : 132-138（レベルⅢ）
12) Nishida M, Takano K, Arai Y, et al. Conservative surgical management for diffuse uterine adenomyosis. Fertil Steril 2010 ; 94 : 715-719（レベルⅢ）
13) Osada H, Silber S, Kakinuma T, et al. Surgical procedure to conserve the uterus for future pregnancy in patients suffering from massive adenomyosis. Reprod Biomed Online 2011 ; 22 : 94-99（レベルⅢ）
14) 厚生労働省ホームページ（レベルⅣ）
http://www.mhlw.go.jp/
15) 森松友佳子，松原茂樹，大口昭英，他．子宮腺筋症摘出 子宮腺筋症核出術後の妊娠 子宮破裂の literature review と産科管理について．産科と婦人科 2007 ; 74 : 1047-1053（レベルⅢ）

Exercise 26

正しいものはどれか．1つ選べ．

　a. 子宮腺筋症は20歳代に好発する
　b. 子宮腺筋症は未産婦に好発する．
　c. 子宮腺筋症核出術は保険適用がある．
　d. 黄体ホルモン放出子宮内避妊システム（LNG-IUS）は月経困難症に対し保険適用はない．
　e. 子宮腺筋症は子宮筋腫と合併しやすい．

6 子宮がん検診

CQ 27 子宮頸がん検診の現状，HPV検査，HPVワクチン，子宮体がん検診の意義は？

❶ 子宮頸がん検診の現状

　全国的な子宮頸がん検診は1983年施行の老人健康法によって開始され，その後，2002年に健康増進法における健康増進事業として一般財源化された。現在の子宮がん検診は，厚生労働省の「がん予防重点教育及びがん検診実施のための指針（2008年4月）」に基づき市町村が主体となって実施されている[1]。この指針の中で，子宮がん検診以外の胃がん，肺がん，乳がん，大腸がんの検診は対象者が40歳以上とされるのに対して，子宮がん検診は20歳以上を対象とし，受診間隔は2年に一度と定められている。2008年に財団法人日本対がん協会がまとめた「子宮頸がん検診に関する調査報告書」によると，20歳代と30歳代の女性において，子宮頸がんの発生率はすべてのがんの中で第1位であり，特にこの年代では1988年からの10年間で罹患者数が4倍に急増していた。その一方で，2006年におけるわが国の子宮頸がん検診受診率は21.3％で，特に20歳代では11％という極めて低い状況であった（厚生労働省国民健康基礎調査）。子宮頸がんは，前がん病変である異形成や上皮内がんまでに発見されれば，完治し子宮温存も可能である。このため，2009年より対象者に無料クーポンを配布するなど受診率向上に向けた取り組みが行われており，2013年の調査では，20～69歳の女性の過去2年間に子宮頸がん検診を受けた割合は42.1％まで上昇している。しかしながら，約80％以上の受診率がある他のOECD（経済協力開発機構）諸国に比べると，依然わが国の受診率は低値であり，さらなる受診率向上のための取り組みと，より高精度でかつ効率的な検診のありかたを目指すことが重要である。

❷ 子宮頸がんとヒトパピローマウイルス（HPV）

　HPVは約8,000塩基対の2本鎖DNAをゲノムとしてもつウイルスである。潜伏感染したHPVがヒトの免疫システムにより数年から数十年排除されずに持続することが子宮頸がんの発症につながると考えられており，子宮頸がん発症の最大の危険因子とされている。HPVはL1領域におけるゲノムDNAの相同性の程度によって型が決定され，現時点で200種類以上に分類されている[2]。子宮頸部発がんの原因となりうるHPV16，18，31，33，35，39，45，51，52，56，58，59，68型を合わせてハイリスクHPVと呼ぶが，この中でも発がんのリスクは異なっており，特に16，18型は発がんリスクが高く，31，33，58型と続く[3]。HPVは子宮頸部の表皮の微小な傷から基底膜直上にある幹細胞に感染するとされる。感染初期には宿主細胞のDNAに組み込まれず（episomal status），感染細胞から分裂した娘細胞の成熟分化とともにウイルスも増殖し細胞が剥離脱落すると大量のウイルスが腟内に放出される。この状態がCIN 1と考えられ，その大部分は2年以内に免疫力によりウイルスは消失する[4]。一方，感染が持続すると，HPV-DNAは宿主細胞のDNAに組み込まれる状態（integration status）が生じる。CIN 2/3は，持続感染によって生じ，HPV-

DNA は integration 状態に移行している率が高い[5,6]。組み込まれた HPV-DNA の E6, E7 領域の産生蛋白は，それぞれ宿主細胞の癌抑制遺伝子である $P53$ と Rb を不活化することにより増殖を促進し，異形成から癌化への悪性化を促進する。前述のように CIN 1 のほとんどは自然治癒するが，CIN 2 では約 40％，CIN 3 では約 30％のみが消失または軽快し，CIN 3 から 30 年間で累計 30％が浸潤癌に移行するとされている[7]。

❸ 子宮頸部細胞診の精度

　子宮頸がん検診の普及とともに，わが国の子宮頸がんの罹患率および死亡率は減少傾向を示してきた。近年，検診受診率の低迷や若年者子宮頸がんの急増によって，これらは横ばいの傾向にあるものの，子宮頸がん検診が公衆衛生に果たす役割は極めて大きい。わが国での子宮がん検診における従来法での細胞診の感度は，旧日母分類でクラスⅢa 以上を細胞診陽性とした場合，上皮内癌以上の病変の精度は特異度 99％，CIN 2 以上の検出感度は 50～80％，特異度は 70～90％であり，有効性が示されている[8]。

❹ 従来法と液状処理細胞診標本（LBC 法）

　現在，わが国で広く用いられている「ベセスダシステム 2001 に準拠した細胞診報告様式」では，検体の種類（従来法か LBC 法か）および適否を記載する。LBC 法では標本を作製する過程で遠心処理を行って液状検体中に浮遊する細胞を集めるため，採取細胞数が少ない場合も効率よく標本を作製でき，従来法に比べて不適正標本は減少するとされている。また，LBC 法は残余検体を利用して HPV 検査を含む分子遺伝学的解析が可能であるという利点を有する。一方で従来法は直接塗抹を行うため，採取容器が不要で，検体を作製する装置も必要とせず，コスト面で安価である。現時点では従来法と LBC 法で CIN 2 以上の病変検出について感度・特異度には差がないとされており[9,10]，今後，不適正標本の頻度や HPV 併用検診の有用性が評価された後，LBC 法が従来法にかわって標準化されるか方向性が決まると考えられる。

❺ ベセスダシステム 2001 に基づく細胞診判定と運用

　表 1 にベセスダシステム 2001 に基づく扁平上皮系の細胞診判定とその取り扱いを示す[11]。ベセスダシステムでは細胞診判定は臨床医と病理医との間の medical consultation と位置付けられ，臨床医は依頼書に詳細な臨床情報の記載を求められる一方で，病理医は報告書に判定結果に基づく取り扱いを記載することとなっている。また，検体が不適正であった場合，その理由を報告書に記載することで，情報を臨床医にフィードバックし，より質の高い細胞診検体が作製できるような工夫がされている。

　この中で特に ASC-US の取り扱いでは HPV 検査の実施が推奨されている。これは ASC-US および LSIL 症例を対象として実施された臨床試験（ASCUS/LSIL triage test：ALTS 試験）において，感度およびコストの面から HPV triage 群が優れているとされたためである[12]。なお，LSIL についても同様の試験が実施されたが，ハイリスク HPV 陽性率が LSIL では 85％と高値であり，HPV テストによる triage の利点が少ないと判断され試験途中で中止となった。このため，CIN 2 以上の病変検出を目的とした場合，HPV テストによる triage は ASC-US のみ有用とされている。

表1 子宮頸部細胞診の報告様式（扁平上皮系）（文献11より改変）

ベセスダシステム	略称	推定される病理診断	クラス分類（旧日母分類）	運用
陰性	NILM	炎症・微生物 非腫瘍性所見	I, II	異常なし：定期検査
意義不明な異型扁平上皮細胞	ASC-US	軽度扁平上皮内病変疑い	II-IIIa	要精密検査： ① HPV検査による判定が望ましい ・陰性：1年後に細胞診，HPV併用検査 ・陽性：コルポ，生検 ② HPV検査非施行 　6カ月以内細胞診再検査
HSILを除外できない異型扁平上皮細胞	ASC-H	高度扁平上皮内病変疑い	IIIa, IIIb	要精密検査：コルポ，生検
軽度扁平上皮内病変	LSIL	HPV感染 軽度異形成	IIIa	要精密検査：コルポ，生検
高度扁平上皮内病変	HSIL	中等度異形成 高度異形成 上皮内癌	IIIa IIIb IV	要精密検査：コルポ，生検
扁平上皮癌	SCC	扁平上皮癌	V	

❻ HPV検査と子宮頸がん検診の今後

　従来の子宮頸がん検診は，細胞診による形態学によって実施されてきた．近年，前がん病変やがんの早期発見に有用であるとして，子宮頸がん検診へのHPV検査の導入が検討されている．HPV検査は，CIN以上の検出において，感度では細胞診に優り，特異度は低くなる．感度が高いという事実は，これを用いた検診によってがんやCINの見落としが減少し，子宮頸がんの罹患率を減少させる可能性がある．しかしながら一方で，特異度が低くなるという事実は，偽陽性者の増加につながり，このことは新しい検診手法に伴う不利益として評価される．このような状況を踏まえ，欧州を中心にいくつかの国々で，HPV検査を子宮頸がん検診に導入すべきか否か検討するためのデータ収集が2000年代前後からなされ[13,14]，これらの検討結果に基づいた検診の指針が，オランダと米国から出されている．

　このうちオランダのHealth Council of the Netherlandsが提唱した推奨は，まず，対象年齢を30歳，35歳，40歳，50歳，60歳としたHPV検査単独による検診を推奨し，HPV検査陽性者に対して細胞診によるトリアージを実施することとしている[15]．一方，米国のU. S. Preventive Services Task Forceの推奨は，受診間隔の延長を希望する女性に対して，5年毎の細胞診とHPV検査の併用検診を推奨する，という条件つきでHPV検査の実施を認めている[16]．このように，HPV検査の導入については，その検査方法（単独か併用か），対象年齢，検診間隔が国によって異なるのが実情である．

　本邦では，国内でHPV検査を導入することによる前がん病変やがんの早期発見の効果，罹患率および死亡率の低下を長期的に調査した結果は存在しない．この状況を受けて，子宮頸がん検診と

しての HPV 検査の有効性を評価する臨床研究として，厚生労働省のがん臨床研究事業，および革新的がん医療実用化研究事業による「子宮頸がん検診における細胞診と HPV 検査併用の有用性に関する研究」，ならびに日本臨床細胞学会による「一般住民を対象とした子宮頸がん検診における液状化検体細胞診と HPV DNA 検査との併用法の有効性を評価する前向き無作為化比較研究」が実施中である。今後，これらの結果を鑑みて，子宮頸がん検診における HPV 検査の位置付けがされていくものと考えられる。

❼ 子宮頸がんワクチン

　HPV ワクチンはウイルス表面の殻を構成する蛋白質である L1 カプシドといわれる抗原を遺伝子工学的に作製したもので，遺伝子をもたないため病原性のないサブユニットワクチンである。子宮頸部における HPV の自然感染では免疫応答が生じにくく，HPV は宿主免疫から逃避するが，HPV ワクチンを接種することで高濃度の抗 HPV 抗体が産生され，子宮頸部粘膜に滲出することで中和抗体として作用し HPV の感染を防御する。現在，16/18 型の感染を予防する 2 価ワクチン（サーバリックス®）と，それらにコンジローマの原因となる 6/11 型の感染予防効果を加えた 4 価ワクチン（ガーダシル®）が市販されている。

　2 価ワクチン，4 価ワクチンともに HPV16/18 型に起因する CIN 2/3 の予防効果は 90％を超えることが海外の臨床試験において示されており[17-19]，4 価ワクチンではさらに尖圭コンジローマの予防効果も極めて高い[20]。現在，子宮頸がんの予防効果について未だ証明する報告はないが，近い将来，その効果も明らかになると期待されている。しかしながら，本邦では，HPV ワクチン投与後の慢性疼痛が社会問題となり，2016 年 3 月現在，接種勧奨が中断されている。勧奨再開には，原因究明と，副作用発症時の専門機関への受診態勢の構築のほか，HPV ワクチン接種の社会的意義について広く国民のコンセンサスを得ることが必要である。一方で現在の HPV ワクチンは，16/18 型以外の HPV に対する感染予防効果は限定的である。このため，ワクチン接種者には子宮頸がんの予防効果は全体の 70％程度と考えられることを説明し，ワクチン接種後も子宮頸がん検診による定期的なフォローアップは必要であることを理解させる必要がある。

❽ 子宮体がん検診

　子宮体部の内膜細胞診による子宮体部がん検診は，現在のところ子宮体部がんの死亡率減少効果について根拠となる報告はなく[21]，『産婦人科診療ガイドライン』においては 50 歳以上もしくは閉経後で不正性器出血のある女性，あるいはリスク因子のある女性を対象に選択的に施行する，とされている[22]。厚生労働省の「がん予防重点教育及びがん検診実施のための指針（2008 年 4 月）」でも，子宮体がん検診の対象者は，最近 6 月以内に不正性器出血（一過性の少量の出血，閉経後出血等），月経異常（過多月経，不規則月経等）および褐色帯下のいずれかを呈する患者の症状を有していたことが判明した者，とされており，子宮頸がん検診が無症状の女性にもおしなべて実施する mass screening であるのに対して，子宮体がん検診は，症状を有する患者を対象とした selective screening の位置付けである。

　子宮内膜細胞診の精度は感度が 80％前後とする報告が多い。わが国の Yanoh らによる多施設共同研究では，子宮内膜異型増殖症以上の病変を診断する感度が 79.0％，特異度 99.7％，陽性反応

的中率（PPV）が92.9％，陰性反応的中率（NPV）は98.9％であった[23]。しかしながらこの報告は，内膜細胞診が正常で，不正出血などのリスク因子を有しない症例では組織診を実施しておらず，その割合は全8,006例のうち7,391例（92.3％）にのぼる。このため，この報告での子宮体がんの真の存在率は不明であり，あくまでもselective screeningの結果であって，集団検診で実施したものでないことに留意する必要がある。

子宮体がんのスクリーニング法として経腟超音波断層法が有用とする報告が多くあるものの，内膜細胞診との役割分担は決められていない。わが国では閉経後子宮内膜の厚さのcut-off値は4mmとし，5mm以上を2次検診の対象とする場合が多いが，この場合も，不正出血などのリスク因子がある場合に有用とされており，無症状での経腟超音波断層法による検診は推奨されていない[24]。

子宮体がんの可能性を考える症例では，子宮体がんの検出における内膜細胞診の精度は子宮頸がんに比べ低く，内膜組織診に代わり得るものではないことを念頭に置き，超音波検査や内膜組織診を併用し，慎重に診断を行うべきである。

● 文献

1) 平成20年3月31日厚生労働省健康局長通知．健発第0331058号「がん予防重点教育及びがん検診実施のための指針」
2) Van Doorslaer K, Tan Q, Xirasagar S, et al. The Papillomavirus Episteme：a central resource for papillomavirus sequence data and analysis. Nucleic Acids Res 2013；41：D571-578（レベルⅢ）
3) Onuki M, Matsumoto K, Satoh T, et al. Human papillomavirus infections among Japanese women：age-related prevalence and type-specific risk for cervical cancer. Cancer Sci 2009；100：1312-1316（レベルⅢ）
4) Moscicki AB, Shiboski S, Hills NK, et al. Regression of low-grade squamous intra-epithelial lesions in young women. Lancet 2004；364：1678-1683（レベルⅢ）
5) Klaes R, Woerner SM, Ridder R, et al. Detection of high-risk cervical intraepithelial neoplasia and cervical cancer by amplification of transcripts derived from integrated papillomavirus oncogenes. Cancer Res 1999；59：6132-6136（レベルⅢ）
6) Fujii T, Saito M, Iwata T, et al. Ancillary testing of liquid-based cytology specimens for identification of patients at high risk of cervical cancer. Virchows Arch 2008；453：545-555（レベルⅢ）
7) McCredie MR, Sharples KJ, Paul C, et al. Natural history of cervical neoplasia and risk of invasive cancer in women with cervical intraepithelial neoplasia 3：a retrospective cohort study. Lancet Oncol 2008；9：425-434（レベルⅢ）
8) 井上正樹．子宮頸部細胞診．細胞診異常の取り扱い．日産婦誌 2010；62：N188-193（レベルⅢ）
9) Arbyn M, Bergeron C, Klinkhamer P, et al. Liquid compared with conventional cervical cytology：a systematic review and meta-analysis. Obstet Gynecol 2008；111：167-177（レベルⅡ）
10) Siebers AG, Klinkhamer PJ, Grefte JM, et al. Comparison of liquid-based cytology with conventional cytology for detection of cervical cancer precursors：a randomized controlled trial. JAMA 2009；302：1757-1764（レベルⅡ）
11) 日本産婦人科医会．ベセスダシステム2001準拠 子宮頸部細胞診報告様式の理解のために．2007
12) Schiffman M, Solomon D. Findings to date from the ASCUS-LSIL Triage Study（ALTS）. Arch Pathol Lab Med 2003；127：946-949（レベルⅡ）
13) Rijkaart DC, Berkhof J, Rozendaal L, et al. Human papillomavirus testing for the detection of high-grade cervical intraepithelial neoplasia and cancer：final results of the POBASCAM randomized controlled trial. Lancet Oncol 2012；13：78-88（レベルⅡ）
14) Kitchener HC, Almonte M, Thomson C, et al. HPV testing in combination with liquid-based cytology in primary cervical screening（ARTISTIC）：a randomised controlled trial. Lancet Oncol 2009；10：672-682（レベルⅡ）
15) Health Council of the Netherlands. Population screening for cervical cancer. The Hague：Health Council of the Netherlands, 2011；publication no. 2011/07
16) U. S. Preventive Services Task Force http://www.uspreventiveservicestaskforce.org/Page/Document/RecommendationStatementFinal/cervical-cancer-screening#consider.
17) Paavonen J, Naud P, Salmeron J, et al. HPV PATRICIA Study Group. Efficacy of human papillomavirus（HPV）-16/18 AS04-adjuvanted vaccine

against cervical infection and precancer caused by oncogenic HPV types (PATRICIA): final analysis3. Double-blind, randomized study in young women. Lancet 2009 ; 374 : 301-314（レベルⅡ）
18) Harper DM, Franco EL, Wheeler CM, et al. HPV Vaccine Study group. Sustained efficacy up to 4.5 years of a bivalent L1 virus-like particle vaccine against human papillomavirus types 16 and 18: follow-up from a randomised control trial. Lancet 2006 ; 367 : 1247-1255（レベルⅡ）
19) Paavonen J, Jenkins D, Bosch FX, et al. Efficacy of a prophylactic adjuvanted bivalent L1 virus-like-particle vaccine against infection with human papillomavirus types 16 and 18 in young women : an interim analysis of a phase III double-blind, randomised controlled trial. Lancet 2007 ; 369 : 2161-2170（レベルⅡ）
20) Ali H, Donovan B, Wand H, et al. Genital warts in young Australians five years into national human papillomavirus vaccination programme : national surveillance data. BMJ 2013 ; 346 : f2032（レベルⅢ）
21) 青木大輔，齋藤英子，進 伸幸，他．子宮体がん検診．新たながん検診手法の有効性の評価—報告書—．日本公衆衛生協会，2001，pp188-189（レベルⅡ）
22) 日本産科婦人科学会，日本産婦人科医会編．産婦人科診療ガイドライン 婦人科外来編 2014．日本産科婦人科学会，東京，2014（ガイドライン）
23) Yanoh K, Hirai Y, Sakamoto A, et al. New terminology for intrauterine endometrial samples : a group study by the Japanese Society of Clinical Cytology. Acta Cytol 2012 ; 56 : 233-241（レベルⅢ）
24) Tsuda H, Nakamura H, Inoue T, et al. Transvaginal ultrasonography of the endometrium in postmenopausal Japanese women. Gynecol Obstet Invest 2005 ; 60 : 218-223（レベルⅢ）

Exercise 27

正しいものはどれか。2つ選べ。
a. HPV ワクチンは不活化ワクチンであり，接種による HPV 感染を完全には否定できない。
b. CIN 1/2 の症例では HPV ワクチン接種による免疫誘導効果で病変消失率が高まる。
c. HPV ワクチンを接種すれば，子宮頸がんの発症をほぼ完全に予防できる。
d. 子宮頸がん検診において従来法と LBC 法の感度・特異度は同等である。
e. ASC-US 症例で CIN 病変検出のトリアージのため HPV 検査が推奨されている。

7 卵巣・卵管の良性腫瘍・類腫瘍

CQ 28 卵巣・卵管の良性腫瘍・類腫瘍の種類と対策は？

❶ はじめに

2016 年に『卵巣腫瘍・卵管癌・腹膜癌取扱い規約 病理編』（日本産科婦人科学会・日本病理学会編）が発刊される。本改訂では対象が表題に明記されているとおり，主な組織型が共通すること，また臨床的管理が類似することから，旧来の卵巣腫瘍のみでなく卵管癌と腹膜癌も含まれるようになっている。また良性腫瘍において表層上皮性・間質性腫瘍 surface epithelial-stromal tumor から上皮性腫瘍 epithelial tumor に変更となり，cystic-などの所見をもとにした亜分類が削られるなどの変更がなされる予定である。
実地臨床で卵巣腫瘍を見つけた場合，手術の適応に苦慮することが多い。卵巣腫瘍の良悪性の確

表1 卵巣の良性腫瘍についての分類（文献1より抜粋）

分類	腫瘍
表層上皮性・間質性腫瘍	漿液性腺腫 粘液性腺腫 類内膜腺腫 明細胞腺腫 腺線維腫（上記の各型） 漿液性表在性乳頭腫 ブレンナー腫瘍
性索間質性腫瘍	莢膜細胞腫 線維腫 硬化性間質性腫瘍 セルトリ・間質細胞腫瘍（高分化型） ライデッヒ細胞腫 輪状細管を伴う性索腫瘍
胚細胞腫瘍	成熟嚢胞性奇形腫（皮様嚢腫） 成熟充実性奇形腫 卵巣甲状腺腫
その他	腺腫様腫瘍

定診断は原則として摘出標本の病理組織学的検査によるものであり，超音波断層法や血清腫瘍マーカーは補助診断である旨，患者に伝える必要がある。

本項では主に，良性腫瘍の新分類およびプライマリーケアの実地臨床における管理について述べる。

❷ 卵巣良性腫瘍の分類

卵巣腫瘍の発生母体組織は表層上皮，性索間質，胚細胞，間質細胞であり，これをもとに分類されている。表1に卵巣の良性腫瘍の分類を記載した[1]。

表層上皮性・間質性腫瘍では漿液性腺腫と粘液性腺腫が比較的よく認められる。超音波断層法にて，嚢胞壁が薄く充実性成分を認めない単房性腫瘤を同定した場合は漿液性腫瘍を念頭に置く。一方で粘液性腫瘍は，多房性の嚢胞状腫瘤であることが特徴的である。

性索間質性腫瘍の多くはホルモン産生性であるため，そのことが臨床症状に反映されることがある。莢膜細胞腫はエストロゲン産生性で，思春期早発，無月経，不正性器出血を来すことがある。

胚細胞腫瘍は若年女性で認められることが多く，最も高頻度に認められるのは成熟奇形腫である。成熟奇形腫では内部に皮膚組織，毛髪，脂肪，軟骨，骨など様々な成分を含むため，画像にて嚢胞状かつ多彩な像を呈する。特にMRIのT1強調画像における脂肪抑制画像にて脂肪抑制が認められれば成熟奇形腫を念頭に置く。

良性腫瘍との鑑別として，卵胞嚢胞や黄体嚢胞などの卵巣や卵管が嚢胞状に腫大している真の腫瘍ではない，いわゆる機能性嚢胞と称される類腫瘍がある。これらは経過観察により縮小を示すことで臨床的に診断される。卵胞嚢胞は排卵がされずに卵胞が存続するものであり，生殖年齢層のみならず更年期女性においても認められる。黄体嚢胞は妊娠初期に認められるが，時間経過とともに縮小する。出血性黄体嚢胞は排卵時や黄体形成時に卵胞内に出血が貯留した状態であり，超音波に

て囊胞内部に網状に認められる凝血像が特徴的である。多発性黄体化卵胞囊胞（黄体化過剰反応）は正常妊娠，絨毛性疾患のほか，ゴナドトロピン製剤を用いた排卵誘発による卵巣過剰刺激症候群（OHSS）においても認める。拡張した黄体化卵胞囊胞が両側性に多数観察されるため，腫瘍と判断されて手術が施行されることもあるが，臨床経過を検討することで経過観察を行うことが重要となる。

❸ 卵巣腫瘍の症状

卵巣は腹腔内臓器であり，発生した腫瘍が小さいうちは自覚症状に乏しい。そのため早期発見が困難なことが多い。下記に特徴的な症状を記す。

a. 腹部膨満感と圧迫症状

腫瘤が増大してくると腹部膨満感を訴えることがある。「すこし太った気がする」「スカートやズボンをきつく感じる」などの非特異的な症状を訴えるケースが多い。膀胱や直腸を圧迫することから頻尿，便秘，便意，下腹部痛，腰痛を訴えることもある。その原因は腫瘍そのもののみならず，卵巣線維腫に伴う Meigs 症候群など大量腹水貯留が原因の場合もある。

b. 茎捻転

通常の良性腫瘍は痛みを生じることは少ない。しかし，腫瘍が茎捻転を起こすと虚血により急激な腹痛を来す。特に成熟奇形腫で頻度が高い。

c. ホルモン産生による症状

ホルモン産生腫瘍では月経異常や不正性器出血を来すことがある。エストロゲン産生腫瘍では，若年例の性早熟化兆候，性成熟期以降では子宮内膜の増殖傾向を認める。子宮頸部細胞診で年齢に比し若い所見を認めれば参考所見となる。アンドロゲン産生腫瘍では希発月経，無月経，男性化徴候を呈する。

❹ 卵巣腫瘍のスクリーニングと良悪性の鑑別

卵巣は腹腔内臓器で体外診断が困難であり，最終的な良悪性の確定診断は病理組織学的検査によることを原則とする。実地臨床では問診と内診に加えて経腟超音波検査，CT，MRI などの画像検査，血清腫瘍マーカーを用いて悪性腫瘍や非腫瘍性病変および機能性囊胞などとの鑑別を行う。

卵巣がんの早期発見は難しく，画像検査や腫瘍マーカーの有用性は確立されていない。血清 CA125 は最も汎用されている腫瘍マーカーであるが，その感度・特異度はスクリーニングに用いるには低く，近年は血清 CA125 と経腟超音波断層法の併用を行ってもスクリーニング効果が乏しいという臨床試験の結果が相次いで報告されている[2,3]。また一定の間隔でがん検査を実施しても，前の診察では陰性と判定されたのにもかかわらず次の診察の前に自覚症状が出現してがんが発見される，いわゆる interval cancer が問題となるため，手術をしないで経過観察した場合のリスクを理解した上で対処することが必要である。

腹水がある場合は，腹水細胞診によって良悪性の推定が可能である場合がある。傍卵巣囊胞，卵管水腫，偽囊胞などの非腫瘍性病変についても鑑別を要する。また，卵胞囊胞や出血性黄体囊胞などの機能性囊胞を念頭に置いた場合は，月経周期を考慮して経過観察を行うことも重要である。

❺ 良性卵巣腫瘍の治療

　卵巣腫瘍は手術療法以外の方法で良性・境界悪性・悪性の鑑別が困難であり，茎捻転や卵巣破裂による急性腹症の発生の可能性があることから，手術療法の適応を常に念頭に置いた上で対処することが重要である．妊孕性温存を希望する例では原則として，腫瘍部のみの核出として，正常卵巣部分をできるだけ広く残す．茎捻転においても捻転が解除可能な場合は腫瘍核出とするが，全体が壊死になった場合は付属器摘出術を行う．

　一方で増大傾向のものは悪性である可能性が高く，手術を考慮する．また閉経前女性における卵巣の囊胞状腫瘍は機能性囊胞のこともあるため経過観察が選択肢となる一方で，閉経後女性では新生物である可能性もあるため，摘出術も考慮する．

●文献

1) 日本産科婦人科学会・日本病理学会編．卵巣腫瘍取扱い規約 第1部 第2版．金原出版，東京，2009（規約）
2) Crayford TJ, Campbell S, Bourne TH, et al. Benign ovarian cysts and ovarian cancer : a cohort study with implications for screening. Lancet 2000 ; 355 : 1060-1063（レベルⅡ）
3) Menon U, Ryan A, Kalsi J, et al. Risk Algorithm Using Serial Biomarker Measurements Doubles the Number of Screen-Detected Cancers Compared With a Single-Threshold Rule in the United Kingdom Collaborative Trial of Ovarian Cancer Screening. J Clin Oncol 2015 ; 33 : 2062-2071（レベルⅡ）

Exercise 28

正しいものはどれか．1つ選べ．

a. 卵巣腫瘍の良悪性の診断は MRI によることが最も正確である．
b. 胚細胞腫瘍は若年女性に多い．
c. 類腫瘍は手術療法を第一選択とする．
d. 卵巣腫瘍は小さいうちから自覚症状があり，特に不正性器出血が発見の端緒となる．
e. 血清 CA125 と経腟超音波断層法の併用により卵巣癌の早期発見が可能となった．

8　乳がん検診と乳腺腫瘍

CQ 29　性成熟期における乳腺腫瘍の頻度・検診は？

❶ 性成熟期における乳腺疾患

　思春期における乳腺疾患の頻度は少なく，早発思春期（小児科領域の用語としては，「思春期早発症」となる）等の二次性徴の発現異常を除けば，生理的発達の差異としてのボディイメージの悩

```
【乳腺組織分類】　乳癌取扱い規約（日本乳癌学会編）より抜粋
Ⅰ．上皮性腫瘍
  A．良性　1．乳管内乳頭腫　2．乳頭部腺腫　3．腺腫
  B．悪性（癌腫）
    1．非浸潤癌（a．非浸潤性乳管癌　b．非浸潤性小葉癌）
    2．浸潤癌　a．浸潤性乳管癌（1．乳頭腺管癌　2．充実腺管癌　3．硬癌）
              b．特殊型（1．粘液癌　2．髄様癌　3．浸潤性小葉癌　4．腺様嚢胞癌　5．扁平上皮癌
                      6．紡錘細胞癌　7．アポクリン癌　8．骨・軟骨化生を伴う癌　9．管状癌
                      10．分泌癌（若年性癌）　11．その他）
    3．Paget病
Ⅱ．結合織性および上皮性混合腫瘍　A．線維腺腫　B．葉状腫瘍（葉状嚢胞肉腫）　C．癌肉腫
Ⅲ．非上皮性腫瘍　A．間質肉腫　B．軟部腫瘍　C．リンパ腫および造血器腫瘍　D．その他
Ⅳ．分類不能腫瘍
Ⅴ．乳腺症
Ⅵ．腫瘍様病変　A．乳管拡張症　B．炎症性偽腫瘍　C．過誤腫　D．女性化乳房症　E．副乳　F．その他
```

図1　**乳腺の組織分類**（文献1より抜粋）

み（胸が小さい，サイズに左右差がある等）が愁訴の大半である。

性成熟期になると，図1の腫瘍性疾患だけでなく月経周期や妊娠等によるエストロゲン分泌の影響もあり乳腺疾患の頻度が増加する。そのなかで頻度の高い疾患を挙げる。

a. 乳腺炎

主に乳汁が貯留している状態で乳頭からの細菌侵入により感染することから，授乳中に好発する。早期であればマッサージによる改善もみられるが，乳房腫脹と発熱に加えて疼痛を伴うようであれば，早めに専門病院受診を勧めて抗菌剤処方による安易な経過観察を慎む。MRSA感染を伴う切開・排膿を要する乳輪下膿瘍や炎症性乳癌の場合があるので，難治性の場合は注意を要する。

b. 乳腺嚢胞

乳腺症症状の一つで，腫脹・硬化した乳腺のために乳管の一部が途絶し，乳管の中に袋状に分泌物が貯留し嚢胞として認識される。腫瘤を自覚する場合も多いが，超音波検査により診断が可能である。嚢胞内にポリープ状等のエコー陰影が存在すれば精査を行う。

c. 線維腺腫

最も頻度の高い乳腺良性腫瘍で，10歳代後半から30歳代に多いが，最近は好発年齢の高齢化が指摘されている。閉経後には発生頻度が少なく，ホルモン補充療法（HRT）例で発生頻度が高くなるため，エストロゲンの影響が示唆されている。画像診断上，悪性腫瘍との鑑別が困難な例も存在することに留意する[1]。

d. 乳頭腫

良性上皮性腫瘍の一つであり，通常は乳管内乳頭腫（intraductal papilloma）と呼ばれる乳管内に発生する乳頭状腫瘍で，臨床的には乳頭からの出血をみることが多い。比較的発生頻度が高く，40歳代，30歳代，50歳代の順に多い。血性分泌以外に腫瘤感や乳房痛が症状となることもある[1]。

e. 葉状腫瘍

大半は良性であり，40歳代を最多に10～70歳代の幅広い年代でみられる。組織学的所見は線維腺腫と類似するが，非上皮性線維性間質成分の増生が目立つ。悪性葉状腫瘍は非上皮成分に悪性化

を示すことが多く，全乳腺悪性腫瘍の0.5％弱と稀な疾患である．比較的大きな乳房の腫瘤を触知することが多く，その場合は超音波検査による鑑別診断は容易である[1]．

f．乳癌

国内における乳癌の好発年齢は40～50歳代とされ，発症平均年齢は57.4歳である．そのうち約2.7％が35歳未満であり，「若年性乳癌」とされている．日本乳癌学会の全国乳がん患者登録調査報告の2006年次症例によると，全発症例20,412人のうち19歳以下であったのは3人と思春期においては稀な疾患である．若年性乳癌では，50歳代の乳癌と比較して，エストロゲン受容体（ER），プロゲステロン受容体（PgR），ヒト上皮増殖因子受容体2型（HER2）のいずれもが陰性であるトリプルネガティブのタイプが多く，ER陽性例が少ないと報告されている．加えて，非若年性乳癌と比較して自己発見が多く，腫瘍径は大きく，リンパ節転移例や進行症例が多い．また，術前・術後の補助療法例の割合も多い[2]．

妊娠・授乳期乳癌症例は全体の約1％であるが，Ⅲ期以上の進行症例の割合が多いため予後不良例が目立つ．しかし，ⅡA期以下の10年生存率は85％以上あることから，癌の進行や再発リスク因子と年齢（35歳未満の若年）や妊娠・授乳期との関連は乏しいと結論されている[3]．女性医学に携わる医療者としては，妊婦健診等をきっかけに乳房の自己検診や定期的な乳がん検診の啓発に努めるべきであろう．

❷ 乳がん検診の現状

視触診単独の検診は国内ガイドラインおよびUSPSTF（U.S. Preventive Service Task Force）等の海外ガイドラインでも推奨されないことになっているが，自己検診の指導については国内ガイドラインでは触れられておらず，USPSTFでは推奨されないことになっている[4,5]．

40歳代のマンモグラフィ検診は，USPSTFの推奨グレードは2009年の改訂でBからCとなり，ルチーン検査としては勧めず個々に判断するとなった．理由は，閉経前乳癌患者の頻度が低い点と，dense breast（高濃度乳房）による偽陽性率が高いことから生検を含む無駄な検査や精神的苦痛という危険性が総合的な利益を上回ると判断された点にある．一方，米国乳癌学会では45歳からのマンモグラフィ検診を強く推奨し，54歳までは毎年の検診を推奨している[6]．いまだ国内外で議論があるところであり，国内ガイドラインでは隔年による検診が推奨されている．

国内におけるマンモグラフィは，日本乳がん検診精度管理中央機構が撮影および読影の精度管理を行っており，カテゴリー3以上は専門医による精査が必要とされる[7]．マンモグラフィの撮影および読影は比較的容易であるが，性成熟期に多いdense breastによる診断能の低下や，検査時の乳房圧迫による疼痛がマンモグラフィ検診の欠点として挙げられる．ちなみに，40歳未満のマンモグラフィ検診に関するエビデンスは乏しいのが現状である．

❸ 超音波検査の有用性

性成熟期におけるマンモグラフィ検診に関するエビデンスが途上で議論が続いているなか，超音波検診またはマンモグラフィおよび超音波併用検診が検討されている．超音波検査は，乳房腫瘤性病変の臨床的腫瘍径の評価や良悪性の鑑別（図2）に優れ，視触診やマンモグラフィで検出できない乳癌を検出する手段として評価されている[4,8]．

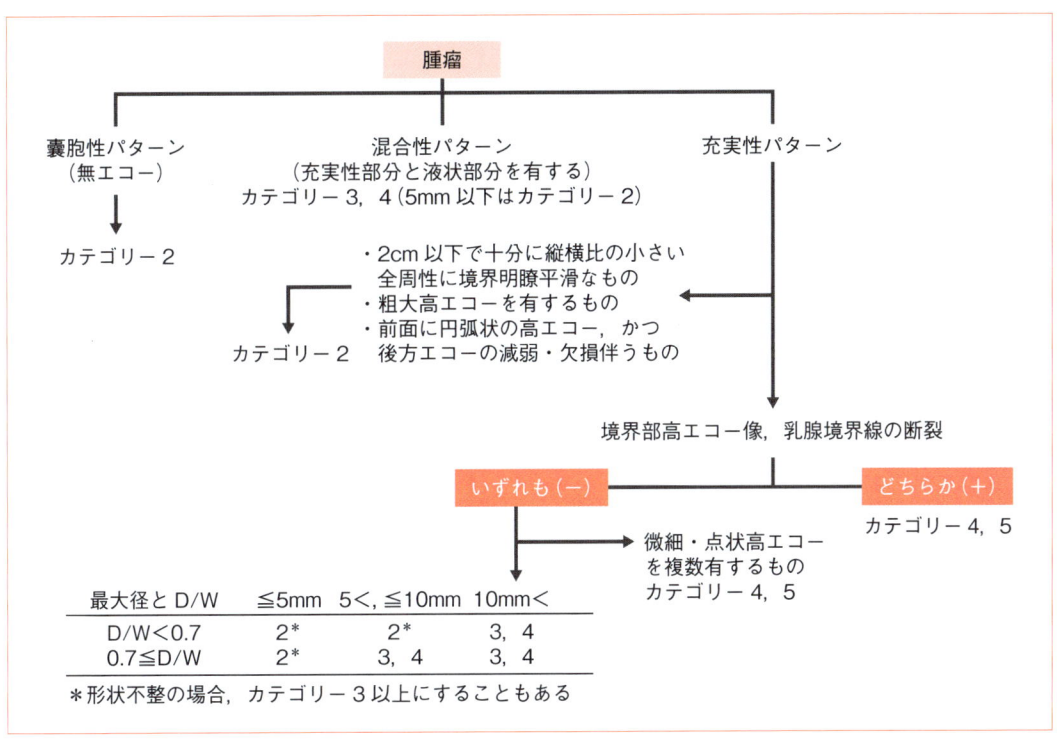

図2 **超音波による腫瘍の鑑別診断**（日本乳腺甲状腺超音波医学会編：乳房超音波診断ガイドライン，改訂第3版．南江堂，2014，pp112 より許諾を得た上で改変し転載）

　また最近の超音波診断装置の新技術として，tissue elasticity imaging（エラストグラフィ，ひずみ像）の併用が，腫瘍性病変における良悪性鑑別精度の向上に寄与すると期待されていることから，今後のエビデンスの集積が待たれる。

　最近，厚生労働省による「乳がん検診における超音波検査の有効性を検証するための比較試験」（J-START）[9]の成績がLancet誌に掲載され，国内では閉経前女性における乳房超音波スクリーニングが広まることが見込まれる。女性医学において，普段から超音波診断装置を使用した診断に慣れている医療者は多いことから，これを機に日本乳がん検診精度管理中央機構が開催する乳房超音波講習会への参加や乳房超音波専用プローベの導入を検討し，乳房超音波スクリーニングに積極的に参画することが望まれる。

●文献

1) 日本乳癌学会編．臨床・病理 乳癌取扱い規約 第17版．金原出版，東京，2012（**規約**）
2) 厚生労働省 若年乳がん患者のサバイバーシップ支援プログラムWEBサイト「若年乳がん 拓かれた若年乳がん診療を目指して」
http://www.jakunen.com/
3) The 14th St. Gallen International Breast Cancer Conference. Primary Therapy of Early Breast Cancer, Evidence, Controversies, Consensus. Vienna, Austria, 2015
http://www.oncoconferences.ch/
4) 日本乳癌学会編．科学的根拠に基づく乳癌診療ガイドライン2 疫学・診断編 2015年版．金原出版，東京，2015（**ガイドライン**）
5) U.S.Preventive Service Task Force. Screening for breast cancer（**ガイドライン**）
http://www.uspreventiveservicestaskforce.org/Page/Topic/recommendation-summary/breast-cancer-screening
6) Oeffinger KC, Fontham ET, Etzioni R, et al.

Breast Cancer Screening for Women at Average Risk：2015 Guideline Update From the American Cancer Society. JAMA 2015；314：1599-1614（ガイドライン）
7) 日本医学放射線学会，日本放射線技術学会編．マンモグラフィガイドライン 第3版．医学書院，東京，2010（ガイドライン）
8) 日本乳腺甲状腺超音波医学会編．乳房超音波診断ガイドライン 改訂第3版．南江堂，東京，2014，pp112（ガイドライン）
9) Ohuchi N, Suzuki A, Sobue T, et al. Sensitivity and specificity of mammography and adjunctive ultrasonography to screen for breast cancer in the Japan Strategic Anti-cancer Randomized Trial (J-START)：a randomised controlled trial. Lancet 2015；387：341-348（レベルⅡ）

Exercise 29

正しいものはどれか。1つ選べ。
a. トリプルネガティブタイプの乳がんは，若年よりも50歳代以降に多い。
b. 授乳中は乳がん検診ができない。
c. 乳がん検診のタイミングは，月経直前よりも月経後のほうが望ましい。
d. 性成熟期のマンモグラフィ検診は，3年に1回が望ましい。
e. 嚢胞の変化は，超音波検査よりもマンモグラフィが捉えやすい。

9 婦人科術後患者のヘルスケア

CQ 30 外科的閉経の問題点と管理方法は？

❶ 外科的閉経の定義と頻度

　閉経は卵巣機能の自然消失による自然閉経と，人為的に卵巣機能が廃絶することによる人為的閉経の2つに分類される[1]。人為的閉経には，両側卵巣摘出術による外科的閉経のほか，化学療法や骨盤内放射線照射により卵巣機能が廃絶することで閉経に至る場合がある。子宮摘出のみで卵巣が残っている場合は，臨床的に卵巣摘出による症状がみられず，女性ホルモンレベルも高いので，この場合は人為的閉経には含まれない。

　子宮全摘出術は最も一般的な婦人科手術であり，2002年の米国では680,000人の女性が子宮全摘出術を受けており，その後数は減少したものの，2010年では433,000人の女性が子宮全摘出術を受けている[2]。子宮全摘出術時に両側卵巣摘出術が行われる頻度は手術時年齢によって異なり，44歳未満で35％，45〜49歳で63％，50〜54歳では78％であり[3]，自然閉経年齢に近付くほど両側卵巣摘出術の頻度が高くなる。

　女性の一生における卵巣がんの発生リスクは1.4％と決して高くはないが，卵巣がんは死亡率の高い婦人科疾患である[4]。そのため良性疾患で子宮全摘出術を受ける際に，将来的な卵巣がん発生のリスク低減のために予防的卵巣摘出術あるいは付属器摘出術が行われる場合がある。日本産科婦人科学会が行った予防的卵巣摘出術に関する調査によると，基本的に予防的卵巣摘出術を行うと答

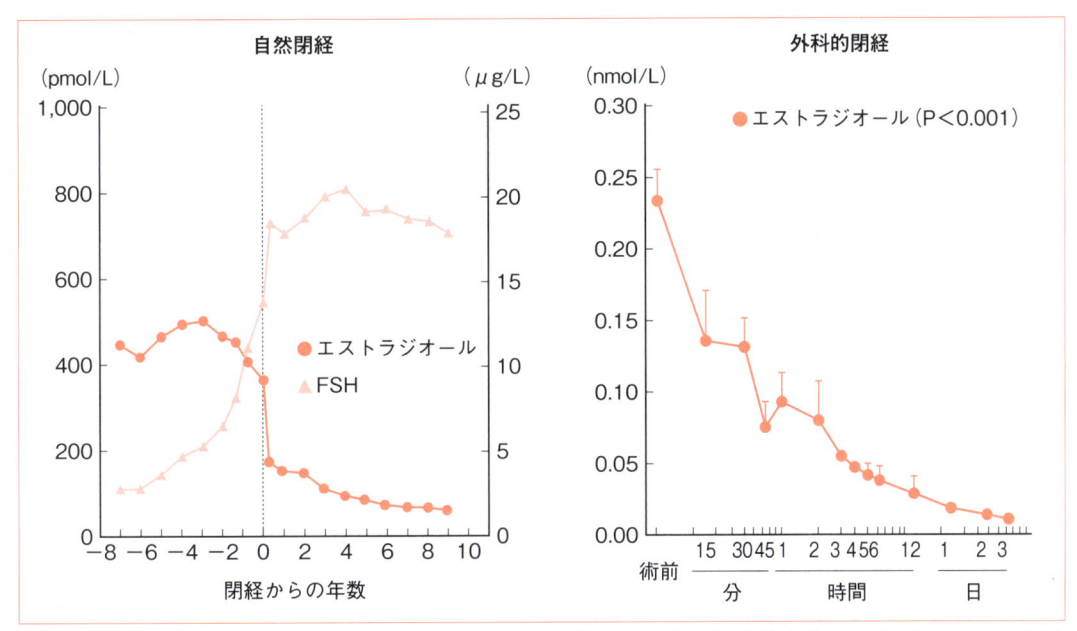

図1 自然閉経と外科的閉経における血中エストラジオール値の経時的変化　　（文献6, 7より改変）

えた施設が72.7％，行わないと答えた施設が26.5％であった。また予防的卵巣摘出術を考慮する患者年齢は50歳であると答えた施設が50.3％，45歳以上と答えた施設が25.2％であった[5]。

　卵巣は女性にとって重要な内分泌臓器であるため，特に閉経前女性にとって両側卵巣摘出が健康にどのような影響を与えるのかを知っておくことが，術後女性のヘルスケアを行う上で重要である。

❷ 自然閉経と外科的閉経の違い

a. ホルモン変化

　自然閉経と外科的閉経の最も大きな違いは，血中エストラジオールの減少度合いの違いである。自然閉経の場合，エストラジオールは閉経の約6カ月前から低下し始め，閉経から数年かけてさらに低下していくのに対し[6]，外科的閉経は手術後6時間以内に速やかに低下する[7]（図1）。この減少スピードの違いが更年期症状の発現頻度や重症度に関与していると考えられている。血中総テストステロン，遊離テストステロンも閉経前から年齢ともに減少するが[8]，閉経以後も卵巣はアンドロゲン産生能を有しているため，閉経後であっても両側卵巣摘出術により血中テストステロン値は手術前後で有意に減少する[9]。

b. 外科的閉経と疾病

1. 更年期症状と性機能

　両側卵巣摘出後にホルモン補充療法（HRT）を行わなかった場合，自然閉経後に比較して，ホットフラッシュや発汗，記憶力の低下などが増加する[10,11]。遺伝性乳がんや卵巣がんリスクの高い女性に対し予防的付属器摘出術を行った研究では，動悸，便秘，筋肉痛や関節のこわばり等の発症率が高くなることが報告されている[12]。

　若い年代（20〜49歳）において，閉経前女性と外科的閉経女性を比較すると，外科的閉経により

有意に性欲が低下するが，50歳以後の自然閉経女性と外科的閉経女性の比較では性欲低下に差が認められない[13]．遺伝性卵巣がんのハイリスク女性に対し行われた予防的付属器摘出術後に，HRTを行うと血管運動神経症状は軽快するが，腟乾燥感や性交痛による性的不快感は改善効果が認められていない[14]．

2．認知機能障害

エストロゲンは神経保護的作用を有することが知られている[15-17]．48歳未満で両側卵巣摘出術を受けると，卵巣摘出術を受けていない対照群に比較して認知障害のリスクが有意に増加するが［ハザード比（HR）1.70，95％信頼区間（CI）1.15-2.51］，卵巣摘出後に50歳までにETを行うとそのリスクは増加しない[18]．また，外科的閉経になった年齢が若いほどアルツハイマー病に関連した神経病変が増加するが，外科的閉経後の5年以内から少なくとも10年間HRTを行うと認知機能の低下を抑制することができる[19]．

3．骨粗鬆症

女性の骨密度は40歳代までは大きな変化はないが，50歳頃から低下する．自然閉経後5年以内の年間骨塩量減少は約2.5％であるが[20]，卵巣摘出後の1年間では6.7％も減少する[21]．

Meltonらは，自然閉経後に卵巣摘出した女性340人（手術時平均年齢62歳）を16年間追跡し，骨折の標準化罹患比が1.54倍（CI 1.29-1.82）に増加することを報告した[22]．しかし，外科的閉経が非椎体骨折に及ぼす影響を自然閉経群と比較検討した研究では，両群の骨折率に有意な差はなく，エストロゲンを使用していない女性のみで比較しても差がみられなかった[23]．この傾向は大規模観察研究であるNurses' Health Study（NHS）やWomen's Health Initiative-Observational Studyでも同様であり，子宮全摘出術時に卵巣摘出した群と卵巣温存した群において，両群間に非椎体骨折の差は認められていない（HR 0.83，CI 0.63-1.10）[24,25]．また，Million Women Studyでも両側卵巣摘出女性と自然閉経後女性では大腿骨骨折に差は認められていない[26]．このように外科的閉経は手術直後の骨密度変化には大きな影響を及ぼすが，骨折に関しては自然閉経と大きな差が認められていない．

4．心血管系疾患および生命予後

米国フラミンガム研究により，生殖年齢の女性には心血管疾患は非常に少ないが，閉経後はそのリスクが急増することが明らかになった[27]．卵巣摘出により，血管内皮機能を反映する血流依存性血管拡張反応が，手術後1週間で有意に低下することが観察されている[28]．これは卵巣摘出によるエストロゲンの欠乏が，血管内皮細胞における一酸化窒素（NO）の産生低下を惹起し，血管の拡張能が障害されたことを示唆している．NOは抗動脈硬化作用も有しており，NOの産生低下は動脈硬化性疾患を誘発する一因になる[29]．

Atsmaらのメタアナリシスによると，50歳未満で卵巣摘出すると，50歳以後に自然閉経した女性に比較して心血管系疾患が増加する（HR 4.55，CI 2.56-8.01）[30]ことが明らかになっている．さらに卵巣摘出は生命予後にも大きく影響し，45歳未満で両側卵巣摘出し，その後ETを行わないと，対照群と比較して生存率が有意に低下（HR 1.96，CI 1.28-3.01）する（図2）．しかし，45歳未満で両側卵巣を摘出されてもETを行うと，死亡リスクが増加しなくなる（HR 1.27，CI 0.67-2.39）[31]．45歳未満で両側卵巣摘出後にET未施行者では心血管疾患に関連した死亡リスクが増加するが（HR 1.84，CI 1.27-2.68），同様にETによりそのリスクは低下する（HR 0.65，CI 0.30-

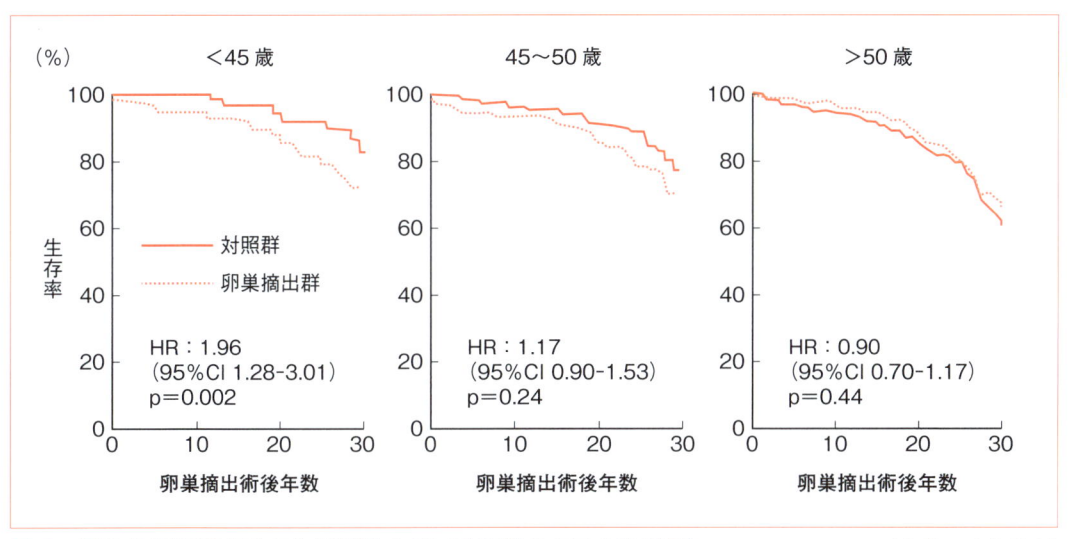

図2 予防的卵巣摘出時の年齢別生存率（手術後のET未施行例） （文献31より改変）

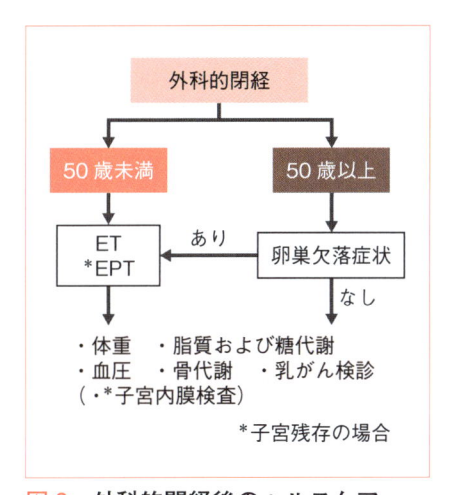

図3 外科的閉経後のヘルスケア

1.41)[32]。45歳未満の両側卵巣摘出後では，神経疾患，精神疾患による死亡率も増加するが（HR 5.24, CI 2.03-13.6），これらの疾患による死亡はETでは改善しない[33]。

NHSでも50歳未満で卵巣摘出し，その後ETを行わない場合は全死亡の増加が認められている（HR 1.41, CI 1.04-1.92）。さらにNHSは，卵巣摘出術により卵巣がんや乳がんの発症は減少するが，すべての原因による死亡率も増加することから「卵巣がんリスクの高くない女性に対して行われる予防的卵巣摘出術が患者にメリットをもたらす年齢はない」と結論付けている[24,34]。一方で，卵巣摘出により増加する死亡率のリスクが消失する年齢は65歳であると統計学的に推定する報告もある[35]。

❸ 外科的閉経後の管理

a. HRT

外科的閉経は自然閉経に比較して更年期症状がより重症であること，また 50 歳未満の外科的閉経でエストロゲン補充されない場合，生命予後に影響を及ぼすことが報告されている。よって，50 歳未満で外科的閉経となった場合，禁忌症例を除いて HRT を勧めても良いと考える（図 3）。

b. 外科的閉経後のフォローアップ項目

婦人科悪性腫瘍術後に外来で行われているフォローアップ項目について調査した結果，がん再発を意識した診療は周到に行われているものの，脂質代謝や血圧といった極めて簡便な検査が，ほとんどフォローされていないことが報告されている[36]。卵巣がんサバイバーは一般人と比較してメタボリックシンドローム発症の危険率は 1.7 倍（CI 1.1-2.8）と報告されている[37]。また，子宮体がんはもともとメタボリックシンドロームと診断された女性に発生リスクの高い疾患であるため[38]，卵巣がん，子宮体がんサバイバーに対しては，メタボリックシンドロームの診断および管理を意識したフォローアップ，つまり体重，ウエスト周囲径，血圧，脂質代謝，糖代謝などをチェックすることが重要である。卵巣摘出を行うと，LDL-C は術後 6 カ月から有意に増加することが知られている[21]。原疾患が良性または悪性にかかわらず，両側卵巣摘出後は定期的なフォローが必要である。

c. 悪性腫瘍治療後の HRT

悪性腫瘍治療により外科的閉経を含む人為的閉経に至った場合，がん治療後の HRT に関しては，ガイドラインを参考にしつつ，患者と相談の上行う。ガイドラインによると，子宮頸部扁平上皮がんはホルモン依存性ではないため，HRT は再発リスクに影響を与えないと考えられている。子宮内膜がんの再発低リスク群に関しては，エストロゲン補充療法（ET）は可能と考えられている，低悪性度子宮内膜間質肉腫は HRT が禁忌である[39,40]。上皮性卵巣がん治療後の HRT に対するメタ解析で，HRT は死亡リスクを減少させる（HR 0.68, CI 0.54-0.86）ことが報告された。この解析に含まれる 2 つのランダム化比較試験でも死亡リスクを増加させない（HR 1.03, CI 0.58-1.83）ことから，少なくとも上皮性卵巣がんの治療後の HRT は考慮できると考えられる[41]。

●文献

1) 日本産科婦人科学会編．産科婦人科用語集・用語解説集 改訂第 3 版．日本産科婦人科学会，東京，2013（レベルⅣ）
2) Wright JD, Herzog TJ, Tsui J, et al. Nationwide trends in the performance of inpatient hysterectomy in the United States. Obstet Gynecol 2013；122：233-241（レベルⅣ）
3) Jacoby VL, Vittinghoff E, Nakagawa S, et al. Factors associated with undergoing bilateral salpingo-oophorectomy at the time of hysterectomy for benign conditions. Obstet Gynecol 2009；113：1259-1267（レベルⅣ）
4) NCI Surveillance, Epidemiology, and End Results Program（レベルⅣ）
http://seer.cancer.gov/
5) 倉智博久，大道正英，高松 潔，他．「婦人科術後患者のヘルスケア」の実態調査に関する小委員会．日産婦誌 2011；63：1301-1306（レベルⅣ）
6) Rannevik G, Jeppsson S, Johnell O, et al. A longitudinal study of the perimenopausal transition：altered profiles of steroid and pituitary hormones, SHBG and bone mineral density. Maturitas 1995；21：103-113（レベルⅣ）
7) Muttukrishna S, Sharma S, Barlow DH, et al. Serum inhibins, estradiol, progesterone and FSH in surgical menopause：a demonstration of ovarian pituitary feedback loop in women. Hum Reprod 2002；17：2535-2539（レベルⅣ）
8) Davison SL, Bell R, Donath S, et al. Androgen levels in adult females：changes with age, menopause, and oophorectomy. J Clin Endocrinol Metab 2005；90：3847-3853（レベルⅣ）

9) Fogle RH, Stanczyk FZ, Zhang X, et al. Ovarian androgen production in postmenopausal women. J Clin Endocrinol Metab 2007；92：3040-3043（レベルIV）
10) Gallicchio L, Whiteman MK, Tomic D, et al. Type of menopause, patterns of hormone therapy use, and hot flashes. Fertil Steril 2006；85：1432-1440（レベルIII）
11) Ozdemir S, Celik C, Görkemli H, et al. Compared effects of surgical and natural menopause on climacteric symptoms, osteoporosis, and metabolic syndrome. Int J Gynaecol Obstet 2009；106：57-61（レベルIII）
12) Michelsen TM, Dørum A, Dahl AA. A controlled study of mental distress and somatic complaints after risk-reducing salpingo-oophorectomy in women at risk for hereditary breast ovarian cancer. Gynecol Oncol 2009；113：128-133（レベルIII）
13) Leiblum SR, Koochaki PE, Rodenberg CA, et al. Hypoactive sexual desire disorder in postmenopausal women：US results from the Women's International Study of Health and Sexuality（WISHeS）. Menopause 2006；13：46-56（レベルIII）
14) Madalinska JB, Hollenstein J, Bleiker E, et al. Quality-of-life effects of prophylactic salpingo-oophorectomy versus gynecologic screening among women at increased risk of hereditary ovarian cancer. J Clin Oncol 2005；23：6890-6898（レベルIII）
15) Du B, Ohmichi M, Takahashi K, et al. Both estrogen and raloxifene protect against beta-amyloid-induced neurotoxicity in estrogen receptor alpha-transfected PC12 cells by activation of telomerase activity via Akt cascade. J Endocrinol 2004；183：605-615（レベルIV）
16) Takahashi K, Piao S, Yamatani H, et al. Estrogen induces neurite outgrowth via Rho family GTPases in neuroblastoma cells. Mol Cell Neurosci 2011；48：217-224（レベルIV）
17) Arevalo MA, Azcoitia I, Garcia-Segura LM. The neuroprotective actions of oestradiol and oestrogen receptors. Nat Rev Neurosci 2015；16：17-29（レベルIV）
18) Rocca WA, Bower JH, Maraganore DM, et al. Increased risk of cognitive impairment or dementia in women who underwent oophorectomy before menopause. Neurology 2007；69：1074-1083（レベルIII）
19) Bove R, Secor E, Chibnik LB, et al. Age at surgical menopause influences cognitive decline and Alzheimer pathology in older women. Neurology 2014；82：222-229（レベルIII）
20) Ahlborg HG, Johnell O, Nilsson BE, et al. Bone loss in relation to menopause：a prospective study during 16 years. Bone 2001；28：327-331（レベルIII）
21) Yoshida T, Takahashi K, Yamatani H, et al. Impact of surgical menopause on lipid and bone metabolism. Climacteric 2011；14：445-452（レベルIII）
22) Melton LJ 3rd, Khosla S, Malkasian GD, et al. Fracture risk after bilateral oophorectomy in elderly women. J Bone Miner Res 2003；18：900-905（レベルIII）
23) Vesco KK, Marshall LM, Nelson HD, et al. Surgical menopause and nonvertebral fracture risk among older US women. Menopause 2012；19：510-516（レベルIII）
24) Parker WH, Broder MS, Chang E, et al. Ovarian conservation at the time of hysterectomy and long-term health outcomes in the nurses'health study. Obstet Gynecol 2009；113：1027-1037（レベルII）
25) Jacoby VL, Grady D, Wactawski-Wende J, et al. Oophorectomy vs ovarian conservation with hysterectomy：cardiovascular disease, hip fracture, and cancer in the Women's Health Initiative Observational Study. Arch Intern Med 2011；171：760-768（レベルII）
26) Banks E, Reeves GK, Beral V, et al. Hip fracture incidence in relation to age, menopausal status, and age at menopause：prospective analysis. PLoS Med 2009；6：e1000181（レベルII）
27) Kannel WB, Hjortland MC, McNamara PM, et al. Menopause and risk of cardiovascular disease：the Framingham study. Ann Intern Med 1976；85：447-452（レベルIII）
28) Ohmichi M, Kanda Y, Hisamoto K, et al. Rapid changes of flow-mediated dilatation after surgical menopause. Maturitas 2003；44：125-131（レベルIII）
29) Huang PL. eNOS, metabolic syndrome and cardiovascular disease. Trends Endocrinol Metab 2009；20：295-302（レベルIV）
30) Atsma F, Bartelink ML, Grobbee DE, et al. Postmenopausal status and early menopause as independent risk factors for cardiovascular disease：a meta-analysis. Menopause 2006；13：265-279（レベルI）
31) Rocca WA, Grossardt BR, de Andrade M, et al. Survival patterns after oophorectomy in premenopausal women：a population-based cohort study. Lancet Oncol 2006；7：821-828（レベルII）
32) Rivera CM, Grossardt BR, Rhodes DJ, et al. Increased cardiovascular mortality after early bilateral oophorectomy. Menopause 2009；16：15-23（レベルII）
33) Rivera CM, Grossardt BR, Rhodes DJ, et al. Increased mortality for neurological and mental diseases following early bilateral oophorectomy. Neuroepidemiology 2009；33：32-40（レベルII）
34) Parker WH, Feskanich D, Broder MS, et al. Long-term mortality associated with oophorectomy compared with ovarian conservation in the nurses'health study. Obstet Gynecol 2013；121：709-716（レベルII）
35) Parker WH, Broder MS, Liu Z, et al. Ovarian con-

servation at the time of hysterectomy for benign disease. Obstet Gynecol 2005;106:219-226（レベルⅢ）
36) 水沼英樹. 女性医学 新たな産婦人科専門領域の設立と目的. 産科と婦人科 2011;78:1445-1450（レベルⅣ）
37) Liavaag AH, Tonstad S, Pripp AH, et al. Prevalence and determinants of metabolic syndrome and elevated Framingham risk score in epithelial ovarian cancer survivors: a controlled observational study. Int J Gynecol Cancer 2009;19:634-640（レベルⅢ）
38) Esposito K, Chiodini P, Colao A, et al. Metabolic syndrome and risk of cancer: a systematic review and meta-analysis. Diabetes Care 2012;35:2402-2411（レベルⅠ）
39) 日本産科婦人科学会, 日本女性医学学会編. ホルモン補充療法ガイドライン 2012年度版. 日本産科婦人科学会, 東京, 2012（ガイドライン）
40) Hinds L, Price J. Menopause, hormone replacement and gynaecological cancers. Menopause Int 2010;16:89-93（レベルⅢ）
41) Li D, Ding CY, Qiu LH. Postoperative hormone replacement therapy for epithelial ovarian cancer patients: A systematic review and meta-analysis. Gynecol Oncol 2015;139:355-362（レベルⅠ）

Exercise 30

正しいものはどれか。1つ選べ。
a. 自然閉経と外科的閉経では更年期障害の発症頻度は同程度である。
b. 外科的閉経では自然閉経より非椎体骨折が増加する。
c. 50歳未満で卵巣摘出すると心血管系疾患が増加する。
d. 予防的卵巣摘出術により，すべての原因による死亡率が低下する。
e. 子宮内膜がんは再発低リスクであっても，術後のETは禁忌である。

10 他診療科（小児科）の悪性腫瘍治療後のヘルスケア

CQ 31 小児がんの治療歴をもつ女児および女性が，卵巣機能不全で受診したときの対応は？

❶ 小児がんと，小児がん経験者の晩期障害

　一般に，0歳から15歳未満で発生した悪性腫瘍を「小児がん」と総称し，日本における新規罹患数は年間2,000～2,500人と考えられている。小児がんは成人の悪性腫瘍とは異なる疾患群で，白血病や悪性リンパ腫，脳腫瘍，胎児性腫瘍，そして骨・軟部肉腫など，多種多様である。一方，化学療法や放射線療法への反応性が良好であり，適切な治療の実施により約7割で治癒が可能となり，小児がん経験者（childhood cancer survivor；CCS）は20歳代の約1,000人に1人に達していると推定される（厚生労働省がん対策推進協議会 小児がん専門委員会）。そして長期生存に伴い，がん治療による晩期障害の問題が注目されている。原疾患の再発，そしてがん治療が原因と考えられる二次発がんの問題も大きいが，そのほかに成長障害，性腺機能障害，甲状腺機能低下症，副腎皮質機能不全，尿崩症などの内分泌異常，心・肺機能障害，消化管障害，腎障害などの臓器機能の障害，そして知能・認知力の発達障害や精神疾患など，多岐多様な障害が挙げられる[1]。

本項では晩期合併症のなかでも卵巣機能障害に起因する無月経への対応に関して概説する。小児がん治療による卵巣機能障害には主に2つの機序が存在する。1つは卵巣に対する直接障害と，2つめは視床下部-下垂体系の障害を原因とする続発性卵巣機能障害である。卵巣機能の評価は臨床的には月経の有無で判断されるが，CCSの場合，初経発来の有無のみならず乳房発育などの思春期発現の時期と程度も問題となり，多様な卵巣機能異常へ対応する知識が我々婦人科医に求められている。

❷ 小児がん治療が及ぼす卵巣機能障害

a. 概論

- 卵巣に対する直接的影響を与える重要な因子として，治療時年齢，抗がん剤の種類と総投与量，放射線治療における照射部位と総線量が挙げられる[2]。
- 思春期前の小児期における放射線感受性は思春期後のそれと比較すると低いとされるが[2-6]，骨髄移植のためのアルキル化剤・全身放射線照射（TBI）や，15Gyを超える骨盤照射では80％以上の症例で卵巣機能不全となる[7]。
- がん治療後に月経発来を迎えることができたとしても早発閉経のリスクは上昇すると考えられる[8,9]。
- 脳腫瘍や鼻咽頭癌に対する頭蓋への放射線療法は，視床下部-下垂体機能を障害することが知られている。小児期で問題とされるのがGH不全症で約45％の発生率，TSH約25％，ACTH約22％に分泌不全を認める[10]。LHやFSHの分泌不全は約30％に起こりうるとされ[10]，中枢性卵巣機能不全の病態を示す。
- 頭蓋への低線量照射（18～24Gy）では中枢性思春期早発症を引き起こすことも報告されている[11]。大脳皮質からの抑制性伝達物質GABAの分泌が障害されることにより，視床下部からのGnRH分泌が亢進するためと考えられている[12,13]。
- 血液がんの化学療法による卵巣機能不全は骨密度減少の原因となる[14]。
- CCSの卵巣機能障害が軽度の場合は妊娠・分娩が期待でき，小児期に受けた抗がん剤治療や放射線治療が，母体や胎児にどのような影響を与えるのか明らかになりつつある。小児期の抗がん剤治療は胎児発育，胎児奇形，陣痛発来に影響を与えないと考えられる[15,16]。しかし，心筋障害を副作用にもつアントラサイクリン類での治療歴は，母体の心不全リスクを有すると考えられる[17-20]。小児期の骨盤照射は胎児の先天奇形，遺伝子異常，悪性腫瘍には影響がないと考えられるが，早産，低出生体重児，胎児発育不全[4]，胎位異常，穿通胎盤，子宮破裂，分娩後出血の増加といった子宮の発育不全や拡張不全によるものと思われる異常[21-23]が報告されている。

b. 卵巣機能障害の診断

- 日本小児内分泌学会CCS委員会が2012年に改訂した「小児がん経験者（CCS）のための内分泌フォローアップガイド」において，年1～2回の血中LH，FSH，Estradiolの測定を推奨し，必要であれば生殖補助医療を行っている産婦人科医や遺伝カウンセラーへの紹介が推奨されている[24]。また，日本小児白血病リンパ腫研究グループ（JPLSG）長期フォローアップ委員会が2013年に発行した「小児がん治療後の長期フォローアップガイドライン」によると，小児がん

乳房	ステージ	乳房	乳輪
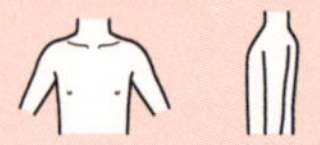	1度	未発達	平坦（乳頭のみ突出）
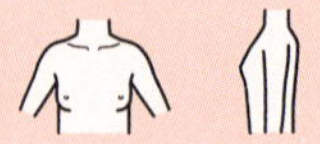	2度	やや膨らむ	大きくなり，隆起
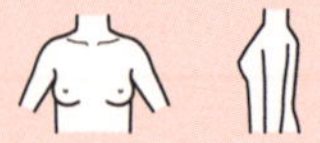	3度	さらに大きく突出	隆起は目立たない
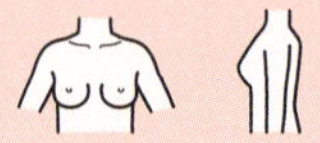	4度	乳房肥大	隆起
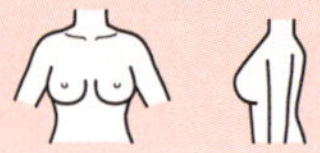	5度	成人型	平坦（乳頭のみ突出）

外陰部	ステージ	陰毛
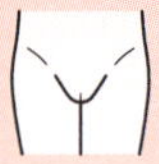	1度	なし
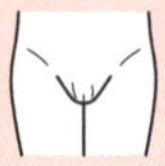	2度	長く柔らか，ややカールして疎らに存在
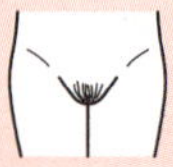	3度	色は濃く，硬く，カールする 写真に写る程度
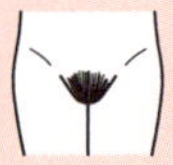	4度	成人に近いが，疎らで大腿部に及ばない
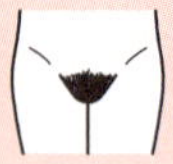	5度	濃く密生する，大腿部に及ぶ

図1 思春期のTanner分類

治療後のフォローアップ項目の一つとして，治療終了時および治療終了後25歳まで，年に1回の血清LH, FSH, Estradiolの測定を行うことが推奨されているため[25]，評価を仰ぐために婦人科へ紹介されるケースが増えることが予想される。

・初経発来前の小児における卵巣機能不全の診断方法は確立されていないが，診察時にはTanner分類（図1）を用いて二次性徴の評価を客観的に行い，発達過程を追跡していく。日本産科婦人科学会の調査に基づく遅発思春期の定義に当てはめると，乳房発育は11歳までに開始しているか，初経は14歳までに発来しているかが観察項目となる。よって，思春期発来前にTBIを受けた女児や15Gyを超える骨盤照射を受けた女児においては，概ね11歳頃までに乳房発育が始まっているかどうかで卵巣機能障害の有無を予測することができるが，確定診断となる年齢は定まっていない。

・中枢性思春期早発症は以下の主症候で判断する。①7歳6カ月未満で乳房発育が起こる，②8歳未満で陰毛発生，または小陰唇色素沈着等の外陰部成熟，あるいは腋毛発生が起こる，③10歳

月経3日目採血	FSH, Estradiol, AMH, Inhibin B
超音波検査	Ovarian Volume, Antral Follicle Count (AFC)
ダイナミックテスト	Clomiphene Citrate Challenge Test (CCCT) Exogenous FSH Ovarian Reserve Test (EFORT) GnRH Agonist Stimulation Test (GAST)

CCCT：月経5日目からクロミフェンを100mg 5日間服用
　　　　Day 2もしくはDay 3とDay 10の血清FSH値の合計で評価
EFORT：Day 3に300IUのFSHを投与し，
　　　　投与前後のE$_2$, FSH, inhibin Bの変化で評価
GAST：GnRHアナログによるLH, FSH, E$_2$の上昇を評価

図2　卵巣予備能検査（Ovarian Reserve Test）

6カ月未満で初経をみる[26]。
- 初経発来以後に治療を受けた女性における続発性無月経や稀発月経に対する古典的な卵巣機能評価は，妊娠や高プロラクチン血症による無月経を除外した上で，月経周期3日目の血清FSH値の上昇で判断する。しかし，たとえFSH＜10 IU/Lと正常範囲であってもCCSの卵巣は高度に障害されており，いわゆる卵巣予備能が低下している場合がある[27,28]。骨盤照射による卵巣機能不全ではFSHの上昇を伴い早発閉経の病態を呈するが，下垂体機能不全型（全脳照射など）ではFSH上昇を伴わないため鑑別が必要である。
- 一方，無月経で血清FSH値の上昇を呈するCCSでも妊娠例の報告があることより[29]，月経の有無や血清FSH値のみでは妊孕性を評価することはできない。
- ARTをこれから受けようとする患者の卵巣予備能評価法はこれまでいくつか考案され（図2），その有効性が検証されてきた。しかしながらIVF周期によるpoor responseの予測はもとより，妊娠成立，児獲得の予測に適した感度・特異度ともに高い評価法はまだ確立されていない[30]。
- 卵巣予備能検査として血清AMH値（保険適用なし）が一般的に有用であると思われる[28,31,32]が，妊孕能が全くない状態（absolute infertility）かどうかの判断までは不可能である[30]。

c. 治療

1. 卵巣機能不全

海外および日本において，CCSを単独対象とした治療ガイドラインはなく，卵巣ホルモン補充療法の具体的なレジメンはない。一般論としてTurner症候群に対する治療を参考とした記述が散見される[25,33,34]ため，本項でもTurner症候群を対象とした卵巣ホルモン補充療法ガイドラインに基づいて説明する[35]。

- Turner症候群患者と同様，CCSにおいても思春期は原発性卵巣機能不全の観点から二次性徴の正常化および正常な骨の発育[36]を目的とし，成人後は早発閉経という観点から骨密度の維持[37]や心血管疾患リスク低下[38,39]を目的としたホルモン補充療法が必要と考えられる[33]。
- 自然な思春期の発来を認めない原発性卵巣機能不全は，概ね12歳頃から成人量の1/10～1/8（図3）という極低用量のエストラジオール補充を開始することが推奨されている。肝初回通過効果がなく凝固系蛋白産生を増加させない経皮吸収エストロゲン剤が第一選択となる。この時期からの少量のエストラジオール導入は，骨端線を閉じることなく逆に身長の伸びが期待で

年齢（歳）	治療方針
10〜11	思春期発来を Tanner 分類と血清 FSH 値で観察
12〜13	思春期発来なく，FSH 値が上昇していたら成人量の 1/10〜1/8 に相当するエストラジオール投与を開始 以後，6〜12 カ月毎に 1/8，1/4，1/2 と漸増させ，成人量まで増量する
14〜16	成人量に達して 6 カ月経過するか，途中で破綻出血が起こるか，いずれかの早い時点でホルモン補充療法へ移行させる
14〜30	成人量のホルモン補充療法
30〜50	骨密度維持に必要な量の補充
>50	一般的な閉経女性と同じく，個別に対応

図3　小児がん治療後の卵巣機能不全に対する卵巣ホルモン補充療法
（Turner 症候群に対する卵巣ホルモン補充に準拠，文献38 より）

きる点[40,41]と，乳腺の発達を促す点で重要である。
・極低用量のエストラジオールを開始したら 2 年ほどかけて成人量まで増量する。成人量まで増量し 6 カ月経過した場合，または途中で破綻出血が出現した場合はプロゲスチンも併用し，成人量のホルモン補充療法へ移行する[33,34]。ホルモン補充療法の薬剤選択，副作用などは『ホルモン補充療法ガイドライン』[42]を参照いただきたい。
・小児がんに対するがん治療時の深部静脈血栓症（DVT）の罹患率は 2.2〜14％ともいわれている[43-45]。担癌状態であることに加え，中心静脈カテーテル留置や ICU 収容が小児の DVT リスク上昇に関与することが近年注目されている[46]。しかし，DVT 既往の CCS に対するホルモン補充療法における DVT 再発リスクがどの程度高いかに関する臨床試験はなく，禁忌とする報告もない。よって，問診による DVT 既往の有無を確認し，ホルモン補充療法を導入する際は慎重に行う。

2. 中枢性思春期早発症

治療の目的は，二次性徴を消退させて心理社会的問題の改善を図るとともに，最終身長を正常化することにある。低年齢で二次性徴が出現し，成長率上昇を来すため一時的に高身長となるが，骨年齢の進行を伴い早期に骨端線が閉鎖するため，未治療の場合は最終的に低身長となる。通常小児内分泌科が思春期早発症の治療に当たるため，産婦人科医に治療を依頼される機会はほとんどないと考えられるため詳細は割愛するが，治療としては GnRH アナログ（buserelin acetate や leuprolide acetate など）を使用する。詳しいレジメンは厚生労働省研究班による手引きを参照いただきたい[26]。

●文献
1) Dickerman JD. The late effects of childhood cancer therapy. Pediatrics 2007；119：554-568（レベルIV）
2) Levine J, Canada A, Stern CJ. Fertility preservation in adolescents and young adults with cancer. J Clin Oncol 2010；28：4831-4841（レベルIV）
3) Wallace WH, Thomson AB, Saran F, et al. Predicting age of ovarian failure after radiation to a field that includes the ovaries. Int J Radiat Oncol Biol Phys 2005；62：738-744（レベルIII）

4) Green DM, Sklar CA, Boice JD Jr, et al. Ovarian failure and reproductive outcomes after childhood cancer treatment：results from the Childhood Cancer Survivor Study. J Clin Oncol 2009；27：2374-2381（レベルⅢ）
5) Matsumoto M, Shinohara O, Ishiguro H, et al. Ovarian function after bone marrow transplantation performed before menarche. Arch Dis Child 1999；80：452-454（レベルⅢ）
6) Sarafoglou K, Boulad F, Gillio A, et al. Gonadal function after bone marrow transplantation for acute leukemia during childhood. J Pediatr 1997；130：210-216（レベルⅢ）
7) Chemaitilly W, Mertens AC, Mitby P, et al. Acute ovarian failure in the childhood cancer survivor study. J Clin Endocrinol Metab 2006；91：1723-1728（レベルⅢ）
8) Duffy C, Allen S. Medical and psychosocial aspects of fertility after cancer. Cancer J 2009；15：27-33（レベルⅣ）
9) Letourneau JM, Ebbel EE, Katz PP, et al. Acute ovarian failure underestimates age-specific reproductive impairment for young women undergoing chemotherapy for cancer. Cancer 2012；118：1933-1939（レベルⅢ）
10) Appelman-Dijkstra NM, Kokshoorn NE, Dekkers OM, et al. Pituitary dysfunction in adult patients after cranial radiotherapy：systematic review and meta-analysis. J Clin Endocrinol Metab 2011；96：2330-2340（レベルⅡ）
11) Ogilvy-Stuart AL, Clayton PE, Shalet SM. Cranial irradiation and early puberty. J Clin Endocrinol Metab 1994；78：1282-1286（レベルⅣ）
12) Roth C, Lakomek M, Schmidberger H, et al. ［Cranial irradiation induces premature activation of the gonadotropin-releasing-hormone］. Klin Padiatr 2001；213：239-243（レベルⅢ）
13) Roth C, Schmidberger H, Schaper O, et al. Cranial irradiation of female rats causes dose-dependent and age-dependent activation or inhibition of pubertal development. Pediatr Res 2000；47：586-591（レベルⅢ）
14) Le Meignen M, Auquier P, Barlogis V, et al. Bone mineral density in adult survivors of childhood acute leukemia：impact of hematopoietic stem cell transplantation and other treatment modalities. Blood 2011；118：1481-1489（レベルⅢ）
15) Green DM, Peabody EM, Nan B, et al. Pregnancy outcome after treatment for Wilms tumor：a report from the National Wilms Tumor Study Group. J Clin Oncol 2002；20：2506-2513（レベルⅡ）
16) Reulen RC, Zeegers MP, Wallace WH, et al. Pregnancy outcomes among adult survivors of childhood cancer in the British Childhood Cancer Survivor Study. Cancer Epidemiol Biomarkers Prev 2009；18：2239-2247（レベルⅡ）
17) Pan PH, Moore CH. Doxorubicin-induced cardiomyopathy during pregnancy：three case reports of anesthetic management for cesarean and vaginal delivery in two kyphoscoliotic patients. Anesthesiology 2002；97：513-515（レベルⅣ）
18) Kremer LC, van Dalen EC, Offringa M, et al. Frequency and risk factors of anthracycline-induced clinical heart failure in children：a systematic review. Ann Oncol 2002；13：503-512（レベルⅠ）
19) Lipshultz SE, Lipsitz SR, Sallan SE, et al. Chronic progressive cardiac dysfunction years after doxorubicin therapy for childhood acute lymphoblastic leukemia. J Clin Oncol 2005；23：2629-2636（レベルⅢ）
20) van Dalen EC, van der Pal HJ, Kok WE, et al. Clinical heart failure in a cohort of children treated with anthracyclines：a long-term follow-up study. Eur J Cancer 2006；42：3191-3198（レベルⅢ）
21) Green DM, Lange JM, Peabody EM, et al. Pregnancy outcome after treatment for Wilms tumor：a report from the national Wilms tumor long-term follow-up study. J Clin Oncol 2010；28：2824-2830（レベルⅢ）
22) Norwitz ER, Stern HM, Grier H, et al. Placenta percreta and uterine rupture associated with prior whole body radiation therapy. Obstet Gynecol 2001；98：929-931（レベルⅣ）
23) Lie Fong S, van den Heuvel-Eibrink MM, Eijkemans MJ, et al. Pregnancy outcome in female childhood cancer survivors. Hum Reprod 2010；25：1206-1212（レベルⅢ）
24) 日本小児内分泌学会CCS委員会．小児がん経験者（CCS）のための内分泌フォローアップガイド．2012（レベルⅣ）
http://www.millefeuille.or.jp/20121010.pdf
25) 日本小児白血病リンパ腫研究グループ（JPLSG）長期フォローアップ委員会　長期フォローアップガイドライン作成ワーキンググループ編．小児がん治療後の長期フォローアップガイドライン．医薬ジャーナル社，東京，2013（レベルⅣ）
http://jplsg.jp/menu11_contents/FU_guideline.pdf
26) 厚生労働科学研究費補助金　間脳下垂体機能障害に関する調査研究班．中枢性思春期早発症の診断と治療の手引き．平成13年度 総括・分担研究報告書 2002：37-38（レベルⅣ）
27) Larsen EC, Muller J, Rechnitzer C, et al. Diminished ovarian reserve in female childhood cancer survivors with regular menstrual cycles and basal FSH＜10 IU/l. Hum Reprod 2003；18：417-422（レベルⅢ）
28) Lunsford AJ, Whelan K, McCormick K, et al. Antimullerian hormone as a measure of reproductive function in female childhood cancer survivors. Fertil Steril 2014；101：227-231（レベルⅢ）
29) Green DM, Whitton JA, Stovall M, et al. Pregnancy outcome of female survivors of childhood cancer：a report from the Childhood Cancer Survivor Study. Am J Obstet Gynecol 2002；187：

30) Broekmans FJ, Kwee J, Hendriks DJ, et al. A systematic review of tests predicting ovarian reserve and IVF outcome. Hum Reprod Update 2006；12：685-718（レベルⅣ）
31) Lie Fong S, Laven JS, Hakvoort-Cammel FG, et al. Assessment of ovarian reserve in adult childhood cancer survivors using anti-Mullerian hormone. Hum Reprod 2009；24：982-990（レベルⅡ）
32) Tal R, Tal O, Seifer BJ, et al. Antimullerian hormone as predictor of implantation and clinical pregnancy after assisted conception：a systematic review and meta-analysis. Fertil Steril 2015；103：119-130（レベルⅡ）
33) Committee opinion no. 605：primary ovarian insufficiency in adolescents and young women. Obstet Gynecol 2014；124：193-197（レベルⅣ）
34) Committee opinion no. 607：Gynecologic concerns in children and adolescents with cancer. Obstet Gynecol 2014；124：403-408（レベルⅣ）
35) Bondy CA. Care of girls and women with Turner syndrome：a guideline of the Turner Syndrome Study Group. J Clin Endocrinol Metab 2007；92：10-25（レベルⅣ）
36) Ross JL, Quigley CA, Cao D, et al. Growth hormone plus childhood low-dose estrogen in Turner's syndrome. N Engl J Med 2011；364：1230-1242（レベルⅡ）
37) Hogler W, Briody J, Moore B, et al. Importance of estrogen on bone health in Turner syndrome：a cross-sectional and longitudinal study using dual-energy X-ray absorptiometry. J Clin Endocrinol Metab 2004；89：193-199（レベルⅢ）
38) van der Schouw YT, van der Graaf Y, Steyerberg EW, et al. Age at menopause as a risk factor for cardiovascular mortality. Lancet 1996；347：714-718（レベルⅢ）
39) Rebar RW. Premature ovarian failure. Obstet Gynecol 2009；113：1355-1363（レベルⅣ）
40) van Pareren YK, de Muinck Keizer-Schrama SM, Stijnen T, et al. Final height in girls with turner syndrome after long-term growth hormone treatment in three dosages and low dose estrogens. J Clin Endocrinol Metab 2003；88：1119-1125（レベルⅢ）
41) Rosenfield RL, Devine N, Hunold JJ, et al. Salutary effects of combining early very low-dose systemic estradiol with growth hormone therapy in girls with Turner syndrome. J Clin Endocrinol Metab 2005；90：6424-6430（レベルⅡ）
42) 日本産科婦人科学会，日本女性医学学会編．ホルモン補充療法ガイドライン 2012 年度版．日本産科婦人科学会，東京，2012（ガイドライン）
43) Knofler R, Siegert E, Lauterbach I, et al. Clinical importance of prothrombotic risk factors in pediatric patients with malignancy--impact of central venous lines. Eur J Pediatr 1999；158 Suppl 3：S147-150（レベルⅢ）
44) Molinari AC, Castagnola E, Mazzola C, et al. Thromboembolic complications related to indwelling central venous catheters in children with oncological/haematological diseases：a retrospective study of 362 catheters. Support Care Cancer 2001；9：539-544（レベルⅢ）
45) Wilimas JA, Hudson M, Rao B, et al. Late vascular occlusion of central lines in pediatric malignancies. Pediatrics 1998；101：E7（レベルⅢ）
46) Mahajerin A, Branchford BR, Amankwah EK, et al. Hospital-associated venous thromboembolism in pediatrics：a systematic review and meta-analysis of risk factors and risk assessment models. Haematologica 2015；100：1045-1050（レベルⅡ）

Exercise 31

正しいものはどれか．1 つ選べ．

a. 小児がん治療歴のある 7 歳女児の乳房発育は治療する必要がない．
b. 小児がん治療歴のある 12 歳女児の乳房発育不全には少量のエストラジオール補充を行う．
c. 小児がん治療歴のある 14 歳女児に対するエストラジオール補充は少量であっても骨端線閉鎖を起こすため禁忌である．
d. 小児がん治療歴のある 16 歳女児の初経発来がなくても，原発性無月経ではないので治療は不要である．
e. 小児がん治療歴のある女性が妊娠すると奇形児妊娠の危険があるため，十分なカウンセリングが必要である．

11 周産期異常（PIH, GDM）後のヘルスケア

CQ 32 周産期異常（PIH, GDM）後のヘルスケアは？

❶ はじめに

　妊娠は，一時的に女性の循環動態や代謝機構を劇的に変化させ大きな負荷をもたらす．妊娠高血圧症候群（pregnancy-induced hypertension；PIH）や妊娠糖尿病（gestational diabetes mellitus；GDM）などの周産期異常を認めた母体は，将来の心血管系異常や代謝異常のハイリスク女性といわれる．すなわち，母体にとって周産期は自らの生涯の健康を予測するチャレンジテストの時期でもある．さらに，PIH，GDMは本人の生涯の健康のみでなく子孫の健康におけるリスク因子でもあり，女性の生涯のヘルスケアを目標とする「女性医学」での重要な関連領域である．

❷ 妊娠高血圧症候群（PIH）と生活習慣病・心血管系疾患

a. 海外の報告

　近年，欧米を中心に，PIHを経験した女性が，中高年になって心血管系疾患を発症する頻度が高いことが報告されている[1]．既に1976年には，子癇発症後に生存した女性を追跡調査し，子癇を発症した経産婦あるいは黒人は心血管系疾患による死亡率が高いことが報告された[2]．PIHの重症型である妊娠高血圧腎症発症と分娩時期による母体の長期予後の検討でも，妊娠高血圧腎症で早期早産となった症例の長期生存率が不良であり[3]，PIH症例は心血管系疾患による死亡率が高い[4]．

　PIH女性における心血管系疾患の長期的なリスクに関するメタアナリシスによれば，妊娠高血圧腎症女性における10〜15年後の相対危険率は，高血圧が3.70［95% CI：2.70-5.05］，虚血性心疾患が2.16［1.86-2.52］，脳梗塞が1.81［1.45-2.27］，静脈血栓症が1.79［1.37-2.33］と報告されている[5]．妊娠高血圧腎症・子癇に関する最近のメタアナリシスでも，虚血性心疾患のオッズ比（OR）2.28［1.87-2.78］で同様の結果であった[6]．

b. 日本の報告

　PIHの遺伝性と生活習慣病・心血管系疾患発症との関連については人種差やライフスタイルの影響が大きいが，わが国での大規模研究はこれまでほとんどなかった．女性の生活習慣と健康に関する疫学調査，日本ナースヘルス研究（JNHS）は，日本人女性の生活習慣と健康に関するわが国の信頼できる疫学調査の一つである．このJNHSのベースラインデータから45歳以上の経産婦10,456人を対象として解析したところ，①母親にPIH既往があると，その娘のPIH発症の年齢補正ORは約2.7倍であること，②PIH既往があると，本人の将来の高血圧（多変量補正OR：2.59［2.20-3.05］）と高コレステロール血症（多変量補正OR：1.42［1.22-1.66］）発症のリスク因子となることが判明した[7]（表1）．生活習慣病である高血圧，脂質異常症，糖尿病は，心血管系疾患のリスク因子である．また最近，Watanabeらは40歳以上の日本人女性について母子手帳によるPIH既往と生活習慣病の薬物療法の有無を解析し，PIH既往女性は高血圧治療（OR：4.28［2.14-8.57］）と脂

表1 ロジスティック回帰分析による高血圧，糖尿病，高コレステロール血症のリスク因子のオッズ比（OR）（文献7より）

	年齢補正 OR[a]			多変量補正 OR[b]		
	OR	(95% CI)	p	OR	(95% CI)	p
高血圧						
年齢	1.12	(1.11-1.14)	<0.001[a]	1.44	(1.12-1.16)	<0.001
PIH 既往						
無	Reference			Reference		
有	2.85	(2.45-3.31)	<0.001	2.59	(2.20-3.05)	<0.001
糖尿病						
年齢	1.10	(1.07-1.13)	<0.001[a]	1.09	(1.06-1.12)	<0.001
PIH 既往						
無	Reference			Reference		
有	1.53	(1.11-2.11)	0.01	1.34	(0.95-1.88)	0.09
高コレステロール血症						
年齢	1.13	(1.12-1.15)	<0.001[a]	1.13	(1.12-1.15)	<0.001
PIH 既往						
無	Reference			Reference		
有	1.49	(1.29-1.72)	<0.001	1.42	(1.22-1.66)	<0.001

a：単回帰分析
b：年齢，PIH 既往，BMI（<18.5, 18.5～25.0, 25.0～30.0, ≧30.0），喫煙（なし，過去にあり，現在あり），アルコール摂取（なし，<1日/週, 1～2日/週, ≧3日/週）
PIH 既往があると本人の将来の高血圧（多変量補正 OR 2.59）と，高コレステロール血症（多変量補正 OR 1.42）発症のリスク因子となる。

表2 母子手帳による PIH 既往と生活習慣病の薬物療法の有無（文献8より）

	PIH あり (n=101)	PIH なし (n=1,084)	p	OR (95% CI)
高血圧治療	14 (13.9%)	32 (2.9%)	<0.0001	4.28 (2.14-8.57)
糖尿病治療	1 (1.0%)	12 (1.1%)	0.60	0.57 (0.07-4.62)
脂質異常症治療	10 (9.9%)	28 (2.6%)	0.005	3.20 (1.42-7.22)

PIH 既往女性は高血圧治療〔オッズ比（OR）4.28〕と脂質異常症治療（OR 3.20）が有意に高率であった。平均年齢 46.5±5.6 歳

質異常症治療（OR：3.20 [1.42-7.22]）が有意に高率であった（表2）[8]。これらの日本からの報告では，心血管系疾患の発症率について解析対象者が若くイベント発生率が低いため解析できていない。

c．PIH 既往女性の心血管系疾患発症機序

　PIH の発症要因は多因子であり，その背景には，①脂質異常，糖代謝異常，インスリン抵抗性，②血管内皮異常，動脈硬化，③血栓傾向，抗リン脂質抗体症候群，④遺伝と生活習慣などが指摘されている。PIH 発症と共通の原因，あるいは PIH により誘発されたが，まだ症状として明らかになっていない血管障害などが，将来の生活習慣病や心血管系疾患をもたらすと考えられる[9]。すなわち PIH 既往女性は高血圧になりやすいという遺伝的特性を示しているのみでなく，PIH 自体が血管内皮や心血管系に対する負の長期的な作用をもたらしている。飯野らは過去の母子手帳のデータを利用して，妊娠時の血圧値が平均で収縮期血圧 120mmHg 以上，拡張期血圧 70mmHg 以上の群において将来高血圧症のリスクが高くなる可能性を明らかにしたが[10]，これは妊娠中の血圧値そ

のものが将来の動脈硬化や生活習慣病と関連している可能性を示唆している。

d. PIHと生活習慣病の家族性

上述したJNHS研究では，母親にPIHの既往があると本人も発症する年齢補正ORは約2.7で有意に高率であった[7]。このような世代間の類似性は，PIHがあると遺伝的にも心血管系疾患を発症しやすい傾向を示唆している[11]。重症妊娠高血圧腎症やHELLP症候群の既往のある女性では，一親等において60歳以前に高血圧や高コレステロール血症が発症する割合が，対照群に比べ有意に高率である（OR 2.6 [1.5-4.3]）[12]。さらに，PIHの母親から生まれた子どもは，小児期の血圧が上昇したり，将来脳梗塞などを発症する可能性が高くなる[11,13,14]。

e. 生活習慣指導による心血管系疾患発症リスクの変化

PIH既往女性における生活習慣指導による心血管系疾患発症リスクの変化を検討した報告は少ないが，国外の論文をまとめた報告では，食事，運動，禁煙指導により心血管系疾患発症が有意に低下した（OR 0.91 [0.87-0.96]）[15]。

❸ 妊娠糖尿病（GDM）と生活習慣病・心血管系疾患

a. GDMの診断の意義

GDMの診断基準は26年ぶりに大改訂され，2010年7月より世界統一の診断基準が使用されている。日本産科婦人科学会・日本産婦人科医会編『産婦人科診療ガイドライン産科編2014』では，妊娠初期に随時血糖測定，妊娠中期（24～28週）に50gOGTTあるいは随時血糖測定による二段階法のGDMスクリーニングを全妊婦に行うことになっている[16]。全妊婦に75gOGTTを実施した場合のGDM頻度は，旧診断基準で2.92％が新診断基準で12.08％となり約4倍になった。妊婦健診でのスクリーニング陽性者に75gOGTTを施行した場合には7～9％となり，ここに妊娠前から診断されている糖尿病（DM）や妊娠時に診断された明らかなDMを加えると約1割の妊婦は何らかの耐糖能異常をもっていることになり，産科の臨床上，非常に重要な疾患である[17]。GDM妊婦の管理目標は，①妊娠中の母児の周産期合併症の予防，②母体の将来の糖尿病（DM），メタボリックシンドローム（MetS）予防，③児の将来のDM，MetS予防の3つである。このうち②は，女性医学でも関連疾患として分娩後からの長期的なフォローが必要な重要項目である。

b. GDMからDMの発症

GDMからDMの発症頻度は，人種，診断基準などにより異なるが，追跡期間が長くなるほど増加する[18]。1960～2009年に報告された20論文の14カ国，675,455人の女性，10,759件の2型糖尿病発症イベントを対象にしたメタアナリシスでは，6週～28年のフォローアップ期間で，GDM既往女性の2型糖尿病発症の相対危険率は，妊娠中の正常血糖女性の7.43倍［95% CI 4.79～11.51］と報告されている[19]（図1）。

c. GDMからMetS・心血管系疾患の発症

産後11年の定期フォロー後のMetSの発症率は，正常妊婦での8.2％に対しGDM既往女性では27.2％と有意に高率である[20]。最近の報告でも，正常耐糖能女性からのMetS発症率6.6％に対し，世界統一の新診断基準のGDMでは25.3％と約4倍の高頻度になる[21]（図2）。一方，GDMの既往は将来のMetS発症率を高めるが，授乳期間が長くなるとコントロールと比べ差がなくなるとの報告がある[22]。

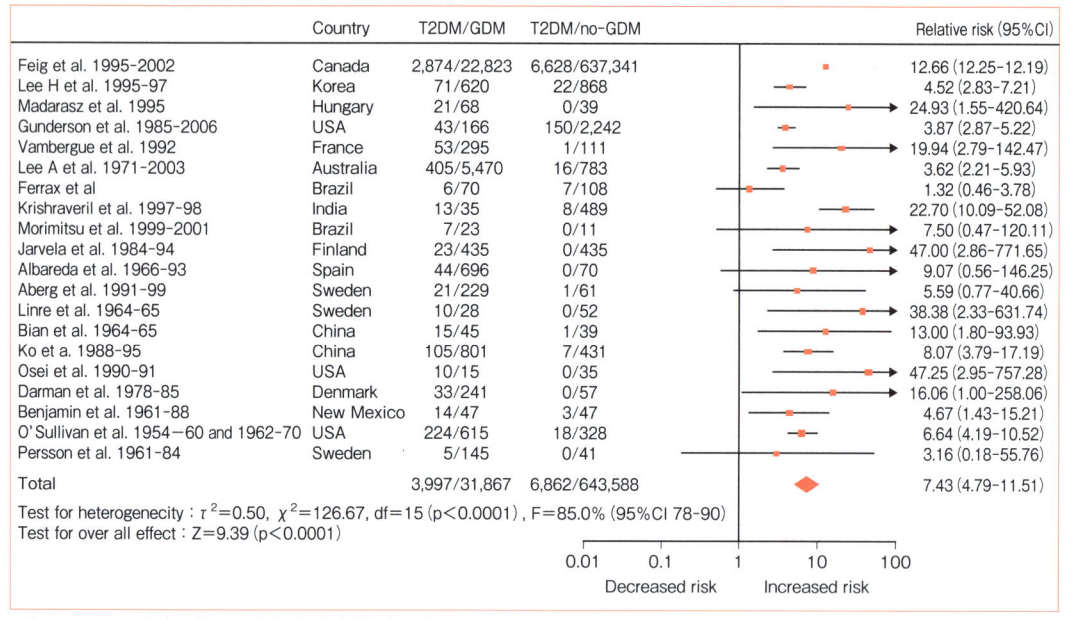

	Country	T2DM/GDM	T2DM/no-GDM		Relative risk (95%CI)
Feig et al. 1995-2002	Canada	2,874/22,823	6,628/637,341		12.66 (12.25-12.19)
Lee H et al. 1995-97	Korea	71/620	22/868		4.52 (2.83-7.21)
Madarasz et al. 1995	Hungary	21/68	0/39		24.93 (1.55-420.64)
Gunderson et al. 1985-2006	USA	43/166	150/2,242		3.87 (2.87-5.22)
Vambergue et al. 1992	France	53/295	1/111		19.94 (2.79-142.47)
Lee A et al. 1971-2003	Australia	405/5,470	16/783		3.62 (2.21-5.93)
Ferrax et al	Brazil	6/70	7/108		1.32 (0.46-3.78)
Krishraveril et al. 1997-98	India	13/35	8/489		22.70 (10.09-52.08)
Morimitsu et al. 1999-2001	Brazil	7/23	0/11		7.50 (0.47-120.11)
Jarvela et al. 1984-94	Finland	23/435	0/435		47.00 (2.86-771.65)
Albareda et al. 1966-93	Spain	44/696	0/70		9.07 (0.56-146.25)
Aberg et al. 1991-99	Sweden	21/229	1/61		5.59 (0.77-40.66)
Linre et al. 1964-65	Sweden	10/28	0/52		38.38 (2.33-631.74)
Bian et al. 1964-65	China	15/45	1/39		13.00 (1.80-93.93)
Ko et al. 1988-95	China	105/801	7/431		8.07 (3.79-17.19)
Osei et al. 1990-91	USA	10/15	0/35		47.25 (2.95-757.28)
Darman et al. 1978-85	Denmark	33/241	0/57		16.06 (1.00-258.06)
Benjamin et al. 1961-88	New Mexico	14/47	3/47		4.67 (1.43-15.21)
O'Sullivan et al. 1954–60 and 1962-70	USA	224/615	18/328		6.64 (4.19-10.52)
Persson et al. 1961-84	Sweden	5/145	0/41		3.16 (0.18-55.76)
Total		3,997/31,867	6,862/643,588		7.43 (4.79-11.51)

Test for heterogenecity：$\tau^2=0.50$, $\chi^2=126.67$, df=15 (p<0.0001), $I^2=85.0\%$ (95%CI 78-90)
Test for over all effect：Z=9.39 (p<0.0001)

0.01　0.1　1　10　100
Decreased risk　Increased risk

図1　GDMと将来の2型糖尿病発症の関連（文献19より）
GDM既往女性の2型糖尿病発症の相対危険率は，妊娠中の正常血糖女性の7.43倍である。

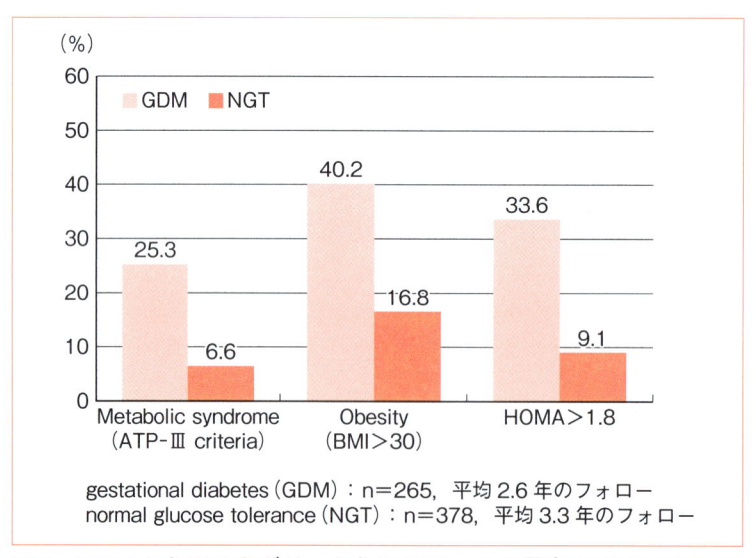

図2　GDMからのメタボリックシンドロームの発症（文献21より）
正常耐糖能女性のメタボリックシンドローム発症率6.6%に対し，世界統一の新しい診断基準のGDMでは25.3%と約4倍の高頻度になる。

　GDM既往女性で将来心血管系疾患が増加するといういくつかの報告がある。内頸動脈の内膜中膜肥厚（IMT）はGDM既往者で有意に高値である[23]。心血管系疾患女性と正常女性を比較した症例対照研究では，GDMは妊娠初期からの高血圧症，妊娠初期の喫煙，BMI>25の肥満とともに将来の心血管系疾患のリスク因子である[24]。

d. 新生児や小児への影響

妊婦の空腹時血糖が高いと，5〜7歳児の肥満率も高くなる[25]。妊娠初期のGDM診断で血糖を低下させる治療により，巨大児や出産時障害を減少できる[26]。

e. GDMのフォローアップ

日本産科婦人科学会・日本産婦人科医会編『産婦人科診療ガイドライン産科編2014』では，GDM女性には，妊娠による糖代謝への影響がなくなる分娩後6〜12週の75gOGTTを勧めている[16]。次回妊娠のためにも，また本人の生涯の健康管理のためにも，耐糖能異常に関して正確な診断が必要である。産後のフォローについて，日本糖尿病学会編『糖尿病診療ガイドライン2013』では，①産後の75gOGTTで糖尿病型：内科紹介し管理，②境界型：3〜6カ月毎に検診，③正常型：年1回の検診が推奨されている[27]。しかし，わが国のみならず海外でも十分なフォローが行われていないのが現状である[28]。

❹ 将来への展望

PIHやGDMなど周産期異常の既往がわかれば，若い時期からの生活習慣病や心血管系疾患予防のための栄養・運動などの生活指導や薬物療法等の介入が可能となる。そのためには，私見であるが，以下のようなさらなる取り組みが必要であろう。

①生活習慣病，MetSは食事や生活環境，遺伝要因等の影響が大きいため，日本人の疫学データを集積・解析し対策をたてる必要がある。特にエンドポイントとしての心血管系疾患の発症は長期的な観察が必要である。

②医師（産科，内科など），助産師，看護師，保健師などの医療スタッフが，PIHやGDMの既往自体が将来の生活習慣病や心血管系疾患の独立した危険因子であることを認識する必要がある。

③産褥1カ月検診ではほとんどのPIHやGDM症例で症状が軽快しており，長期フォローからの脱落が多い。これらの既往女性に，どこでどのようにその後の長期的フォローを行うか，地域医療の観点からも診療科の垣根を越えて「女性医学」を中心にその体制の確立が急務である。

④妊婦や若い女性に対し，妊婦指導や分娩後の退院指導時あるいは学校教育の場などで，PIH，GDMは本人の生涯の健康のみでなく子孫の健康管理におけるリスク因子でもあることを正確に伝える体制をつくる。

●文献

1) Podymow T, August P. Hypertension in pregnancy. Adv Chronic Kidney Dis 2007；14：178-190（レベルⅢ）
2) Chesley LC, Annitto JE, Cosgrove RA. The remote prognosis of eclamptic women：sixth periodic report. Am J Obstet Gynecol 1976；124：446-459（レベルⅢ）
3) Irgens HU, Reisaeter L, Irgens LM, et al. Long term mortality of mothers and fathers after pre-eclampsia：population based cohort study. BMJ 2001；323：1213-1217（レベルⅢ）
4) Arnadottir GA, Geirsson RT, Arngrimsson R, et al. Cardiovascular death in women who had hypertension in pregnancy：a case-control study. BJOG 2005；112：286-292（レベルⅢ）
5) Bellamy L, Casas LP, Hingorani AD, et al. Pre-eclampsia and risk of cardiovascular disease and cancer in later life：systematic review and meta-analysis. BMJ 2007；335：974-977（レベルⅠ）
6) Brown MC, Best KE, Pearce MS, et al. Cardiovascular disease risk in women with pre-eclampsia：systemic review and meta-analysis. Eur J Epide-

miol 2013；28：1-19（レベルⅠ）

7) Kurabayashi T, Mizunuma H, Kubota T, et al. Pregnancy-induced hypertension is associated with maternal history and a risk of cardiovascular disease in later life：A Japanese cross-sectional study. Maturitas 2013；75：227-231（レベルⅢ）

8) Watanabe K, Kimura C, Iwasaki A, et al. Pregnancy-induced hypertension is associated with an increase in the prevalence of cardiovascular disease risk factors in Japanese women. Menopause 2015；22：656-659（レベルⅢ）

9) McDonald SD, Malinowski A, Zhou Q, et al. Cardiovascular sequelae of preeclampsia/eclampsia：a systematic review and meta-analyses. Am Heart J 2008；156：918-930（レベルⅠ）

10) 飯野香理, 樋口毅, 伊藤麻美, 他. 妊娠時の血圧値と将来の生活習慣病発症の関連性 母子手帳の解析から. 日本妊娠高血圧学会雑誌 2013；20：62-64（レベルⅢ）

11) Berends AL, de Groot CJM, Sijbrands EJ, et al. Shared constitutional risks for maternal vascular-related pregnancy complications and future cardiovascular disease. Hypertension 2008；51：1034-1041（レベルⅢ）

12) Roes EM, Sieben R, Raijmakers MT, et al. Severe pre-eclampsia is associated with a positive family history of hypertension and hypercholesterolemia. Hypertens Pregnancy 2005；24：259-271（レベルⅢ）

13) Ferreira I, Peeters LL, Stehouwer CD. Preeclampsia and increased blood pressure in the offspring：meta-analysis and critical review of the evidence. J Hypertens 2009；27：1955-1959（レベルⅠ）

14) Kajantie E, Eriksson JG, Osmond C, et al. Pre-eclampsia is associated with increased risk of stroke in the adult offspring：the Helsinki Birth Cohort Study. Stroke 2009；40：1176-1180（レベルⅢ）

15) Berks D, Hoedjes M, Raat H, et al. Risk of cardiovascular disease after pre-eclampsia and the effect of lifestyle interventions：a literature-based study. BJOG 2013；120：924-931（レベルⅡ）

16) 日本産科婦人科学会, 日本産婦人科医会編. 産婦人科診療ガイドライン産科編2014. 日本産婦人科学会, 東京, 2014, pp19-23（レベルⅣ）

17) 平松祐司. 妊娠糖尿病の診断と管理. 産婦人科の実際 2012；61：1023-1028（レベルⅣ）

18) Kim C, Newton KM, Knopp RH. Gestational Diabetes and the Incidence of Type 2 Diabetes：a systematic review. Diabetes Care 2002；25：1862-1868（レベルⅡ）

19) Bellamy L, Casas JP, Hingorani AD, et al. Type 2 diabetes mellitus after gestational diabetes：a systematic review and meta-analysis. Lancet 2009；373：1773-1779（レベルⅠ）

20) Verma A, Boney CM, Tucker R et al. Insulin resistance syndrome in women with prior history of gestational diabetes mellitus. J Clin Endocrinol Metab 2002；87：3227-3235（レベルⅢ）

21) Noctor E, Crowe C, Carmody LA, et al. ATLANTIC-DIP：prevalence of metabolic syndrome and insulin resistance in women with previous gestational diabetes mellitus by International Association of Diabetes in Pregnancy Study Groups criteria. Acta Diabetol 2015；52：153-160（レベルⅢ）

22) Gunderson EP, Jacobs DR Jr, Chiang V, et al. Duration of lactation and incidence of the metabolic syndrome in women of reproductive age according to gestational diabetes mellitus status：a 20-Year prospective study in CARDIA（Coronary Artery Risk Development in Young Adults）. Diabetes 2010；59：495-504（レベルⅢ）

23) Bo S, Valpreda S, Menato G, et al. Should we consider gestational diabetes a vascular risk factor？ Atherosclerosis 2007；194：e72-79（レベルⅢ）

24) Fadl H, Magnuson A, Östlund I, et al. Gestational diabetes mellitus and later cardiovascular disease：a Swedish population based case-control study. BJOG 2014；121：1530-1536（レベルⅢ）

25) Hillier TA, Pedula KL, Schmidt MM, et al. Childhood obesity and metabolic imprinting：the ongoing effects of maternal hyperglycemia. Diabetes Care 2007；30：2287-2292（レベルⅢ）

26) Landon MB, Spong CY, Thom E, et al. A multicenter, randomized trial of treatment for mild gestational diabetes. N Engl J Med 2009；361：1339-1348（レベルⅢ）

27) 日本糖尿病学会編. 科学的根拠に基づく糖尿病診療ガイドライン2013. 南江堂, 東京, 2013, pp217-232（レベルⅣ）

28) Smirnakis KV, Chasan-Taber L, Wolf M, et al. Postpartum diabetes screening in women with a history of gestational diabetes. Obstet Gynecol 2005；106：1297-1303（レベルⅢ）

Exercise 32

誤っているものはどれか．2つ選べ．

a. 海外の報告では，PIH 既往女性は将来の心血管系疾患のハイリスク群である．
b. 日本の報告では，PIH 既往女性は将来の生活習慣病のハイリスク群ではない．
c. PIH 既往女性の子どもは将来の PIH や生活習慣病のハイリスク群である．
d. GDM 既往女性は将来の 2 型糖尿病のハイリスク群である．
e. GDM 女性には分娩後 4 週での 75 gOGTT を行うことが望ましい．

3 婦人科感染症

1 婦人科の感染症　総論（PIDを含む）

CQ 33-1 性感染症の発生動向は？

❶ 性感染症に重点が置かれている

　平成18年に感染症新法のうち，感染症の予防及び感染症の患者に対する医療に関する法律等の一部を改正する法律が公布された．これにより，全数把握五類感染症には後天性免疫不全症候群と梅毒が，定点把握五類感染症には性器クラミジア感染症，性器ヘルペスウイルス感染症，尖圭コンジローマ，淋菌感染症が含まれた．すなわち，これら6つの感染症は法律で，重点的に監視する対象疾患として認められた．

　感染症新法では性感染症予防の将来像は，個々の国民および適切な医療介入により社会全体の感染症予防を推進する集団予防，mass preventionであると明記している．この指針では，性器クラミジア感染症，性器ヘルペス，尖圭コンジローマ，淋菌感染症，梅毒を対象としている（AIDSについては，後天性免疫不全症候群に関する指針がある）．これらの法令に基づき，発生動向の調査を行うために，AIDS，梅毒は診断した医師（全数報告）から都道府県知事に届出を行う必要がある．その他の4疾患は，指定届出機関（定点報告）から都道府県知事に届出を行うこととなっている．

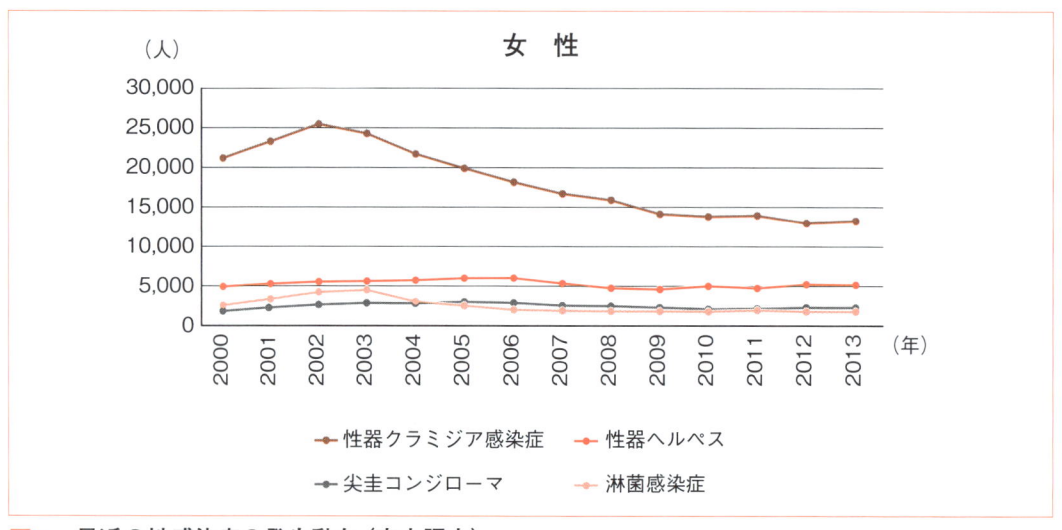

図1　最近の性感染症の発生動向（定点調査）

❷ 性感染症の発生動向

　定点報告に基づく2013年までの4大性感染症の発生動向を図に示す（図1〜図3）[1]。女性では，この10年以上の間，性器クラミジア感染症＞性器ヘルペス＞尖圭コンジローマ＞淋菌感染症の順であることは変わっていない（図1）。最も顕著な動向は，性器クラミジア感染症がこの10年で大幅に減少したことである。病原体診断の普及，アジスロマイシン単回投与などの診断・治療の改善に加え，若年者における"クラミジア"の認知度が上がったことも関係がある。

　しかし2009年以降は，性器クラミジア感染症が下げ止まっているところが危惧される。また性器ヘルペス，尖圭コンジローマも2009年まではやや減少していたが，2009年以降漸増傾向に転じている（図2）。最近の発生動向を見ると，改めて危機感をもって診療にあたる必要があると考え

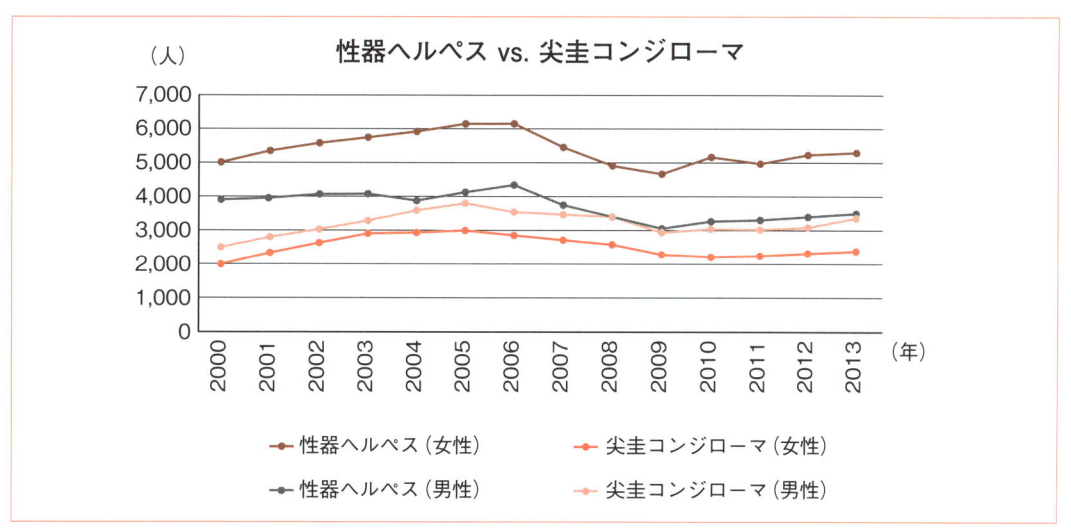

図2　最近の性感染症の発生動向（定点調査）

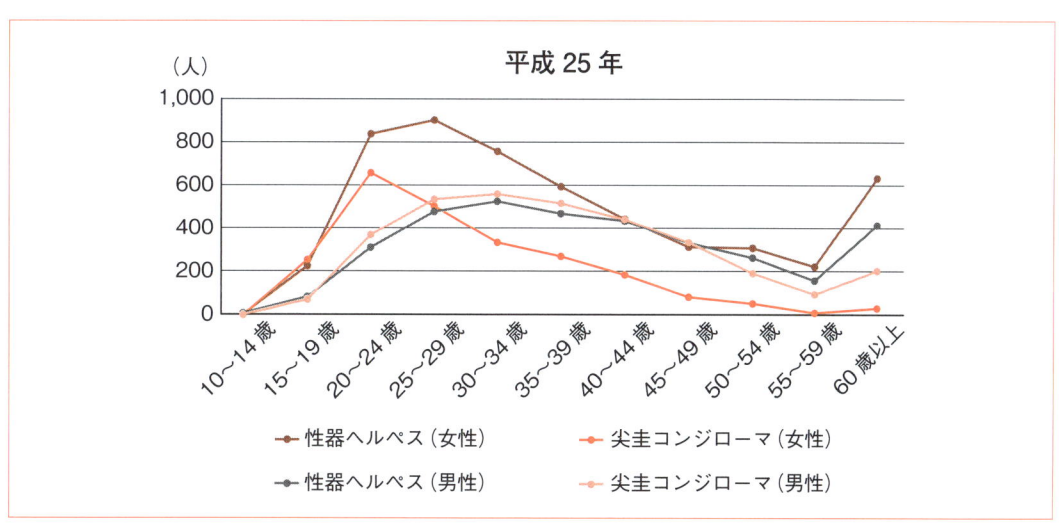

図3　年齢分布の比較（定点調査）

られる．ウイルス感染症について，男女別の年齢分布を見ると，女性に関しては思春期から20歳代前半に罹患ピークがあることが見て取れる（図3）．明らかに，男性のピークと比べると，女性のピークは若年である．性器ヘルペスと尖圭コンジローマはウイルス感染症というだけではなく，妊婦に合併すると母子感染による児への影響が危惧される性感染症である．一度感染が成立すると潜伏感染と再活性化によって，妊娠時に発症することがある．妊娠年齢が高齢化している現代日本において，この罹患ピークは女性のリプロダクティブヘルスという観点からも大きな問題となってくる．

しかも，これらの統計はあくまでも医療機関で診断をつけられた患者数（定点報告数）であって，医療機関に受診していない隠れた感染者数は計り知れない．

CQ 33-2 婦人科感染症とエストロゲン作用との関連は？

❶ 腟内細菌叢（フローラ）とエストロゲン

　成熟期の女性では，エストロゲンの自浄作用によって腟内の酸度はほぼ一定に保たれ，腟内に侵入する病原菌の増殖を阻止し，上部性器への細菌感染が防止される．性成熟期の腟上皮細胞にはグリコーゲンが含まれているが，上皮細胞が剝脱すると内部のグリコーゲンは糖化酵素により分解されてブドウ糖になる．腟内細菌の作用によって，ブドウ糖から乳酸が産生される．そのため腟内の酸性度は増加し，非病原性の乳酸桿菌の発育が盛んになり，本菌の糖発酵によって産生された乳酸によってますます腟の酸度は高まる．pHは5以下となり，雑菌や病原菌は死滅し，腟内の細菌はほとんど乳酸桿菌で占められることになる．妊娠時にはエストロゲンが大量に産生されるため腟上皮細胞中のグリコーゲン含有量は増加し，乳酸の産生量が増え，腟内の酸度は著明に上昇する．すなわち，妊娠時には腟の自浄作用は非妊時に比較して上昇しているといえる．一方，更年期以後においては卵巣機能が低下する結果，腟の酸度が低下し自浄作用も弱まり，細菌感染などを起こしやすくなる（萎縮性腟炎）．

❷ HPV感染とエストロゲン

　ヒトパピローマウイルス（HPV）感染においては，エストロゲンは間接的に感染を抑制する作用を有する．閉経後のエストロゲン減少に伴い，外性器粘膜は萎縮する．重層扁平上皮の増殖・分化はほぼ停止状態となる．ところが，HPVの生活環においてウイルスが複製・増殖するためには，外性器の重層扁平上皮の縦方向への分化過程は必須となる．重層扁平上皮の分化のスイッチとHPVの蛋白質のプロモーター領域がリンクしているためである．萎縮した子宮頸部，腟上皮ではHPVの産生は起こらず，HPV感染は潜伏状態となる．したがって，閉経後の子宮頸部からのHPV-DNAの検出率は低下する．またHPV陽性者の中での細胞診異常の率も低下する[2]．

CQ 33-3 性感染症の病原体診断法は？

　クラミジア・トラコマチス（*Chlamydia trachomatis*），淋菌（*Neisseria gonorrhoeae*，ナイセリア・ゴノレア）については，クラミジア・トラコマチス＋淋菌の混合感染が多いため，同時に2つの病原体を同定できるキットが主流となっている．さらに近年は，クラミジア・トラコマチス，淋菌の咽頭感染が女性の性感染症として大きな問題となっている．咽頭検体（ぬぐい液，うがい液）については，PCR法（AMPLICOR®STD-1）は口腔内常在菌との交差反応がみられ，用いるべきではない．クラミジアおよび淋菌を同時に検出できる核酸増幅キットであるSDA法（BDプローブテック™クラミジア/ゴノレア）およびTMA法（アプティマ™・Combo2クラミジア/ゴノレア）を用いれば，咽頭検体のみならず，他の検体にも交差反応なく検出することができ，有用と考えられる[3]．

　性器ヘルペスを来すHSV-1，-2の病原体診断として，LAMP法などの核酸増幅法が，商業レベルで使用できる．LAMP法は比較的簡単な手技で，しかも短時間で結果が出せるため，今後保険収載されれば，臨床の場での簡易検査法として大いに期待できる[4]．

　HPVは，子宮頸癌とその前駆病変の原因ウイルスであることから，癌の早期発見や前駆病変の管理という観点からHPV検査が普及している．癌と関連のあるハイリスクHPVの有無を調べるHPVグルーピング検査と，HPVタイプを同定するHPVタイピング検査がある．いずれも子宮頸がん検診で細胞診異常を指摘された患者に対して保険診療で検査できるが，現時点では尖圭コンジローマの診断目的でのHPV検査は保険収載されていない．行う場合は自費診療となる．

CQ 33-4 骨盤内感染症（PID）の診断，起因菌，治療は？

❶ 診断

　骨盤内感染症（pelvic inflammatory disease；PID）は，小骨盤腔にある臓器，すなわち子宮，付属器，S状結腸，直腸，ダグラス窩，膀胱子宮窩を含む小骨盤内の細菌感染症の総称である．婦人科的には，付属器炎，卵管膿瘍，ダグラス窩膿瘍，骨盤腹膜炎が含まれる．実際には，それらを個別に診断することは難しく，併発していることも多い．PIDの診断基準を表1に示す．下腹痛，子

表1　骨盤内感染症（PID）の診断基準

必須診断基準
・下腹痛，下腹部圧痛　・子宮付属器および周辺の圧痛

付加診断基準
・発熱，38℃以上　・白血球増加　・CRPの上昇

特異的診断基準
・経腟超音波，MRIによる膿瘍像　・ダグラス窩穿刺膿汁の吸引
・内視鏡，開腹により病巣を確認

宮付属器周囲の圧痛，発熱，WBC 上昇，ダグラス窩からの膿汁の吸引が挙げられる[5]。

❷ 原因と起因菌

発病要因として，性感染症，流産や分娩，子宮内操作を伴う医療行為，子宮内避妊具（IUD）といった上行性感染と，虫垂炎や結核性腹膜炎からの下行性感染，月経など血行性感染も考えられる。卵巣子宮内膜症，子宮悪性腫瘍は感染部位になりやすく，感染巣の温床となりうる。

起因菌は，性感染症としてクラミジア・トラコマチスと淋菌，一般細菌としてグラム陰性桿菌（大腸菌など），グラム陽性球菌（ブドウ球菌，連鎖球菌）などの好気性菌と，嫌気性菌（バクテロイデス，ペプトコッカスなど）が重要である（表2）。これらが単独もしくは混合感染している。

近年は，性行為によるマイコプラズマ・ジェニタリウム（*Mycoplasma genitalium*）感染が PID の原因として注目されている。PID の約 15％が *M. genitalium* であるといわれている[6]。しかも，クラミジア・トラコマチスと *M. genitalium* による PID は治療期間が有意に遷延する[6]。放線菌（アクチノミセス）は IUD を長期間使用した場合に第一に疑う起因菌である。

❸ 治療

PID に対する治療の基本は，疑わしきは罰する姿勢である。内性器の感染症であるため起因菌の同定はしばしば難しく，判明されるとしても数日を要することが多い。

実際的には一般細菌を対象として抗菌スペクトルの広い薬剤を選択する[5]。軽症では，外来での経口薬投与が原則である。セフェム（セフジトレン，セフカペン，セフジニル），ニューキノロン（レボフロキサシン，トスフロキサシン，シプロフロキサシン）がよく使われる。中等症では，第 2 世代までのセフェム系薬剤の点滴静注を行う。重症では，第 3 世代以降のセフェム，カルバペネム系の点滴静注を行う。

性行為感染によるクラミジア・トラコマチス，*M. genitalium* 等が疑われる場合は，アジスロマイシン，ミノサイクリン，ニューキノロン系，クラリスロマイシンを併用する。クラミジアと混合感染しやすい淋菌感染症もカバーするためにセフトリアキソン（ロセフィン®）1g 静注を併用することもよく行われる。

放線菌にはペニシリン静注が著効する。*M. genitalium* については近年，薬剤耐性が多くの抗菌薬で報告されており深刻な問題となってきている[3]。

卵管留膿腫，卵巣膿瘍を形成している場合は，ある程度炎症が治まったところで外科的処置を行う。年齢，妊孕能の保存，基礎疾患，開腹所見を考慮し術式を決める。膿瘍摘出術，卵管切除術，卵巣摘出術または付属器切除術にドレーン設置を行う。

表2 骨盤内感染症（PID）の起因菌として多いもの

一般病原体
- グラム陰性桿菌（大腸菌，クレブシエラ，変形菌）
- グラム陽性球菌（ブドウ球菌，連鎖球菌）
- 嫌気性菌（バクテロイデス）

性行為感染による病原体
- クラミジア・トラコマチス
- 淋菌（ナイセリア・ゴノレア）
- マイコプラズマ・ジェニタリウム（*M. genitalium*）

CQ 33-5 外陰潰瘍性病変の鑑別は？

　外陰部に潰瘍を形成する疾患には主として3つある。性器ヘルペス，ベーチェット病，急性外陰潰瘍である。また梅毒，軟性下疳，外陰結核などの感染症も鑑別に挙げられる。それ以外にも，外用薬による皮膚炎で潰瘍を形成する場合もある。性器ヘルペスが最も頻度が高く，性感染症であることから，その対応は他の疾患とは大きく異なる。

　性器ヘルペスとの鑑別が非常に難しい外陰潰瘍性疾患として，ベーチェット病・急性外陰（リップシュッツ）潰瘍がある。図4に示すように，肉眼的には鑑別は難しい。また臨床経過も性器ヘルペスと同様で，外陰部疼痛を伴い，しかも数週間で自然軽快する点も類似している。そのため，しばしば性器ヘルペスと誤診される。ベーチェット病・急性外陰潰瘍はウイルス感染症ではなく，かつ性行為感染でもないことから，外来での対応は慎重に行うべきである。患者への精神的ダメージを考えると，外陰部潰瘍を見て即座に性器ヘルペスと断言しないほうがよい。最も大切なことは，性器ヘルペスを否定することである。病原体診断や抗体検査で，HSV-1，-2感染の有無を確認することができる。

　ベーチェット病は，外陰潰瘍，口腔粘膜のアフタ性病変，虹彩炎の三主徴を示す。本症では，種々の免疫学的パラメーターに異常がみられるところから，自己免疫疾患と考えている学者が多い。ヒト白血球抗原（human leucocyte antigen；HLA）拘束性があるといわれている。ベーチェット病が疑われる場合には，専門の内科も併せて診療にあたることが望ましい。

　急性外陰（リップシュッツ）潰瘍は，腟内の細菌叢に対するアレルギー反応であると考えられているが，厳密には病因はわかっていない。クロマイ®腟錠投与などによる腟内細菌叢の除菌が著効することがある。稀に口腔内アフタを併発することもあり，ベーチェット病との鑑別も難しい。治療は，局所を清潔に保ち，アクリノール液による洗浄や抗生物質の入った軟膏を塗布する。腟や子

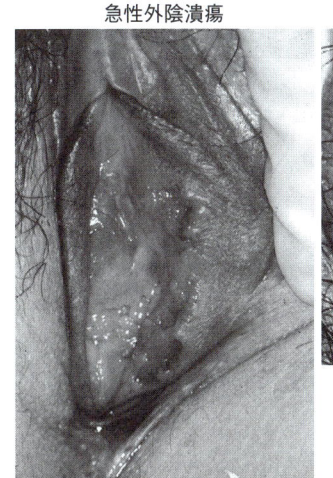

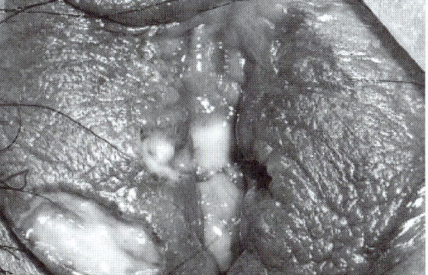

急性外陰潰瘍　　　　ベーチェット病　　　　性器ヘルペス

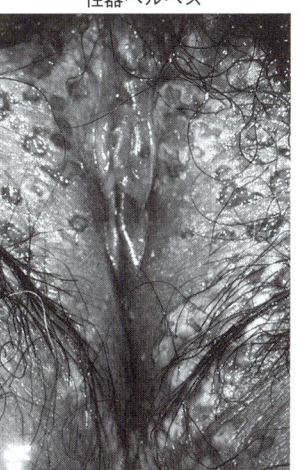

図4　外陰部潰瘍性疾患の肉眼所見の比較

宮腟部に潰瘍があるときは，抗生物質を含む腟錠も用いられる．炎症反応が強くみられることから，非ステロイド性抗炎症薬の投与は，症状の軽減に有効である．症状が特に強いときは，ステロイド剤の投与も行われる．ステロイドと抗菌薬が配合されているクロマイ®-P軟膏が良い．

● 文献

1) 厚労省ホームページ
   http://www.mhlw.go.jp/topics/2005/04/tp0411-1.html
2) Rositch AF, Silver MI, Burke A, et al. The correlation between human papillomavirus positivity and abnormal cervical cytology result differs by age among perimenopausal women. J Low Genit Tract Dis 2013；17：38-47（レベルⅢ）
3) 日本性感染症学会．性感染症診断・治療ガイドライン 2011．日本性感染症学会，東京，pp52-59（ガイドライン）
4) 塚越静香，川名 尚，西澤美香，他．Loop-mediated isothermal amplification（LAMP）法による性器ヘルペス迅速診断．日本性感染症学会誌 2006；17：104-109（レベルⅢ）
5) 日本産科婦人科学会，日本産婦人科医会．産婦人科診療ガイドライン 2011．日本産科婦人科学会，東京，2011（ガイドライン）
6) Taylor BD, Ness RB, Darville T, et al. Microbial correlates of delayed care for pelvic inflammatory disease. Sex Transm Dis 2011；38：434-438（レベルⅢ）

Exercise 33

正しいものはどれか．1つ選べ．

a. 女性の性感染症は，近年減少し続けている．
b. 外陰部潰瘍性病変は，すべて性感染症と考えるべきである．
c. エストロゲンの作用により腟内 pH はアルカリ性に傾く．
d. 骨盤内感染症（PID）の原因としてマイコプラズマ感染症がある．
e. 子宮頸部 HPV 陽性女性の細胞診異常の率は，閉経後に上昇する．

2 外陰の感染症

CQ34 外陰部の感染性疾患は？

❶ 外陰毛囊炎

a. 疾患の特徴

毛囊炎（毛包炎）は，毛包への細菌感染による炎症である．全身の毛包の存在するところはどこにでも発生するが，鼠径部や陰部，臀部も好発部位である．複数の毛包炎が起こることもあるが，病巣はそれぞれの単一毛包に限局している．

起炎菌は，黄色ブドウ球菌が多く，次いでA群β溶連菌もみられるが，真菌など他の病原体の場合もありうる．特殊な場合として緑膿菌によるものがあり，これは浴槽やプールなどで感染するとされていたが，日本人では，浴室で使われるナイロンのタオルやスポンジによる感染が主である

表1 外陰皮膚に生じる細菌感染症の特徴

疾患	特徴
毛嚢炎（毛包炎）	毛包に生じた丘疹状あるいは膿疱状の炎症
せつ	毛包炎が拡大し，硬結し引き続き軟化する膿瘍 発赤，圧痛，自発痛，局所熱感が著明となる
よう	複数の毛包に生じたせつが癒合した膿瘍 局所症状に加え発熱，倦怠感なども生じる
蜂窩織炎	境界不鮮明な紅斑を伴う皮下組織の炎症 熱感，腫脹，疼痛を伴い発熱することもある

との報告がある[1]。感染の契機は，掻破，着衣による擦れ，不適切な剃毛，発汗過多による角質の浸軟やステロイド外用薬の使用などである。糖尿病などの免疫低下状態を来す基礎疾患も発症の要因となる。

関連する疾患を表1に示す。感染が毛包深部に拡大し発赤と結節を形成し痛みが強くなるのは「せつ」，さらに多数の癒合した感染巣からなり，膿瘍形成からくる発熱，全身倦怠感などの強い炎症症状を示すのは「よう」である。蜂窩織炎はA群β溶連菌が起炎菌であることが多く，広汎な皮膚と皮下組織の炎症であるが，初期にはやはり毛嚢炎様の小さな発疹から始まり，溶連菌の特徴として急速に進展する[2]。リンパ節郭清を伴う婦人科がん手術後や乳がん手術後，特にリンパ浮腫を合併しているときには起こりやすく，繰り返しやすい。上肢，下肢に発生しやすいが，下腹部や外陰部にも発生する。

b. 診断と治療

毛嚢炎は自然治癒することが多いので必ずしも薬物治療は要さないが，抗菌薬含有の外用薬を使用することがある。「せつ」や「よう」に進展した場合には経口の抗生剤，切開排膿を要する。

c. 予防

皮膚の傷を避ける，きつい下着を避ける，下着の素材を木綿など刺激の少ないものにする，入浴後の水分除去を徹底する，排便後の処理に気をつけるなどの注意を行う。黄色ブドウ球菌感染を繰り返す場合は，鼻腔などの培養を行い感染源がないかどうかチェックする。緑膿菌感染の場合は浴室の浴槽，タオルやスポンジなどの入浴用品が感染源となっている可能性があるので，使用後の乾燥，消毒を徹底する。リンパ浮腫を合併する場合は，毛嚢炎様皮疹が出た時点で速やかに抗生剤内服を行うと蜂窩織炎の重症化を防ぐことができる。

❷ バルトリン腺炎

a. 疾患の特徴

バルトリン腺は両側の腟口後外側にあり，通常は触知できない。腟口の湿潤に関わる粘液を分泌するが，何らかの原因でバルトリン管が閉塞するとバルトリン腺嚢胞となり，視触診で認識できるようになる。大部分の嚢胞は無症状であるが，大きくなると疼痛や不快感の原因となり，歩行や性交を妨げる場合がある。バルトリン腺嚢胞の好発年齢は20〜30歳代であり，40歳以上で増大する場合には悪性腫瘍を疑う必要がある。嚢胞が感染を起こすと，バルトリン腺膿瘍となり，外陰部の

表2　バルトリン腺嚢胞・膿瘍の治療法[*]

	再発率[*3]	治癒までの期間[*4]	術後合併症[*5]
硝酸銀焼灼術[*1]	0〜4%	10日	疼痛，局所腫脹 健常部腐食，出血
CO_2 レーザー蒸散術	2〜20%	2週	出血
造袋術	0[*6]	2週	出血
針穿刺	0〜38%	1週	
アルコール固定術	8〜10%	1週	出血 組織壊死，瘢痕
瘻孔形成術[*2]	4〜17%	3〜4週	カテーテル脱落
嚢胞摘出術	0〜3%	11日	出血，発熱 持続する不快感

[*]文献4)のデータより作成。26年間のすべてのバルトリン腺嚢胞・膿瘍に関する文献から一定の基準に合致した報告を分析対象としているので，最も質の高い報告である。しかし，除外された論文が多く，biasが存在する。また，それぞれの治療法の比較試験は数少ないので，各項目の成績の比較をすることはできない。
[*1] わが国では行われていない。
[*2] 瘻孔形成術に用いられるWord catheterはわが国では入手できないが，細いFoley catheterなどで代用することはできる。
[*3] 再発率の違いは観察期間や反復症例の数により大きく異なるので，直接の比較はできない。
[*4] 治癒判定の定義は報告により異なる。
[*5] 合併症の頻度や重症度は報告により異なる。
[*6] この研究の分析基準に合致した報告の中での数値であり，一般的には10%内外の再発率はあると考えられている。

疼痛，圧痛を来し発熱が生じることもある。主な起炎菌は淋菌が多いとされていたが，最近では大腸菌が主であり，その他ブドウ球菌類，連鎖球菌類が多い[3]。

b. 治療

　バルトリン腺嚢胞は，40歳未満で無症状であり，日常生活に支障を来さない場合は，必ずしも治療を要さない。しかし，感染を起こした場合や，日常生活に支障のある場合は治療の対象となる。治療の方法はいくつか選択肢があるが，治療の場（外来，手術室），治療期間，再発率や合併症・後遺症による違いがあり，どの治療法が優れているという結論は出ていないので，個々の症例に応じて選択する必要がある[4]（表2）。わが国では一般に応急的処置として穿刺または切開排膿術，根治的治療として造袋術または摘出術，施設によりCO_2レーザー蒸散術やカテーテルによる瘻孔形成術が行われる。再発率に関しては観察期間の短い報告が多く，長期的成績についての違いは明らかではない。

❸ 外陰カンジダ症

a. 疾患の特徴

　外陰カンジダ症は腟カンジダ症に伴って外陰腟カンジダ症の形をとることが多い。原因のほとんどを占める*Candida albicans*は10〜30%の女性で腟内に常在しているといわれ，妊娠，抗生剤使用や何らかの消耗性疾患などの誘因で発症する。糖尿病合併やステロイド剤使用，下着の擦過などにより，外陰部の炎症が強くなる。1年に4回以上繰り返す場合は再発性外陰腟カンジダ症というが，感染を繰り返すのか，持続感染なのかは明らかではない。再発した病巣からの*Candida*の遺伝子分析では同一の株の場合がほとんどであり[5]，外陰部の生検から陰唇間溝の角質内に*Candida*

が存在することが報告されている[6]ため，持続感染の場合が多いと推察される．また，*Candida glabrata* の感染では治療薬への感受性が低い場合があり，難治性となることがある．

b. 診断と治療

外陰部瘙痒感，性交痛，排尿時痛，帯下などの臨床症状に加え，腫脹，紅斑，亀裂などの皮膚所見が認められる．診断は臨床症状，皮膚所見と鏡検，培養検査により行われる．*Candida glabrata* は鏡検では検出し難いので培養が必要である．治療はアゾール系抗真菌薬の腟内投与と外用薬の塗布である（**195頁参照**）．通常は1～2週間の治療で治癒する．米国では150 mgのフルコナゾール（ジフルカン®）単回内服投与も推奨されている[7,8]．わが国でも最近フルコナゾール内服薬の外陰腟カンジダ症への保険適用が認められた．*Candida glabrata* などで治療抵抗性の場合は，別の抗真菌薬を使用する，治療期間をより長くするなどの試みが必要である．

c. 予防

糖尿病などの合併症があれば，そのコントロールを行う．抗菌薬やステロイド剤などの必要な治療に伴う場合は，持続感染を防ぐために抗真菌薬により確実に治療する．また，下着の擦過による刺激を避けるようにする．再発性外陰腟カンジダ症に対して，わが国ではまだガイドラインが定められていないが，米国では10～14日の初期治療に引き続き，維持療法としてフルコナゾール150 mgを1週間ごとに6カ月間内服することが推奨されている[7,8]．パートナーの治療は亀頭包皮炎の症状がなければ必要はない．

❹ 外陰帯状疱疹

a. 疾患の特徴

外陰帯状疱疹は水痘-帯状疱疹ウイルス（varicella-zoster virus；VZV）によって起こり，性器ヘルペスとは異なって性感染症ではない．VZVの初感染では水痘を発症するが，このときにウイルスが後根神経節内に移行し潜伏感染となる．後根神経節内に潜伏感染していたウイルスが何らかの誘因で再活性化すると，帯状疱疹となる．加齢，疲労，ストレスあるいは悪性腫瘍の合併を含めて宿主の免疫機能の低下が誘因となる．水痘罹患やワクチン接種によりVZV特異的細胞性免疫が誘導されるが，VZVへの曝露の機会がないと経年的に免疫が低下し，ウイルスが再活性化されて帯

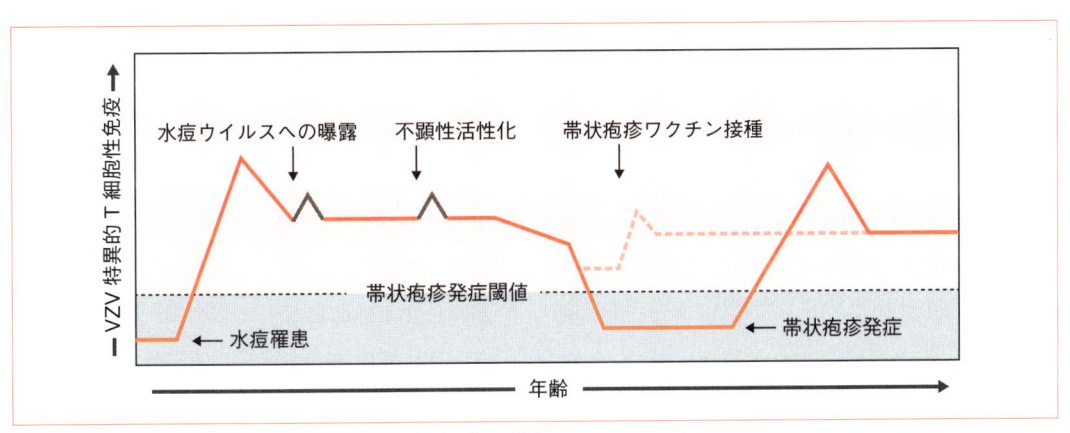

図1 帯状疱疹ウイルスの活性と細胞性免疫の関係（文献9より改変）

状疱疹が発症すると考えられている[9]（図1）。このため一般に高齢者ほど発症率が高くなる。ウイルスが再活性化されると神経節から知覚神経を通って表皮細胞に感染し，赤い発疹や水疱が神経領域に沿って帯状に発生する。皮疹の出現に先立って様々な程度の疼痛をもたらす。多くは皮疹の治癒と同時に疼痛も消失するが，一部の症例では皮疹治癒後にも慢性的に疼痛が続く帯状疱疹後神経痛となる。帯状疱疹後神経痛は軽度のものを含めれば3カ月後で7～25％，6カ月後で5～13％程度の患者にみられ，高齢者ほど頻度が高い[10]。末梢神経に脱随がみられ変性しているものは治療に難渋することが多い。外陰部領域の帯状疱疹は仙骨部の神経節から発し，膀胱直腸障害がみられ，尿閉が起こることがある。

b. 診断と治療

領域性の発疹により帯状疱疹の疑いをもつが，性器ヘルペスやその他の皮膚炎と混同されることがある。塗抹標本でのウイルス性巨細胞の検出，抗 VZV モノクローナル抗体による VZV 抗原の検出，血清抗体価の上昇，核酸増幅法などで診断される。治療はなるべく早期より抗ウイルス薬（アシクロビル：ゾビラックス®，バラシクロビル：バルトレックス®，ファムシクロビル：ファムビル®）の全身投与を行う。また，初期には NSAIDs を併用し，水疱を形成後は二次感染予防に抗菌薬，抗ウイルス薬含有の外用薬などを塗布する。排尿・排便障害があれば入院してカテーテル留置などの処置が必要である。帯状疱疹後神経痛に対しては，プレガバリン（リリカ®）やアミトリプチリン（トリプタノール®）などの三環系抗うつ薬が使用されることが多い。

c. 予防

罹患歴やワクチン接種歴のない人は，帯状疱疹の発疹より感染し水痘を発症する可能性がある。特に医療従事者，妊婦は留意すべきである。高齢者の帯状疱疹は帯状疱疹後神経痛を起こしやすく，QOL の低下につながるため，米国では60歳以上の人に VZV ワクチン接種が推奨されている。ワクチン接種により50％の発症抑制効果があり，特に60歳代では36％程度まで低減し，帯状疱疹後神経痛発生率も同様に低減する[11]。わが国では帯状疱疹あるいは帯状疱疹後神経痛の予防としてのワクチンは認められていないが，わが国で使用されている水痘ワクチンの力価では米国の VZV ワクチンと同程度に有効とされ，自費診療として行うことができる。

❺ 毛ジラミ

a. 疾患の特徴

直接接触により感染する性感染症の一つであるが，家族間で感染することもある。陰毛根部に寄生し吸血によるアレルギー反応のため瘙痒を来す。感染後1～2カ月後に激しい瘙痒を生じる。

b. 診断と治療

痒みが強いのに皮膚病変が明らかでない場合に疑う。白い下着の場合は微小な出血痕や虫体を見つけることがある。陰毛を拡大鏡で観察すると，付着する虫体や卵の有無を確認できる。さらにその陰毛を弱拡大の顕微鏡で観察すると確実である。治療には剃毛を行うこともあるが，一般的にはフェノトリン（スミスリン®）パウダーを用いる。フェノトリンは卵に対しては無効である。卵が孵化するのに1週間かかるので，3日ごと，少なくとも10日間の治療が必要である。近年は耐性種も確認されているが，わが国で使用できる駆虫剤は他にない。イベルメクチン（ストロメクトール®）を内服する方法もあるが，効果は確実ではない[12]。その場合は剃毛が必要である。

c. 予防

毛ジラミは性行為による感染が主なので，1カ月以内に接触したパートナーの治療が必須である。完治するまで性行為は控える。他の性感染症を併発していることがあるので，それらの検査も行ったほうがよい。衣類，寝具の洗濯は加熱と乾燥のできる洗濯機を用いるかドライクリーニングを行う。室内の殺虫剤噴霧は必要ではない。

❻ 疥癬

a. 疾患の特徴

ヒゼンダニが皮膚に寄生して起こる。ヒゼンダニは表皮の角質層に疥癬トンネルと呼ばれるトンネルを掘り，卵を産み付ける。卵は3〜5日で孵化し，10〜14日で成虫となる。高温や乾燥に弱く，ヒトの皮膚が最も生存に適した環境である。最初の感染でヒゼンダニに対する感作が生じ，それが増悪してから瘙痒感を生じるので，感染しても通常2〜6週間は症状が現れない。長時間の直接接触で感染する。性交の他，衣類や寝具，あるいは介護者を介しての感染もあるため，高齢者施設や病院・療養施設などで流行することがある。また角化疥癬の感染力はより強いため，通常の疥癬とは異なった管理が必要となる。

b. 診断と治療

拡大鏡でトンネル状に連続した病変を認め，顕微鏡下に虫体を観察することで診断される。イベルメクチン（ストロメクトール®）内服が有効である。これは妊婦の使用に関しては低リスクと位置付けられているがデータは少ない[12]。外用薬としてはフェノトリン（スミスリン®）ローションが用いられる。内服薬が使用できない小児にも使用できる。

c. 予防

ヒゼンダニの感染はほとんどが直接接触によるので，介護者は長時間の直接接触を避け接触後の手洗いを励行する。感染後2カ月程度までは症状が現れないこともあるが，その間も他人への感染力はあるので，パートナーや家族など長時間接触の可能性があれば同時に治療を行ったほうがよい。衣類，寝具の洗濯は加熱と乾燥のできる洗濯機を用いるかドライクリーニングを行う。ヒゼンダニはヒトの皮膚を離れて3日以上は生存できないので，洗濯できないものは，それを超える期間ビニール袋等に入れて保存しておくとよい。部屋に殺虫剤を噴霧するようなことは推奨されていない。

●文献

1) Teraki Y, Nakamura K. Rubbing skin with nylon towels as a major cause of pseudomonas folliculitis in a Japanese population. J Dermatol 2015；42：81-83（レベルⅢ）
2) Veien NK. The clinician's choice of antibiotics in the treatment of bacterial skin infection. Br J Dermatol 1998；139：Suppl 53：30-36（レベルⅣ）
3) Tanaka K, Mikamo H, Ninomiya M, et al. Microbiology of Bartholin's gland abscess in Japan. J Clin Microbiol 2005；43：4258-4261（レベルⅢ）
4) Wechter ME, Wu JM, Marzano D, et al. Management of Bartholin duct cysts and abscesses：a systematic review. Obstet Gynecol Surv 2009；64：395-404（レベルⅡ）
5) Vazquez JA, Sobel JD, Demitriou R, et al. Karyotyping of Candida albicans isolates obtained longitudinally in women with recurrent vulvovaginal candidiasis. J Infect Dis 1994；170：1566-1569（レベルⅢ）
6) Beikert FC, Le MT, Koeninger A, et al. Recurrent vulvovaginal candidosis：focus on the vulva. Mycoses 2011；54：e807-810（レベルⅢ）

7) Centers for Disease Control and Prevention (CDC). 2015 年 6 月 4 日改訂版 (レベルIV)
http://www.cdc.gov/std/tg2015/candidiasis.htm
8) Pappas PG, Kauffman CA, Andes D, et al. Clinical practice guidelines for the management of candidiasis : 2009 update by the Infectious Diseases Society of America. Clin Infect Dis 2009 ; 48 : 503-535 (レベルIV)
9) Arvin A. Aging, immunity, and the varicella-zoster virus. N Engl J Med 2005 ; 352 : 2266-2267 (レベルIV)
10) Thyregod HG, Rowbotham MC, Peters M, et al. Natural history of pain following herpes zoster. Pain 2007 ; 128 : 148-156 (レベルIII)
11) Oxman MN, Levin MJ, Johnson GR, et al. A vaccine to prevent herpes zoster and postherpetic neuralgia in older adults. N Engl J Med 2005 ; 352 : 2271-2284 (レベルII)
12) Centers for Disease Control and Prevention (CDC). 2015 年 8 月 4 日改訂版 (レベルIV)
http://www.cdc.gov/std/tg2015/ectoparasitic.htm

Exercise 34

外陰部の感染性疾患に関する記述のうち誤っているものはどれか。1つ選べ。
a. 再発性外陰腟カンジダ症に対し，米国では維持療法が推奨されている。
b. 疥癬の虫体（ヒゼンダニ）は熱に強いので，衣類などは廃棄あるいは厳重な消毒が必要である。
c. 外陰帯状疱疹により尿閉が起こることがある。
d. 入浴やプールで感染する毛嚢炎は，黄色ブドウ球菌によることが多い。
e. 高齢者のバルトリン腺嚢胞は，悪性腫瘍を念頭に置く必要がある。

3 腟の感染症

腟腔内に発症する感染症としては，細菌性腟症（細菌性腟炎），腟カンジダ症，腟トリコモナス症が挙げられる（表1）。

CQ 35-1 細菌性腟症の診断・治療は？

❶ 概念

細菌性腟症（bacterial vaginosis ; BV）とは，腟内の乳酸桿菌（*Lactobacillus*）を主とする常在菌叢が減少し，種々の好気性菌や嫌気性菌に置き換わった病的な状態[1,2]と定義される。「腟症」という表現を用いているのは，本症ではいわゆる炎症所見に乏しいことがその理由とされている。

従来，以下に述べるようなカンジダやトリコモナス原虫ではない，いわゆる細菌に由来する腟内の感染症を意味する用語として「細菌性腟炎」という用語もみられたが，近年の婦人科学書ではBV として解説されていることが多い。細菌性腟炎と BV は，必ずしも同義語とは言えないが，本項においても BV についての解説を行う。

表1　腟腔内に発症する感染症

	細菌性腟症	腟カンジダ症	腟トリコモナス症
病因・病態	非病原性乳酸桿菌の減少による好気性菌や嫌気性菌の異常増殖	真菌の1種であるカンジダ（大部分はCandida albicans）の異常増殖	トリコモナス原虫の寄生
臨床症状	・約半数は無症状 ・帯下の増加（灰色・漿液性・均質性） ・外陰部周囲の異臭（アミン臭） ・その他，下腹部痛や不正性器出血を来すこともある	・帯下感（酒粕状・粥状・ヨーグルト状・カッテージチーズ状） ・腟内から外陰部にかけての強い瘙痒感	・無症候性感染者が20～50%存在 ・帯下感（泡沫状・黄白色・悪臭を伴うことが多い） ・腟内から外陰部にかけての強い瘙痒感
検査法	①腟鏡診 ②腟分泌物検査（腟内pH測定，KOH滴下試験） ③細菌検査（Nugent score, clue cellの確認, Lactobacillary grade, 細菌培養検査など）	①腟鏡診 ②腟分泌物からのカンジダ菌の検出（検鏡法，培養法）	①腟鏡診 ②腟分泌物検査（腟内pH測定，腟トリコモナス原虫の確認） ③培養検査
治療	・自覚症状がない場合は，治療は不要 ・自覚症状がある場合は，局所療法（腟内洗浄と抗菌性腟剤）が基本	・自覚症状がない場合は，必ずしも治療は必要ではない ・自覚症状がある場合は，局所療法（抗真菌性腟剤と軟膏）が基本	5-ニトロイミダゾール系経口剤の内服治療が基本

❷ 病因・病態

　元々地球上には様々な種類の微生物が存在し，ヒトの皮膚表面にも検査をすれば何らかの微生物が検出される。女性の腟内も同様であるが，性成熟期の腟粘膜の上皮細胞にはグリコーゲンが多量に含まれており，エストロゲンの作用によって上皮細胞の分裂促進や剥脱が生じることで，細胞内のグリコーゲンはブドウ糖に分解される。このブドウ糖から腟内細菌により乳酸が産生され，腟内の酸性度が上昇することで非病原性乳酸桿菌であるデーデルライン桿菌（Döderlein's bacillus）が増加する。それにより乳酸の産生がさらに亢進し，腟内の酸性度はより一層上昇する。その結果として，腟内に存在する他の細菌や腟腔外からの病原菌の侵入と増殖が阻止されている（腟の自浄作用）。生体内に明らかな疾患がなくても，何らかの異常が生じるとそのバランス体系が崩れ，デーデルライン桿菌が減少することで，他の細菌が増殖しやすい環境となる。BVは，思春期から老年期までの幅広い年齢層に発症する病態である。

❸ 臨床症状

　BVの約半数は無症状という報告もある[1]が，症状がなければ医療機関を受診することは通常ない。無症状の状態でも腟内の細菌検査をする機会は，妊婦検診以外にはほとんどない。医療機関でみられる自覚症状としては，まず「帯下の増加」が挙げられる。

a. 帯下の増加

　帯下の性状だけで診断できるものではないが，一般的には灰色・漿液性・均質性とされている[1]。

b. 外陰部周囲からの異臭

BV には，アミン腟炎（amine vaginitis）の別名があり[2]，生魚のような生臭さ（アミン臭）の訴えがあれば，BV が疑われる。

c. その他の症状

島野ら[3]は，帯下増加・下腹部痛・不正性器出血が BV の 3 大症状と述べている。BV で異常増殖した病原菌が，腟から子宮腔内，卵管内へと上行することで，子宮内膜炎，卵管炎あるいは骨盤腹膜炎を起こす可能性がある。

❹ 検査

a. 腟鏡診

腟鏡診にて，「臨床症状」の項で述べたような帯下を認めるが，腟壁の発赤などの明らかな炎症所見は認めない。またアミン臭の有無[2,4]も診断のポイントとなる。

b. 腟分泌物検査

・腟内 pH 測定

腟内 pH4.0 以上を基準とする[2]。

・KOH 滴下試験

分泌物をスライドグラスに採取し，10% KOH を滴下することにより強いアミン臭を生じる。

c. 細菌検査

・Nugent score（表 2）[1]

グラム染色標本から細菌の形態を下に診断する方法であり，BV 診断の gold standard である。ただし，外来診療中に医師自らが行う検査としては手間がかかりまた検鏡に習熟が必要であるという指摘がある[1]。

・clue cell の確認

多型性小短のグラム陰性桿菌である clue cell が，スライドグラスに採取した分泌物の生理食塩水滴下の検鏡で，上皮細胞の 20% 以上にみられれば clue cell（＋）と判定する。BV 症例の約 1/3 に認められるという[2]。

・Lactobacillary grade（表 3）[1]

同じく分泌物の生理食塩水滴下の検鏡で，長桿菌である *Lactobacillus* spp. とその他の細菌との割合を見る方法である。

・細菌培養同定検査

多くの医療機関では，腟分泌物を採取し，院内検査室もしくは院外の検査機関に委託して，細菌培養同定検査を行うことが多い。

❺ 診断

実際の臨床現場では，患者の訴え（帯下の増加，臭いなど）と腟分泌物の細菌培養同定検査から診断を下すことがほとんどである。BV に関しては，古くから Amsel の診断基準（表 4）[5]が存在する。この診断基準における検査内容は，「臨床症状」の項で述べたものを含むものであり，外来で直ちに診断できるメリットはある。しかしながら，今日では細菌培養同定検査の結果が全く反映さ

表2 Nugent score（文献1より）

Type	Lactobacillus type	Gardnerella type	Mobiluncus type	合計
菌数/視野 (1,000倍)	0　<1　1〜4　5〜30　>30	0　<1　1〜4　5〜30　>30	0　<1　1〜4　5〜30　>30	
スコア	4　3　2　1　0	0　1　2　3　4	0　1　1　2　2	

判定−合計スコア：0〜3（正常群），4〜6（中間群），7〜10（BV群）

表3 Lactobacillary grade（文献1より）

Lactobacillus spp. only：grade Ⅰ（正常群）
Lactobacillus spp.＞others：grade Ⅱa（中間群）
Lactobacillus spp.＜others：grade Ⅱb（中間群）
others only：grade Ⅲ（BV群）

表4 Amselの診断基準（文献1より）

以下の4項目のうち少なくとも3項目が満たされた場合に，BVと診断する。
1. 腟分泌物の性状は，薄く均一である。
2. 腟分泌物の生食標本で，顆粒状細胞質を有するclue cellが存在する。
3. 腟分泌物に10% KOHを1滴加えたときに，アミン臭がする。
4. 腟分泌物のpHが4.5以上である。

れず，客観性に乏しいという指摘もある[1]。

❻ 治療

　自覚症状が全くない場合には，基本的に治療は不要である。自覚症状を認める場合は治療の対象となるが，その基本は局所療法（腟内の洗浄と抗菌性腟剤の挿入）である。薬物治療の実際については，従来カンジダやトリコモナス以外の細菌が関係する腟炎（細菌性腟炎）の治療薬としては，クロラムフェニコール腟錠（クロマイ®腟錠）が唯一無二の治療薬として頻用され，保険診療上も「細菌性腟炎」に対する適応がある。しかし，クロマイ®腟錠は，非病原性菌である乳酸桿菌まで殺菌してしまうため[1]，米国CDCのガイドライン[6]では，メトロニダゾールあるいはクリンダマイシンの使用を推奨している。日本産科婦人科学会と日本産婦人科医会が共同で作成した『産婦人科診療ガイドライン 婦人科外来編2014』[1]では，BVの治療として2011年8月1日より公知申請が許可され，BVに対しての処方が可能となっているメトロニダゾールの局所療法（フラジール®腟錠：1日1錠 分1で7〜10日間腟内投与）または内服療法（フラジール®内服錠：1日3錠 分3または1日4錠 分2で7日間経口投与）を推奨している。

CQ 35-2　腟カンジダ症の診断・治療は？

❶ 概念

　真菌（fungus）はカビ類の総称で，腟内における常在菌叢の一つを形成している[4,7]。一般的には病原性は低いが，生体の感染防御機構に何らかの異常が認められると，腟内で真菌が異常に増殖することで真菌症（mycosis）が発症する[7]。腟内に認められる真菌のほとんどはカンジダ（*Candida*

であり，そのうち *Candida albicans* が大部分を占める．他には，*Candida glabrata* が検出菌の 10 ～20％を占めるとされるが，これは薬剤耐性・難治性という面で重要である[1,7]．

腟内にカンジダが検出されても無症状であれば，腟カンジダ症とは診断しない．あくまで自他覚症状が出現してはじめて腟カンジダ症と診断される．産婦人科一般外来で遭遇する機会の多い疾患の一つである．

❷ 病因・病態

BV の項で述べたように，腟内はデーデルライン桿菌の増加により，自浄作用が働いているが，何らかの誘因により腟内の常在菌間の菌交代現象が起こり，その結果としてカンジダが異常に増殖することで発症する．その誘因としては，抗菌薬の服用によるものが最も多く，その他にも妊娠，糖尿病，各種消耗性疾患，化学療法や免疫抑制剤の投与，放射線療法，通気性の悪い下着の着用，不適切な自己洗浄などが挙げられている[1]．また腟内に発生することから，性行為により男性の性器に感染する可能性があり，sexually transmitted infection（STI）という側面もある[1]．ただし，男性から女性への感染頻度は低いとされている[1]．

❸ 臨床症状

腟カンジダ症の自覚症状として以下のようなものが出現する．

a．帯下感
典型的な場合，酒粕状，粥状，ヨーグルト状[7]，カッテージチーズ状[1] などと表現される白色の帯下が認められるが，必ずしも帯下の性状だけで判断はできない．

b．腟（～外陰部）の瘙痒感
腟内から外陰部にかけての強い痒み（痛痒いと訴えることが多い），灼熱感などが認められる．

❹ 検査

a．腟鏡診
腟鏡診にて，「臨床症状」の項で述べたような帯下を認めるか，急性期には外陰から腟にかけての強い発赤・腫脹・浸軟が認められる[7]．ときに腟前庭に白色苔状，半米粒大の菌糸塊を認める場合がある[7]．

b．腟分泌物からのカンジダ菌の検出
カンジダ菌の検出方法には，検鏡法と培養法がある．

1．検鏡法
スライドグラスに生理食塩水あるいは 10％ KOH を滴下して腟分泌物の一部を混ぜて，カバーグラス下で顕微鏡を用いてカンジダの仮性菌糸体や分芽胞子を観察する．ただし，*Candida glabrata* は仮性菌糸体を形成しないので，注意を要する[1]．

2．培養法
標準的分離培地には，従来サブロー（Sabouraud）ブドウ糖寒天培地が，選択培地にはクロモアガー™ カンジダが用いられる．近年簡易培地として水野・高田培地（MT 培地）®，CA-TG 培地®，カンジダ培地 F® などが，クリニックを中心に頻用されている．

❺ 診断

　腟内から外陰部にかけての強い痒みの訴えと典型的な性状の帯下を認めれば，腟カンジダ症と診断して治療を開始することはよくあるが，上記いずれかの方法でカンジダの存在を確認することが望ましい。

❻ 治療

　BVと同様に，自覚症状が全くない場合には，必ずしも治療は必要でない。自覚症状を認める場合は治療（薬物療法）の対象となるが，その基本は腟錠と軟膏による局所療法である。一般的な注意事項としては，刺激性の強い石鹸の使用を止め，通気性の良い下着を装着してもらうことも重要である。また急性期には，パートナーとの間のピンポン感染を予防するため，性行為を禁止し，パートナーの治療も考慮すべきである。

　連日通院を基本として，腟内洗浄後に表5に示したような腟錠を挿入する。治療回数は概ね6回とし，効果を確認する。通院が困難な症例に対しては，表6に示すような週1製剤を用いるが，治療効果は連日治療のほうがやや優れている[8]。外陰部には，表7のような局所塗布剤を患者自身が1日2〜3回行うことを基本としている。

　通常このような治療を行うことで大多数の症例は治癒するが，再発を繰り返す難治例も存在する。その場合は，局所療法のみならず経口抗真菌薬の使用も考慮する。

表5　連日投与法の場合（文献1より）

一般名	商品名	使用方法
クロトリマゾール	エンペシド®腟錠（100mg）	1日1錠分1　6日間
硝酸ミコナゾール	フロリード®腟坐剤（100mg）	1日1錠分1　6日間
硝酸オキシコナゾール	オキナゾール®腟錠（100mg）	1日1錠分1　6日間

適時追加

表6　通院困難例の場合（文献1より）

一般名	商品名	使用方法
硝酸イソコナゾール	アデスタン®腟錠（300mg）	1週2錠分1
硝酸オキシコナゾール	オキナゾール®腟錠（600mg）	1週1錠分1

適時追加

表7　局所塗布剤（文献1より）

一般名	商品名	使用方法
クロトリマゾール	エンペシド®クリーム（1％）	1日2〜3回　5〜7日間
ミコナゾール	フロリード®Dクリーム（1％）	1日2〜3回　5〜7日間
硝酸イソコナゾール	アデスタン®クリーム（1％）	1日2〜3回　5〜7日間
硝酸オキシコナゾール	オキナゾール®クリーム（1％）	1日2〜3回　5〜7日間

適時延長

CQ 35-3 腟トリコモナス症の診断・治療は？

❶ 概念

腟トリコモナス原虫（*Trichomonas vaginalis*：以下 *T.vaginalis*）による感染症[1,4,9]であり，明らかな炎症所見を有するため，トリコモナス腟炎と呼ばれることもある。性感染症の代表的疾患[1,4,9]であるが，性交経験のない女性や幼児の感染者も認められ，疾患の説明の際に注意が必要である[1,10]。

❷ 病因・病態

T.vaginalis は，女性では腟内に寄生することが多いが，腟内以外にもバルトリン腺やスキーン腺，尿道に寄生することがある。また男性では，主に尿道や前立腺に寄生する。

❸ 臨床症状

無症候性感染者が 20～50％程度存在するが，その 1/3 は 6 カ月以内に症候性になるといわれている[4]。腟トリコモナス症の自覚症状としては，以下のようなものが出現する。

a. 帯下感

腟カンジダ症の帯下と比較して，泡沫状，黄白色，悪臭を伴う帯下の増量[1,4,9]と表現される。

b. 腟（～外陰部）の瘙痒感

腟内から外陰部にかけての刺激感，強い瘙痒感，灼熱感などを訴える場合が多い。

❹ 検査

a. 腟鏡診

腟鏡診にて，「臨床症状」の項で述べたような帯下の増量を認めるか，腟壁の発赤や子宮腟部の溢血性点状出血などが認められれば，本症を疑う[1]。

b. 腟分泌物検査

・腟内 pH 測定

腟内 pH は 4.5～5.0 以上となり，6.0 を超えることもある[4,9]。

・腟トリコモナス原虫の存在を確認

T.vaginalis は，37℃に温めた生理食塩水に浮遊させると，顕微鏡下で活発な運動が確認できる。腟分泌物をスライドグラスに採取し，37℃に温めた生理食塩水を滴下することで，腟トリコモナス原虫の存在を確認する。

c. 培養検査

トリコモナス専用培地や浅見培地を用いた培養検査により *T.vaginalis* の存在を確認する。培養法による診断率は，約 90％[1,11]とされている。

❺ 診断

検鏡法にて，活発に動く腟トリコモナス原虫が確認できれば診断は確定するが，その診断率は約

表8 トリコモナス症治療薬(文献1より)

	一般名	商品名	使用方法
経口薬	メトロニダゾール	フラジール®内服錠(250mg)	1日2錠分2 10日間 *6錠or8錠 単回投与
	チニダゾール	ハイシジン®錠(200mg) (500mg)	1日2錠分2 7日間 4錠 単回投与
腟錠	メトロニダゾール	フラジール®腟錠(250mg)	1日1錠 10〜14日間
	チニダゾール	ハイシジン®腟錠(200mg)	1日1錠 7日間

*保険適用はないが,わが国でも投与されることがある

60〜70%[1,6,9]とされている。したがって,検鏡法で腟トリコモナス原虫が確認できなかったとしても,腟トリコモナス症の存在を完全に除外することはできないので,症状的に腟トリコモナス症が疑われる場合には,培養検査を行うことが勧められる。

❻ 治療

腟トリコモナス症(腟炎)の治療の基本は,5-ニトロイミダゾール系の経口剤を用いた薬物療法[1]である。

表8には,わが国で使用可能なトリコモナス症治療薬を示す。メトロニダゾールとチニダゾールの2種類あり,前者の使用頻度が高いが,その治療効果は同等[11]とされている。腟カンジダ症とは異なり,尿路などへの感染も考慮して経口薬による全身投与が原則である[1,6,10]。米国CDCのガイドライン[6]では,メトロニダゾール/チニダゾール2,000mgの単回投与が推奨されているが,わが国ではチニダゾールの単回投与のみが保険適用(腟トリコモナス症)となっている[1]。腟剤は単独投与では再発率が高く,推奨されないが,経口剤との併用により経口剤の単独投与よりも再発率の低下が期待できる[1,12]。

また,腟カンジダ症と同様に,パートナーとのピンポン感染を予防するため,パートナーに対する内服治療も考慮すべきである。

●文献

1) 日本産科婦人科学会,日本産婦人科医会編.産婦人科診療ガイドライン 婦人科外来編2014.日本産科婦人科学会,東京,2014 (レベルⅣ)
2) 久保田武美.腟炎,外陰炎.武谷雄二総編集,新女性医学大系10 女性と感染症.中山書店,東京,1999,pp185-191 (レベルⅣ)
3) 島野敏司,福中規功,西川鑑,他.細菌性腟症(BV)の臨床.臨床婦人科産科 1994;48:803-806 (レベルⅣ)
4) 三鴨廣繁.腟炎,外陰の感染症,外陰潰瘍,骨盤内炎症性疾患.倉智博久,吉村泰典編,産婦人科学テキスト.中山書店,東京,2008,pp278-289 (レベルⅣ)
5) Amsel R, Totten PA, Spiegel CA, et al. Nonspecific vaginitis. Diagnostic criteria and microbial and epidemiologic associations. Am J Med 1983;74: 14-22 (レベルⅣ)
6) Workowski KA, Berman S. Sexually transmitted diseases treatment guidelines, 2010. MMWR Recomm Rep 2010;59:1-110 (レベルⅣ)
7) 石川睦男,千石一雄.真菌症.武谷雄二総編集,新女性医学大系10 女性と感染症.中山書店,東京,1999,pp161-165 (レベルⅣ)
8) 久保田武美.性器カンジダ症.臨床婦人科産科 2009;63:176-179 (レベルⅣ)
9) 関谷宗英.トリコモナス症.武谷雄二総編集,新女性医学大系10 女性と感染症.中山書店,東京,1999,pp157-160 (レベルⅣ)
10) 日本性感染症学会.性感染症 診断・治療ガイドライン2011,腟トリコモナス症.日本性感染症学会誌 2011;22(1,suppl):77-79 (レベルⅣ)
11) Krieger JN, Alderete JF. Trichomonas vaginalis

and trichomoniasis. In Holmes KK, et al. (eds), Sexually Transmitted Diseases, 3rd ed. McGraw-Hill, New york, 1999, pp578-604（レベルIV）

12) 松田静治，安藤三郎，王 欣輝，他．腟トリコモナス症の疫学的特徴と臨床効果の検討．日本性感染症学会誌 1995；6：101-107（レベルIV）

Exercise 35

誤っているものはどれか．1つ選べ．

a. 腟内のデーデルライン桿菌が増加することで，腟の自浄作用が働く．
b. 細菌性腟症の診断において，アミン臭は重要なポイントとなる．
c. 腟カンジダ症の薬物療法の基本は，経口の抗真菌薬である．
d. 腟トリコモナス症の薬物療法の基本は，経口のニトロイミダゾール薬である．
e. 腟カンジダ症，腟トリコモナス症はいずれも性行為によりパートナーが感染する可能性がある．

4 子宮の感染症

CQ 36-1 子宮頸管炎，子宮内膜炎・子宮筋層炎の成因と特徴は？

❶ 子宮頸管炎

子宮頸管炎は主に腟管を通しての上行性感染による．子宮頸管は腟管を通じて外界また子宮内膜，卵管を通じて腹腔内と交通しており，上行性感染の経路として重要である．さらに，流早産，絨毛膜羊膜炎，新生児肺炎などにも子宮頸管炎が関与していると考えられている．原因は大きく非感染性のものと感染性のものに分けられる（表1）[1]．多くは性感染症によるものであり，近年では特にクラミジア感染症によるものが増加している[2]．

❷ 子宮内膜炎・子宮筋層炎

子宮内膜炎・筋層炎は主に腟管，頸管からの上行性感染による．子宮内膜炎がさらに進行すると子宮筋層炎あるいは卵管炎，骨盤腹膜炎に進展する．

子宮内膜は月経周期による剝離・再生を繰り返しているため，菌が侵入してきても感染巣を形成することは少ない．しかし閉経後の女性では周期的な内膜剝離がないため，成熟期の女性に比較して感染が起こりやすいと考えられる．また閉経後は子宮頸管の狭窄，閉鎖により子宮内腔に分泌物が貯留しやすく子宮内膜炎となることがある（子宮留膿腫）．その原因として子宮頸部・体部の悪性腫瘍にも注意が必要である．このほか，分娩後や流産後は子宮内膜搔爬時の機械的操作，子宮腔内の血液貯留，胎盤・卵膜の遺残などにより感染症を起こしやすい．子宮内膜細胞診・組織診・子宮内避妊リング（IUD）挿入などの子宮内操作が上行性感染の誘因となることもある[3]．

表1 子宮頸管炎の原因別分類

1. 病原微生物による感染症	・細菌，クラミジア ・淋菌，梅毒 ・ウイルス（単純ヘルペスウイルス，ヒトパピローマウイルス） ・真菌（カンジダ，アスペルギルス） ・原虫（アメーバ，トリコモナス） ・寄生虫（蟯虫）
2. アレルギーによるもの	・薬物アレルギー ・精子アレルギー
3. 萎縮による炎症	・老人性 ・卵巣機能不全
4. 刺激によるもの	・化学刺激 ・物理的刺激（損傷，異物など）

CQ 36-2　子宮頸管炎，子宮内膜炎・子宮筋層炎の症状は？

❶ 子宮頸管炎

　子宮頸管炎は子宮頸管に限局した炎症であるため，ほとんどの場合は重篤な臨床症状を来すことはないが，感染が子宮内膜や卵管，骨盤内に至ると重篤となることがある。急性頸管炎は膿性，粘液性の帯下増加，慢性頸管炎は黄白色帯下の増加，性交痛，腰痛などがみられる。特にクラミジアによる頸管炎は自覚症状に乏しいことも多く，放置すると将来の卵管障害や卵管不妊の原因となりうる[1]。炎症が肝周囲部にまで及ぶと下腹部痛と右季肋部痛，激しい上腹部痛を初発症状とすることもあるため，早期の感染確認と治療開始が必要である。

❷ 子宮内膜炎・子宮筋層炎

　子宮内膜炎では初期の場合，臨床症状は軽微であるが，悪化した場合は発熱，下腹部痛，帯下の増量が主症状である。産褥性の場合は悪臭を伴う悪露，帯下も認められる。
　炎症がさらに増悪し子宮筋層に波及すると子宮筋層炎，また付属器炎，骨盤腹膜炎となり発熱の上昇，腹膜刺激症状が出現する。慢性子宮内膜炎の場合，症状は軽いことが多いが，子宮留膿腫を来した場合，子宮収縮が起き陣痛様の疼痛を訴えることがある（Simpson徴候）[3]。

CQ 36-3　子宮頸管炎，子宮内膜炎・子宮筋層炎を疑った際の検査，診断は？

❶ 子宮頸管炎

　局所症状や既往などの確認の上，性感染症を疑う場合，以下の病原微生物の検査を行う[1]。

内診で子宮頸部の可動痛を伴うことがある。

a. 鏡検
帯下をスライドグラス上にとり，清浄度とともにカンジダやトリコモナスを検出する。さらに一般細菌，カンジダに対してグラム染色を行う。

b. 培養法
腟内容，頸管材料および子宮内容の培養が主である（好気性，嫌気性培養およびトリコモナス，カンジダ培養）。

c. 抗原検査
子宮頸管検体を用い，クラミジア・トラコマチス，淋菌の診断にTMA法，PCR法，SDA法（212頁，217頁参照）などの核酸増幅法を主とした抗原検査を行う。

d. 血清抗体価
クラミジア感染症やウイルス感染症では，血清抗体価の測定を行うことがあるが，抗体は宿主の反応をみているので，抗原検査に比べるとより間接的な検査法となる。しかし，子宮頸管の抗原検査が陰性であっても卵管や骨盤内に感染している可能性もあり，血清抗体価測定はクラミジア感染の可能性を判断するための重要な方法である。

e. ウイルス分類，培養
ヘルペスウイルス感染が疑われるときは，病変部の擦過物を専用のグラスに塗布し，ウイルス同定を行う。最近では，DNAプローブ法やPCR法を用いた診断も可能となっている。

f. 細胞診
ヘルペス感染症では，細胞診で多核細胞，すりガラス状核，核内封入体が認められる。

❷ 子宮内膜炎

分娩，流産，人工妊娠中絶術や子宮卵管造影，子宮内膜細胞診・組織診，子宮内避妊リング（IUD）の挿入，子宮内操作などの既往がある場合は本症を強く疑う。内診により子宮体部に圧痛，可動痛を認める。子宮留膿腫では経腟超音波検査で子宮腔内液体貯留像を認める。血液検査では白血球の増加，CRPの上昇など炎症所見がみられる。確定診断は子宮内容物から起因菌を証明，あるいは子宮内膜組織診による炎症細胞所見よりなされる。急性期の子宮内膜組織診は，子宮内膜外への炎症波及に注意を要する[3]。

❸ 特殊な子宮内膜炎

a. 放線菌による子宮内膜炎
放線菌症（*actinomycosis*）は嫌気性，グラム陽性桿菌（*Actinomyces israelii*）の感染による慢性膿性肉芽腫性疾患である。婦人科領域ではIUDの長期留置により内性器への上行性感染を認めることがあり，成人女性の骨盤放線菌症では90%以上にIUDの使用歴が認められる。放線菌症の病変部は中心部に膿瘍を形成し，膿瘍周囲にはリンパ球，形質細胞，組織球浸潤と線維増生を伴い，これらの炎症巣が融合，拡大することで内診所見において特有の硬さを有する腫瘤性病変を形成し，悪性腫瘍との鑑別を要する。確定診断は組織学的検索での菌塊（Druse）の証明，もしくは培養による菌同定である。培養での同定率は約1/4といわれている。膿瘍形成があると十分な薬物療

法の効果が得られず，ドレナージや腫瘍摘出など外科的処置が選択される[3,4]。

b. 結核性子宮内膜炎

非常に稀である．全身結核が下行性または血行性に子宮内膜へ感染が及んだもので，慢性経過をとり，無症状なことが多い．不妊，無月経の原因となりうる．PCR法によるDNA診断が行われ，ほかの結核と同様に全身抗結核療法を行う[3]。

c. 老人性子宮内膜炎

高齢者の子宮内膜への感染である．閉経後は子宮内膜の剝離・再生がなくなり感染が起こりやすくなっている．また子宮頸管が狭窄・閉鎖することにより子宮留膿腫を形成することがある．子宮体癌や子宮頸癌などの悪性腫瘍が原因となっていることがあるので注意する[3]。

CQ 36-4 子宮頸管炎，子宮内膜炎・子宮筋層炎の管理・治療は？

子宮頸管炎，子宮内膜炎・子宮筋層炎ともに治療は適切な抗菌薬の投与のみでよい場合が多い．これらの中等症以上の症例，骨盤腹膜炎，膿瘍などは注射剤による治療開始が必要である．重症化もしくは症状が軽快しない場合は入院し抗菌薬点滴投与の必要な場合がある．治療開始時には菌が同定されていないことが多いので，起因菌が同定されるまでは抗菌スペクトラムが広範囲なペニシリン系またはセフェム系の抗菌薬を投与し，起因菌が同定されたら感受性のある抗菌薬へ変更する．近年クラミジア感染も増加してきており，クラミジアの混合感染も考えられる場合，テトラサイクリン系，マクロライド系の抗菌薬を投与する[1,5]。MRSAによる感染が疑われる場合はカルバペネム系抗菌薬あるいはホスホマイシンカルシウム（FOM）を投与し，MRSAの感染が確定したら塩酸バンコマイシン（VCM）を投与する[3]。

産褥期の急性子宮内膜炎では，子宮内に遺残が認められれば子宮収縮剤を投与し排出を図る．急性期の子宮内操作はさらなる感染の拡大の可能性があるので差し控えるべきであるが，明らかな胎児付属物遺残，悪露滞留による炎症である場合，十分な抗菌薬の投与下で慎重に胎盤鉗子を用いて除去する．子宮留膿腫では頸管拡張器を用いて子宮頸管を拡張し排膿を行う．子宮腔内を抗菌薬含有の生理食塩水で洗浄すると有効なことがある[3]。

●文献

1) 黒瀬圭輔，竹下俊行．子宮疾患・子宮内膜症の臨床．基礎・臨床研究のアップデート．日本臨床 2009；67増刊5：310-313（レベルⅢ）
2) 野口昌良．性感染症における最近の話題．産婦人科治療 2006；5：827-833（レベルⅢ）
3) 梶原健，石原理．産婦人科感染症診療マニュアル．産科と婦人科 2008；11：1409-1412（レベルⅢ）
4) 岩破一博．臨床・画像・病理トライアングル．女性生殖器感染症．映像情報Medical 2014；865：432-434（レベルⅢ）
5) 保田仁介．抗菌薬up to date．産婦人科感染症 何を選んでどう使うのか？ Modern Physician 2008；28：1358-1359（レベルⅢ）

Exercise 36

正しいものはどれか．1つ選べ．
　a．若年女性の子宮内膜炎は子宮留膿腫に注意が必要である．
　b．近年では特に真菌感染による子宮頸管炎が増えている．
　c．クラミジア感染による子宮頸管炎では上腹部痛を伴うことがある．
　d．子宮内膜炎を疑った際，子宮頸癌検査は実施しないことが望ましい．
　e．IUDの使用は子宮頸管炎のリスクとして注意が必要である．

5 付属器の感染症

CQ 37-1 子宮付属器炎の成因・検査・治療は？

❶ 子宮付属器炎の成因

　女性性器のうち上行性または下行性感染による炎症が多い臓器は卵管である．卵管炎からの炎症は卵巣に波及し卵巣炎を併発しやすい．臨床的には両者を区別せず子宮付属器炎として取り扱われることが多い．卵管内に滲出液が貯留すると卵管留水症（hydrosalpinx）となり，膿が滞留すると卵管留膿症（pyosalpinx）になる[1]．

　付属器を越えて炎症がダグラス窩などの骨盤腹膜内に広がると骨盤腹膜炎（pelvic inflammatory disease；PID）となる[2,3]．

　子宮頸管から子宮内膜，卵管への上行性感染の原因は，細菌性腟症，子宮頸管炎，人工妊娠中絶術，子宮卵管造影，避妊リング挿入後の子宮内感染などが挙げられる．また，下行性感染の原因としては，虫垂炎や結核性腹膜炎からの炎症波及が挙げられる．

　起炎菌として，大腸菌やブドウ球菌などのほか，近年はクラミジア・トラコマチス（*Chlamydia trachomatis*）や淋菌（*Neisseria gonorrhoeae*）などの性感染によるものが増加している[4]．クラミジア・トラコマチスや淋菌は，上腹部に病巣が波及すると肝周囲炎（Fitz-Hugh-Curtis症候群）を引き起こすことがある[5]．

　炎症が慢性化すると卵管内や周辺臓器との癒着を起こし，卵管の狭窄，閉塞が出現し，不妊症や異所性妊娠などの原因になりやすい．

❷ 子宮付属器炎の検査

a．全身所見・内診所見

　下腹部痛と発熱が挙げられ，内診所見として，子宮および付属器の圧痛，移動痛，腫瘤の触知，ダグラス窩の圧痛などがある．

b. 起炎菌同定
　腟，子宮頸管の粘液培養検査を施行する．手術を施行した場合は，腹水や膿瘍を採取し培養検査する．

c. 血液検査
　白血球数増加および核の左方移動，CRP 上昇，赤沈亢進を認める．

d. 画像検査
　経腟超音波検査では，液体の貯留や膿瘍形成所見を認める場合もある．
　膿瘍の診断には，CT や MRI が有用なこともある[6]．

❸ 子宮付属器炎の治療

　軽症の症例は，外来における抗生剤治療等で治癒可能であるが，重症になると入院加療が必要である．発熱，血液検査，疼痛，膿瘍有無，全身状態の評価をもとに治療法を選択する．

　起炎菌に感受性がある抗生剤投与が治療の主体である．膿瘍を形成しない骨盤内腹膜炎は保存的に治療することが可能なことが多い．一方，膿瘍を形成した症例では抗生剤投与で治癒することもあるが，72 時間経過しても効果が確認されない場合は外科的介入を考慮する．外科的治療には，経腟的ドレナージ，CT ガイド下ドレナージ，手術（腹腔鏡下，開腹）による排膿がある[7,8]．

CQ 37-2　性器結核の成因・検査・治療・届出は？

❶ 性器結核の成因

　性器結核は，肺外結核の一つである．通常，結核は肺に孤立性に発症するが，肺以外の臓器に結核菌感染症を発症した肺外結核も認められる．

　原因菌は，肺結核同様にマイコバクテリウム・ツベルクローシス（*Mycobacterium tuberculosis* complex，ただし *Mycobacterium bovis* BCG を除く）である．グラム陽性桿菌に属する抗酸性の細菌で，酸，アルカリ，アルコール，乾燥にも強く，空気感染を引き起こす．肺外結核は，主に肺結核からの結核菌が血管やリンパ管を通って全身に広がり，肺以外の臓器に病巣を作る．腎臓とリンパ節に起こるものが最も多く，骨，脳，腹腔，心膜，関節，尿路，生殖器にも発症する．

　女性の性器結核は，男性性器結核患者から腟口を通して直接的に感染することは稀である．肺または腎の結核病巣からほとんど血行性に卵管，卵巣，子宮内膜，腟壁などへ二次性に結核菌が感染する．子どもの性器結核は稀で，罹患は思春期から閉経期の間に発病する[9]．

　子宮付属器結核は，卵管と卵管間膜の表面にある黄灰色結核腫である．初期段階では卵管はやや肥厚し，開口している卵管粘膜表面に結核腫が観察される．進行した症例では，卵管が著しく肥厚し，小房化して見えることがある．卵管開口部から感染物質が漏れ出て卵管周囲膿瘍ができることもある．乾酪化した間質腫瘤が筋層で大きくなり，漿膜方向にヘルニア様の突起となる．卵管壁への浸潤は，腹腔内や広靱帯への直接穿孔をもたらすことがある．腹腔内への乾酪物質の漏出は，広

汎性結核性腹膜炎や腹水を引き起こす．慢性線維化期は治癒につながる．卵管は肥厚し，硬く，数珠状で，石灰物を含む．この時期には，卵管内膜潰瘍部治癒で生じた線維化により，卵管は同じ部位で閉塞する[10-12]．

卵巣は，腹膜や他臓器の結核より波及し感染する．卵巣の卵胞，黄体囊胞，他の卵巣囊腫部位に炎症が限局することがある．結核が進行していくとともに卵巣の細胞は破壊されていく[13]．子宮内膜に炎症が起こると，受精卵や卵子の着床障害を引き起こすことがある．性器結核の主な症状としては，不妊症，月経異常（子宮内膜結核のとき），不正性器出血，下腹痛および腹部膨満感などがある．自覚症状がないままに経過することも多く，不妊症の検査を受けて発見されることもある．以前は不妊症患者の10％程度と高い頻度で性器結核が発見されていたが，近年では肺結核自体が減少しており，二次的発症である女性性器結核の頻度は低下している[14]．平成25年の報告では，新登録結核患者数は20,495人であり，そのうち肺結核は15,972人，性器結核は29人（男19人，女10人）であった[15]．

日本の結核罹患率（人口10万人対の新登録結核患者数：16.1）は，米国（同：3.1）の5.2倍，ドイツ（同：4.9）の3.3倍，オーストラリア（同：5.7）の2.8倍であり，欧米諸国と比較し未だその水準に達してはいない[16]．

❷ 性器結核の検査

月経時に腟内にたまっている経血を培養し，結核菌検査を行う．結核菌培養検査が陽性の場合，薬剤感受性検査を行う．潜在性結核感染症の診断にあたっては，ツベルクリン反応検査またはリンパ球の菌特異抗原刺激による放出インターフェロンγ試験を実施するとともに，臨床症状の確認やX線検査等によって，活動性結核でないことを確認する（表1）[17]．

子宮内膜細胞診検査では，類上皮細胞とLanghans型巨細胞を同定することがあり，子宮内膜病理組織検査では，Langhans型巨細胞を伴う類上皮細胞の増生とそれを取り巻くリンパ球からなる肉芽腫を認めることもある[18]．

肺や他の臓器部位の結核の有無を確認するため，胸部X線やCT検査も有用である．また，卵管の狭窄，癒着を調べるために，子宮卵管造影検査や腹腔鏡検査などを行うこともある．

表1 結核の検査方法および検査材料（文献17より）

検査方法	検査材料
塗抹検査による病原体の検出	喀痰，胃液，咽頭・喉頭ぬぐい液，気管支肺胞洗浄液，胸水，膿汁・分泌液，尿，便，脳脊髄液，組織材料
分離・同定による病原体の検出	
核酸増幅法による病原体遺伝子の検出	
病理検査における特異的所見の確認	病理組織
ツベルクリン反応検査（発赤，硬結，水疱，壊死の有無）	皮膚所見
リンパ球の菌特異蛋白刺激による放出インターフェロンγ試験	血液
画像検査における所見の確認	胸部X線画像，CT等検査画像

❸ 性器結核の治療

性器結核の治療は，肺結核の治療に準じて抗結核薬の投与による化学療法を施行する。

結核医療の基準（厚生労働省告示第十六号）に従い，患者の結核菌に対し感受性を有する抗結核薬を3剤または4剤併用して使用することを原則とする。

治療例として，最初の2カ月間はRFP（リファンピシン）＋INH（イソニアジド）＋PZA（ピラジナミド）＋EB（エタンブトール）またはSM（ストレプトマイシン）の4種類の抗結核薬を投与し，残り4カ月をRFP＋INHの2種類の抗結核薬の投与し，合計6カ月程度で治療を完了する。

性器結核は自覚症状が現れないことも多く，薬の飲み忘れや自己判断で中止すると薬剤に耐性ができやすくなるため，治療終了まで十分な服用指導が必要である。患者の社会状況を十分考慮するとともに，確実な服薬を含めた療養方法および他者への感染防止の重要性について理解を得るように，患者に対して十分な説明を行うことが重要である[19,20]。

❹ 性器結核の届出

性器結核は肺結核同様，確認された場合は届出が必要である。2007年3月に結核予防法が廃止され，感染症法における結核対策が開始された。結核は，ポリオ，ジフテリア，SARS，MERSとともに二類感染症に分類されている。

結核予防法第22条では，結核患者であると診断した場合，2日以内に最寄りの保健所への届出が必要あったが，感染症法第12条では，結核の患者（疑似症患者を含む。）または無症状病原体保有者を診断したときは，患者（疑似症患者を含む）および無症状病原体保有者（ただし，治療を必要としない者は除く）を直ちに保健所に届け出ることに変更となった。入院に関しては，感染症法では「入院勧告」となり，勧告に従わない場合には「入院措置」で「即時強制」と呼ばれる強制力がある。また，感染症法第19条には，いわゆる「応急入院」の規定があり，慢性の経過をもつ結核に関しては特例で30日ごととなっている。

●文献

1) 河野一郎．婦人科疾患の診断・治療・管理 婦人科感染症．日産婦誌 2003；55：N104-117（レベルⅣ）
2) 松崎慎哉，横山拓平，高田友美，他．骨盤腹膜炎とSTD感染．産婦人科治療 2009；99：169-174（レベルⅢ）
3) 日本産科婦人科学会，日本産婦人科医会編．CQ109, 110 骨盤内炎症性疾患（PID）の診断・治療は？ 産婦人科診療ガイドライン 婦人科外来編 2014．日本産科婦人科学会，東京，2014, pp23-27（レベルⅣ）
4) 日本性感染症学会．性感染症 診断・治療ガイドライン 2011．第2部 疾患別診断と治療．3 性器クラミジア感染症．日本性感染症学会誌 2011；22：60-64（レベルⅣ）
5) You JS, Kim MJ, Chung HS, et al. Clinical features of Fitz-Hugh-Curtis Syndrome in the emergency department. Yonsei Med J 2012；53：753-758（レベルⅢ）
6) 阿保斉，吉田未来，服部由紀，他．卵管，卵管周囲疾患の画像所見．臨床放射線 2009；54：1621-1637（レベルⅣ）
7) Gjelland K, Ekerhovd E, Granberg S. Transgluteal ultrasoundguided aspiration for treatment of tubo-ovarian abscess；a study of 302 cases. Am J Obstet Gynecol 2005；193：1323-1330（レベルⅢ）
8) Henry-Suchet J. Laparoscopic treatment of tubo-ovarian abscess：thirty years'experience. J Am Assoc Gynecol Laparosc 2002；9：235-237（レベルⅢ）
9) Sutherland AM. Tuberculosis of the female genital tract. Tubercle 1985；66：79-83（レベルⅢ）
10) 三鴨廣繁，玉舎輝彦．付属器腫瘍と結核．産婦人科の実際 2000；49：619-625（レベルⅣ）
11) 武内享介，村田一男，舟木馨．付属炎膿瘍の診断

で開腹術を施行した結核性腹膜炎症例. 産婦人科治療 1999；78：357-360（レベルⅢ）
12) Schaefer G. Tuberculosis of the female genital tract. Clin Obstet Gynacol 1970；13：965-998（レベルⅢ）
13) Smith MHD, Weinstein AJ. Genitourinary tuberculosis. in Schlosserg D（ed）. Tuberculosis 3rd edition. Springer-Verlag, Berlin, 1993, pp155-164（レベルⅢ）
14) 片山素子, 上原彩子, 松本浩範, 他. 婦人科領域と感染症 性器結核. 産科と婦人科 2011；78：429-432（レベルⅢ）
15) 結核予防会編. 結核の統計 2014. 結核予防会, 東京, 2014, pp56（レベルⅣ）
16) 厚生労働省. 平成 25 年結核登録者情報調査年報集計結果（概況）（レベルⅣ）
http://www.mhlw.go.jp/bunya/kenkou/kekkaku-kansenshou03/13.html
17) 厚生労働省. 感染症法に基づく医師及び獣医師の届出について. 結核（レベルⅣ）
http://www.mhlw.go.jp/bunya/kenkou/kekkaku-kansenshou11/01-02-02.html
18) 櫻井信行, 山本泰弘, 倉崎昭子, 他. 子宮頸部細胞診を契機に発見された性器結核の 1 例. 東京産科婦人科学会会誌 2011；60：243-247（レベルⅣ）
19) 結核予防会編. 結核医療の基準（平成 21 年改正）とその解説. 2009, pp21-44（レベルⅣ）
20) ATS/CDC. Targeted tuberculin testing and treatment of latent tuberculosis infection. Am J Respir Crit Care Med 2000；161：S221-247（レベルⅢ）

Exercise 37

性器結核を発見した場合, 医師の対応として正しいものはどれか。2 つ選べ。

a. 2 日以内に都道府県知事に届出を提出し, 抗結核薬を 1 剤使用する。
b. 直ちに都道府県知事に届出を提出し, 抗結核薬を 1 剤使用する。
c. 感染症法に従い直ちに保健所に届出を提出し, 抗結核薬を 3〜4 剤使用する。
d. 治療開始後, 1 カ月で症状が軽快した場合, 抗結核治療を即中止する。
e. 慢性経過をとった場合, 患者を 30 日ごとに応急入院させることが可能である。

6　性感染症

CQ 38-1　梅毒の疫学・診断・治療は？

❶ 疫学

梅毒は性感染症（sexually transmitted infection；STI）の代表的疾患の一つで, *Treponema pallidum* subsp. *Pallidum*（T.p.）による慢性全身感染症である。梅毒は全数把握五類感染症で, すべての医師は都道府県知事に 7 日以内に届け出ることが義務付けられている[1]。

感染報告数は 2009 年, 2010 年に総数はいったん減少するも, 増加を示しており（図 1）, 年齢分布では 20 歳代, 30 歳代が 50〜60％を占め, 最近では 15〜19 歳における報告数が増加傾向を示しており, 低年齢化がみられる[2]（図 2）。感染経路は, 性的接触が 67.5％を占め, 異性間性的接触が 88.1％と多くを占めている[3]。

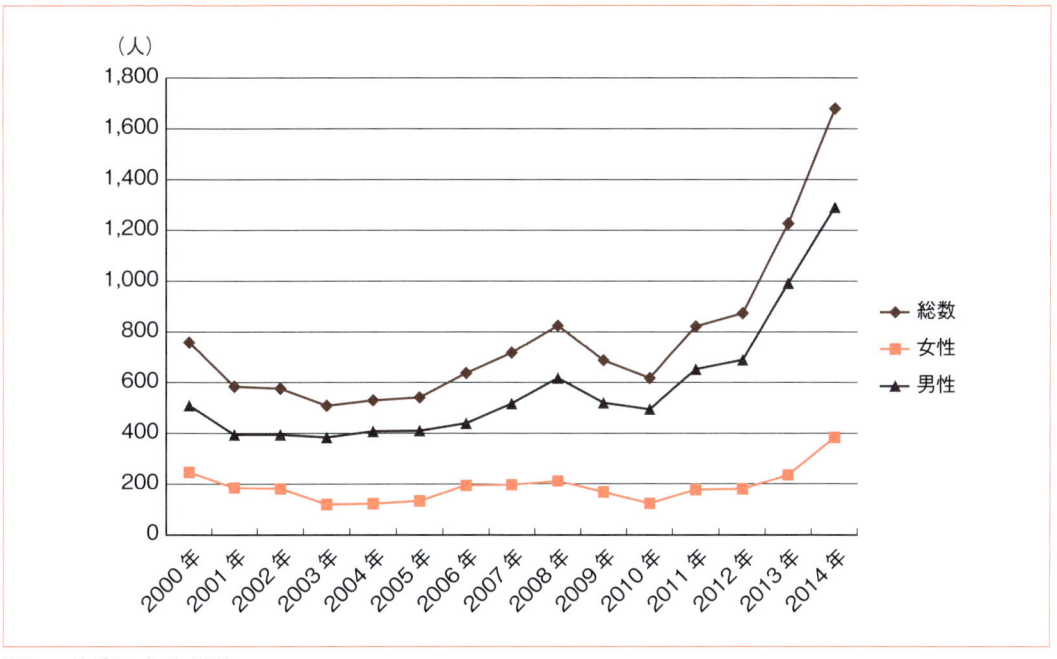

図1　梅毒の年次推移

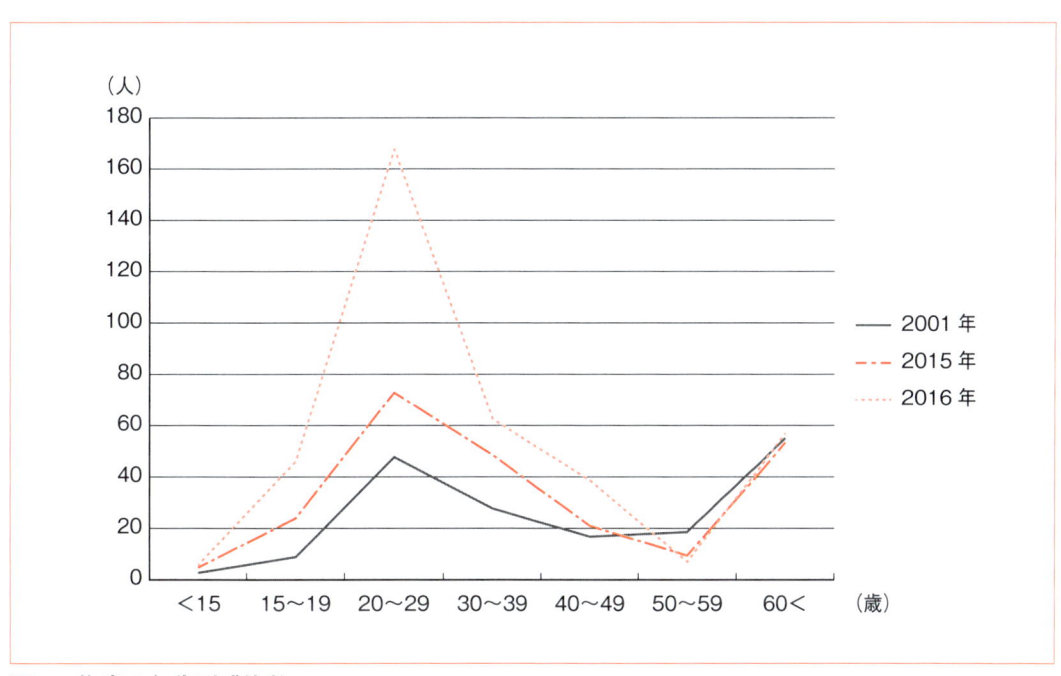

図2　梅毒の年代別感染数

❷ 症状

性交渉ないしはそれに類似する行為により，皮膚や粘膜に生じた微細な傷もしくは粘膜から体内に感染し，数時間でリンパ管や血管を介して全身に感染する．感染後1週間で初期症状が現れる．

a．第1期梅毒

感染後3週間後，T.p. 侵入部位に小豆大〜示指大の軟骨様硬結が出現し，これを初期硬結という．さらにそれが周囲に浸潤し，硬く盛り上がり，周囲に潰瘍形成を来した状態を硬性下疳という．

これらは，自覚症状はなく，単発でみられるが，稀に多発することもある．好発部位は大小陰唇，子宮頸部であるが，接触した口唇や手指にも出現する場合もある．その後，鼠径リンパ節の無痛性腫脹を認める．初期硬結，硬性下疳は放置していても2〜3週間で消失する．

b．第2期梅毒

T.p. が血行性に全身に散布されて，皮膚，粘膜の発疹や臓器障害を来した状態をいう．頻度は丘疹性梅毒疹，梅毒性乾癬が多く，その他として，梅毒性バラ疹，扁平コンジローマ，梅毒性アンギーナ，梅毒性脱毛を認める．これらは，3カ月から3年にわたってみられ，自然消失し無症候梅毒になるが，再発を繰り返し，第3期，第4期梅毒に移行する場合もある．

c．第3期梅毒

3年以上経過すると，結節性梅毒疹，皮下組織にゴム腫を生じる場合があるが，最近では稀である．

d．第4期梅毒

10年以上経過した場合，大動脈炎，大動脈瘤，脊髄癆，進行麻痺を生じる場合があるが，最近では稀である．

e．無症候梅毒

臨床症状を認めないにもかかわらず，梅毒血清反応が陽性の状態をいう．この場合，初感染で全く症状がでない場合や第1期から第2期への移行期，第2期における発疹消失期，治療既往の場合があるため，引き続き経過観察をする必要がある．

❸ 診断（表1）

初期硬結や硬性下疳，梅毒性乾癬といった病変から T.p. を暗視野法，墨汁法，パーカーインク法で検出するが，第1期梅毒に関しては陰唇に出現しない限り，見落とされることが多い[4]と報告されている．その他の診断法として，梅毒血清反応が行われる．

梅毒血清反応には，カルジオリピンを抗原とする rapid plasma regain（RPR）と T.p. を抗原とする TPHA 法（treponema pallidum hemagglutination test），FTA-ABS 法（fluorescent treponemal antibody absorption test）がある．これら両方が陽性になることで梅毒と診断されるが，RPR のみが陽性となった場合は生物学的偽陽性として，妊娠，結核，伝染性単核球症，SLE，RA などといった疾患の可能性を考える必要がある（表1）．

❹ 治療

CDC ガイドライン[5]ではペニシリン G の筋注を推奨しているが，本邦ではペニシリンアレルギー

表1 梅毒血清反応と病態

カルジオリピン抗体（RPR）	トレポネーマ抗体（TPHA，FTA-ABS）	病態
−	−	梅毒非感染 稀に梅毒初期感染
＋	−	生物学的偽陽性 稀に梅毒初期感染
＋	＋	梅毒（早期〜晩期） 梅毒治癒後の抗体保持者
−	＋	梅毒治癒後の抗体保持者

によるショック死が発生したために，ペニシリンGの筋注は行っていない[6]．本邦では，ベンジルペニシリンベンザチン（バイシリン®G顆粒）120万単位 分3が基本であるが，アモキシシリン（サワシリン®）1,500 mg 分3，アンピシリン（ビクシリン®）1,500 mg 分3を投与する．ただし，ペニシリンアレルギーの症例については，ミノサイクリン（ミノマイシン®）200 mg 分2，ドキシサイクリン（ビブラマイシン®）200 mg 分2で対応する．ただし妊婦の場合は，スピラマイシン（アセチルスピラマイシン）1.2 g 分6を用いる．投与期間については，第1期は2〜4週，第2期は4〜8週，第3期は8〜12週投与する．無症候性梅毒の場合は，TPHA法もしくはFTA-ABS法が16倍以上の場合は，病期を推測して治療を行うが，感染後1年以上経過している場合や感染時期が不明な場合は8〜12週とする．

❺ 治療効果判定

臨床症状の再発がないかの確認とともに，治療効果はRPR抗体価と相関するため，RPRが8倍以下になるまで定期的観察を行う．治療6カ月後の抗体価が16倍以上の場合は，再感染や治療が不十分な可能性があるので，再度治療を行う．また，このような場合はHIVの感染を認める場合があるので，HIV検査も併行して行うべきである．

❻ パートナーへの指導

第1期，第2期梅毒，感染1年以内の無症候性梅毒と診断された場合，90日以内に性交渉があった人に対し梅毒血清反応を行い，結果が陰性であっても経過観察を行うべきである．

●文献

1) 厚生労働省．感染症法に基づく医師の届出のお願い
  http://www.mhlw.go.jp/bunya/kenkou/kekkaku-kansenshou11/01.html
2) 厚生労働省．性感染症報告数
  http://www.mhlw.go.jp/topics/2005/04/tp0411-1.html
3) 国立感染症研究所．増加しつつある梅毒—感染症発生動向調査からみた梅毒の動向—．病原微生物検出情報 2014；35：79-80（レベルⅢ）
4) 本田まりこ．無症候性梅毒の診断と治療．産科と婦人科 2014；4：427-429（レベルⅣ）
5) CDC. Sexually transmitted diseases treatment guidelines. MMWR 2010；59：26-40（レベルⅣ）
  http://www.cdc.gov/std/default.html
6) 梅毒血清反応委員会報告書．日本性感染症学会誌 2013；24：47-54（レベルⅣ）

Exercise 38-1

梅毒について正しいものはどれか．1つ選べ．

a. 梅毒は減少傾向にある．
b. 20歳代から30歳代の感染が全体の80％を占める．
c. 梅毒に感染して2週間で初期症状が現れる．
d. トレポネーマ抗体価は治療効果と相関する．
e. 第1期，第2期梅毒，感染1年以内の無症候性梅毒患者が90日以内に性交渉をした場合は，パートナーも梅毒血清反応が必要である．

CQ 38-2 淋菌感染症の疫学・診断・治療は？

❶ 疫学

淋菌感染症は淋菌（*Neisseria gonorrhoeae*）による感染症であり子宮頸部から上行性感染により子宮内膜炎，卵管炎，骨盤腹膜炎，肝周囲炎を来し，Fitz-Hugh-Curtis症候群や不妊症，異所性妊娠，慢性骨盤痛の原因となる．

淋菌感染症は，性器クラミジア感染症，性器ヘルペス，尖形コンジローマとともに5類把握疾患として，都道府県知事が定めた泌尿器科，産婦人科，皮膚科，性病科からなる国内約1,000の性感染症定点医療機関から月ごとに報告されている．

感染報告数は，2003年をピークに減少傾向を認め，2009年以降は小幅な増減を繰り返している（図3）[1]．年齢分布では，10歳代後半から20歳代が全体の約60〜70％を占めている（図4）．感染経路は性行為やそれに準じた行為からなるが，近年，性行為の多様化（オーラルセックス，アナルセックスなど）により，性器外の感染例（肛門，咽頭）も報告されている[2,3]．また，抗菌薬耐性も問題になっており，2010年にはセフトリアキソン耐性淋菌が報告されている[4]．

❷ 症状

a. 子宮頸管炎

症状として，帯下の増加や不正出血を認め，腟鏡診では，易出血性の頸管粘膜や粘液膿性分泌物を認める．しかし，淋菌による子宮頸管炎は症状を示さないことが多く，無治療のまま経過し，男性への感染の原因となる．USPSTFでは，淋菌既往例，他のSTI（sexually transmitted infection）の既往例，多数のsex partnerがいる場合，コンドームを使わずに性交を行う場合，sex worker，麻薬使用例についてはスクリーニングを行うことを推奨しており[5]，CDCガイドラインでは，25歳以下でsexual activityが高い場合，多数のsex partnerがいる場合やsex partnerにSTIの既往がある場合は毎年スクリーニングを行うことを推奨している[2]．

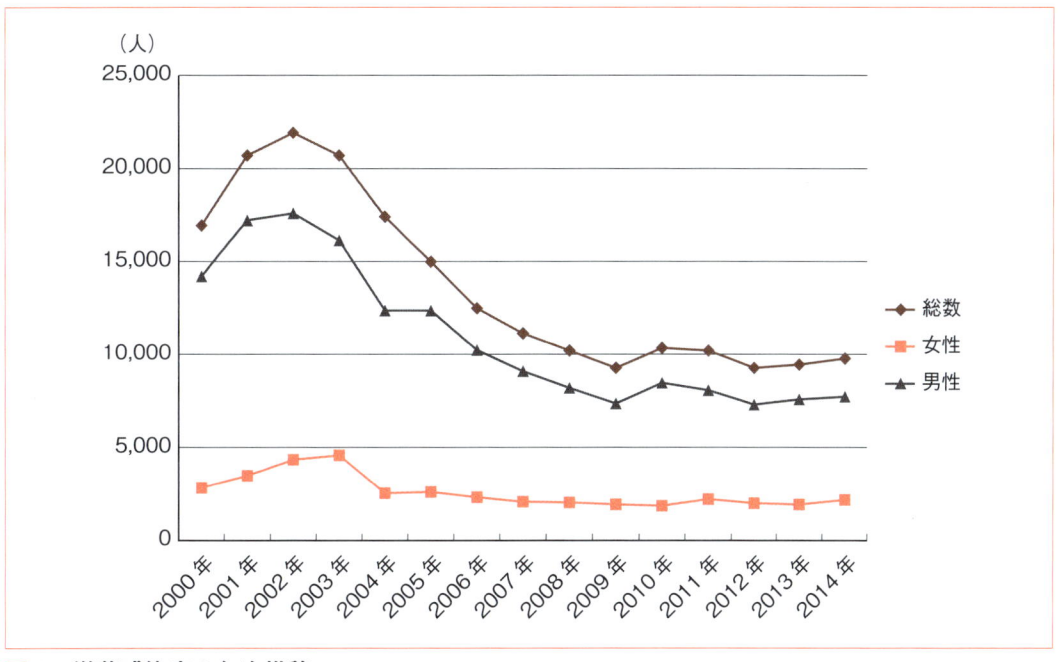

図3 淋菌感染症の年次推移

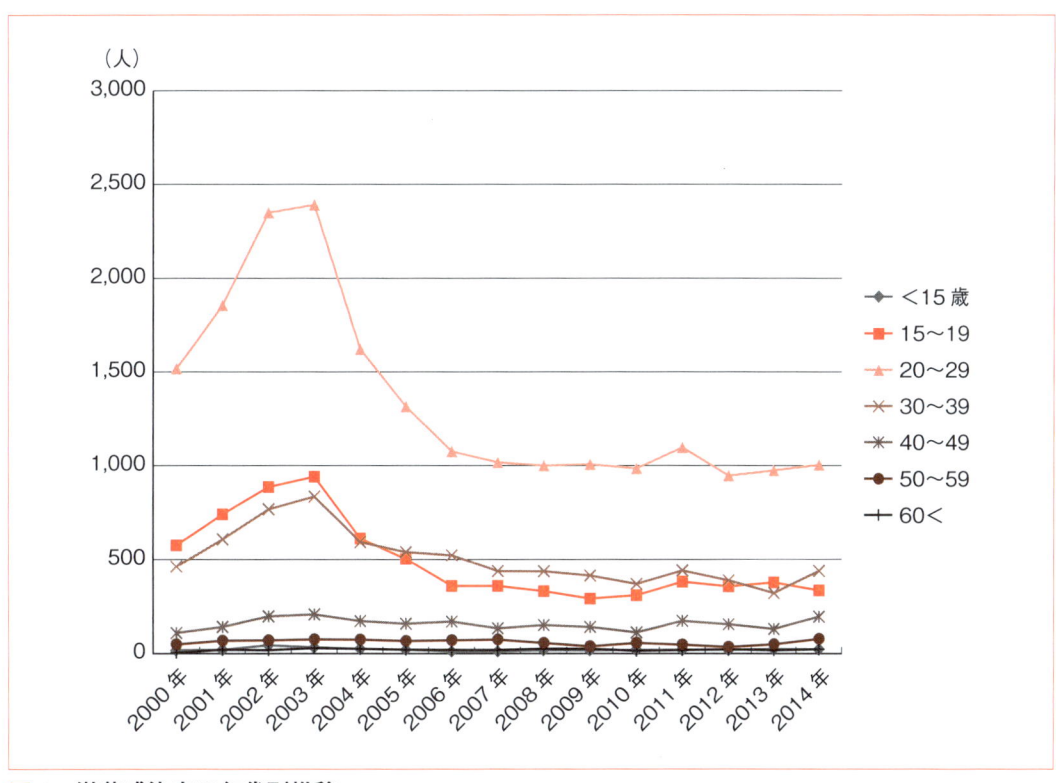

図4 淋菌感染症の年代別推移

性成熟期

b. 骨盤腹膜炎（pelvic inflammatory disease；PID）

子宮頸管から上行性に感染が広がり，子宮付属器や骨盤内に炎症がみられる。症状としては発熱，腹痛がある。PID は不妊，慢性骨盤痛，異所性妊娠の原因にもなるため，PID は早期に診断し，治療することが重要である。

c. 肝周囲炎

PID の重症化に伴い，肝周囲に癒着を形成することにより，右季肋部痛を来す。右季肋部痛は深呼吸時に増強するのが特色である。

d. 咽頭炎

オーラルセックスの増加に伴い，近年増加傾向にある。性器淋菌感染症の 10～30％に咽頭感染を認めるとされている[3]。症状は無症状であることが多いため，無治療で放置されることがあり，性器淋菌感染症が治癒したにもかかわらず感染源になる可能性がある。

e. 直腸炎

アナルセックスによる感染で出現する。症状としては，瘙痒感，肛門痛，肛門出血，肛門からの分泌物，蠕動痛がある[2]。

❸ 診断

診断法には，グラム染色標本の検鏡，分離培養法，核酸増幅法がある。培養法は，培地への接種が遅れると検出率が低下するため，オフィス診療では拡散増幅法が推奨される[6]。核酸増幅法には，PCR 法，SDA 法，TMA 法があり，クラミジアも同時に検査できるメリットがある（表 2）。また，近年増加傾向にある淋菌咽頭炎については，PCR 法はうがい液を用いるが，SDA 法，TMA 法はスワブ検体を用いて判定する。

❹ 治療（表 3）

東アジアでは，セフェム，テトラサイクリン，キノロンに対する耐性が進んでおり[7-9]，セフトリアキソン（ロセフィン®）やセフォジジム（ケニセフ®），スペクチノマイシン（トロビシン®）といった注射薬を選択し，経口抗菌薬のみでの治療薬は推奨していない[3,10]。アジスロマイシンにつ

表2 核酸増幅法

	商品名	検査できる検体	クラミジア同時検出
PCR 法	コバス™4800 システム CT/NG	子宮頸管擦過物 咽頭うがい液	○
SDA 法	BD プローブテック ET™ クラミジア・トラコマチス/ ナイセリア・ゴノレア	尿 男性尿道擦過物 子宮頸管擦過物 咽頭擦過物	○
TMA 法	アプティマ™Combo2 クラミジア・ゴノレア	尿 男性尿道擦過物 子宮頸管擦過物 咽頭擦過物	○

表3 淋菌感染症の治療薬

一般名	商品名	子宮頸管炎治療	咽頭炎治療	PID治療	推奨レベル
セフトリアキソン	ロセフィン®	1g 静注 単回	1g 静注 単回	1g×1〜2回 1〜7日間	A
セフォジジム	ケニセフ®	1g 静注 単回	1〜2g×1〜2回 1〜3日間	1g×1〜2回 1〜7日間	B
スペクチノマイシン	トロビシン®	2g 筋注 単回	効果なし	2g 単回投与 3日後に4g投与	B

いては耐性菌の報告があるため[11]，セフトリアキソン，セフォジジム，スペクチノマイシンにアレルギーがある場合のみ選択される。セフトリアキソンは咽頭感染にも効果を示すが，セフトリアキソン耐性淋菌の報告例[4]もあり万能ではない。したがって，治療終了3日以降に効果判定を必ず行い，治療に抵抗する場合は薬剤感受性試験をすることが望ましい。

❺ パートナーへの指導

淋菌感染症は性行為で感染するため，感染の拡大や感染に伴う骨盤腹膜炎，不妊症，異所性妊娠を増加させないためにも，淋菌感染症診断からさかのぼって60日以内に患者と性行為をした人に対して，淋菌検査を行うように勧める[10]。

● 文献

1) 厚生労働省．性感染症報告数 http://www.mhlw.go.jp/topics/2005/04/tp0411-1.html
2) Gonorrhea-CDC Fact sheet（レベルⅣ） http://www.cdc.gov./std/default.html
3) 松本哲郎，野口靖之，田中正利，他．日本性感染症 診断・治療ガイドライン2011．淋菌感染症．日本性感染症学会誌 2011；22：52-59（レベルⅣ）
4) 山元博貴，雑賀威，保科眞二，他．淋菌感染症におけるセフトリアキソン（CTRX）耐性の1例．日本性感染症学会誌 2010；21：98-102（レベルⅣ）
5) US. Preventive Services Task Force Screening for gonorrhoeae：recommendation statement. Ann Fam Med 2005；3：263-267（レベルⅣ）
6) Boyadzhyan B, Yashina T, Yatabe JH, et al. Comparison of the APTIMA CT and GC assays with the APTIMA combo 2 assey, the abbott LCx assay, and direct fluorescent- antibody and culture assays for detection of Chlamydia trachomatis and Neisseria gonorrhoeae. J Clin Microbiol 2004；42：3089-3093（レベルⅠ）
7) 岡崎武二郎，町田豊平，小野寺昭一，他．ニューキノロン耐性淋菌の検出．日本性感染症学会誌 2010；21：98-102（レベルⅣ）
8) Akasaka S, Muratani T, Yamada Y, et al. Emergence of cephems and aztreonam high resistant Neisseria gonorrhoeae that does not produce β-lactamase. J Infect Chemother 2001；7：49-50（レベルⅣ）
9) Muratani T, Akasaka S, Kobayashi T, et al. Outbreak of cefozopran (penicillin, oral cephems and aztreonam)-resistant Neisseria gonorrhoeae in Japan. Antimicrob Agents Chemother 2001；45：3603-3606（レベルⅣ）
10) CDC. Sexually transmitted diseases treatment guidelines. MMWR 2010；59：49-54（レベルⅣ）
11) 国立感染症研究所．アジスロマイシン高度耐性淋菌―英国．病原微生物検出情報 2008；29：166-167（レベルⅢ）

Exercise 38-2

淋菌感染症について正しいものはどれか。1つ選べ。

a. 淋菌感染症は年々増加している。
b. セフトリアキソン耐性菌は報告されていない。
c. 性行為の多様化により，性器外の感染もみられる。
d. 淋菌咽頭炎の診断でスワブ検体を用いるのはPCRである。
e. パートナーの検査結果が陰性であったら，治療を行う必要はない。

CQ 38-3 性器クラミジア感染症の疫学，診断，治療は？

❶ 疫学

性器クラミジア感染症は *Chlamydia trachomatis*（CT）による感染症であり，性行為で感染し，STI（sexually transmitted infection）の中で最も多い感染症である。CTは子宮頸管の円柱上皮に感染後，子宮頸管，子宮内膜，卵管へ上行性に感染し，子宮頸管炎，子宮内膜炎，卵管炎，腹膜炎，肝周囲炎（Fitz-Hugh-Curtis症候群）を来し，不妊症，異所性妊娠，慢性骨盤痛の原因となる。

性器クラミジア感染症は，性器クラミジア感染症，性器ヘルペス，尖形コンジローマとともに5類把握疾患として，都道府県知事が定めた泌尿器科，産婦人科，皮膚科，性病科からなる国内約1,000の性感染症定点医療機関から月ごとに報告されている。

感染報告数は，2002年でいったんピークに達するも，2003年には減少に転じ，2010年以降減少が鈍化している[1]（図5）。年齢分布では，10歳代後半から20歳代が約70％を占め，年々減少傾向にある[1]（図6）。

近年の傾向として，性行為の多様化から性器外感染が認められる。特に，オーラルセックスによるクラミジア咽頭炎が増加傾向にある[2]。また，CTに感染した手指の接触による結膜炎[2]やアナルセックスによる直腸炎もみられる[3]。

❷ 症状

a. 子宮頸管炎

不正性器出血，下腹部痛，内診痛を認めるが，症状を認めない場合もあるため，CDCガイドラインでは，25歳以下でsexual activityが高い女性，25歳以上でも新たなsex partnerをもった場合や複数のsex partnerをもつ場合は1年ごとのスクリーニングを勧めている[4]。

b. 骨盤腹膜炎（pelvic inflammatory disease；PID）

子宮頸管から上行性に感染が広がり，子宮付属器や骨盤内に炎症がみられる。症状としては発熱，腹痛がある。PIDは不妊，慢性骨盤痛，異所性妊娠の原因にもなるため，PIDは早期に診断し，治療することが重要である。

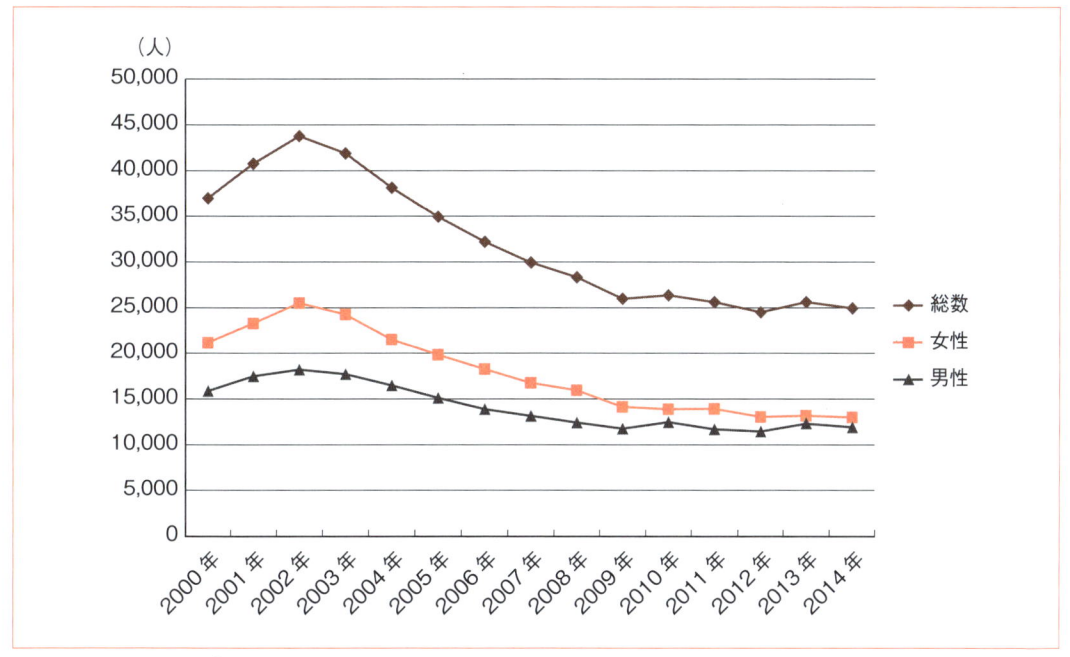

図5 性器クラミジア感染症の年次推移

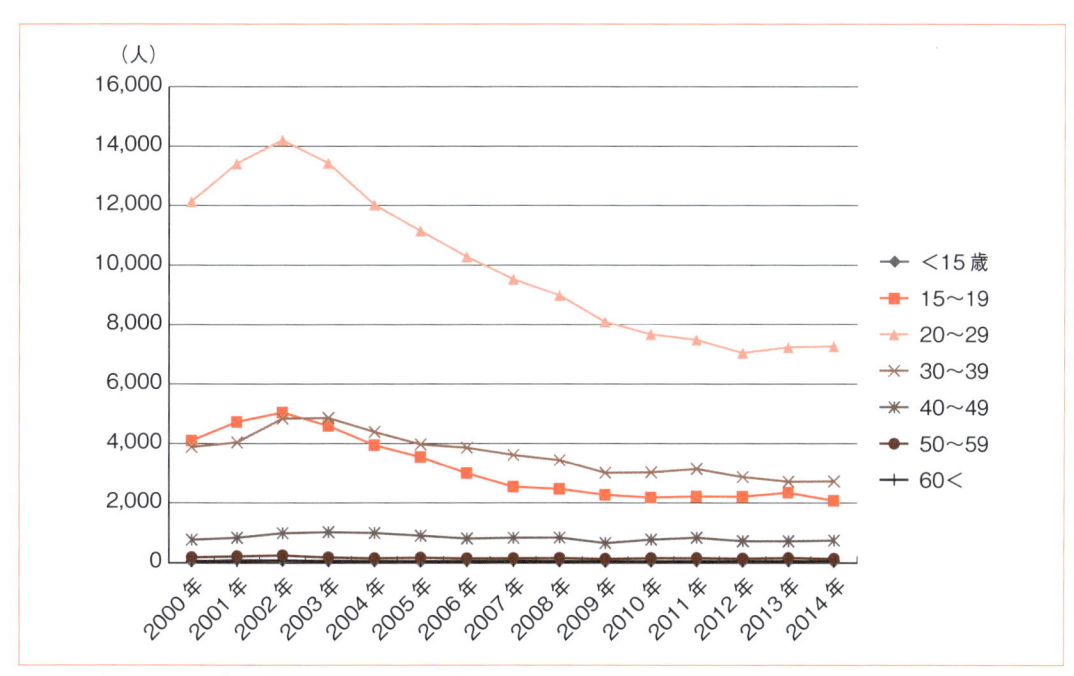

図6 性器クラミジア感染症の年代別推移

c. 肝周囲炎（Fitz-Hugh-Curtis症候群）

PIDの重症化に伴い，肝周囲に癒着を形成することにより，右季肋部痛を来す．右季肋部痛は深呼吸時に増強するのが特色である．

d. 直腸炎

アナルセックスによる感染で出現する。症状としては，瘙痒感，直腸痛，肛門からの分泌物などが挙げられる[4]。

e. 咽頭炎

オーラルセックスの増加に伴い，近年増加傾向にある[2]。慢性扁桃腺炎や咽頭炎に対して，セフェム系で治療を行っても反応しない症例の約 1/3 にクラミジアが関与しているといわれており[5]，また性器クラミジア感染の 10〜20％は咽頭にも感染を認めるという報告もある[6]。したがって，治療抵抗性の咽頭炎や性器クラミジア感染症症例に対して，咽頭スクリーニングを考慮する必要がある。症状は無症候性であることが多いため，適切な治療がなされず，放置されていることもあり，性器クラミジア感染が治癒したにもかかわらず感染源となる可能性がある。さらに，性器に感染した症例に比べて治療に時間がかかるとされている[7]。

f. 結膜炎

クラミジアを含む分泌物が結膜に接触することで感染する。

症状として，結膜の充血，粘液膿性の眼脂，眼瞼腫脹がみられる。結膜炎を呈する症例は，性器，咽頭にクラミジアを感染している場合がある[8]。

❸ 診断

分離同定法，核酸検出法，核酸増幅法，酵素抗体法があるが，そのうち核酸増幅法（PCR 法，TMA 法，SDA 法）の感度が高い。

クラミジア感染の約 10％に淋菌感染を合併しているという報告があるため[9]，淋菌も同時に検出できる PCR 法，TMA 法，SDA 法は有用である（表 4）。また，近年増加傾向にある淋菌咽頭炎については，PCR 法はうがい液を用いるが，SDA 法，TMA 法はスワブ検体を用いて判定する。

血清抗体価（IgG，IgA）は既往の感染や治療後も陽性が持続する場合があるため，現在の感染の指標にはならない。

❹ 治療（表 5[2]）

マクロライド，キノロン，テトラサイクリンを投与するが，少数ではあるが，マクロライド，キノロン，テトラサイクリンに対する耐性菌の報告があるため[10-12]，必要最低限量の治療を心がけるべきである。結膜炎の場合は眼軟膏の併用が望ましいとされており，また PID の症例についてはクラミジア単独の感染はありえないので，グラム陽性球菌，グラム陰性桿菌，嫌気性菌をターゲットにした抗菌薬の併用も考慮すべきである。治療効果判定は 2 週間後に核酸増幅法（PCR 法，TMA 法，SDA 法）にて行う。血清抗体価（IgG，IgA）は治療判定にはならないので，注意が必要である。

❺ パートナーへの指導

性器クラミジア感染症は性行為で感染するため，感染の拡大や感染に伴う骨盤腹膜炎，不妊症，異所性妊娠を増加させないためにも，性器クラミジア感染症診断からさかのぼって 60 日以内に患者と性行為をした人に対しては，検査を行うように勧める[4]。

表4 核酸増幅法

	商品名	検査できる検体	淋菌同時検出
PCR法	コバス™4800 システム CT/NG	子宮頸管擦過物 咽頭うがい液	○
SDA法	BD プローブテック ET™ クラミジア・トラコマチス/ ナイセリア・ゴノレア	尿 男性尿道擦過物 子宮頸管擦過物 咽頭擦過物	○
TMA法	アプティマ™Combo2 クラミジア・ゴノレア	尿 男性尿道擦過物 子宮頸管擦過物 咽頭擦過物	○

表5 性器クラミジア感染症の治療薬

一般名	商品名	子宮頸管炎 治療	推奨レベル (非妊時)	推奨レベル (妊婦)
アジスロマイシン	ジスロマック®	1g 単回投与	A	A
アジスロマイシン	ジスロマック®SR	2g 単回投与	B	B
クラリスロマイシン	クラリス® クラシッド®	400mg 分2 7日間	A	B
ミノマイシン	ミノマイシン®	200mg 分2 7日間	D	ー
ドキシサイクリン	ビブラマイシン®	200mg 分2 7日間	D	ー
レボフロキサシン	クラビット®	500mg 分1 7日間	B	ー
トスフロキサシン	オゼックス® トスキサシン®	300mg 分2 7日間	D	ー
シタフロキサシン	グレースビット®	200mg 分2 7日間	B	ー

● 文献

1) 厚生労働省. 性感染症報告数
   http://www.mhlw.go.jp./topics/2005/04/tp0411-1.html
2) 三鴨廣繁, 高橋聡, 野口昌良, 他. 性感染症 診断・治療ガイドライン2011. 性器クラミジア感染症. 日本性感染症学会誌 2011；22：60-64（レベルⅣ）
3) Chlamydia-CDC Fact sheet（レベルⅣ）
   http://www.cdc.gov./std/default.html
4) CDC. Sexually transmitted diseases treatment guidelines. MMWR 2010；59：44-49（レベルⅣ）
5) 三鴨廣繁, 田中香お里, 渡邉邦友. クラミジア咽頭感染の実情. 病原微生物検出情報 2004；25：200-201（レベルⅢ）
6) 厚生労働省科学研究. 性感染症の効果的蔓延防止に関する研究班 2004（レベルⅢ）
7) 三鴨廣繁, 田中香お里, 渡邉邦友. マクロライド抗菌薬のつかい方. 産婦人科領域 治療学 2007；41：60-64（レベルⅣ）
8) 木全奈都子. 成人型封入体結膜炎と上咽頭クラミジア感染. 臨床眼科 1995；49：443-445（レベルⅣ）
9) 小島弘敬, 森忠三, 高井計弘, 他. 淋菌, クラミジア検出における各種検出法の偽陽性反応. 日本性感染症学会誌 1990；1：61-65（レベルⅢ）
10) Jones RB. Partial characterization of Chlamydia trachomatis isolates resistant to multiple antibiotics. J Infect Dis 1990；162：1309-1315（レベルⅣ）
11) Mourad A. Relative resistance to erythromycin in Chlamydia trachomatis. Antimicrob Agents

Chemother 1980 ; 18 : 696-698（レベルIV）
12) Jones RB. Susceptibility of Chlamydia trachomatis to trovafloxacin. J Antimicrob Chemother 1997 ; 39 : 63-65（レベルIV）

Exercise 38-3

性器クラミジア感染症について誤っているものはどれか。1つ選べ。
a. 血清抗体価は現在の感染の指標になる。
b. 性行為の多様化で性器外の感染がみられる。
c. クラミジア咽頭炎は，性器に感染した症例に比べて治療に時間がかかる。
d. 核酸増幅法（PCR法，TMA法，SDA法）は淋菌も同時に検出できる。
e. Fitz-Hugh-Curtis症候群では，深呼吸時に増強する右季肋部痛が特色である。

7 性器ヘルペス，尖圭コンジローマ

CQ 39-1 性器ヘルペスの診断・治療は？

❶ 性器ヘルペスの概要

　性器ヘルペスは，単純ヘルペスウイルス（HSV）1型（HSV-1）または2型（HSV-2）の感染により，性器に浅い潰瘍性または水疱性病変を形成する性感染症である。一度感染すると仙髄神経節に潜伏し，度々活性化する病態が特徴的である。HSV-1は口唇ヘルペス，HSV-2は性器ヘルペスの原因といわれているが，最近はオーラルセックスによりHSV-1の性器ヘルペスもよくみられる。
　臨床的には初発と再発に分類される。初発は，初めてHSVに感染し症状が現れた時で，初感染初発と非初感染初発に分けられる。感染時には無症状であっても，免疫能が低下したために潜伏感染していたHSVが再活性化し，症状が初めて出現する場合を非初感染初発という。初発後に症状が繰り返される場合は，再発（回帰発症）という。
　女性での初感染では，HSV-1とHSV-2が同程度かHSV-1が多く認められるが，再発例では，ほとんどHSV-2が検出される。
　HSV-1は，初感染してから1年間に一度再発するのに対し，HSV-2では初感染から1年間に4～6回再発する。HSV-1とHSV-2では，このように臨床経過に大きな違いがあるので，米国のCDCガイドライン[1]では初診時に血清診断と病原診断で感染病態（HSVの型，初感染初発，非初感染初発，再発など）を分類し，病態ごとに異なるカウンセリングを行うことが勧められている。

❷ 性器ヘルペスの症状

　性的接触後2～10日後に38℃の発熱や倦怠感などの全身症状を伴い，外陰部に潰瘍性，水疱性病変が多発し疼痛を伴い，排尿困難や歩行困難になる場合もあり，鼠径リンパ節の腫脹と圧痛がみ

られる．ときに強い頭痛・項部硬直などの髄膜刺激症状を伴うことがあり，排尿困難や便秘などの末梢神経麻痺を伴うこともある．HSV-1 はヘルペス脳炎，HSV-2 は髄膜炎を起こすことが多い[2]．

再発例では症状は軽く，性器または殿部や大腿部に小さい潰瘍性または水疱性病変を数個形成するだけのことが多い．再発する前に前兆（外陰部の違和感，大腿から下肢にかけて神経痛様の疼痛など）を訴えることがある．

❸ 性器ヘルペスの診断

a. 病原診断

HSV 感染の病原診断は，ウイルスの分離培養法，蛍光抗体法による HSV 感染細胞の検出，免疫クロマト法による抗原検出法，PCR（polymerase chain reaction）法や LAMP（loop-mediated isothermal amplification）法などの核酸増幅法がある．この中で蛍光抗体法，免疫クロマト法は，保険収載されている．

ウイルスの分離培養法が最も確実であるが，検体の搬送に注意を要し，判定まで 2～7 日間もかかる上に費用もかかるので，一般臨床に用いることは困難で保険収載されていない．

塗抹標本の蛍光抗体法による HSV 抗原検査は，病変部を擦過し採取した細胞を無蛍光スライドに塗沫してアセトン固定し，蛍光標識マウスモノクローナル抗体を用いて HSV 抗原を証明する方法であるが，20～30％の陽性率と感度は低い．

免疫クロマト法（診断補助キット：プライムチェック®HSV）は，HSV の特異抗体のサンドイッチアッセイを利用した HSV 抗原検出法で，特殊な機器を必要とせず目視判定が可能で，15 分で判定できる簡便で迅速な病原診断法である[3,4]．HSV 50 例の患者において，44 例 88％の陽性率で感度は良好であった[4]．この検査により，迅速な検出が可能になったが，陰性であっても HSV 感染の可能性を完全に否定することはできない．

核酸増幅法には，PCR 法，LAMP 法がある．

PCR 法は，米国などで使用が広まっている．感度・特異度ともに高く検体の採取・搬送も容易で，短時間で判定可能な優れた病原診断法である[5]．分離培養法と同等か，それ以上の感度といわれている．

LAMP 法は，HSV の DNA 検出にも応用され，一定の温度で核酸を増幅できるので，器具も比較的簡易で 2 時間以内に結果が判明する簡易迅速病原診断法である．感度は分離培養法と同等で，HSV の型も分離培養の結果と完全に一致する[6]．臨床において大変有用な検査法であるが，現在，HSV 感染の診断においては保険収載されていない．迅速診断が可能な核酸増幅法の保険収載が待たれる．

病変の擦過標本をパパニコロウ染色し，ウイルス性巨細胞を証明する方法もある．

b. 血清診断

1. 免疫グロブリンクラス別抗体

ELISA（enzyme-linked immunosorbent assay）法による免疫グロブリンクラス別抗体測定法で血清診断を行う．

初感染では発症後 1 週間くらいは IgM，IgG 抗体とも陰性で，その後 IgM 抗体が急上昇する．次いで IgG 抗体が検出できる．IgM 抗体は 7～10 日間くらいで大部分が陽性になる．

2. 型特異的抗体検出

HSV が 1 型であるか 2 型であるか，型特異抗体を検出し，診断可能である。HSV の表面にある糖蛋白のうち glycoprotein G が 1 型と 2 型で抗原的に異なることが多いため，これを抗原とした ELISA 法による型特異抗体の検出が可能になった。HSV IgG 抗体の検出キット（バイオラッド社 BioPlex®HSV-1 & HSV-2 IgG キット）が保険収載された。

❹ 性器ヘルペスの治療

治療は HSV の増殖を抑制する抗ウイルス薬が有効で，HSV の増殖を抑制し治癒までの期間が短縮するが，知覚神経節に潜伏している HSV を完全に排除することはできないので再発は免れない。

抗ウイルス薬には，アシクロビル（ゾビラックス®錠）とその経口吸収率を改善したプロドラッグであるバラシクロビル（バルトレックス®錠）がある。CDC の STD 治療ガイドライン[1]は，性器ヘルペスの治療薬として上記に加えてファムシクロビル（ファムビル®錠）を推奨しているが，わが国においても 2013 年にファムシクロビルが保険収載された。

バラシクロビルとアシクロビルの比較試験は，初発 643 例に対してバラシクロビル 1,000 mg×2，もしくはアシクロビル 200 mg×5 を 10 日間投与した RCT で，2 群間に有効な差は認めなかった[7]。再発性器ヘルペス 531 例に対してバラシクロビル 500 mg×2，3 日間投与群と 5 日間投与群での RCT では，病変の持続期間や消失に差がなく，発症後 6 時間以内の投与開始がそれ以上より 2 倍有効であった[8]。

ファムシクロビルとバラシクロビルのわが国における比較試験では，ファムシクロビル投与 279 例とバラシクロビル投与 276 例，合計 555 例を対象とし，ファムシクロビルはバラシクロビルと比較して，すべての単純疱疹の病変部位が治癒するまでの日数において同等であり，重篤な有害事象は認めなかった[9]。

軽症例ではアシクロビル軟膏（ゾビラックス®軟膏 5%）やビダラビン軟膏（アラセナ-A 軟膏 3%，アラセナ-A クリーム 3%）を 1 日数回，5～10 日間塗布する方法があるが，ウイルス排泄を完全に抑制できず，病期も短縮させないので，原則は抗ウイルス薬の経口投与である。

処方例 [10,11]

初発・再発の軽中等症例
- アシクロビル：ゾビラックス®錠（200 mg）5 T 分 5　5～10 日間経口
- バラシクロビル：バルトレックス®錠（500 mg）2 T 分 2　5～10 日間経口
- ファムシクロビル：ファムビル®錠（250 mg）3 T 分 3　5 日間経口

重症例
- アシクロビル：ゾビラックス®点滴静注用 5 mg/kg/回　8 時間毎　7 日間点滴静注

---

❺ 再発抑制療法

1 年間に再発する回数が 6 回以上の患者に対して，3 カ月間で再発を認めなかった患者の割合は，プラセボ群約 10% に対し再発抑制療法群約 70% と，有意差を認めた[12]。

1 年間に再発する回数が 6 回以上の患者へのバラシクロビル 1 回 500 mg 1 日 1 回継続投与によ

る再発抑制療法が保険収載された。

　抑制療法中に再発することがあるが，一般的に症状は軽い。この場合はバラシクロビルを一時的に再発治療量（1日2T，5日間まで）に増量する方法や，バラシクロビル1回250mgを1日2回または1,000mgを1日1回とする方法がある[13]。

　治療期間は1年間を目指す。1年間服用の後，さらに再発した場合は，患者と相談して抑制療法を再開する。わが国での市販後調査でも抑制療法の効果は確認され，長期服用による重大な副作用はみられていない[14]。

　無症候でも感染源となりうるので，パートナーにはコンドーム使用などの予防策が勧められるが，再発は肛門・殿部・大腿部などにも起こりうるので，完全には防止できない。

　再発抑制療法に母子感染予防効果はないと，2010年CDCガイドラインに記載されている[1]。

> **処方例**
> **再発抑制療法**
> ・バラシクロビル：バルトレックス®錠（500mg）1T 分1　1年間経口
> **再発抑制療法中に再発した場合**
> ・バラシクロビル：バルトレックス®錠（500mg）2T 分2　5日間

❻ ワクチン開発

　性器ヘルペス感染を予防するワクチンの開発が行われているが，現段階での実用化は難しいとされている[15]。成分ワクチンである糖蛋白Dのワクチンは，HSVに感染していない女性の70%しかHSV-2に対して予防効果がみられず，現在，開発は中止されている[16]。

●文献

1) Centers for Disease Control and Prevention (CDC). Sexually transmitted diseases treatment guidelines, 2010. MMWR Recomm Rep 2010；59：20-25（ガイドライン）
2) 岩破一博，岡垣竜吾．性器ヘルペス初感染患者への髄膜炎・脳炎検査の必要性（Q&A）．日本医事新報 2015；4750：54-55（レベルⅣ）
3) 堀場千尋，大黒徹，白木公康，他．イムノクロマト法を測定原理とする単純ヘルペスウイルス抗原検出キットの基礎的性能評価．日本性感染症学会誌 2010；21：128-133（レベルⅢ）
4) 早川潤，早川謙一，南八重子，他．イムノクロマト法を測定原理とする単純ヘルペスウイルス抗原検出キットの臨床的性能評価．日本性感染症学会誌 2010；21：134-138（レベルⅢ）
5) Wald A, Huang ML, Carrell D, et al. Polymerase chain reaction for detection of herpes simplex virus (HSV) DNA on mucosal surfhces：comparison with HSV isolation in cell culture. J Infect Dis 2003；188：1345-1351（レベルⅢ）
6) 川名尚，土屋裕子，西井修，他．LAMP法に簡易核酸抽出法（PURE法）を組み合わせたPURE-LAMP法による単純ヘルペスウイルスの簡易迅速検出法の臨床評価．産婦人科の実際 2012；61：119-125（レベルⅢ）
7) Fife KH, Barbarash RA, Rudolph T, et al. Valaciclovir versus acyclovir in the treatment of first-episode genital herpes infection. Results of an international, multicenter, double-blind, randomized clinical trial. The Valaciclovir International Herpes Simplex Virus Study Group. Sex Transm Dis 1997；24：481-486（レベルⅠ）
8) Strand A, Patel R, Wulf HC, et al. Aborted genital herpes simplex virus lesions：findings from a randomised controlled trial with valaciclovir. Sex Transm Infect 2002；78：435-439（レベルⅠ）
9) 川島眞，本田まりこ，根本治，他．ファムシクロビル錠の単純疱疹に対する臨床効果 バラシクロビル塩酸塩錠を対照薬とした第Ⅲ相二重盲検比較試験．臨床医薬 2013；29：285-307（レベルⅢ）
10) JAID/JSC感染症治療ガイド・ガイドライン作成委員会編．JAID/JSC感染症治療ガイド2014．ライフサイエンス出版，東京，2014（ガイドライン）
11) 日本性感染症学会．性感染症 診断・治療ガイドラ

イン 2011．日本性感染症学会誌 2011；22（suppl 1）（ガイドライン）
12) Patel R, Tyring S, Strand A, et al. Impact of suppressive antivial therapy on the health related quality of life of patients with recurrent genital herpes infection. Sex Transm Infect 1999；75：398-402（レベルⅠ）
13) Corey L, Wald A. Chapter 24 Genital Herpes. Sexually transmitted disease 4th ed. McGraw-Hill, New York, 2007, pp399-437（レベルⅠ）
14) 川名 尚，本田まりこ，岡野英幸，他．バラシクロビル塩酸塩（バルトレックス錠 500・バルトレックス顆粒 50％）による性器ヘルペス再発抑制療法に関する特定使用成績調査結果報告．日本性感染症学会誌 2012；23：108-118（レベルⅢ）
15) Belshe RB, Leone PA, Bernstein DI, et al. Efficacy result of a traial a herpes simplex vaccine. N Engl J Med 2012；366：34-43（レベルⅠ）
16) 本田まりこ．感染症診療 update 性器ヘルペス．日本医師会雑誌 2014；143：S261-263（レベルⅣ）

Exercise 39-1

外陰ヘルペスについて正しいものはどれか。2つ選べ。

a. 多くは肉眼で診断できるが，病変部からの免疫クロマト法で抗原検査を行う。
b. 再発例では重症化し，排尿障害や髄膜刺激症状がみられる。
c. 単純ヘルペスウイルス1型の感染例は，2型感染例に比べて再発頻度が高い。
d. 性器ヘルペスを発症後，早期に抗ウイルス薬で治療すれば再発を免れることができる。
e. 1年間に6回以上再発する症例では，再発抑制療法としてバラシクロビル 500mg/日を1年間継続投与する。

CQ 39-2 尖圭コンジローマの診断・治療は？

❶ 尖圭コンジローマの概要

尖圭コンジローマ（condyloma acuminatum）は，ヒトパピローマウイルス（HPV）6型・11型による性感染症である。子宮頸がん，肛門がん，外陰がんなどから検出される HPV をハイリスク HPV と呼び，尖圭コンジローマなどから検出される HPV をローリスク HPV と呼ぶ。Harald zur Hausen 博士が子宮頸がん，尖圭コンジローマを引き起こす HPV の発見により高く評価され 2008 年ノーベル生理学・医学賞を受賞した。

全国の尖圭コンジローマ報告数の年次推移をみると，ピーク時 2005 年の患者報告数は 1999 年の約2倍に増加し，現在は横ばい状態である。

潜伏期間は3週間～8カ月（平均2.8カ月），一般に自覚症状はないが，乳頭状あるいは鶏冠状のイボが特徴で，感染部位は外陰部，肛囲，肛門内，尿道口，腟，子宮頸部などである。自然消失率 20～30％で，再発を繰り返す（3カ月以内に約25％は再発する）。

不顕性感染者の問題として，妊娠による細胞性免疫能の低下に伴い，妊娠すると尖圭コンジローマを発症し，母子感染としての再発性呼吸器乳頭腫症（recurrent respiratory papillomatosis；RRP）を起こすことがある。

❷ 尖圭コンジローマの診断

　臨床症状・所見により診断可能であるが，診断が不確実な症例，治療抵抗性，免疫不全患者，色素沈着や硬結・出血・潰瘍がある場合には生検して組織診断を行う。またHPVの型別検出が可能であれば，診断に役立つ場合もある。

　一般臨床で尖圭コンジローマと間違いやすい腟前庭部乳頭や外陰部乳頭症があるが，これらは約1％の正常人がもつ襞（ひだ）で，病的なものではない。

❸ 尖圭コンジローマの治療

　「性感染症 診断・治療ガイドライン2011」[1]によると，以下の通りである。

a. ファーストライン

- イミキモドクリーム5％（ベセルナクリーム5％）[2]

　イミキモドは，細胞から分泌される蛋白質で特定の細胞に情報を伝達するサイトカインの生成を促し，効果を示す。腟内，子宮腟部には重篤な粘膜障害が認められるので禁忌である。疣贅部位に適量を1日1回，週3回，就寝前に塗布し，起床後に薬剤を石鹸で洗い流す。使用期間は，原則16週間までとする。再発率が低く，瘢痕などの後遺症を残す懸念も少ないなど，外科的治療法に比べ優れた点が多い。

- 凍結療法[3]
- 三塩化酢酸（二塩化）の外用：試薬と明記
- 外科的治療（電気焼灼やハサミで切除）

b. セカンドライン

- レーザー
- IFNの局注：保険適用外と明記

c. その他：本邦で未発売と明記

- ポドフィリンアルコールの外用
- ポドフィロックスの外用
- 茶抽出物軟膏（Sinecatechins軟膏）

　三井農林株式会社が開発した高純度茶カテキンを原料とする塗り薬。高純度カテキン（ポリフェノンE）をコンジローマの治療軟膏としてドイツMediGeneが申請した。茶葉から抽出された総カテキンを90％以上までに精製した高純度カテキンで，抗酸化，抗菌，抗がんなどの作用があるとされるエピガロカテキンガレートが60〜70％含まれている。FDAが，植物性医薬品Sinecatechins（Veregen®）として承認した。1日3回塗布するSinecatechinsは，2010年CDC治療ガイドライン[4]の新たな治療オプションとして追加。15％緑茶抽出物Sinecatechins軟膏と10％緑茶抽出物Sinecatechins軟膏とプラセボにおける検討で，15％緑茶抽出物軟膏57％（111/195），10％緑茶抽出物軟膏56％（111/197）と，プラセボ34％（35/104）に比べ有効率は高かった（P＜0.001）。局所刺激が1〜2％にあるが，肛門内，腟内に使用可能である[5]。

　2011年改訂のポイントは，①イミキモドが商品名併記でファーストラインの1番目に記載，

②5-FU，ブレオマイシンの抗がん剤が削除，③緑茶抽出物軟膏（Sinecatechins 軟膏）である。

❹ 再発性呼吸器乳頭腫症（recurrent respiratory papillomatosis；RRP）

RRP は HPV 6 型，11 型感染が原因とされ，2～4 歳（若年性），20～40 歳（成人性）と，年齢分布は 2 つのピークを有する。コンジローマ病変がある母体から経腟分娩により産まれた子供が RRP に罹患するリスクは 1～3% との報告[6] や，コンジローマの既往がある妊婦から産まれた子供の 1,000 人に 7 人が RRP を発症するとの報告[7] がある。除去しない場合には気道をふさぐ可能性がある。

❺ コンジローマ合併の妊婦

妊娠中の外陰に病変を認めた場合，腟内や子宮頸部にも病変がないか確認し，縮小しない場合は切除する。CDC ガイドライン[4] では，分娩様式は，コンジローマが産道狭窄や大出血の原因になる場合には帝王切開を考慮するが，コンジローマ合併の妊婦に HPV の母子感染の防止のみを目的とした帝王切開は勧めていない。しかし，コンジローマ病変のある妊婦に対する RRP の発症リスクの十分な説明を行い，分娩様式は十分なインフォームド・コンセントを行った上で慎重に決定することが重要である[8]。帝王切開を行った児では RRP の発症頻度が下がる，また陣痛発来後や前期破水後の帝王切開では母子感染を予防できなかったとされている。経腟分娩を行う場合は，分娩前に可能な限り腟内病変を除去した上で行うことが望ましく，肉眼的にコンジローマを認めた場合，経腟分娩を行うことは有意に RRP のリスクが高くなる[9,10]。

妊娠中のコンジローマ治療は，外科的治療（電気焼灼やハサミで切除）を第一選択とする。イミキモド 5% クリームの使用は，治療上の有益性が危険性を上回ると判断される場合に使用可能とあるが，妊婦に対する使用例が少なく，今後は安全性についてさらなる検討が必要である。

❻ HPV ワクチン

4 価 HPV ワクチン（ガーダシル®）が日本で認可された。オーストラリアでは HPV ワクチンプログラム開始後に，接種対象世代のコンジローマ患者が減ったという報告[11] がある。性交渉により多くの女性が感染するありふれたウイルス感染で，思春期に予防ワクチンを接種することは大きなインパクトがある。

●文献

1) 日本性感染症学会．性感染症 診断・治療ガイドライン 2011．日本性感染症学会誌 2011；22：70-73（ガイドライン）
2) 中川秀己．尖圭コンジローマ患者に対するイミキモドクリームのランダム化二重盲検用量反応試験．日本性感染症学会誌 2007；18：134-144（レベルⅣ）
3) Abdullah AN, Walzman M, Wade A. Treatment of external genital warts comparing cryotherapy (liquid nitrogen) and trichloroacetic acid. Sex Transm Dis 1993；20：344-345（レベルⅢ）
4) Centers for Disease Control and Prevention (CDC). Sexually transmitted diseases treatment guidelines, 2010. MMWR Recomm Rep 2010；59：20-25（ガイドライン）
5) Gross G, Meyer KG, Pres H, et al. A randomized, double-blind, four-arm parallel-group, placebo-controlled Phase II/III study to investigate the clinical efficacy of two galenic formulations of Polyphenon E in the treatment of external genital warts. J Eur Acad Dermatol Venereol 2007；21：1404-1412（レベルⅢ）
6) Workowski KA, Berman S. Sexually transmitted

diseases treatment guidelines. MMWR Recomm Rep 2010 ; 59 : 1-110（レベルⅢ）
7) Shah KV, Stern WF, Shah FK, et al. Risk factors for juvenile onset recurrent respiratory papillomatosis. Pediatr Infect Dis J 1998 ; 17 : 372-376（ガイドライン）
8) Silverberg MJ, Thorsen P, Lindeberg H, et al. Condyloma in pregnancy is strongly predictive of juvenile-onset recurrent respiratory papillomatosis. Obstet Gynecol 2003 ; 101 : 645-652（レベルⅢ）
9) 川名 敬．産婦人科感染症診療マニュアル-母子感染 ヒトパピローマウイルス．産科と婦人科 2008 ; 75 : 1627-1632（レベルⅣ）
10) Kimberlin DW. Current status of antiviraltherapy for juvenile-onset recurrent respiratory papillomatosis. Antiviral Res 2004 ; 63 : 141-151（レベルⅣ）
11) Donovan B, Franklin N, Guy R, et al. Quadrivalent human papillomavirus vaccination and trends in genital warts in Australia : analysis of national sentinel surveillance data. Lancet Infect Dis 2011 ; 11 : 39-44（レベルⅢ）

Exercise 39-2

誤っているものはどれか。1つ選べ。
a. 尖圭コンジローマは性感染症である。
b. 尖圭コンジローマは外陰部に好発するが，腟や子宮腟部に及ぶものも少なくない。
c. 尖圭コンジローマの潜伏期間は感染後1～6カ月である。
d. 尖圭コンジローマは16型，18型HPVが原因である。
e. 妊婦の尖圭コンジローマは新生児の再発性呼吸器乳頭腫症を起こすことがあるので帝王切開が勧められる。

8 HIV感染症，性器伝染性軟属腫

CQ 40-1 HIV感染症の診断は？

　HIV感染症は，HIVがCD4陽性Tリンパ球やマクロファージ系の細胞に感染した結果，免疫能がしだいに低下する進行性の疾患である。その病期は，①感染初期（急性期），②無症候期，③AIDS発症期の3期に大きく分類される[1]。感染初期には発熱・咽頭炎・倦怠感・筋肉痛などのインフルエンザ様症状を呈することもあるが，これらの症状は数週間で消失し，無症候期に移行する。無症候期においても，感染者のリンパ組織では毎日100億個前後のウイルスが新たに産生されており，それらがCD4陽性Tリンパ球に次々に感染してこれを破壊していく。無治療で放置していると，CD4陽性Tリンパ球の減少により免疫不全状態が進行し，AIDSを発症する。無症候期は約5～10年と推定されているが，個人差が大きい。

　HIV感染症は血液・体液などを介する感染症で，日本では異性間および男性同性間の性的接触が主要な感染経路である。HIV感染予防のための教育・啓発が行われているが，日本では未だに新規感染者が増え続けている（図1）。梅毒・性器ヘルペス・尖圭コンジローマ・性器クラミジア感染症・淋菌感染症等の性感染症を有する場合には，性的活動性が高いことおよび局所病変を有することから，HIV感染のリスクが高まる。

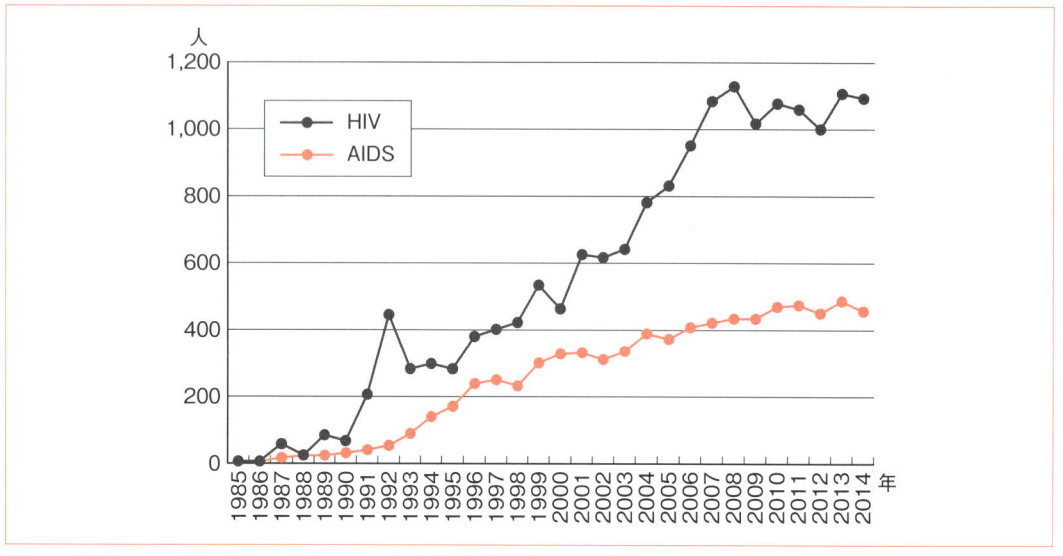

図1 新規HIV感染者およびAIDS患者報告数の年次推移
（厚生労働省エイズ動向委員会「平成26（2014）年エイズ発生動向」）

表1 サーベイランスのためのHIV感染症/AIDS診断基準（厚生労働省エイズ動向委員会, 2007）抜粋（文献2より）

ア HIV感染症の診断（無症候期）
（ア）HIVの抗体スクリーニング検査法〔酵素抗体法（ELISA），粒子凝集法（PA），免疫クロマトグラフィー法（IC）等〕の結果が陽性であって，以下のいずれかが陽性の場合にHIV感染症と診断する。
 [1] 抗体確認検査〔Western Blot法，蛍光抗体法（IFA）等〕
 [2] HIV抗原検査，ウイルス分離及び核酸診断法（PCR等）等の病原体に関する検査（以下「HIV病原検査」という。）
（イ）ただし，周産期に母親がHIVに感染していたと考えられる生後18か月未満の児の場合は少なくともHIVの抗体スクリーニング法が陽性であり，以下のいずれかを満たす場合にHIV感染症と診断する。
 [1] HIV病原検査が陽性
 [2] 血清免疫グロブリンの高値に加え，リンパ球数の減少，CD4陽性Tリンパ球数の減少，CD4陽性Tリンパ球数/CD8陽性Tリンパ球数比の減少という免疫学的検査所見のいずれかを有する。

イ AIDSの診断
 アの基準を満たし，表2の指標疾患（Indicator Disease）の1つ以上が明らかに認められる場合にAIDSと診断する。ただし，（ア）の基準を満たし，表2の指標疾患以外の何らかの症状を認める場合には，その他とする。

　厚生労働省によるHIV感染症サーベイランスのための診断基準は表1の通りである[2]。HIV感染症は，「感染症の予防及び感染症の患者に対する医療に関する法律（感染症法）」において五類感染症（全数把握）と規定されており，HIV感染症と診断した医師は，AIDS発症の有無にかかわらず，7日以内に最寄りの保健所長を通じて都道府県知事に届出を行う必要がある。

CQ 40-2 AIDS の診断は？

　AIDS は HIV 感染によって CD4 陽性 T リンパ球が減少し，後天的な免疫不全状態が生じた結果として合併症が生じた状態である[1]。HIV 感染症以外に免疫不全を説明する原因が存在しない場合に，AIDS と診断することができる。HIV 感染初期には自覚症状がないこともあり，日本では未だに AIDS 新規発病者が増加し続けているが，HIV 感染症の治療法は近年目覚ましく進歩し，多種の抗 HIV 薬を併用する多剤併用療法（highly active antiretroviral therapy；HAART）により多くの症例において血漿中 HIV-RNA 量を検出限界以下にまで下げられるようになった。これにより CD4 リンパ球の減少が抑えられ，日和見感染症の合併が減り，死亡率も低下しつつある。

　厚生労働省により AIDS サーベイランスのための診断基準が定められているが，それによれば，前述の HIV 感染症診断基準を満たし，かつ表 2 に示す指標疾患が 1 つ以上認められる場合に AIDS と診断する[2]。AIDS 発症後に指標疾患が治癒した場合にも AIDS の診断は維持される。

CQ 40-3 性器伝染性軟属腫の診断と治療は？

　伝染性軟属腫（molluscum contagiosum）は「みずいぼ」とも呼ばれ，小児に好発するウイルス性皮膚疾患である[1]。これまで成人の性器伝染性軟属腫は小児からの感染と考えられてきたが，近年では性感染症としても取り扱われるようになっている。

　原因ウイルスはポックスウイルス科モルシポックスウイルス属の伝染性軟属腫ウイルス（molluscum contagiosum virus；MCV）であるが，MCV の細胞による培養・分離および動物への接種などの in vitro 実験は未だに成功していない。MCV の塩基配列は 1996 年に決定され，163 個の蛋白質のうち 103 個は天然痘ウイルスと相同性をもつことが明らかにされた[3]。MCV は主にヒトからヒトへと直接感染するが，タオルやバススポンジなどを介して間接的にも感染する。毛包から侵入し，表皮細胞内で増殖して細胞質内に軟属腫（molluscum）小体と呼ばれる封入体を形成する。潜伏期は 2 週間〜6 カ月と推定されている。皮膚に粟粒大ないし大豆大までの，表面平滑で蝋様の光沢をもち，特徴的な中心臍窩のあるドーム状の皮疹を生じる。皮疹を攝子で圧迫すると乳白色粥状の内容液が流出する。自家接種を繰り返すため数個〜多数の皮疹が散在性〜集簇性にみられる。小児の場合の好発部位は体幹で，特に腋窩やその周囲に多いが，性器伝染性軟属腫では，外陰部・恥丘部・肛門周囲・大腿内側などの陰毛生育部を中心に多発する。組織学的には，表皮細胞が房状に増殖し，細胞質内に好酸性の軟属腫小体が観察される。

　本疾患の診断は特徴的な皮疹から可能であるが，上記の組織学的所見を参考にする場合がある。血清抗体法の感度は ELISA 法でも 77％と低く，診断には必ずしも有用ではない[4]。本疾患の自然治癒には数カ月から数年を要し，また他者への感染力を有することから，何らかの治療が必要とされる。治療としてはこれまで，①攝子による内容液の圧出，② 40％硝酸銀溶液・10〜20％グルタラール・液状フェノール・10％水酸化カリウムなどの腐食剤による薬物焼灼，③液体窒素による凍

表2 AIDSの指標疾患（Indicator Disease）

A. 真菌症
 1. カンジダ症（食道，気管，気管支，肺）
 2. クリプトコッカス症（肺以外）
 3. コクシジオイデス症
   (1) 全身に播種したもの
   (2) 肺，頚部，肺門リンパ節以外の部位に起こったもの
 4. ヒストプラズマ症
   (1) 全身に播種したもの
   (2) 肺，頚部，肺門リンパ節以外の部位に起こったもの
 5. ニューモシスティス肺炎
  （注）P. carinii の分類名が P. jiroveci に変更になった

B. 原虫症
 6. トキソプラズマ脳症（生後1か月以後）
 7. クリプトスポリジウム症（1か月以上続く下痢を伴ったもの）
 8. イソスポラ症（1か月以上続く下痢を伴ったもの）

C. 細菌感染症
 9. 化膿性細菌感染症（13歳未満で，ヘモフィルス，連鎖球菌等の化膿性細菌により以下のいずれかが2年以内に，2つ以上多発あるいは繰り返して起こったもの）
   (1) 敗血症
   (2) 肺炎
   (3) 髄膜炎
   (4) 骨関節炎
   (5) 中耳・皮膚粘膜以外の部位や深在臓器の膿瘍
 10. サルモネラ菌血症（再発を繰り返すもので，チフス菌によるものを除く）
 11. 活動性結核（肺結核または肺外結核）（※）
 12. 非結核性抗酸菌症
   (1) 全身に播種したもの
   (2) 肺，皮膚，頚部，肺門リンパ節以外の部位に起こったもの

D. ウイルス感染症
 13. サイトメガロウイルス感染症（生後1か月以後で，肝，脾，リンパ節以外）
 14. 単純ヘルペスウイルス感染症
   (1) 1か月以上持続する粘膜，皮膚の潰瘍を呈するもの
   (2) 生後1か月以後で気管支炎，肺炎，食道炎を併発するもの
 15. 進行性多巣性白質脳症

E. 腫瘍
 16. カポジ肉腫
 17. 原発性脳リンパ腫
 18. 非ホジキンリンパ腫
 19. 浸潤性子宮頸癌（※）

F. その他
 20. 反復性肺炎
 21. リンパ性間質性肺炎/肺リンパ過形成：LIP/PLH complex（13歳未満）
 22. HIV脳症（認知症または亜急性脳炎）
 23. HIV消耗性症候群（全身衰弱またはスリム病）

（※）C11活動性結核のうち肺結核およびE19浸潤性子宮頸癌については，HIVによる免疫不全を示唆する所見がみられる者に限る。

結，④レーザーによる蒸散，⑤局所麻酔下の切除などが行われてきたが，最近になって，AIDS患者のサイトメガロウイルス網膜炎治療に用いられる抗ウイルス薬である cidofovir[5] の有用性が報告されている。

● 文献

1) 日本性感染症学会. 性感染症 診断・治療ガイドライン 2011. 日本性感染症学会誌 2011；22（suppl 1）（レベルIV）
2) 厚生労働省エイズ動向委員会. サーベイランスのための HIV 感染症／AIDS 診断基準，2007 抜粋（レベルIV）
3) Senkevich TG, Bugert JJ, Sisler JR, et al. Genome sequence of a human tumorigenic poxvirus：prediction of specific host response-evasion genes. Science 1996；273：813-816（レベルIII）
4) Konya J, Thompson CH. Molluscum contagiosum virus：antibody responses in persons with clinical lesions and seroepidemiology in a representative Australian population. J Infect Dis 1999；179：701-704（レベルIII）
5) De Clercq E, Neyts J. Therapeutic potential of nucleoside/nucleotide analogues against poxvirus infections. Rev Med Virol 2004；14：289-300（レベルIII）

Exercise 40

AIDS の指標疾患とはいえないものはどれか。1 つ選べ。

a. ニューモシスティス肺炎
b. 活動性肺結核
c. 外陰腟カンジダ症
d. 単純ヘルペスウイルス感染症
e. 浸潤性子宮頸癌

4 月経移動，避妊

1 月経周期の移動法

CQ 41 月経周期の移動法は？

❶ どのようなときに月経移動が行われるか？

　医学的には「手術予定であり，周術期の貧血を避けたい」「血液疾患などに対する抗がん剤治療で著明な血小板低下が予想される時期の経血を避けたい」というような場合，月経周期の移動が考慮される。その他に，「高校や大学の入学試験，学校の定期試験，スポーツ大会などで最高のパフォーマンスを発揮したい」「結婚式，新婚旅行や家族旅行など，大切な記念行事を十分に楽しみたい」などの女性のライフスタイルに寄り添うべく，人為的に月経周期をコントロールすることが考慮される。原則，自費診療で対応する。

❷ 月経のメカニズムと月経移動の原理

　日本産科婦人科学会『産婦人科用語集・用語解説集 改訂第3版』によると，月経とは「約1カ月の間隔で自発的に起こり，限られた日数で自然に止まる子宮内膜からの周期的出血」であると定義されている[1]。
　子宮内膜は卵胞期にエストロゲンによって増殖し，さらにプライミングされたのちに，排卵を経て，黄体より産生されるプロゲステロンの作用により分化が起こる。その後，エストロゲンおよびプロゲステロンの消退により，内膜組織の構築が破綻し，組織剝脱が惹起され，出血いわゆる月経が起こる。したがって，予定月経を早めるためには，排卵前に内服を開始して排卵による影響を排除する必要がある。そのためには，少なくとも7日目（できれば5日目）までにエストロゲン・プロゲスチン（EP）配合薬の内服を開始する。想定排卵日を14日目としても，少なくとも10日間の内服が必要である。排卵を抑制した結果，内服終了後に消退出血が起き，月経周期を短縮させることになる。予定月経を遅らせるためには，黄体期に内服を開始させる。その場合は内因性のプロゲステロン分泌は抑制されないので，EP配合薬もしくはプロゲスチン製剤を予定月経の5～7日前より月経を止めたい日まで内服させ，消退出血が起こるのを延長させる。その概略を図1に示す。

❸ ガイドラインでは？

　月経の周期移動は従来，慣習的に行われており，最近の質の高いエビデンスを見つけることは難しい。日本産科婦人科学会，日本産婦人科医会編『産婦人科診療ガイドライン婦人科外来編2014』では，

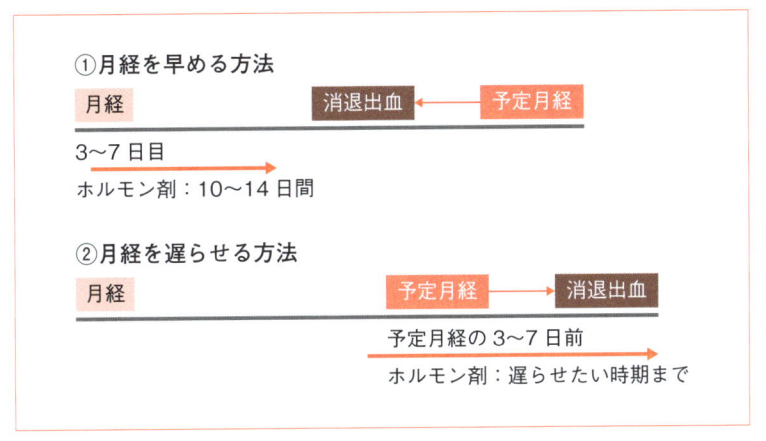

```
①月経を早める方法
月経              消退出血    ← 予定月経
  3～7日目 →
  ホルモン剤：10～14日間

②月経を遅らせる方法
月経                  予定月経    消退出血
          予定月経の3～7日前 →
          ホルモン剤：遅らせたい時期まで
```

図1　月経移動の概略

1. 短縮する場合，月経周期の3～7日目からEP配合薬を10～14日間投与する
2. 延長する場合，卵胞期ではEP配合薬を遅らせたい時期まで投与する
3. 延長する場合，黄体期では月経予定5～7日前より中用量EP配合薬やノルエチステロンを遅らせたい時期まで投与する

と記載されている[2]。

　英国の国民保健サービス（National Health Service；NHS）はノルエチステロン5mg（ノアルテン5mg錠）を予定月経の3日前より月経を止めたい日まで，1日1回決まった時間に内服するようにと発表している[3]。また，経口避妊薬（OC）を内服している場合，月経の止めたい日までOC実薬の内服を継続するように指導している。

❹ どの薬剤をどのように使用するべきか？ 留意点を含めて

　本邦では現在，中用量EP配合薬として，プラノバール®配合錠〔エチニルエストラジオール（EE）0.05mg，ノルゲストレル0.5mg〕，ソフィア®A配合錠（メストラノール0.05mg，ノルエチステロン1.00mg），ルテジオン®配合錠（メストラノール0.05mg，クロルマジノン酢酸エステル2.00mg）が使用可能である。それに対して，保険適用を有する低用量（EE 0.02～0.04mg）EP配合薬LEPとしては，月経困難症に対して保険適用を有するルナベル®配合錠LD（EE 0.035mg，ノルエチステロン1.00mg），ルナベル®配合錠ULD（EE 0.020mg，ノルエチステロン1.00mg），ヤーズ®配合錠（EE 0.02mg，ドロスピレノン3.00mg）があり，その他にOCが各種存在する。

　どの薬剤を選択するのが最善かについては，強固なエビデンスは存在しないが，卵胞期に内服を開始し月経を早める場合は，排卵を抑制することが望ましいため，中用量または低用量EP配合薬もしくは一相性OCを排卵の時期が過ぎるまで，具体的には10～14日間内服させる。ただし低用量の場合，服用期間が14日間より短いと消退出血がきちんと起きないことがあるので留意する[2]。内服終了後7日間経過しても消退出血が起こらない場合，妊娠していないことを確認した上で，消退出血を延ばしたい日まで内服を継続する。月経を遅らせる場合は，卵胞期から開始させる場合と黄体期から開始させる方法があるが，内服期間が短くて済むことから，黄体期に予定月経の（本来

は3日前でよいが余裕をみて）5〜7日目前より内服させることが多い．その場合は，排卵後の処方であり，内因性ホルモンの分泌が起こっているため，中用量以上もしくはノルエチステロンの内服がより確実であるとされている[2,3]．当然のことであるが，排卵後の処方であり，妊娠の可能性があることを常に説明しておく．卵胞期に内服を開始させる場合は4週間以上の内服になるため，低用量EP配合薬もしくはOCの処方を考慮する．ただし，長期間の内服により，途中で破綻出血が起こり，不正出血が起こる可能性を説明する．また，月経7日目以降に低用量EP配合薬もしくは一相性OCの内服を開始させた場合は必ずしも排卵を抑制できないため，内因性のエストロゲンとプロゲステロン分泌を防げないことがある．そのため，内因性ホルモンの分泌が終了したときに，本来の予定通りに月経が起こる可能性があることを説明しておく．

処方例

月経を早めたい場合
　月経の7日目までにプラノバール®配合錠1錠もしくはオーソ®M錠1錠14日間内服

月経を遅らせたい場合
　予定月経の5〜7日前より月経を遅らせたい日まで，プラノバール®配合錠1錠もしくはノアルテン®錠1錠内服

---

❺ 予想される副作用，禁忌

　EP配合薬やOCを使用する場合，原則その禁忌事項に従う（246頁〜参照）．血栓性素因，深部静脈血栓症や肺塞栓症，脳血管障害，冠動脈疾患，乳がんの既往，重篤な肝機能障害は重要な禁忌事項である．また，30分以上の手術前4週間，術後2週間は原則内服禁忌である．したがって，予定手術のために月経を移動する場合は，日程に余裕があれば1周期前の月経を調節するほうがよい．産褥6カ月未満の授乳中は乳汁分泌の減少と乳児の成長に影響を及ぼす可能性があるため，内服禁忌となっており，この時期の授乳婦には処方しない[2,4]．プラノバール®配合錠を使用する場合も同様であるが，添付文書上は妊娠中に悪化した耳硬化症や掻痒症，妊娠ヘルペスの既往や脂質代謝異常も禁忌事項に入っている[5]．ノルエチステロン（ノアルテン®）についてNHSは，内服してはいけない人として①高齢者，②18歳以下，③ノルエチステロンにアレルギーのあるもの，④妊娠中，⑤授乳中を挙げている[6]．副作用としては，重篤な副作用としての血栓症以外には，嘔気，胃部不快感，浮腫，頭痛，体重増加などが挙げられる．低用量EP配合薬もしくはOCのほうが，不正出血の頻度が高くなるものの，これらの副作用が少ないとされている．したがって，卵胞期より内服を開始させ，月経を遅らせる場合，少なくとも4週間の内服が必要であり，低用量EP配合薬もしくはOCを処方するとよい．

❻ 月経を早める方法と遅らせる方法と，どちらを選択するべきか？

　月経を早める場合のメリットは，月経を移動させたい時期にホルモン剤を内服しなくて済む点である．特に内服薬による嘔気などの副作用がある場合，せっかく月経を移動させたとしても，重要な試験や何らかのスポーツ大会で最高のパフォーマンスを発揮できない可能性がある．したがって，前もって試験や大会などの日程がわかっている場合は，月経を早める方法をまずは考慮する．

デメリットは，内服期間中に不正出血が起こる可能性があることである．また，内服終了後の消退出血がいつ起こるか，あるいは消退出血が何日間続くかを完全に予見することは不可能なので，月経移動の方法としては，月経を遅らせる方法よりも確実性に欠ける．

月経を遅らせる場合のメリットは，正しく内服すれば，ほぼ確実に月経を遅らせることができることである．比較的直近の処方開始でよく，その方法も簡便である．旅行やイベントなどにより月経を移動させる場合に適している．デメリットは，月経を止めたい日にはホルモン剤を内服しておかないといけないことである．

それぞれの女性の希望，ライフスタイルに合わせて処方を選択する．

❼ アスリートへの対応

「大事な大会が月経に重なってしまわないか？」ということは，女性アスリートにとって重要な関心事である．月経困難症や過多月経などの症状のある場合はもちろんのことであるが，月経が重なるというだけでも集中力がそがれ，パフォーマンスが低下する可能性がある．月経が重ならなくとも，月経前症候群（PMS）があるアスリートは予定月経の10日ほど前よりむくみ，体重増加，いらいらなどの症状があり，それによりパフォーマンスが低下する可能性がある[7]．このような症状を有する女性アスリートの「月経を調節したい」という希望を叶えるよう対応する．女性アスリートの場合，嘔気，むくみ，気分不良，体重増加などの副作用が少ないに越したことはないので，低用量EP配合薬もしくはOCの処方を第一に考える．また，大事な大会のときには内服していないほうがよいので，月経周期を早めることを優先して考える．初めて内服する場合には副作用が出る可能性があるので，日程に余裕がある場合は1周期前の月経を早めておくとよい．多くのアスリートが月経終了直後から数日の時期を「調子が良い」と感じていることから，試合の数日前に月経を終了させておくことを考慮する[8]．重要なことは，アスリートに低用量OCの内服により競技パフォーマンスへの悪影響はほとんどない[9]ことを伝えること，すべてのOCがドーピング禁止薬ではないこと[10]をきちんと伝えることである．世界アンチ・ドーピング機関（WADA）は産婦人科関連のホルモン剤としては，抗エストロゲン剤としてクロミフェン，シクロフェニルなどを，男性化ステロイド薬としてボンゾール®を，選択的エストロゲン受容体調節薬（SERM）としてタモキシフェン，ラロキシフェンなどを禁止薬と指定しており，ドロスピレノンやノルエチステロンなどのプロゲスチン製剤は禁止薬に含まれていない[10]．

●文献

1) 日本産科婦人科学会編．産婦人科用語集・用語解説集 改訂第3版．日本産科婦人科学会，東京，2013（レベルⅣ）
2) 日本産科婦人科学会，日本産婦人科医会編．産婦人科診療ガイドライン婦人科外来編 2014．日本産科婦人科学会，東京，2014，pp178-179（レベルⅣ）
3) NHS choices. Common health questions（レベルⅣ）
http://www.nhs.uk/chq
4) Truitt ST, Fraser AB, Grimes DA, et al. Hormonal contraception during lactation. systematic review of randomized controlled trials. Contraception 2003；68：233-238（レベルⅠ）
5) 添付文書．あすか製薬．プラノバール®配合錠（レベルⅣ）
http://database.japic.or.jp/pdf/newPINS/00055276.pdf
6) UK Health Centre. Norethisterone Precautions（レベルⅣ）
http://www.healthcentre.org.uk/pharmacy/norethisterone-precautions.html
7) 日本スポーツ振興センター，国立スポーツ科学センター編．女性アスリートのためのコンディショニン

グブック．日本スポーツ振興センター，国立スポーツ科学センター，東京，2013，pp34-36（レベルIV）
http://www.jpnsport.go.jp/jiss/Portals/0/info/pdf/josei_athlete_conditioning_book.pdf
8) 能瀬さやか．平成26年5月14日 日本産婦人科医会 記者懇談会資料．女性アスリートの現状（レベルIV）
http://www.jaog.or.jp/all/document/76_140514b.pdf
9) Rickenlund A, Carlström K, Ekblom B, et al. Effects of oral contraceptives on body composition and physical performance in female athletes. J Clin Endocrinol Metab 2004；89：4364-4370（レベルIII）
10) 日本アンチ・ドーピング機構．世界アンチ・ドーピング規程（The World Anti-doping Code）2015年禁止表国際基準（レベルIV）
http://www.playtruejapan.org/downloads/prohabited_list/2015_ProhibitedList_JP_20150514.pdf

Exercise 41

誤っているものはどれか．1つ選べ．
a. 月経を早めたい場合，月経7日目までに内服を開始させる．
b. 月経を遅らせる場合，中用量EP配合薬や黄体ホルモン剤を処方する．
c. 産褥6カ月未満の授乳中の女性には，月経移動のためのホルモン剤を処方しない．
d. 女性アスリートの月経移動は，可能であれば1周期前の月経を早めることを考慮する．
e. 低用量EP配合薬に含まれるドロスピレノンは利尿作用があり，ドーピング禁止薬である．

2 避妊法とその指導　総論

CQ 42 ライフステージに応じた効果的な避妊指導とは？

❶ 避妊法選択の理想条件

避妊法選択の理想条件とは[1]，①避妊効果が確実，②簡単に使える，③セックスのムードを壊さず，さらに性感を損なわない，④経費がかからない，⑤副作用がなく，妊娠しても胎児に悪影響を及ぼさない，⑥女性の意志だけで実行できる，さらに加えれば，⑦避妊以外の健康上の利点が期待できるなどが挙げられる．これらの理想条件を完全に満たす避妊法はないが，経口避妊薬（OC）や子宮内避妊具（IUD），不妊手術など女性が取り組める避妊法の効果が高いことは一目瞭然である．

また，避妊法選択にかかる経費については，医学経済的な視点で捉える必要がある．すなわち，避妊法そのものの直接経費だけでなく，副作用に伴う治療費，避妊法の失敗に伴い意図しない妊娠をした場合の経費などを加えて考慮すべきである[2]．これによれば，避妊せず，周期的禁欲法，腟外射精などは，用具そのものの経費は0であっても，意図しない妊娠に伴う経費がかかる．銅付加IUDや不妊手術などは，用具としての経費が大半であるが，意図しない妊娠に伴う経費は0に近い（図1）．

このような理想条件を念頭に置きながら，カップルの年齢，結婚の有無，教育程度，宗教，倫理観，妊娠やSTI/HIV・AIDSへの関心，二人の親密度，避妊法への理解，社会的な認知度，避妊

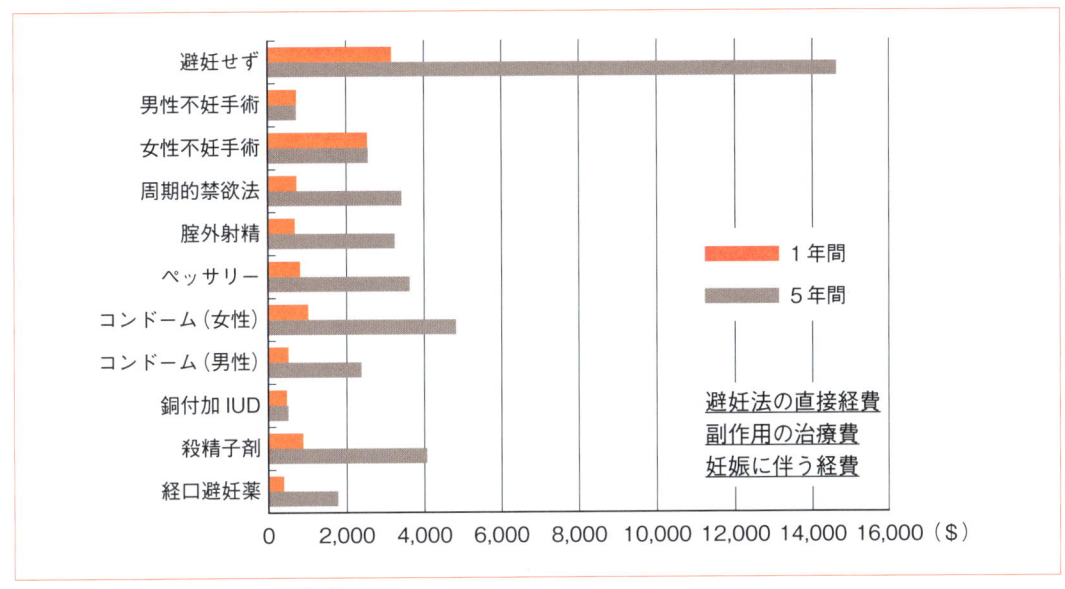

図1 各種避妊法にかかる経費（文献2より）

法を使用することへの自信と可能性，使用する避妊法に対する意識，性交相手の数，性交頻度，妊娠に対する受容度，生活習慣などを加味するだけでなく，それぞれの避妊法の特徴，避妊機序，長所，短所，使用法などを十分理解した上で選択することになる。

北村らが実施した「第7回 男女の生活と意識に関する調査」の結果によれば[3]，この1年間で「いつも避妊している」と回答した女性は34.2％，「避妊をしたり，しなかったりしている」16.1％，「避妊はしない」18.6％であり，「いつも避妊している」「避妊したり，しなかったりしている」と回答した女性の「現在の主な避妊法」（2つまで選択）はコンドームが85.5％，腟外射精16.0％と男性中心であり，オギノ式避妊法6.1％，OC 4.6％，IUD 1.2％などとなっている（表1）。その一方で，日本人の避妊法の選択が他の国々と比較して極めて異質であることは，国際連合の資料からも明らかである[4]（表2）。

❷ 効果的な避妊指導とは（GATHER法）[5]

避妊指導に際しては，「GATHER」を覚えておくと便利である。

G = Greet clients：避妊相談に訪れたクライエントを丁重に迎えながら挨拶をする。

A = Ask clients about themselves：クライエントとそのパートナーの年齢，社会的立場，経済力，性交経験の有無や性交回数などについて尋ねるだけでなく，どのような避妊法を望んでいるのか，過去に使用した避妊法は何かなどについても質す。

T = Tell clients about family planning methods：クライエントの年齢などを考慮して，そのカップルにふさわしい避妊法は何か，その使用法，避妊効果や副作用などについて十分に説明する。

H = Help clients choose a method：いかなる避妊法であっても，選択するのは，我々医療従事者ではなく，クライエント自身である。決して誘導や無理強いをしてはならない。

表1 「いつも避妊している」「避妊をしたり，しなかったりしている」人の現在の主な避妊法（女性）

	女性	16〜19歳	20〜24歳	25〜29歳	30〜34歳	35〜39歳	40〜44歳	45〜49歳
該当数（人）	262	5	22	41	47	45	55	47
コンドーム（％）	85.5	100.0	81.8	90.2	89.4	82.2	87.3	78.7
膣外射精法（％）	16.0	―	13.6	14.6	12.8	24.4	14.5	17.0
オギノ式避妊法（％）	6.1	―	4.5	―	10.6	4.4	9.1	6.4
経口避妊薬（OC）（％）	4.6	―	9.1	7.3	4.3	2.2	3.6	4.3
基礎体温法（％）	3.1	―	―	2.4	―	6.7	1.8	6.4
不妊手術（女性）（％）	1.5	―	―	―	―	4.4	―	4.3
洗浄法（％）	0.4	―	―	―	―	―	1.8	―
子宮内避妊具（IUD）（％）	1.2	―	―	―	―	2.2	―	―
殺精子剤（％）	―	―	―	―	―	―	―	―
不妊手術（男性）（％）	0.4	―	4.5	―	―	―	―	―
無回答（％）	2.3	―	―	2.4	―	2.2	3.6	4.3

（北村邦夫「第7回 男女の生活と意識に関する調査」，2014）

表2 婚姻・同棲関係にある女性の主な避妊法の国際比較

	世界	日本	米国	ドイツ	日本★
男性用コンドーム（％）	8.0	40.7	11.8	6.2	63.4
リズム法（％）	2.9	3.4	1.3	3.9	11.3
膣外射精（％）	2.7	11.8	―	0.7	19.5
女性不妊手術（％）	18.9	1.5	22.1	8.3	1.2
男性不妊手術（％）	2.4	0.4	11.0	2.4	0.0
IUD/IUS（％）	13.9	0.9	0.3	5.9	0.6
経口避妊薬（OC）（％）	8.9	1.0	16.3	37.2	3.0
女性バリア法*（％）	0.2	―	―	0.5	―

（World Contraceptive Patterns, 2013/★北村邦夫「第7回 男女の生活と意識に関する調査」既婚女性からの回答，2014）
*女性バリア法には，女性用コンドーム，殺精子剤，洗浄法などが含まれる．★選択肢2つまで

　E＝Explain how to use the methods：クライエントが避妊法を自分で決定した場合には，その使用法について詳細に説明するだけでなく，副作用や禁忌などについても話し，どのようなときに使用を中止すべきかまで，懇切丁寧に情報を提供する．

　R＝Return for follow-up：いずれの避妊法を決めるにせよ，その後の指導を怠ってはいけない．

❸ 主な避妊法の特徴

避妊法の特徴，長所，短所に限ってまとめた（表3）．

表3 各種避妊法の特徴，長所，短所

避妊法（妊娠率）[2]	特徴	長所	短所
経口避妊薬（OC） （0.3〜9％） 月経困難症治療の適用のあるLEP（低用量エストロゲン・プロゲストーゲン）剤にも，適用はないものの避妊効果はOC同様期待できる	・エストロゲン（EE）とプロゲストーゲンとの配合薬 ・一相性，三相性の2タイプがある ・21錠タイプと28錠タイプがある ・服用禁忌を見逃すことがないように問診重視，血圧測定を必須とする	・避妊効果が確実 ・女性が主体的に避妊できる ・性感を損ねない ・避妊以外の主な利点：月経困難症の軽減，過多月経や月経血量の減少による貧血の改善，子宮内膜症の進行抑制と症状改善，子宮体癌の予防，卵巣癌の予防	・服用開始1，2周期くらいまで悪心，少量の性器出血などマイナートラブルを経験することがある ・重篤なリスクとしては静脈血栓塞栓症，心筋梗塞などの虚血性心疾患，脳血管疾患などが報告されている。ただし，妊娠中，産褥期における血栓症発症率はOC服用中よりも高い
コンドーム（男性用） （2〜18％）	・精子をラテックスゴム製あるいはポリウレタン製の袋に閉じ込めることで避妊を可能にする ・破損，脱落，精液漏出などに際しては緊急避妊法の情報提供が必須	・安価，使い方が簡単，その場で使える ・HIV/AIDSを含むSTI/STDの予防に役立つ	・ゴムや潤滑剤にアレルギーを示す人がいる ・性感を損ねると言う人がいる
子宮内避妊具（IUD） 銅付加子宮内避妊具 黄体ホルモン放出型子宮内避妊システム（LNG-IUS） （0.2〜0.8％）（薬剤付加IUD）	・現在わが国で使用可能なIUDは，①FD-1，②ノバT®，③LNG-IUSの3種類 ・③のLNG-IUSは月経困難症・過多月経治療の適用があるが，避妊法としても期待できる	・OC服用禁忌の女性でも使用できる ・OCのように毎日決められた時間に服用する必要がない ・乳汁分泌に影響しない ・5年間にわたって避妊効果を維持できる	・不正性器出血，疼痛を訴えることがある ・骨盤内感染症，ときには子宮穿孔を起こすことがある ・女性のなかには，子宮内に異物が入っていることで精神不安定になることがある
男性不妊手術 （0.10〜0.15％）	・精管結紮術 ・回復手術は可能だが，永久避妊と考えて術前のカウンセリングを行う	・避妊効果が高い ・性感を損ねない ・精路再建術が行われることで妊娠を可能にすることがある	・陰嚢の感染，血腫，腫脹，疼痛 ・STD病変が陰嚢にあると手術できない
女性不妊手術 （0.5〜0.5％）	・卵管結紮術 ・回復手術は可能だが，永久避妊と考えて術前のカウンセリングを行う	・避妊効果が高い ・性感を損ねない ・母体に重篤な合併症があり，次回妊娠で母体の健康状態を悪化させるような症例に適している	・あくまでも永久避妊法と考えるべき ・手術後の感染症，発熱，疼痛，出血 ・稀ではあるが，膀胱や腸を傷つける場合がある
緊急避妊法 緊急避妊薬「ノルレボ®錠」の妊娠率は1.34％，妊娠阻止率は84％	・避妊できなかった，避妊に失敗した，レイプされたなどに際し，72時間以内にレボノルゲストレルを成分とする「ノルレボ®錠」を1.5mg1回服用。妊娠経験があれば120時間以内に銅付加IUDを挿入する方法もある	・妊娠を防止できれば，概ね3週間以内に出血が起こる ・他の避妊法と異なり，たった1回の使用に対する妊娠率，妊娠阻止率であることを理解する ・悪心・嘔吐などの副作用がほとんどない	・排卵遅延を招いたときには，緊急避妊薬服用後の性交で妊娠する危険性がある

（妊娠率：理想的な使用％〜一般的な使用％）

❹ ライフステージに応じた避妊法の選択

いずれの世代もSTI/HIV・AIDSの予防にはコンドームの使用を考慮させるとともに，万一のために緊急避妊法の情報を提供しておくことが重要である．

a. 若年者の避妊

性的に活発であるだけでなく衝動的な性行動に走る可能性のある若い世代では，他の年齢層以上に，OCなど安全で効果の高い避妊法が推奨される．妊娠経験を有する場合には，IUD/IUSも選択肢に加える．

b. 産後の避妊

授乳中のOC服用が母乳の量的質的低下や母乳中への移行を招く場合もあるので，分娩後6カ月以内で母乳栄養が主体であれば推奨できない．一方，断乳を計画している女性の場合，OCを服用することで避妊と乳汁分泌抑制の両面が期待できるが，産後4週以内では血栓症の発症リスクが高まる．IUD/IUSは避妊効果が高く，しかも乳汁分泌の質，量に影響を及ぼさないことから，産後の避妊法として推奨されるが，出産直後の装着では炎症や子宮穿孔などを起こす危険性があるので子宮の回復（6週間以上）を待つ必要がある．

c. 産み終え世代の避妊

児を産み終えた女性では，離婚や再婚など人生の大きな転機を迎える可能性があるだけでなく，①月経周期が不順になる，②避妊には自信があるといった間違った認識，③性交頻度が少ないこともあって妊娠するはずがないと誤解している，④お互いに高齢のため妊娠率が低いと誤解している，⑤月経不順や多少の不正出血があっても「更年期障害」ということで片付けられかねないなど，リプロダクティブ・ヘルスの面でもリスクを負う可能性が高い．

35歳以上のヘビースモーカー（1日15本以上の喫煙）は服用禁忌であることから，OCの服用は推奨されない．低用量OCの場合には，更年期前ではホルモン補充療法（HRT）の効果もあるが，40歳を超えると血栓症発症リスクが高まるので，STI/HIV・AIDSの危険のない女性ではIUSを使用することによってHRTへとシームレスな移行が可能となる．

❺ わが国の避妊事情

わが国で低用量OCが承認されたのは1999年のことである．それ以降，わが国の場合，新しい避妊法が登場するとそれまで使われていた避妊法が市場から消えるという，世界でも極めて稀な国であることがわかる（表4）．

売上が伸びなくなった殺精子剤，ペッサリー，ユウセイリング，女性用コンドームなどは日本の市場から消えた．安全性と有効性が担保されているのであれば，避妊法の選択肢は多数あることが望ましいが，わが国にはそれを保護する行政施策は皆無である．

国連が発表した「世界の避妊法選択2013」[4]から，生殖可能年齢女性のうち婚姻・同棲関係にある女性の低用量OCの使用率を図2に示した．わが国については「第7回 男女の生活と意識に関する調査」の結果[3]，婚姻・同棲関係にある女性を抽出して再計算したところ，3.0％に過ぎなかった．フランスやオランダが4割を超え，EU諸国などの使用率は高いが，日本，韓国，中国での低用量OCの受け容れは極めて低率となっている．

表4 わが国の避妊法の動向（低用量経口避妊薬の承認以降）

年	出来事
1999年	OCの承認・発売／ゼリー型殺精子剤（FPゼリー）発売中止
2000年	女性用コンドーム（マイフェミィ）発売
2001年	フィルム型殺精子剤（マイルーラ）製造中止（3月）
2005年	銅付加子宮内避妊具「マルチロード®CU250R」「ノバT®380」発売
2006年	「低用量経口避妊薬の使用に関するガイドライン（改訂版）」を作成／女性用コンドーム（フェミドーム）発売
2007年	黄体ホルモン放出型子宮内避妊システム（ミレーナ®52mg）発売
2008年	低用量EP剤「ルナベル®配合錠」発売／ユウセイリング発売中止
2010年	低用量EP剤「ヤーズ®配合錠」発売
2011年	6月に女性用コンドームの発売中止／緊急避妊薬「ノルレボ®錠」承認・発売／日本産科婦人科学会編「緊急避妊法の適正使用に関する指針」発表／OCのジェネリック発売／殺精子錠剤「ネオサンプーン®・ループ錠」製造中止
2013年	銅付加子宮内避妊具「マルチロード®CU250R」発売中止

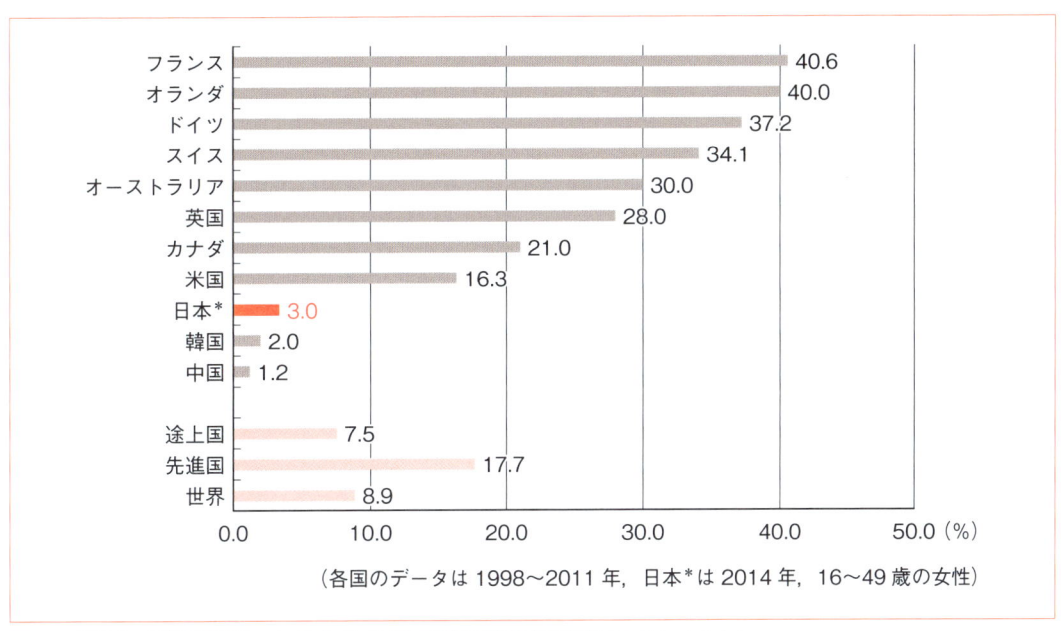

図2 婚姻・同棲関係にある女性の経口避妊薬の使用率（文献3, 4より）

フランス 40.6
オランダ 40.0
ドイツ 37.2
スイス 34.1
オーストラリア 30.0
英国 28.0
カナダ 21.0
米国 16.3
日本* 3.0
韓国 2.0
中国 1.2
途上国 7.5
先進国 17.7
世界 8.9

（各国のデータは1998〜2011年，日本*は2014年，16〜49歳の女性）

● 文献

1) 北村邦夫．各種避妊法の優劣はあるか？ 周産期医学 2004；34増刊：410-412（レベルⅣ）
2) Trussell J. Contraceptive efficacy. In Hatcher RA, Trussell J, Nelson AL, et al. Contraceptive Technology. Twentieth Revised Edition. Ardent Media, New York, 2011（レベルⅢ）
3) 日本家族計画協会．第7回 男女の生活と意識に関する調査報告書 CD-ROM，2015（レベルⅢ）
4) United Nations. World Contraceptive Patterns 2013（レベルⅣ）
http://www.un.org/en/development/desa/population/publications/dataset/contraception/data/WCP2013_Data.xls
5) Rinehart W, Rudy S, Drennan M. New GATHER guide to counseling. Population reports, series J, No.18, 1998（レベルⅣ）

Exercise 42

正しいものはどれか。1つ選べ。

a. 避妊法にかかる経費を1年間でみて最も安いのはコンドームである。
b. 妊娠率から考えて，若年者に推奨される避妊法はIUD/IUSである。
c. 日本で最も普及している避妊法は腟外射精である。
d. 緊急避妊薬は性交後72時間以内に服用する。
e. 既婚女性において，世界で最も普及している避妊法はOC（経口避妊薬）である。

3 IUD/IUS

CQ 43 IUD/IUSとは？

❶ IUD/IUSの違い

　IUD (intrauterine device) は世界で最も使用されている子宮内避妊具である。現在，本邦においてはマルチロード®CU250R (MLCu250)（現在販売中止）やノバT®380 (TCu380) などがある。またIUS (intrauterine system) は第2世代のプロゲスチンであるレボノルゲストレルが平均20μg子宮内に放出されるドラッグデリバリーシステムである（図1）。

　両者の違いは，前者が銅イオンによる殺精子効果を利用するのに対し，後者は恒常的にプロゲスチンを子宮内膜に放出することで，子宮内膜をひ薄化させ，子宮頸管粘液を減少させることで妊娠を阻止するという作用機序の差異である。両者ともに約5年間にわたる避妊を目的としており，低

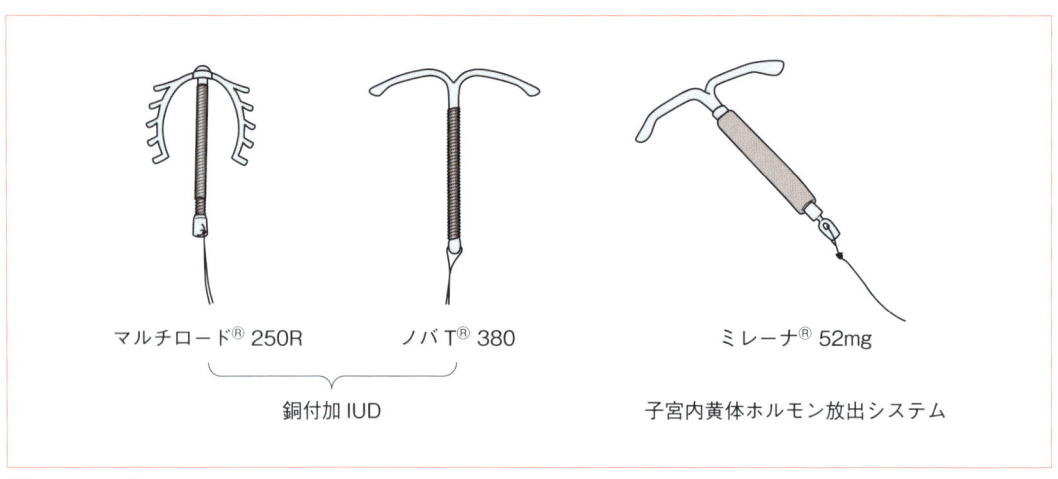

マルチロード® 250R　　ノバT® 380　　　　　　ミレーナ® 52mg

銅付加IUD　　　　　　　子宮内黄体ホルモン放出システム

図1　IUDとIUS

用量ピルに比較して，アドヒアランスの低下による避妊効果の変動がないことが共通の特徴である。また，使用時に前者の月経血は不変または増加傾向にあるのに対し，後者では月経血が大幅に減少し，月経血量および月経困難症のGnRHアゴニストと同等の低下がみられる[1]。IUD，IUSともに長期にわたる避妊を希望する女性に使用するものであり，未経産婦に対して前者は推奨されていないが，後者は経産婦と同様に使用が可能である。

❷ IUDとIUSの避妊効果や安全性に違いはあるか

避妊効果においては，IUDに比較してIUSが高い。IUDの5年後の妊娠率は1.4～5.9人/100人，IUSは0.5～1.1人/100人とされている[2]。脱出率はIUDが12％（NICE, 2005），IUSは11.3％と有意差はない[3]。また，IUD使用者の異所性妊娠はIUDを使用していない女性に比較して有意に少ない（0.1% in 5years）が，IUDを挿入した女性が妊娠した場合はIUDの挿入により5％が異所性妊娠であると報告されている[4]。出血による中断率はIUDが14％，IUSが11％であるが，その出血のプロファイルは異なり，IUDは月経血の増加および疼痛が多く，IUSでは月経血は著しく減少するものの少量出血が持続する[5]。特にIUSは過少月経を呈し，使用1年後に無月経（3カ月以上の無月経）を呈する割合は5％である[6]。また，腹腔への穿孔率はIUDが1.1人/1,000人，IUSが1.4人/1,000人で有意差はない[7]。

❸ IUD/IUSの禁忌

IUD，IUSともに子宮内に挿入するため，以下にWHOのカテゴリー3の禁忌項目を示す[8]。
①性感染症およびHIV感染リスクの増加（クラミジア子宮頸管炎，淋菌感染症）
②骨盤腹膜炎の既往
③異所性妊娠の既往
④HIV感染者およびAIDS
⑤糖尿病
⑥子宮筋腫
⑦20歳以下

性感染症が存在する場合は，IUD，IUSともに治療後に挿入する必要がある。過多月経に対してIUDは禁忌であるが，IUSは良い適応であると思われる。英国国立臨床研究所（NICE）の過多月経治療ガイドライン[9]においても，IUSは過多月経治療の第一選択とされており（図2），日本でも保険適用が認められている。しかし，IUSはホルモン剤であり，IUSに限定した禁忌および慎重投与項目を以下に示す。
①粘膜下筋腫→筋腫分娩，過多月経の恐れがある（慎重投与）
②子宮内腔の変形（禁忌）
③子宮奇形（双角子宮など）（禁忌）

また乳癌術後に関して，その再発と関連はなく，禁忌から外されている[10]。またIUSは局所性の高いホルモン剤であり，乳癌術後のタモキシフェン使用女性における子宮内膜保護や，透析患者の抗凝固療法中の過多月経の治療に使用することが可能である。

過多月経患者の治療の選択肢は下記の順で考慮される

	治療選択肢	推奨グレード
第一選択	LNG-IUS の長期使用（12 カ月以上）	A
第二選択	トラネキサム酸	A
	NSAIDs	A
	経口避妊薬（OC）	B
第三選択	月経周期 5 日目から 26 日目のノルエチステロン（15mg）の連日投与	A
	長期作用型の黄体ホルモン注射	A

図 2　過多月経に対する薬物療法：ガイドラインにおける LNG-IUS の位置付け〔NICE 過多月経治療ガイドライン 2007〕（文献 9 より）

❹ IUD/IUS の妊孕性の回復

　銅付加 IUD と LNG-IUS の除去後の妊孕性の回復について，累積妊娠率は銅付加 IUD 除去後 12 カ月で 71.2%，24 カ月で 79.7%，LNG-IUS 除去後 12 カ月で 79.1%，24 カ月で 86.6% と，両群間で有意差はない。また妊娠予後についても両群ともに生児出産率は銅付加 IUD で 84%，LNG-IUS で 85.6% と差はないことが報告されている[11]。LNG-IUS 挿入後，子宮内膜に著明なひ薄化が認められるが，除去後は速やかに約 1 カ月で正常子宮内膜が再生する（図 3，図 4）。

❺ IUD/IUS 挿入時・挿入後の留意点

a．挿入時の留意点

　銅付加 IUD および LNG-IUS の取り扱いは，産婦人科医（母体保護法指定医または日本産科婦人科学会専門医）が行う。

　銅付加 IUD および LNG-IUS は子宮口から挿入するが，
①妊娠していないことを確認する
②子宮内膜が脱落し，出血により子宮口が拡張している

　上記 2 点の理由から，月経周期 3〜6 日目に挿入するとよい。挿入に際し，以下の 3 項目に留意する。
①骨盤内および性器感染症がないことを確認する。GBS，クラミジア，淋菌などの性感染症がある場合などは治療後に挿入する。
②帝王切開術，子宮頸管縫縮術，子宮内膜焼灼術の既往，その他の子宮内腔の変形を来す子宮奇形の有無について確認する。特に LNG-IUS はインサーターが銅付加 IUD に比べて太いため，挿入が困難になることがある。上記手術既往のある場合は子宮頸管が狭小であることがあり，子宮消息子で状態を確認し，ヘガール 4 号が通過しない場合は子宮頸部拡張器によって約 1 時間，拡張を行ってから挿入を開始するとよい。子宮頸部の疼痛が非常に強い場合は，子宮頸部の局所麻酔または静脈麻酔を適宜併用する。
③子宮頸部・体部悪性腫瘍の有無を確認する。LNG-IUS はプロゲスチン製剤であるため，子宮内膜悪性腫瘍による子宮内膜の肥厚などがマスキングされ，診断が遅れる可能性がある。したがっ

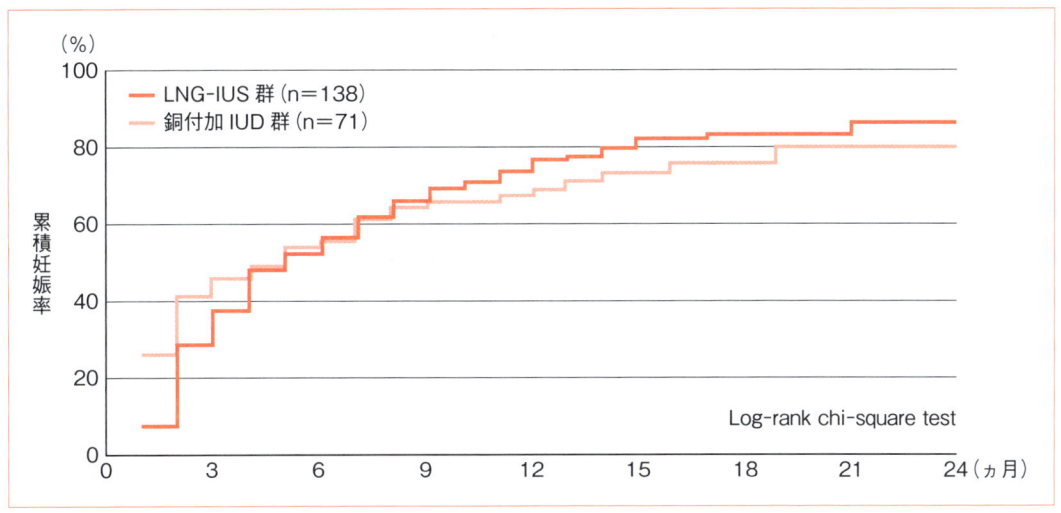

図3 銅付加IUDおよびLNG-IUS使用中止後の妊孕性の回復：妊娠率（海外データ）（文献11より）

LNG-IUS除去後12カ月の累積妊娠率は79.1％で、24カ月では86.6％であり、銅付加IUD除去後12カ月の累積妊娠率は71.2％で24カ月では79.7％であった。除去後の妊孕性の回復については、両群間で統計学的に有意な差は認められなかった。

妊娠予後	銅付加IUD群 (n=50)	LNG-IUS群 (n=104)
生児出生	84.0%	85.6%
死産	2.0%	0.0%
自然流産	6.0%	5.8%
人工流産	4.0%	2.9%
異所性妊娠（子宮外妊娠）	2.0%	1.0%
妊娠中	0.0%	4.8%
不明	2.0%	0.0%

図4 銅付加IUDおよびLNG-IUS使用中止後の妊孕性の回復：妊娠予後（海外データ）
（文献11より）

て、あらかじめ子宮内膜に肥厚がある場合は、子宮内膜全面掻爬術もしくは部分組織診を施行しておく。

b. 挿入後の留意点

①挿入直後は、銅付加IUDまたはLNG-IUSが子宮体部内腔にあることを経腟超音波検査にて確認する（穿孔がないか、ウイング部分が開大しているか）。

②位置がずれ、下降してくると大量出血を伴う。この場合は位置の修正が必要となる。

③LNG-IUSの場合、抜去糸の長さは銅付加IUDに比較するとやや長めの約2.5〜3cm程度に切りそろえる。これは、LNG-IUSの抜去糸を短く切りそろえると、かえって性交時に不便を来したり、挿入後にLNSが内腔に移動し、抜去糸が見えなくなる可能性があるためである。

④不正出血について経過を観察する。銅付加IUDの場合は、挿入後に過多月経や月経困難症を来

していないか確認する必要がある．また LNG-IUS はプロゲスチン製剤のため，長期にわたる不正出血が認められる．挿入後約 1 カ月は少量の出血が持続する．月経周期は保たれるため，月経時に出血が増量すると考えてよい．約 3 カ月後には月経量は著しく減少するが，月経持続日数は 10〜14 日間と長く，挿入後約 6 カ月で，出血量，月経持続日数ともに減少していく．また他の経口避妊薬（OC）や EP 配合薬，プロゲスチン製剤からの移行で LNG-IUS を使用する場合は，上記より速やかに出血は消退する．

❻ IUD/IUS 挿入中のトラブルとその対処法

a．出血が長引く（少量でも 1 カ月以上の出血が持続する場合）

子宮内膜炎，子宮内膜増殖症，子宮体癌，粘膜下筋腫の発症が可能性として考えられる．貧血，炎症反応の有無，発熱，下腹部痛が伴っていないか確認する．同時に IUS を挿入したままで，念のため子宮体部細胞診または組織診を施行するとよい．部分組織診は小のキュレットを用いて施行する．また炎症反応が高く，強い下腹部痛を伴う場合は速やかに IUD/IUS を抜去する必要がある．IUS では報告はないが，IUD では放線菌症による骨盤腹膜炎が報告されており，これも念頭に置いて治療にあたらなければならない．炎症反応が正常値で，下腹部痛を伴わず器質的疾患がない場合は，子宮内膜炎の可能性が高く，IUS は直ちに抜去せずに，1 週間程度の抗生剤の経口投与で経過を観察してよい．それでも消退，改善傾向のない場合は甲状腺疾患，膠原病などの自己免疫疾患の精査を行い，慢性子宮内膜炎を疑う必要がある．

b．IUS が下降している

塚原鉗子または浅川鉗子などで子宮頸部を把持し，小の胎盤鉗子またはヘガール 4 号で正位に戻す．何度も下降する場合は，他のプロゲスチン製剤との併用も検討する．

c．IUS が子宮内腔にない

脱出または腹腔内へ穿孔している可能性が考えられる．ただし IUS は銅付加 IUD と比較して，経腟超音波検査で確認しにくいので，本体が脱出したことを目視できない場合は，単純骨盤レントゲン検査を施行し，脱出したことを確認する必要がある（脱出していなければ，さらに再挿入すると 2 本の IUS が挿入されることになり，不正出血や大量出血の原因になる）．

d．大量出血をしている

粘膜下筋腫の筋腫分娩，子宮体癌，粘膜下筋腫の発症，IUD/IUS の下降・脱出が考えられる．貧血への対応，他療法への変更の検討，原疾患の精査にあたる．

❼ IUS の臨床応用（保険適用外の使用法も含む）

IUS はプロゲスチン製剤として，過多月経や月経困難症の治療に広く使用されている．高い局所濃度を得られるが，血中濃度が経口剤に比較して低いため，副作用の少ない治療法として広く使用されている．

a．子宮内膜症に関連した月経困難症，骨盤痛への使用

子宮内膜症に関連した月経困難症や骨盤痛に対しては，GnRH アゴニストやダナゾールと同等の改善効果があり，特に直腸腟中隔，深部子宮内膜症における疼痛，子宮腺筋症における疼痛には有効である[12, 13]．

b. 過多月経への使用

特発性過多月経，子宮内膜増殖症に起因する過多月経，子宮腺筋症による過多月経へ使用し，有意に月経量を低下させることが報告されている[14,15]。特に過多月経の治療においては NICE にて第一選択であることは先述した。特に子宮内膜増殖症においては，ノルエチステロン（プロゲスチン）の経口周期療法に比較して，LNG-IUS は有意に有効であり，プロゲスチンの連続療法と同等の子宮内膜増殖症の改善が認められる[14,15]。

本剤は本邦では現在保険適用外であるが，海外で報告されているその他の臨床応用例を挙げる。

c. 乳がん術後のタモキシフェン使用時における子宮内膜ポリープへの治療および子宮内膜保護

乳がん術後における再発抑制のためのタモキシフェン使用中に子宮内膜癌，子宮内膜ポリープの発生が懸念されることは周知のとおりである。しかし乳がん術後は全身的なプロゲスチンの投与は禁忌であるため，LNG-IUS により局所的にプロゲスチンを子宮内膜に付加することが望ましい。LNG-IUS の使用により，有意に子宮内膜癌，子宮内膜ポリープの発生が低下する。

d. 閉経後ホルモン補充療法の際の子宮内膜保護

ホルモン補充療法（HRT）はエストロゲンに加え，子宮内膜保護の目的からプロゲスチン製剤が併用される。しかし 2002 年の WHI の報告により，エストロゲン・プロゲステロン両者による EPT による乳がんの発生リスクは 1.26 倍と報告され，一方，エストロゲン単独投与 ERT では反対に乳がんリスクが下がることが報告されている[16]。したがって，LNG-IUS を使用すると，血中のプロゲステロン濃度は最小限に抑えられるが，乳がんの発生リスクに関しては未だ一定した結論はない[17,18]。また LNG-IUS を用いた ERT では持続投与法が選択される。

●文献

1) Petta CA, Ferriani RA, Abrao MS, et al. Randomized clinical trial of a levonorgestrel-releasing intrauterine system and a depot GnRH analogue for the treatment of chronic pelvic pain in women with endometriosis. Hum Reprod 2005；20：1993-1998（レベルⅠ）
2) Luukkainen T. Levonorgestrel-releasing intrauterine device. Ann NY Acad Sci 1991；626：43-49（レベルⅢ）
3) Bilgehan F, Dilbaz B, Karadag B, et al. Comparison of copper intrauterine device with levonorgestrel-bearing intrauterine system for post-abortion contraception. J Obstet Gynaecol Res 2015；41：1426-1432（レベルⅣ）
4) Backman T, Rauramo I, Huhtala S, et al. Pregnancy during the use of levonorgestrel intrauterine system. Am J Obstet Gynecol 2004；190：50-54（レベルⅡ）
5) Suhonen S, Haukkamaa M, Jakobsson T, et al. Clinical performance of a levonorgestrel-releasing intrauterine system and oral contraceptives in young nulliparous women：a comparative study. Contraception 2004；69：407-412（レベルⅡ）
6) Grimes DA, Lopez LM, Manion C, et al. Cochrane systematic reviews of IUD trials：lessons learned. Contraception 2007；75：S55-59（レベルⅢ）
7) Heinemann K, Reed S, Moehner S, et al. Risk of uterine perforation with levonorgestrel-releasing and copper intrauterine devices in the European Active Surveillance Study on Intrauterine Devices. Contraception 2015；91：274-279（レベルⅠ）
8) World Health Organization. Reproductive Health and Research. Medical eligibility criteria for contraceptive use. 3rd ed. WHO, Geneva, 2004（レベルⅠ）
9) National Collaborating Centre for Women's and Children's Health. NICE clinical guidelines. Heavy menstrual bleeding. Royal College of Obstetricians and Gynaecologists Press, London, 2007（レベルⅠ）
10) Backman T, Rauramo I, Jaakkola K, et al. Use of the levonorgestrel-releasing intrauterine system and breast cancer. Obstet Gynecol 2005；106：813-817（レベルⅢ）
11) Andersson K, Batar I, Rybo G. Return to fertility after removal of a levonorgestrel-releasing intrauterine device and Nova-T. Contraception 1992；46：575-584（レベルⅡ）
12) Vercellini P, Aimi G, Panazza S, et al. A levonorgestrel-releasing intrauterine system for the treatment of dysmenorrhea associated with endo-

metriosis: a pilot study. Fertil Steril 1999; 72: 505-508（レベルⅡ）
13) Fedele L, Bianchi S, Raffaelli R, et al. Treatment of adenomyosis-associated menorrhagia with a levonorgestrel-releasing intrauterine device. Ferti Steril 1997; 68: 426-429（レベルⅠ）
14) Orbo A, Vereide A, Arnes M, et al. Levonorgestrel-impregnated intrauterine device as treatment for endometrial hyperplasia: a national multicentre randomised trial. BJOG 2014; 121: 477-486（レベルⅠ）
15) Abu Hashim H, Zayed A, Ghayaty E, et al. LNG-IUS treatment of non-atypical endometrial hyperplasia in perimenopausal women: a randomized controlled trial. J Gynecol Oncol 2013; 24: 128-134（レベルⅡ）
16) Chlebowski RT, Manson JE, Anderson GL, et al. Estrogen plus progestin and breast cancer incidence and mortality in the Women's Health Initiative Observational Study. J Natl Cancer Inst 2013; 105: 526-535（レベルⅠ）
17) Comhaire FH, Depypere HT. Hormones, herbal preparations and nutriceuticals for a better life after the menopause: part I. Climacteric 2015; 18: 358-363（レベルⅠ）
18) Lyytinen HK, Dyba T, Ylikorkala O, et al. A case-control study on hormone therapy as a risk factor for breast cancer in Finland: Intrauterine system carries a risk as well. Int J Cancer 2010; 126: 483-489（レベルⅢ）

Exercise 43

誤っているものはどれか。2つ選べ。

a. IUS は IUD に比較して避妊率が高い。
b. IUS は粘膜下筋腫による過多月経の良い適応である。
c. IUD および IUS は除去後，同等に妊孕性が回復する。
d. IUD および IUS を挿入する際は，性感染症や子宮奇形は禁忌である。
e. IUD の D は，銅のことである。

4 ▶ OC

CQ 44 OC とは？

❶ OC（低用量経口避妊薬）とは

OC は卵胞ホルモン（エストロゲン）と黄体ホルモンの2種類の女性ホルモンが含まれ，含有ホルモン量が低用量化され，なおかつ避妊効果が十分であるように調整されたものである。現在，「低」用量ピルはエストロゲンの含有量が 50μg 未満のものを指し，50μg のものを中用量 OC，それを超えるものを高用量 OC と呼んでいる。現在日本で発売されている低用量ピルには大きく分けて3種類がある。1960年代に開発された第一世代の黄体ホルモンであるノルエチステロンを使ったもの，第二世代のレボノルゲストレルを使ったもの，そして1980年代に開発された第三世代のデソゲストレルを使ったものである。また，ピルはホルモンの配合比によって，卵胞ホルモンと黄体ホルモンの量が月経周期を通じて変わらない一相性ピルと，1周期においてその配合が3段階に変化する三相性ピルとがある。

表1 各種避妊法使用開始1年間の失敗率（妊娠率）（文献3より）

避妊法	理想的な使用[*1]（%）	一般的な使用[*2]（%）	継続率（1年間）（%）
低用量ピル	0.3	8	68
コンドーム	2	15	53
殺精子剤	18	29	42
ペッサリー	6	16	57
薬物添加IUD	0.1〜0.6	0.1〜0.8	78〜81
リズム法	1〜9	25	51
女性避妊手術	0.5	0.5	100
男性避妊手術	0.1	0.15	100
避妊せず	85	85	

[*1] 理想的な使用：選んだ避妊方法を正しく続けて使用している場合
[*2] 一般的な使用：飲み忘れを含め一般的に使用している場合

❷ OCの作用機序

月経周期において，OCは視床下部-下垂体-卵巣内分泌系に作用し，脳下垂体から分泌される性腺刺激ホルモンの分泌を抑え，卵胞の発育および排卵を抑制する[1]。排卵を抑制するには7日間の連続投与が必要だが，その後服用をやめると稀に排卵することがある。OCを継続的に服用することによって，卵巣の休止状態を保つことができるといわれている[2]。また直接子宮内膜に作用して受精卵の着床を阻害したり，子宮頸管粘液に作用して精子が子宮内に入りにくくする働きがある。

❸ OCの有効性

服用の仕方を間違えなければ，使用開始後の1年間の避妊失敗率（妊娠率）（表1）[3] は0.3%程度といわれ，たまに服用を忘れた場合でも8%程度といわれている。コンドームによる避妊の失敗率は2〜15%，オギノ式などの排卵日を避けての性交による避妊の失敗率は9〜25%ともいわれているので，ピルはかなり確実な避妊法であるといえる。

❹ 重大な副作用とマイナー・トラブル

ピルのマイナー・トラブルとしては，服用開始時に嘔気，頭痛，めまい，乳房緊満感，不正出血などの副作用が挙げられる。しかし，これらの症状は，ホルモンバランスの変化によるもので，数カ月で自然に治まることが多い。

低用量ピルの重大な副作用として，静脈血栓塞栓症（VTE）がある。OCの使用により，VTEは3〜5倍に増加する[4]。

OCによるVTEリスクの増加は使用開始後4カ月以内に認められ，中止後3カ月以内に非服用者のリスク値まで戻るといわれている[5]。使用期間の長期化に伴ってVTEリスクの低下が認められており，これは，OCの使用によって血栓性素因が顕在化するためであると指摘されている。

また，肥満，喫煙，高齢女性へのOCはVTEのリスクを増加させる。BMIが20〜25未満の女性のリスクを1とした場合，BMIが25〜30未満で2.4，BMIが30以上で5.5と，OC投与による

VTEのリスクはBMIの上昇に伴い上昇すると報告されている[6]。喫煙もVTEのリスクを上昇させる。これまで喫煙経験のない場合のVTEのリスクを1とした場合，これまで喫煙経験がある場合のリスクは1.63，現在喫煙している場合のリスクは2.03まで上昇する。一方，喫煙経験のないOC使用者のVTEのリスクは3.9で，喫煙経験のあるOC使用者は4.83，現在喫煙している場合は8.79にまで上昇すると報告されている[7]。

❺ OCによる避妊以外の効果

OCは月経困難症に対して，月経痛の減少，月経量の減少効果もあることが知られている。子宮内膜症症例においてもOCは子宮内膜症に伴う月経痛を軽減し，OCにより排卵が抑制されることや卵巣囊胞内への新たな出血が抑制されることから，OCは卵巣子宮内膜症性囊胞を縮小すると考えられている[8]。

現在日本では，OCには尋常性痤瘡（にきび）に対する適応はないが，改善する効果があることは認められている。OCは卵巣や副腎からのテストステロン産生を抑えること，性ホルモン結合グロブリン（SHBG）を増加させることにより，テストステロンのSHBGへの結合を増やして生体利用率を下げる。また，含有される黄体ホルモンが，フリーのテストステロンからジヒドロテストステロン（DHT）への変換酵素に直接作用し，これを阻害することなどの機序によりアンドロゲンを低下させることなどで，アンドロゲンに関連した尋常性痤瘡（にきび）や多毛症などの疾患の改善に効果があるといわれている[9]。

❻ OCのがんのリスクに関して

本邦においてはホルモン剤というとすぐにがんの発生と結びつける傾向があるが，実際にはピルを長期間服用することにより，卵巣がん，子宮体がんのリスクは減少すると最近の研究では考えられる。

卵巣がんはピルの10年以上の使用で，50％以上のリスク軽減効果があるとの報告がある[10]。卵巣がんは卵巣が毎月の破裂と修理を繰り返すことで生じるとされ，低用量ピルの服用により排卵が抑制されることで，結果的にがんの発症を抑制すると考えられている。

子宮体がんに対するリスクも50％程度低下するとの報告が多く，使用期間との関連では，使用期間が長くなるとリスクが低下することが示されている[11]。

乳がんのリスクに関しては，家族歴，服用期間，エストロゲンの用量など多くの因子の影響があり，判断は難しいが，現時点ではOCの服用はわずかながら乳がん発症リスクを増加させると考えるべきであろう。

子宮頸がんのリスクは，長期間の服用で発症リスクが高くなる可能性がある[12]。子宮頸がんの発症リスクにヒトパピローマウイルス（HPV）感染が関与することがわかっており，喫煙やストレスががん化の因子でもあるので，性交時のコンドームの使用，禁煙，定期的な子宮がん検診の受診を服用者に対して勧めるべきと考える。

❼ OCの処方に関して

OCの開始時期であるが，英国産婦人科学会のガイドライン[13]では，OCを月経周期5日目まで

表2 WHOによるOCの飲み忘れに関する指導（文献3より）

「OC飲み忘れ」の状況	OC使用に対する指導	緊急避妊法（EC）の適応
実薬1〜2錠飲み忘れた場合，あるいは1〜2日飲み始めるのが遅れた場合	できる限り速やかに1錠の実薬*を服用し，その後1日に1錠OCを服用し続ける。他の避妊法を用いる必要はない。	ECは不要
実薬を3錠以上飲み忘れた場合，あるいは飲み始めるのが3日以上遅れた場合	できる限り速やかに1錠の実薬を服用し，その後1日に1錠OCを服用し続ける。続く7日間実薬を7錠服用するまでの間，コンドームを併用するか，性交を控える。	ECは不要
	1週目に飲み忘れ，コンドームなどの避妊が行われずに性交が行われた場合。	ECの適応
	3週目に飲み忘れた場合には，実薬は最後まで飲み終える。休薬（偽薬の服用）をしないで，次のシートを開始する。	ECは不要
偽薬を飲み忘れた場合	飲み忘れた偽薬を捨てて，1日1錠飲み続ける。	ECは不要

*実薬を1錠以上飲み忘れた場合には，飲み忘れた最初のOCを服用し，飲み忘れたOCの残りを服用し続けるか，月経予定日を変更しないために，それらを捨ててもよい。

に開始した場合には追加の避妊法は必要ないとしており，月経周期5日目を過ぎてOCを開始した場合は，追加の避妊法を用いるか，7日間は性交渉を避けるべきである。

OCの飲み忘れ時の対応については，表2[3]を参照されたい。

● 文献

1) Killick S, Eyong E, Elstein M. Ovarian follicular development in oral contraceptive cycles. Fertil Steril 1987；48：409-413（レベルⅡ）
2) Khader YS, Rice J, John L, et al. Oral contraceptives use and the risk of myocardial infarction；a meta-analysis. Contraception 2003；68：11-17（レベルⅡ）
3) 日本産婦人科学会編．低用量経口避妊薬の使用に関するガイドライン（改訂版）．日産婦誌 2006；58：894-962（レベルⅠ）
4) WHO. Ischaemic stroke and combined oral contraceptives：results of an international, multicenter, case-control study. WHO Collaborative Study of Cardiovascular Disease and Steroid Hormone Contraception. Lancet 1996；348：498-505（レベルⅠ）
5) WHO. Acute myocardial infarction and combined oral contraceptives：results of an international multicenter case-control study. WHO Collaborative Study of Cardiovascular Disease and Steroid Hormone Contraception. Lancet 1997；349：1202-1209（レベルⅠ）
6) Parkin L, Sharples K, Hernandez RK, et al. Risk of venous thromboembolism in users of oral contraceptives containing drospirenone or levonorgestrel：nested case-control study based on UK General Practice Research Database. BMJ 2011；342：d2139（レベルⅡ）
7) Pomp ER, Rosendaal FR, Doggen CJ. Smoking increases the risk of venous thrombosis and acts synergistically with oral contraceptive use. Am J Hematol 2008；83：97-102（レベルⅢ）
8) Harada T, Momoeda M, Taketani Y, et al. Low-dose oral contraceptive pill for dysmenorrhea associated with endometriosis：a placebo-controlled, double-blind, randomized trial. Fertil Steril 2008；90：1583-1588（レベルⅡ）
9) O'Connell K, Westhoff C. Pharmacology of hormonal contraceptives and acne. Cutis 2008；81：8-12（レベルⅣ）
10) Havrilesky LJ, Moorman PG, Lowery WJ, et al. Oral contraceptive pills as primary prevention for ovarian cancer：a systematic review and meta-analysis. Obstet Gynecol 2013；122：139-147（レベルⅡ）
11) Schlesselman JJ. Risk of endometrial cancer in relation to use of combined oral contraceptives. A practitioner's guide to meta-analysis. Hum Reprod 1997；12：1851-1863（レベルⅡ）
12) International Collaboration of Epidemiological Studies of Cervical Cancer, Appleby P, Beral V, et al. Cervical cancer and hormonal contraceptives: collaborative reanalysis of individual data for 16,573 women with cervical cancer and 35,509 women without cervical cancer from 24 epidemiological studies. Lancet 2007；370：1609-1621（レベルⅡ）

13) Faculty of Sexual & Reproductive Healthcare. Clinical guidance. Combined hormonal contraception （レベルⅡ）
http://www.fsrh.org/pages/Clinical_Guidance_2.asp

Exercise 44

正しいものはどれか．1つ選べ．

a．OC の服用で，子宮体がんは増加する．
b．OC の服用で，子宮頸がんは減少する．
c．OC の実薬を1回飲み忘れた場合，緊急避妊が必要となる．
d．OC は尋常性痤瘡（にきび）を改善する．
e．OC の使用期間の長期化に伴って，静脈血栓塞栓症（VTE）のリスクは増加する．

5 緊急避妊法（EC）

CQ 45　緊急避妊法（EC）とは？

❶ はじめに

　緊急避妊法（emergency contraception；EC）とは，避妊措置に失敗した，または避妊措置を講じずに性交した後に，妊娠を回避するために緊急的に用いるものである．通常の経口避妊薬のように，計画的に妊娠を回避するものではない．「性交後避妊」あるいは「モーニングアフターピル」などいろいろな代替用語もあるが，「緊急避妊法」が一般的になりつつある．緊急避妊法として，本邦では従来からヤッペ法が行われてきた．しかし，ヤッペ法は厚生労働省が認めた緊急避妊法ではない．2011年5月，本邦でも緊急避妊薬であるレボノルゲストレル錠の発売が許可された．女性のリプロダクティブヘルスに大きく寄与するものと思われる．
　本項では WHO が推奨する緊急避妊ピル（ECP）レボノルゲストレル錠とその服用上の注意点について述べる．

❷ 緊急避妊ピル（ECP）の適応[1]

EC は，
①避妊をしないで行った性交（unprotected sexual intercourse；UPSI）
②経口避妊薬（OC）の服用忘れや下痢などによる吸収障害
③レイプや性的暴行後
④腟外射精に際しての外陰部への射精
⑤コンドームの破損，脱落，不適切な使用

⑥その他の避妊具の不適切な装着，破損，脱落
⑦性交後8時間以内での避妊用ペッサリーの除去
などの事例に適用される。

❸ レボノルゲストレル単剤と従来のヤッペ法の違い

　緊急避妊法として正式に承認されたのは，現在では世界で広く普及しているレボノルゲストレル単剤である。一方，ヤッペ法には中用量ピルであるプラノバール®配合錠が推奨されてきた。プラノバール®配合錠は1錠中にエチニルエストラジオール0.05mg，ノルゲストレル0.5mgを含有する一相性のEP配合薬である。UPSI後72時間以内にプラノバール®2錠を服用し，さらにその12時間後に2錠服用する。しかしヤッペ法は，産婦人科医独自の判断と責任によって処方されてきた経緯があり，避妊効果の確実性に疑問がもたれていた。また，ヤッペ法は緊急避妊効果が弱いとされる[1]ソフィア®A（一相性OC，1錠中メストラノール0.05mg，ノルエチステロン1.0mg）などが処方されている事例も見受けられる。
　レボノルゲストレルもノルエチステロンも黄体ホルモンであるが，レボノルゲストレルはノルエチステロンに比較して以下のような利点を有している[1]。
　①黄体ホルモン活性が強力である
　②血中半減期がノルエチステロンの約1.6〜4倍長い
　③レボノルゲストレルは，初回通過効果をほとんど受けないため吸収率がノルエチステロンより良く，確実に血中に移行する
　④排卵抑制量はレボノルゲストレルで50μg/日，ノルエチステロンで500μg/日である
　ノルレボ®単剤の作用機序は，排卵の抑制あるいは遅延であるが，受精阻害，受精卵の着床阻害もある[1,2]。具体的には，ノルレボ®錠をUPSI後72時間以内に2錠（1.5mg）同時服用する。WHOの大規模臨床試験で，ノルレボ®錠1.5mgの単回投与法が，0.75mg×2回投与法と比較し，使用しやすくかつ妊娠率も低いことが明らかになっているからである[3]。故に，本邦での用法，用量はノルレボ®錠0.75mg 2錠の1回服用が推奨される。
　ノルレボ®錠はヤッペ法に比較して避妊効果が高く，服用の仕方が簡単で，かつ副作用が少ない（表1）[4]。

❹ ノルレボ®錠処方で注意すべき点

　ノルレボ®錠処方で注意すべき点は，以下の事項である。
　①緊急避妊薬の有効性は，ノルレボ®錠投与後に性交が行われたか否かに影響される（図1）[3]。ノルレボ®錠服用で排卵遅延を招くことがあるので，次回月経までは低用量ピルを服用した翌日から21日間，あるいは妊娠を早めに否定した場合には14日間低用量ピルを服用させるなどして，確実に避妊するように指導する。
　②ノルレボ®錠のoverallの妊娠率は2%（対照は8%）である。排卵期周辺の1回の無防備性交の妊娠率は23.2%，超危険日では35.5%である[5]。故に，排卵周辺期ではノルレボ®錠を使ったとしても妊娠率はoverallの3倍に上昇する。LHサージ以前（卵胞サイズ17mm未満）にノルレボ®錠が投与されると，約90%の女性がその後5日間の排卵が阻害されるか排卵障害（遅延）が起こる

表1 ヤッペ法とレボノルゲストレルの副作用とその頻度（文献4より）

副作用	ヤッペ法 (N=232) %	レボノルゲストレル (N=194) %	P値
副作用なし	40.1	93.3	<0.01
悪心	53.9	3.6	<0.01
嘔吐	12.9	0	<0.01
下腹部痛	4.3	1.0	NS
頭痛	2.2	0.5	NS
だるい	1.7	0	NS
下痢	0.9	1.0	NS
むくみ	0	0	NS
その他	0	1.0	<0.01

レボノルゲストレルはヤッペ法に比較して避妊効果が高く，かつ副作用が少ない。

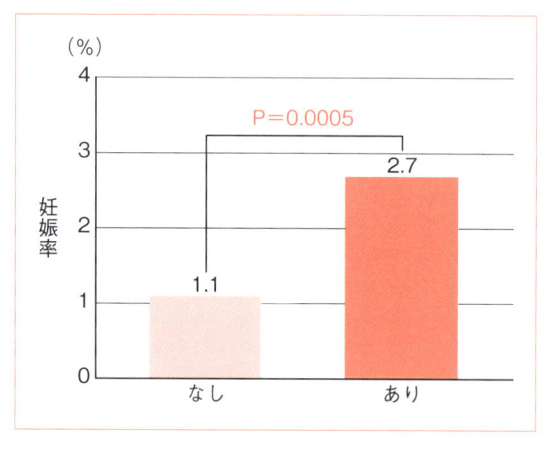

図1 緊急避妊法（EC）から次回予定月経までの性交の有無による妊娠率（%）（文献3より）
緊急避妊ピル（ECP）の服用が排卵遅延を招くことがあるので，次回月経までは，ECPを服用した翌日から21日間，あるいは妊娠を早めに否定したい場合には14日間OCを服用させるなどして，きちんと避妊するように指導する。

のに対して，卵胞径が18mm以上なら47%に低下するからである（表2）[2]。

③ノルレボ®錠はUPSIから早い時期に早く服用すればするほど避妊効果が高い。

ノルレボ®錠服用後の妊娠率は性交後24時間以内で0.4%，25～48時間で1.2%，49～72時間で2.7%となっている。いずれもヤッペ法の妊娠率より低い（図2）[6]。

❺ 緊急避妊ピルを処方する医師の責任

産婦人科医は，社会的に注目されているノルレボ®錠を適正に使用する責任がある。すなわちノルレボ®単剤は，

①低用量ピルのように計画的に妊娠を回避するものではないこと
②1年間を通じて妊娠阻止率が99%を超える低用量ピルに比べ，服用1回の妊娠阻止率が81%（妊娠率に換算すると1～2%）であること
③繰り返し使用するものではないこと

などのインフォームド・コンセントを得て処方する必要がある。

表2 LNG-ECP（0.75mg×2回）投与前の卵胞径と排卵抑制（文献2より）

	排卵なし （%）	排卵障害 （%）	合計 （%）
12～14mm	83	11	94
15～17mm	36	55	91
18mm 以上	12	35	47

LNG：レボノルゲストレル
ECP：緊急避妊ピル
LHサージ以前（卵胞サイズ17mm未満）にノルレボ®錠が投与されると，約90％の女性がその後5日間の排卵が阻害されるか排卵障害が起こるのに対し，卵胞径が18mm以上なら47％に低下する。

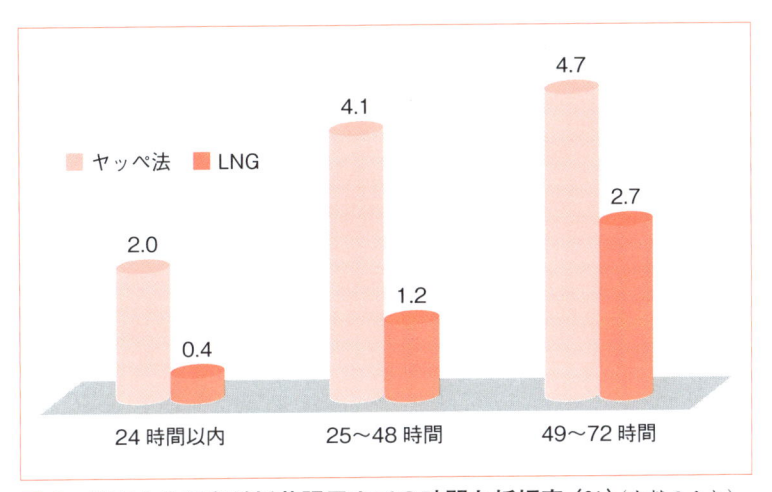

図2 性交から緊急避妊薬服用までの時間と妊娠率（%）（文献6より）
ノルレボ®錠はUPSIから早い時期に早く服用すればするほど避妊効果が高く，ヤッペ法の妊娠率より低い。

❻ 緊急避妊法としての銅付加IUD（Cu-IUD）

　日本産科婦人科学会が示した緊急避妊法選択のアルゴリズム（図3）[7]には，銅付加IUD（Cu-IUD）も緊急避妊法の選択肢として含まれている。銅付加IUDはECとしての避妊効果が高いだけでなく，性交後120時間以内での挿入が可能で，EC後には通常の避妊法として継続的に使用できる利点を有する。妊娠率は1％未満である。故に，妊娠経験のある女性がECを求めて来院した際には，銅付加IUDの選択肢も患者に示すべきである。しかし，費用の点から，その場限りの緊急避妊法としては一般的ではない。

　以上より，緊急避妊薬ノルレボ®錠は女性のヘルスケア，リプロダクティブヘルスに大きく寄与するものと思われる。故に，我々産婦人科医はノルレボ®錠を熟知しておく必要がある。

● 文献
1) 北村邦夫. 緊急避妊法とプロゲスチン. Hormone Frontier in Gynecology 2010；17：140-149（レベルⅢ）
2) Croxatto HB, Brache V, Pavez M, et al. Pituitary-ovarian function following the standard levonorgestrel emergency contraceptive dose or a single 0.75mg dose given on the days preceding ovulation. Contraception 2004；70：442-450（レベ

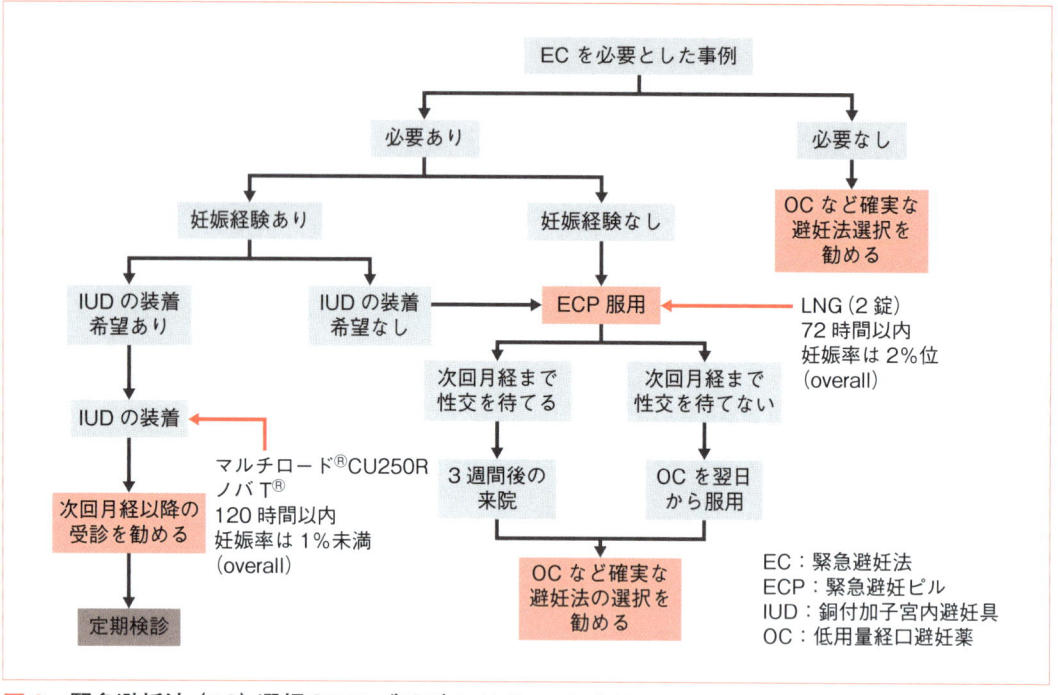

図3 緊急避妊法（EC）選択のアルゴリズム（文献7より改変）

ルⅢ）
3) von Hertzen H, Piaggio G, Ding J, et al：WHO Research Group on Post-ovulatory Methods of Fertility Regulation. Low dose mifepristone and two regimens of levonorgestrel for emergency contraception：a WHO multicentre randomised trial. Lancet 2002；360：1803-1810（レベルⅠ）
4) 北村邦夫．緊急避妊法．日産婦誌 2007；59：N514-518（レベルⅢ）
5) Wilcox AJ, Weinberg CR, Baird DD. Timing of sexual intercourse in relation to ovulation. Effects on the probability of conception, survival of the pregnancy, and sex of the baby. N Engl J Med 1995；333：1517-1521（レベルⅢ）
6) Randomised controlled trial of levonorgestrel versus the Yuzpe regimen of combined oral contraceptives for emergency contraception. Task Force on Postovulatory Methods of Fertility Regulation. Lancet 1998；352：428-433（レベルⅠ）
7) 日本産科婦人科学会．緊急避妊法の適正使用に関する指針．2011年3月8日（レベルⅢ）
http：//www.jsog.or.jp/news/pdf/guiding-principle.pdf

Exercise 45

正しいものはどれか．1つ選べ．

a. 緊急避妊法は従来の経口避妊薬同様，計画的に妊娠を回避するものである．
b. ノルレボ®錠に含まれるレボノルゲストレルは黄体ホルモン活性が弱い．
c. ノルレボ®錠はヤッペ法に比較し，避妊効果が高く副作用も少ない．
d. ノルレボ®錠は性交後72時間以内であれば，どのタイミングで服用しても避妊効果は同じである．
e. 未婚女性に対する緊急避妊法としては，銅付加IUDが一般的である．

5 性器の損傷，性器瘻

CQ 46 女性性器損傷・性器瘻の原因・症状・治療は？

❶ 性器損傷

a. 性器損傷の原因

性器損傷の原因として，①不慮の事故による外傷，②性交時（性的暴行を含む）の損傷，③分娩時の損傷，④子宮内操作時（ゾンデ診，子宮内容清掃術，頸管拡張時，子宮鏡など）の損傷が挙げられる。その他，アフリカや中東のある地域では性器切除の習慣（割礼）があり，ユニセフの推定では約1億2,000万人が性器切除を受けている。

b. 不慮の事故による性器損傷

不慮の事故による性器損傷としては，自転車やバイクなどの事故時におけるサドルでの股間の打撲や，転落時などにおける鉄棒などでの股間の打撲（straddle injury）が挙げられる。外陰部は血流が豊富で軽度の裂傷でも出血が多く，受傷者や家族の不安が強いケースもある。最近では，スノーボードによる性器外傷が増加しており，長野県だけでも3年間で66症例の発生が報告されている。そのほとんどが，リフトの乗り降り時に片足のみビンディングを外した状態で転倒し，直立したビンディングで外陰部を強打して外陰部を損傷しており，はずしたビンディングを倒せば予防できるので，受傷者やスノーボード愛好者への注意喚起が重要である[1]。股間の打撲による外傷では，外陰の裂傷や血腫，腟裂傷がみられる。裂傷は縫合し，血腫は切開，血腫除去，止血を行い，必要であればドレーンを留置する[2]。

c. 性交時（性的暴行を含む）の性器損傷

性交時の性器損傷は，通常の性交渉でもみられるが，暴力的性交や無理な体位，器物使用による性交や自慰行動などで頻度が増える。通常性交（normal sex）による外傷のレビュー[3]によると，外傷としては，裂傷（laceration），擦過傷（abrasion），打撲（contusion），血腫（hematoma），あざ（bruise）がみられる。年齢的な特徴があり，思春期の女性では60％に会陰6時方向の裂傷が，50％には処女膜に病変がみられた。性成熟期の女性では，4〜11％に主に会陰の6時方向の裂傷が認められた。また，日本の検討[4]では，性交裂傷の好発部位は，陰核包皮周辺，小陰唇内側，腟入口前・後壁および処女膜，肛門周囲（特に後方），腟前庭上部・外尿道口周辺，腟前壁（円蓋まで），腟後壁（円蓋まで）と報告されている。重症例では後腟円蓋に及ぶ腟裂傷により出血多量となる症例や，腟外傷を伴わない腹腔内出血の症例の報告もみられる。裂傷はみられず血腫を形成することもある。

性交時の性器損傷の危険因子としては，①性器サイズの不適合，②若年者，③後屈子宮，④正常位などが挙げられる。治療は，裂傷は縫合し，血腫があれば切開，血腫除去，止血を行い，必要であればドレーンを留置する[2]。

性器損傷をみた場合は，性暴力によるものか否かの判断が必要となる。米国ワシントン州のある

地域の救急外来を受診した819人の性暴力被害者の特徴として，52％に一般外傷が認められ，20％に性器あるいは肛門外傷が認められた一方で，41％では外傷が認められなかった。一般外傷は，殴られたり蹴られたりした場合，絞殺未遂であった場合，口や肛門への性的暴行があった場合，あるいは見知らぬ者からの暴行であった場合に多くみられた。性器あるいは肛門外傷は，被害者の年齢が20歳以下あるいは49歳以上であった場合，被害者に性交経験がなかった場合，暴行後24時間以内に受診した場合，あるいは肛門への性的暴行があった場合に多くみられた[5]。

性的暴行が疑われた場合は，診察時の所見を詳細に記録し，警察の介入時に対応できるようにする。日本産婦人科医会より「性犯罪被害者診療チェックリスト」[6]が発行されており，これを使用することが勧められる。まず，警察への届出の有無を確認し，届出がされていない場合は，本人の意向を確認し届出を勧める。性的暴力を受けた女性は恐怖感や不安が強いことが多く，診察・問診は慎重に行う[7]。男性に対する不信感も強く，可能な限り女性スタッフが対応するようにする。診察にあたっては，腟内の残留物を採取する。その後は性器外傷の有無，性器以外の外傷の有無を確認し，外傷がある場合はその処置を行う。創傷処置終了後は，性器感染予防のために抗生剤を投与，妊娠予防のために緊急避妊薬を内服させるか子宮内避妊具（IUD）を使用する。初診時，および受傷後適時，性感染症のチェックを行う。梅毒やHIV感染などでは潜伏期が長く，その後のフォローも必要である（表1）[8]。日本においてもHIV感染者が増加しており，今後は感染予防のための抗ウイルス薬の使用も検討すべきであろう。また，精神的なショックも大きく，精神科のカウンセリングなどのサポートも必要である。詳細は**277頁〜**を参照されたい。

d. 分娩時の性器外傷

分娩時の性器外傷は，産道を形成する子宮，子宮頸管，腟，会陰部でみられる。

会陰裂傷・腟裂傷は，分娩時に腟や外陰の伸展が悪い場合やクリステレル圧出・鉗子分娩・吸引分娩など急遂分娩施行時に発生し，ときに重症化する。重症化し縫合不全が起こると直腸腟瘻の原因となる。重症化することを予防するために，分娩時の会陰保護や会陰切開が行われる。頸管裂傷は，分娩時に子宮口全開前に児の先進部が通過したため子宮頸管に裂傷が起こるものである。子宮破裂は妊娠中に子宮壁全層の断裂が起こるもので，難産，陣痛誘発剤使用，既往の子宮手術（帝王切開や筋腫核出術）の瘢痕部の脆弱性が原因となる。詳細は周産期関連の成書に譲る。

e. 子宮内操作時の性器損傷

子宮内の操作時（ゾンデ診，子宮内容清掃術，頸管拡張時，子宮鏡など）に，子宮損傷が起こることがある。無理なゾンデ診は子宮穿孔の原因となるため，ゾンデを極力軽く把持し，ゾンデが進まない場合は無理せず経腟超音波断層法にて方向や子宮腔長を確認した上で再度行う。頸管拡張時のラミナリア挿入時も同様である。子宮内容清掃術や子宮鏡施行時に子宮の損傷が疑われた場合は，操作を中止し他臓器の損傷がないか精査する。ゾンデの子宮穿孔のみで出血も少量の場合は，抗生剤を投与しての経過観察が可能であるが，他臓器損傷や出血が多い場合は，腹腔鏡あるいは開腹手術による修復や止血が必要となる。

❷ 性器瘻

a. 性器瘻の原因

性器瘻は，性器と他臓器の間に形成された瘻孔であり，代表的なものとしては，膀胱腟瘻，直腸

表1 性感染症の潜伏期・検査・主症状

病名	潜伏期	検査	症状
梅毒	3週	抗体：感染後4週以降 病変からの梅毒トリポネーマ（T.p.）の検出	感染後約3週間でT.p.侵入部位の局所に初期硬結，中心に潰瘍を形成し硬性下疳となる。女性の場合，大小陰唇，子宮頸部にみられる。放置するとT.p.が全身に散布され，皮膚・粘膜の発疹や臓器梅毒の症状（第2期梅毒），感染後3年以上経過すると結節性梅毒疹やゴム種（第3期梅毒），大動脈炎・大動脈瘤・脊髄癆・進行麻痺（第4期梅毒）へと進行する。
淋菌感染症	2～7日	PCR　培養同定	女性は症状が軽いことが多い。子宮頸管炎（帯下の増量，不正性器出血），PID，尿道炎，バルトリン腺炎
クラミジア	1～3週	PCR　EIA	女性は症状が軽いことが多い。子宮頸管炎（帯下の増量），PID，肝周囲炎
性器ヘルペス	2～20日	HSV抗原の証明 抗体検査は参考程度	性器周辺の違和感，その後水泡形成。急性期は発熱，鼠径リンパ節腫脹，潰瘍形成，排尿困難
尖圭コンジローマ	数週～3カ月	生検	大陰唇，小陰唇，会陰，腟前庭，腟，子宮頸部，肛門周囲に鶏冠状の疣贅
トリコモナス腟炎	1～数週	腟分泌物の鏡検	灰白色，泡沫状の帯下，ときに悪臭
HIV/エイズ	3カ月/7～10年	抗体：4週後から 核酸：2～3週から 最終確認は3カ月後	症状に乏しく無症候性キャリアで経過。エイズ関連症候群として，リンパ節腫脹，下痢，発熱，体重減少，免疫不全症状，その後日和見感染（深部カンジダ症，カリニ肺炎，カポジ肉腫）
B型肝炎	性感染：2～6週 輸血・針刺し：数日～数週	HBc抗体　HBs抗原	急性肝炎（倦怠感，食欲不振，顕性黄疸），劇症肝炎 慢性化は少ない，ワクチンで予防可
C型肝炎	2～3カ月	HCV抗体　抗体陽性時，HCV-RNA定量	急性肝炎（倦怠感など），慢性肝炎，肝硬変，肝癌

腟瘻が挙げられる。また，瘻孔より出てくるものにより尿瘻（膀胱腟瘻，膀胱子宮瘻など），糞瘻（直腸腟瘻，小腸腟瘻など）に分類することもある[3]。

性器瘻の原因としては，①分娩時の損傷の縫合不全，②適切な医療介入のない分娩時損傷，分娩遷延のため児頭の圧迫による組織の虚血・壊死，③骨盤内の手術操作による損傷，④悪性腫瘍（直腸癌，膀胱癌，子宮頸癌）やその放射線治療後，⑤大腸憩室，クローン病，潰瘍性大腸炎などの腸の炎症性疾患，⑥ペッサリーなどの異物などが挙げられる。

b. 適切な医療介入のない分娩に伴う性器瘻

これらの原因のうち，適切な医療介入のない分娩に伴う性器瘻が世界的には大きな原因で，問題になっている。国連人口基金（UNFPA）によると，産科医療が不十分なアフリカ，アジア，アラブ，ラテンアメリカなどの発展途上国では，分娩時に適切な産科処置が施されないことにより，約200万人の未治療の性器瘻の患者がおり，また新たに毎年5～10万人の性器瘻患者が発生している。分娩時，適切な産科処置が行われている日本やアメリカ，EUなどでは，分娩時損傷の縫合不全が主な性器瘻の原因であり，発展途上国とはその原因や頻度がかなり異なる[9,10]。

症状としては，腟よりの尿や便の流出を認める。そのため，日常生活が障害され，QOLの低下

が著しい．発展途上国では，未治療で放置されることが多い．そのため，尿路感染や腟・子宮感染を繰り返し，外陰や腟の発赤・疼痛がみられ，性交痛や不妊の原因となる．

　治療は，外科的に閉鎖可能であれば，閉鎖を考慮する．産婦人科医のみでなく，泌尿器科医や外科医の協力が必要となる．膀胱腟瘻では，小さい瘻孔であれば，膀胱に長期間フォーリーカテーテルを留置することにより閉鎖することもあるが，手術的に閉鎖する場合は，泌尿器科医の協力のもと閉鎖する[3]．術後は膀胱留置カテーテルを長めに留置し，膀胱内圧が上昇することを避ける．直腸腟瘻では，外科医の協力のもと閉鎖する[11]．瘻孔閉鎖部の安静を保ち，癒合不全のリスクを下げるため，一時的に人工肛門を造設した上で瘻孔を閉鎖する場合もあり，瘻孔閉鎖確認後には人工肛門を閉鎖する．

c. 産科的な原因以外で起こる性器瘻

　産科的な性器瘻以外としては，多いものは骨盤内手術後の瘻孔形成である．子宮内膜症や骨盤内感染症，頻回の手術既往により高度の癒着を認める場合，手術操作により膀胱壁や直腸壁の菲薄化や損傷，あるいは圧迫壊死のために術後に瘻孔が形成される．関連する診療科（泌尿器科，外科）の協力を得て，瘻孔形成部位を検索し，外科的に閉鎖する．

　悪性腫瘍やその放射線治療後の瘻孔形成では閉鎖は難しく，膀胱腟瘻では尿路変更（尿管瘻や腎瘻），直腸腟瘻では人工肛門造設が行われる．

　大腸憩室，クローン病，潰瘍性大腸炎などの腸の炎症性疾患では，直腸で穿孔が起こると直腸腟瘻が形成されることがある．可能であれば外科的に閉鎖する．

　また，子宮脱のためペッサリーを使用中に，ペッサリーによる腟壁の圧迫により腟壁の潰瘍を形成，直腸や膀胱に穿孔し性器瘻を形成することもある．ペッサリー使用時は定期的な診察や交換を行い，それらを未然に防ぐ必要がある．瘻孔形成時は関連する診療科の協力を得て，外科的に閉鎖する．

●文献

1) Kanai M, Osada R, Maruyama K, et al. Warning from Nagano：increase of vulvar hematoma and/or lacerated injury caused by snowboarding. J Trauma 2001；50：328-331（レベルⅣ）
2) 木口一成．性器の損傷・瘻．日産婦誌 2009；61：N226-231（レベルⅣ）
3) Schmidt Astrup B, Lykkebo AW. Post-coital genital injury in healthy women：A review. Clin Anat 2015；28：331-338（レベルⅢ）
4) 古橋信晃．性交裂傷・外陰血腫．産婦人科治療 2002；84：977-979（レベルⅣ）
5) Sugar NF, Fine DN, Eckert LO. Physical injury after sexual assault：findings of a large case series. Am J Obstet Gynecol 2004；190：71-76（レベルⅢ）
6) 日本産婦人科医会．性犯罪被害者診療チェックリスト．2011（レベルⅣ）
http://www.jaog.or.jp/all/document/check_2012.pdf
7) 荻野雅弘．性暴力被害．産科と婦人科 2011；78 Suppl：240-244（レベルⅣ）
8) 日本性感染症学会．性感染症 診断・治療ガイドライン 2011．日本性感染症学会誌 2011；22（1 Suppl）：2-163（ガイドライン）
9) 日本母性保護産婦人科医会．研修ノート No.60 産道損傷．木下勝之，杉本充弘，寺尾俊彦．1998（レベルⅣ）
10) United Nations Population Fund. Obstetric fistula（レベルⅢ）
http://www.unfpa.org/obstetric-fistula
11) Creanga AA, Genadry RR. Obstetric fistulas：a clinical review. Int J Gynaecol Obstet 2007；99 Suppl 1：S40-46（レベルⅢ）

Exercise 46

誤っているものはどれか。1つ選べ。

a. アフリカのある地域では，習慣的に女性器の切除が行われ，人権問題になっている。
b. 不慮の事故による性器損傷では，スノーボードによる損傷が増加している。
c. 通常の性交渉では，性器損傷はみられない。
d. 発展途上国では，適切な医療介入のない分娩に伴う性器瘻が多くみられる。
e. 直腸腟瘻の修復では，修復部の安静のため一時的に人工肛門を造設する場合がある。

6 非感染性外陰部瘙痒症

CQ 47 非感染性外陰部瘙痒症の原因疾患とその治療は？

❶ はじめに

外陰部に異常を認めても患者は羞恥心のために，なかなか受診しないことが多く，診断が遅れたり，治療も不完全であったりすることが多い．市販薬の誤用による症状悪化もみられることがある．本項では，日常診療でよくみられる疾患から，稀ではあるが留意すべき疾患，ならびに，それらの診断・治療・対応について述べる．

❷ 診断と治療の概要

a．問診で聴くべきこと

糖尿病・肝腎疾患などの全身疾患の有無や，常用薬，嗜好食品，飲酒，入浴習慣（頻回の高温入浴），過度の石鹸使用，生活習慣，住環境，ストレスなど[1,2]．またタンポン・生理用ナプキン・パッドの使用状況や，前治療（外用薬・腟錠使用）の有無など．

b．診断

外陰部の皮膚病変，腟内病変，腟分泌物を観察する．

カンジタなどの感染性疾患の除外のため，腟鏡診・腟分泌物の鏡検ならびに細菌・真菌培養などを行う（感染性疾患は他項を参照）．

c．治療

治療は原因が判明すれば，その除去であり，症状・所見により外用薬・内服薬を用いる．清潔を保つことや，逆に過度の石鹸などによる洗浄を避けることなどの生活指導も大切である．難治性の場合や，自己免疫疾患・新生物などが疑われる場合は，皮膚生検または皮膚科医へのコンサルトを行う．

❸ 原因疾患

a．接触性皮膚炎（アレルギー性，刺激性）

1．概念・臨床所見

慢性の瘙痒を訴える成人女性の約50％は，接触性皮膚炎，いわゆる"かぶれ"である．紅斑性で，擦過痕や，しわの寄った鱗状の大陰唇がみられ，小陰唇にも紅斑・鱗状の形状がみられることがある．外陰部は構造上の問題から湿気に富んだ環境であること，他の部位の皮膚より上皮が菲薄であることからも，刺激に対して敏感であるといわれる[1]．その成因により，刺激性皮膚炎とアレルギー性皮膚炎に大別される．前者は化学物質それ自身の細胞毒性，あるいは組織障害性により生じる皮膚炎であり，後者は経表皮的に侵入した抗原に対しての細胞性免疫反応である[3]．

表1 外陰への刺激物・アレルゲン（文献3より改変，色文字は頻度の多いもの）

大人または乳児用のおしりふき
消毒薬：ポビドンヨード，ヘキサクロロフェン
防腐剤
体液：精液，唾液
トイレットペーパー：色や香りつきなど
コンドーム
殺精子剤
柔軟剤洗剤
手袋
生理用ナプキン，タンポン
石鹸，バブルバス，シャンプー，コンディショナー
ティーツリーオイル（アロマオイルの一種）
麻酔薬（ベンゾカイン，リドカインなど）
抗生物質（ネオマイシンなど）
抗真菌薬
ステロイド外用薬
医薬品（トリクロロ酢酸，フルオロウラシルなど）
消臭剤

2. 原因

不衛生な状態（尿失禁・便失禁，習慣性のもの），生理用ナプキンや洗浄剤，腟炎に続発する腟分泌物，合成繊維の下着などがあるが，非常に多種多様である（表1）[2,4]。また過度な洗浄（石鹸・高温水によるもの）も皮膚のバリア機能を低下させ，刺激性を増強させるので，その原因となり得る。さらに多くの軟膏剤が原因となり，抗真菌薬による二次性の刺激物接触性皮膚炎も多い[2]。

3. 治療

①原因の除去

尿失禁・便失禁があればその治療も必要である[2]。局所の刺激の回避（過度な洗浄を避ける，パッド・下着の変更など）などの生活指導も重要である。

②薬物療法

外用薬で刺激・アレルゲンになる可能性もあり，経過が思わしくなければ薬剤変更または他疾患の可能性も考慮し専門医へコンサルトする。

- ステロイド薬の外用（表2）[5]

  処方例：

  キンダベート®軟膏（一般名：クロベタゾン酪酸エステル，強度：ミディアム）1日1回～数回塗布
  または，
  リンデロン®-V軟膏（一般名：ベタメタゾン吉草酸エステル，強度：ストロング）1日1回～数回塗布

- 抗アレルギー剤の内服：痒みによる瘙破を防止するため，ときに必要である。

  【眠気を避けたいとき】
  アレグラ®錠60mg（一般名：フェキソフェナジン塩酸塩）2錠分2　朝食後・就寝前
  【瘙痒が強いとき】
  アレロック®錠5mg（一般名：オロパタジン塩酸塩）2錠分2　朝食後・就寝前

表2　ステロイド外用薬の強度（文献5より一部抜粋）

ストロンゲスト	1群	デルモベート®（一般名：クロベタゾールプロピオン酸エステル）
ベリーストロング	2群	マイザー®（一般名：ジフルプレドナート） ネリゾナ®（一般名：ジフルコルトロン吉草酸エステル）
ストロング	3群	ボアラ®（一般名：デキサメタゾン吉草酸エステル） リンデロン®-V（一般名：ベタメタゾン吉草酸エステル） プロパデルム®（一般名：ベクロメタゾンプロピオン酸エステル）
ミディアム	4群	キンダベート®（一般名：クロベタゾン酪酸エステル） ロコイド®（一般名：ヒドロコルチゾン酪酸エステル）
ウィーク	5群	プレドニゾロン（一般名：プレドニゾロン）

　ザイザル®錠5mg（一般名：レボセチリジン塩酸塩）1錠分1　就寝前
- 外用薬：擦れる場合は，表皮保護を目的に
　処方例：
　アズノール®軟膏（一般名：ジメチルイソプロピルアズレン）1日数回塗布

b. 限局性皮膚瘙痒症（狭義の皮膚瘙痒症）

1. 概念・病因

　皮膚病変が認められないにもかかわらず瘙痒を生じる疾患である。全身疾患・悪性腫瘍などの基礎疾患を有する場合もある。ドライスキンを伴うことが多いが，心因性のこともある[6]。心因性が考えられる場合は，十分検索した上で精神科医への紹介が必要となることがある。

2. 治療

①生活指導

　刺激の回避として下着を木綿製品にすることなどを勧める。過剰な洗浄や石鹸の使用を避ける。

②処方例

　保湿剤：プロペト®軟膏（白色ワセリン）1日数回塗布
　表皮保護：アズノール®軟膏（一般名：ジメチルイソプロピルアズレン）1日数回塗布
　抗ヒスタミン薬：アレロック®錠5mg（一般名：オロパタジン塩酸塩）2錠分2　朝食後・就寝前

③心因性が疑われる場合

　処方例：アタラックス®-Pカプセル25mg（一般名：ヒドロキシジンパモ酸塩）2C分2　朝食後・就寝前

c. 乳房外パジェット病

1. 概念

　診断が困難なことで知られる。外陰部の他，腋窩，肛門周囲に発症し，紅斑，低色素斑，色素沈着，落屑，びらん，腫瘤を形成する。皮膚炎や感染症による炎症との区別が難しい。表皮原発の癌で，長期間 in situ のまま表皮内拡大の時期があるので，この時期に治療すれば完治するが，浸潤癌化したものの予後は43%といわれる。診断まで数年かかることもある[7]。

2. 診断

　診断には生検が必要である。中年以降の瘙痒を伴う難治性皮膚炎様変化で，種々の治療に反応しないと訴える例では，本症を疑い，専門医（皮膚科医，婦人科腫瘍専門医など）にコンサルトする。

3. 治療

専門医による手術療法を行う。

d. 外陰上皮内腫瘍（vulvar intraepithelial neoplasia；VIN）

1. 概念

HPV によるものが多い上皮内新生物である[2]。VIN の女性の 50％近くは，子宮頸部上皮内腫瘍や腟上皮内腫瘍を合併していることがある。

2. 診断・治療

視診だけでの診断は困難で，専門医（皮膚科医，婦人科腫瘍専門医など）にコンサルトし，生検が必要となることが多い。治療も専門医による。

e. 硬化性萎縮性苔癬

1. 概念

中高年，特に閉経前後の女性に好発する。病因・発症機序は不明なことが多い。白色丘疹または白色斑で始まり徐々に拡大する。びらん，湿潤，出血，亀裂，水疱などを伴うことがある。ときに有棘細胞癌を発症することがある[8]。

2. 診断

上記の臨床症状から診断される場合もあるが，確定診断は生検である。皮膚科医などへのコンサルトが必要であることが多い。

3. 治療

専門医による治療となる。ステロイド外用薬のほか，癌発生の可能性があるので定期的な経過観察が必要である。

f. 乾癬

1. 概念

浸潤を伴う紅斑と鱗屑が特徴とされる慢性炎症性皮膚疾患である。病態形成において Th 細胞の関与が重視されている。わが国で，家族歴に乾癬があるものは約 5％で，一般には被髪頭部，四肢伸側，腰部などに好発するが，全身いずれの部位でも起こりうる[9]。

2. 診断

専門医（皮膚科医など）によるが，銀白色の鱗屑を伴う境界明瞭な浸潤を触れる紅斑性局面の存在により，比較的容易である。

3. 治療

外用薬，紫外線療法など専門医による。

●文献

1) Lambert J. Pruritus in female patients. Biomed Res Int 2014；2014：Article ID541867, p6（レベルIV）
2) ACOG Practice Bulletin No.93：diagnosis and management of vulvar skin disorders. Obstet Gynecol 2008；111：1243-1253（レベルIV）
3) 相場節也．アレルギー性接触性皮膚炎．塩原哲夫，宮地良樹，渡辺晋一，他編．今日の皮膚疾患治療指針 第4版．医学書院，東京，2012, p277-281（レベルIV）
4) 日本皮膚科学会接触皮膚炎診療ガイドライン委員会．接触性皮膚炎診療ガイドライン．日皮会誌 2009；119：1757-1793（レベルIV）
5) 日本皮膚科学会アトピー性皮膚炎診療ガイドライン作成委員会．アトピー性皮膚炎診療ガイドライン．日皮会誌 2009；119：1515-1534（レベルIV）
6) 横関博雄．限局性皮膚搔痒症．塩原哲夫，宮地良

樹, 渡辺晋一, 他編. 今日の皮膚疾患治療指針 第4版. 医学書院, 東京, 2012, p319-320 (レベルIV)
7) 熊野公子. 乳房外 Paget 病. 塩原哲夫, 宮地良樹, 渡辺晋一, 他編. 今日の皮膚疾患治療指針 第4版. 医学書院, 東京, 2012, p680-681 (レベルIV)
8) 田村敦志. 硬化性萎縮性苔癬. 塩原哲夫, 宮地良樹, 渡辺晋一, 他編. 今日の皮膚疾患治療指針 第4版. 医学書院, 東京, 2012, p529-530 (レベルIV)
9) 飯塚 一. 乾癬. 塩原哲夫, 宮地良樹, 渡辺晋一, 他編. 今日の皮膚疾患治療指針 第4版. 医学書院, 東京, 2012, p381-384 (レベルIV)

Exercise 47

非感染性外陰部皮膚瘙痒症について正しいものはどれか。1つ選べ。

a. 外陰部は清潔に保つため,石鹸での洗浄が必須である。
b. 皮膚腫瘍性病変の検査には細胞診が有用である。
c. ステロイド外用薬は接触性皮膚炎の原因とはならない。
d. 非感染性外陰部皮膚瘙痒症の診断には,問診・生活スタイルの聴取が重要である。
e. 非感染性外陰部皮膚瘙痒症に,かゆみ止めの内服薬は不適切である。

7 心身症（慢性骨盤痛・外陰痛などを含む）

CQ48 心身症とは？（慢性骨盤痛・外陰痛を含む）

❶ 心身症とは

　日本心身医学会では，「身体疾患の中で，その発症や経過に心理社会的な因子が密接関与し，器質的ないし機能的障害が認められる病態をいう。ただし，神経症やうつ病など，他の精神障害に伴う身体症状は除外する」と心身症（psychosomatic disorder）を定義している。こころの問題（ストレスや情動の変化）とからだの問題（自律神経系，内分泌系，免疫系などを介する身体的変化）が，相互作用する心身相関（mind-body correlation）の状態が病態をつくり出すという視点に立つ。現在では身体と心理社会的（bio-psycho-social）な要因の分析とともに，例えば月経前症候群にみられるような「繰り返す心身へのストレス状態による環境への適応行動の破綻や生活習慣のゆがみ」といった現象を，科学的に実証し，疾病の予防や改善に導く行動医学（Behavioral medicine）としてのアプローチが支持されてきている[1,2]。

❷ 思春期・性成熟期のライフスタイルと心身症

　女性のライフサイクルにおいては，性ステロイドの変動期と人生におけるビッグイベントが重なる。思春期や性成熟期においては，やせを伴う続発性無月経，月経困難症や月経前症候群・月経前不快気分障害といった月経関連疾患，産褥期におけるマタニティーブルーズ，性機能障害，さらには女性生殖器にまつわる腫瘍や感染症といった，性ステロイドや性・生殖器に関連した女性特有の身体的変化が，心理社会的な背景と相関をもって発症する。しかし，月経周期をもつ女性の疾患での対応は，大きく2つの点によって複雑化される。一つは正常な女性ホルモンの働きが身体症状を起こし疾患そのものの発症に関わる点，もう一つは個々のライフスタイル・将来の挙児希望・様々な価値観によって対応方法を個々に検討しなければならない点である。以下に例を挙げる。

　【例】鎮痛薬が無効な原発性月経困難症によって，心身ともに疲弊し，仕事にも差し支えがある症例。月経痛に対して低用量のエストロゲン・プロゲスチン配合薬（LEP）を用いて痛みのコントロールを行うという治療の選択がある。しかし，患者がすぐにでも妊娠を望んでいる場合には，その選択は適さない。そのため患者は，効果の乏しい鎮痛薬に代えて漢方薬のような対症療法を試しながら，"妊娠を目指しつつ痛みに耐える"という，心身ともに大きなストレスを抱えつつ社会生活を行わなければならない。この場合，痛みによる負担のみならず，職場や家族の理解が得られにくいという心労も重なる。このように身体的および心的苦痛と社会的背景によって心身症となる。思春期・性成熟期の女性にとって，女性生殖器に関係する疾患以外でも，その診断と治療の決定に対し，妊孕性や個人の価値観を考慮する必要がある。月経関連症状をもつ女性の多くは正常な卵巣機能をもつゆえに，積極的な医療介入は卵巣機能を不自然な状態にすることになり，治療を望まずに苦痛に耐えながら社会生活を続けた場合，心理社会的な負担とともに，生活そのもののクオリ

表1 慢性骨盤痛・外陰痛に関係しうる鑑別疾患（文献11より，改変）

1. 婦人科系疾患
①月経周期に起因しない骨盤痛
外陰炎，腟炎，クラミジア感染症，慢性付属器炎，子宮内膜炎，骨盤内炎症症候群（PID），Fitz-Hugh-Curtis syndrome，残留卵巣症候群，子宮留膿腫，慢性的な子宮留血腫，卵巣嚢腫，子宮腫瘍，外陰・腟腫瘍，外陰部痛（vulvodynia），更年期障害の頭痛・筋痛，腟内異物
②月経周期に起因する周期的な骨盤痛
排卵時痛，月経困難症，子宮内膜症（子宮腺筋症・チョコレート嚢胞），月経困難症を伴う子宮筋腫，子宮頸部狭窄，先天性・後天性（感染・放射性障害など）の子宮・腟の閉塞性奇形，月経前症候群，子宮内避妊具

2. 泌尿器科系疾患
間質性膀胱炎，慢性尿路感染症，反復する尿路感染症，尿路結石症，不安定膀胱，尿道憩室，尿道カルンクル，膀胱腫瘍

3. 消化器系疾患
過敏性腸症候群，炎症性腸炎，憩室炎，慢性便秘，肛門痛症，腸閉塞，大腸癌

4. 筋骨格系疾患
腰痛，椎間板ヘルニア，変形性関節症，線維筋痛症，側弯症，下肢長異常，脊髄腫瘍

5. その他
術後不定愁訴，骨盤うっ血（pelvic congestion syndrome），骨盤内癒着，帯状疱疹後神経痛，うつ病，ポルフィリン症

ティ（QOL）も下がる可能性がある[3]。

❸ 骨盤痛・外陰痛

　いずれの思春期・性成熟期の疾患についても，心理社会的背景に考慮し，行動医学に配慮した対応が望まれるが，ここでは，他項にない慢性骨盤痛（chronic pelvic pain）・外陰痛（vulvodynia）について述べる。しかし，治療については，いずれも明らかなエビデンスがないため，国民のあらゆる健康上の問題，疾病に対し，総合的・継続的そして全人的に対応する地域の保健医療福祉機能としてのプライマリ・ケアの現場で有用な，女性の慢性痛の概念と対応について述べる。

a. 慢性骨盤痛・外陰痛の概念

　慢性痛には，器質疾患に基づくものと，機能性のもの，原因が明らかではないものがあり，女性の骨盤痛には明確な診断がつけられていないものが少なくない[1]（表1）。器質疾患を認めない，月経周期と関連しない慢性的な骨盤痛，外陰痛に悩む女性は少なくない[5,6]。慢性痛に関して，DSM-5は，身体症状症および関連症候群という新たなカテゴリーを提示した。診断基準では「その身体症状が医学的に説明できない」ことは必要としない[7]。慢性痛の発症メカニズムの一つとして，痛みの下行性抑制系の障害が考えられる[8]。身体に障害を与えない弱い痛み刺激は，ノルアドレナリンまたはセロトニンを介する痛みの下行性抑制系によって，その知覚伝達の仕組みが抑制され痛みは認識されない。しかし，慢性的な痛み刺激が加わることで，抑制されずに痛みとして自覚される。その痛みとそれによるストレスの悪循環が心身相関を引き起こす。

1. 慢性骨盤痛

　慢性骨盤痛の定義はまだ定まってはいないが，DSM-5の身体症状症の定義や既知の慢性骨盤痛に関する文献からは，以下が適当と考える[9-11]。

　①6カ月またはそれ以上継続する月経症状以外の苦痛で，
　②解剖学的に骨盤内に限局する

③身体の機能上の障害を引き起こすほど十分に激しい症状である
④投薬や外科的治療が必要とされる

2. 外陰痛

外陰部の痛みは，しばしば婦人科外来で訴えられる症状であるが，多くはバルトリン腺膿瘍や外陰部ヘルペスなどの感染症である．その他にも外陰癌や外陰部ベーチェット病など鑑別すべき疾患はあるが，器質疾患のない外陰痛の頻度はそれらに比して高い[9]．1983年にISSVDが，病変のない外陰痛（vulvodynia）の分類と定義を提唱した[10]．痛みを訴える部位には明らかな所見は認めず，圧痛点も不明瞭であるが，症状は3カ月以上続き，除外診断によって診断がなされる[11]．それらは部位と，外的刺激に誘発されるかどうかによって分類される[12]．

3. その他

Myofascial pelvic pain（筋・筋膜性骨盤痛）は肛門挙筋の過緊張による腟および肛門周辺の痛みで，下腹部・恥骨上部・尾骨および大腿後面でも感じられる．また，骨盤うっ血症候群は1857年頃より報告されている慢性的な骨盤の痛みで，骨盤内の静脈系のうっ滞（特に卵巣静脈）が原因となる．

b. 慢性骨盤痛・外陰痛の診断

診断は他の疾患の除外によって行う[3]．

1. 医療面接

医療面接による情報収集は，診断において最も重要である．また，症状のみならず患者の心理状態，社会背景そして解釈モデルを傾聴し，その苦悩に共感しつつ診断を進めることによって，良好な患者医師関係を築くとともに，患者の癒しにつながる．また，妊娠歴や分娩時の状況，性的被害，結婚生活や職場のハラスメントの既往などについての情報収集も，患者の気持ちに配慮しつつ行う必要がある[13]．

2. 身体所見

視診による発赤・腫脹の有無，皮疹や色変の有無，外傷や手術創の有無，潰瘍やびらんの有無などの所見を確認する．触診により，痛みの部位や性状や，そのほかの自覚的・他覚的所見を確認する．また，動作や加重による痛みの変化をみる．内診によって，痛みの部位と性状，そのほかの自覚的・他覚的所見を確認する．たとえ既婚者であっても，内診には抵抗を感じるものである．特に性被害や性器骨盤痛・挿入障害をもつ可能性がある場合には，診察に十分な配慮が必要である．

3. 心理学的検査

うつ病調査票，HAD尺度（不安・うつ尺度），STAI（不安調査票），SDS（うつ調査票），簡易更年期指数，日本語版POMS（Profile of Mood States），QOL評価表，エゴグラムなどの質問紙法や問診によって，患者の心理状態を確認し，明らかな精神疾患を疑う場合には専門医へのコンサルトを行う．

4. 尿検査

尿検査では，尿路感染症の有無，血尿の有無（結石や腫瘍の鑑別のため），妊娠の有無などを確認する．

5. 血液検査

感染症・アレルギー性疾患・悪性腫瘍・膠原病などの症候性疾患との鑑別を行う．血液沈降速度

の測定は，症候性疾患が潜在する可能性を判断するのに有用である。

6. 微生物学的検査
腟分泌物，子宮頸管粘液，尿，便の培養や鏡検によって感染症の有無を確認する。

7. 病理学的検査
腟や子宮頸部・体部の細胞診や組織診による病理検査は，腫瘍性疾患やヘルペス・トリコモナスなどの感染症の診断に役立つ。

8. 画像診断
超音波検査は産婦人科領域のスクリーニング検査として，第一選択となる。病状や患者の性交歴等を考慮して，経腹・経腟・経直腸超音波を適宜選択する。安価で非侵襲的な超音波検査は，熟練した医療者の操作においては，MRI検査にも劣らない診断が期待できる。しかし，さらなる詳細な情報が必要とされる場合には，MRI検査を行う。産婦人科領域におけるCT検査は，MRIや超音波に比して得られる情報は少ないが，リンパ節腫大の確認などには役立ち，費用面でもMRIに優る。

9. 内視鏡検査
産婦人科領域では，子宮鏡や卵管鏡，膀胱鏡による検査や治療，腹腔鏡手術による診断や治療を，症状や鑑別すべき疾患によって選択する。消化管疾患が疑われる場合には，下部消化管内視鏡や直腸鏡を依頼する。

c. 慢性骨盤痛・外陰痛の治療

1. 慢性骨盤痛・外陰痛の治療における留意点
慢性痛の治療の第一歩は，慢性痛の概念を患者に伝えることである。患者は身体の器質的機能的変化を認めない痛みに関して，"診察と検査の結果，異常はありません"という診断を受けていることが多い。しかし，患者は"現実に感じている苦痛の原因疾患がない"ということに納得できず，不安と医療不信が募ることになる。そこで，患者に"慢性痛"という病気であることを告げ，メカニズムの一つとして痛みの下行性抑制系について解説をする。その上で，目に見える疾患の探索を続けるよりも，痛みから解放される方法を探すことを提案する。

2. 薬物療法
①消炎鎮痛薬：アセトアミノフェンや非ステロイド系鎮痛薬や局所麻酔薬のトリガーポイント注射による効果も報告され[14]，慢性痛に対して一定の効果は期待できるが，その長期投与や反復投与による副障害が懸念される。一方で近年，神経障害性痛に用いられるプレガバリンの有効性が報告されている[15]。

②抗うつ薬：中枢神経系における痛みの下行性抑制系の賦活化を目的として，その伝達物質であるセロトニンやノルアドレナリンを調節する目的で，三環系抗うつ薬[16]やセロトニン-ノルアドレナリン再取り込み阻害薬（SNRIs）の有効性が示されている[17,18]。この作用は，心因性の痛みのみならず，身体性の痛みに対しても効果を示すと報告されている[19]。

③漢方療法：日本においては，糖尿病性神経障害や抗がん薬誘発末梢神経障害に対する，牛車腎気丸をはじめとした漢方薬の効果が報告されている。これらの効果発現のメカニズムには，痛みの下行性抑制系の賦活化や末梢血液循環の改善による説が支持されている[20]。

④その他の鎮痛補助薬：抗不安薬，ワクシニアウイルス接種家兎炎症皮膚抽出液，ビタミンB

配合薬を投与することもある。間質性膀胱炎が原因の症例では抗アレルギー薬，過敏性腸症候群ではマレイン酸トリメブチンや臭化メペンゾラートなどを用いる。外陰痛に対しては，ワセリン軟膏やステロイド軟膏を補助的に使用することもある。また，薬剤の作用機序や効果について熟知していれば，器質疾患のない慢性痛においても，抗てんかん薬や抗不整脈薬，ステロイド薬などの鎮痛補助薬の使用も検討される。

薬物療法においては，1つの薬剤単独での投与よりも，いくつかを組み合わせることで効果を表すこともある[21]。

3. 精神療法

カウンセリング・認知行動療法などが行われる。主に他の治療と併行して行われるが，精神療法のみで治癒する症例もある[22]。

4. その他

肛門痛には，バイオフィードバック療法，低周波電気刺激の治療例も報告される[17]。

5. セクシュアリティ

外陰痛には，DSM-5における性器-骨盤痛・挿入障害という，性行為が引き金になる病態もある[23]。これに対しては，十分な医療面接と，恐怖心を抱かせないように配慮した鑑別診断を行い，主に系統的脱感作療法を試みる[24,25]。

6. まとめ

慢性骨盤痛や外陰痛の診断と治療に関しては，明確なコンセンサスを得たガイドラインは作成されていないが，その対応には痛み症状のみならず，心理社会的背景や患者の解釈モデル（医療面接の基本技法：個々がもつ病気に対する判断や理念）に配慮し，共感的・受容的態度で傾聴する姿勢が重要である。

●文献

1) 相良洋子，井口登美子，森山郁子．臨床最前線，いま何が問題か．更年期をいかにのりきるか．更年期と心身医療．日産婦誌 2002；54：N431-435（レベルIV）
2) Nakao M. Bio-psycho-social medicine is a comprehensive form of medicine bridging clinical medicine and public health. Biopsychosoc Med 2010；4：19（レベルIV）
3) 甲斐村美智子，上田公代．若年女性における月経随伴症状と関連要因がQOLへ及ぼす影響．女性心身医学 2014；18：412-421（レベルIII）
4) Zondervan KT, Yudkin PL, Vessey MP, et al. Chronic pelvic pain in the community--symptoms, investigations, and diagnoses. Am J Obstet Gynecol 2001；184：1149-1155（レベルIII）
5) Lamvu G, Nguyen RH, Burrows LJ, et al. The Evidence-based Vulvodynia Assessment Project. A National Registry for the Study of Vulvodynia. J Reprod Med 2015；60：223-235（レベルII）
6) Howard FM. The role of laparoscopy in chronic pelvic pain：promise and pitfalls. Obstet Gynecol Surv 1993；48：357-387（レベルIV）
7) American Psychiatric Association. Diagnostic and Statistical Manual of Mental Disorders. Fifth Edition (DSM-5). American Psychiatric Publishing, Washington DC, 2013, pp309-327（ガイドライン）
8) Basbaum AI, Fields HL. The origin of descending pathways in the dorsolateral funiculus of the spinal cord of the cat and rat：further studies on the anatomy of pain modulation. J Comp Neurol 1979；187：513-531（レベルIII）
9) Reed BD, Harlow SD, Sen A, et al. Prevalence and demographic characteristics of vulvodynia in a population-based sample. Am J Obstet Gynecol 2012；206：170. e1-9（レベルII）
10) International Pelvic Pain Society. Patient Education Brochure（ガイドライン）
http://pelvicpain.org/docs/patients/patient-education-brochure.aspx
11) Sadownik LA. Etiology, diagnosis, and clinical management of vulvodynia. Int J Womens Health 2014；6：437-449（レベルIII）
12) Haefner HK, Collins ME, Davis GD, et al. The vulvodynia guideline. J Low Genit Tract Dis 2005；

9：40-51（ガイドライン）
13）Bodden-Heidrich R, Küppers V, Beckmann MW, et al. Chronic pelvic pain syndrome（CPPS）and chronic vulvar pain syndrome（CVPS）：evaluation of psychosomatic aspects. J Psychosom Obstet Gynaecol 1999；20：145-151（レベルⅣ）
14）Langford CF, Udvari Nagy S, Ghoniem GM. Levator ani trigger point injections：An underutilized treatment for chronic pelvic pain. Neurourol Urodyn 2007；26：59-62（レベルⅡ）
15）Sabatowski R, Gálvez R, Cherry DA, et al. Pregabalin reduces pain and improves sleep and mood disturbances in patients with post-herpetic neuralgia：results of a randomised, placebo-controlled clinical trial. Pain 2004；109：26-35（レベルⅠ）
16）Reed BD, Caron AM, Gorenflo DW, et al. Treatment of vulvodynia with tricyclic antidepressants：efficacy and associated factors. J Low Genit Tract Dis 2006；10：245-251（レベルⅡ）
17）Salerno SM, Browning R, Jackson JL. The effect of antidepressant treatment on chronic back pain：a meta-analysis. Arch Intern Med 2002；162：19-24（レベルⅣ）
18）町田英世，中井吉英．慢性疼痛症におけるmilnacipranの使用と有用性の検討．心身医学 2004；44：755-762（レベルⅢ）
19）Fishbain DA, Cutler RB, Rosomoff HL, et al. Do antidepressants have an analgesic effect in psychogenic pain and somatoform pain disorder？ A meta-analysis. Psychosom Med 1998；60：503-509（レベルⅡ）
20）Suzuki Y, Goto K, Ishige A, et al. Antinociceptive effect of Gosha-jinki-gan, a Kampo medicine, in streptozotocin-induced diabetic mice. Jpn J Pharmacol 1999；79：169-175（レベルⅢ）
21）Sator-Katzenschlager SM, Scharbert G, Kress HG, et al. Chronic pelvic pain treated with gabapentin and amitriptyline：a randomized controlled pilot study. Wien Klin Wochenschr 2005；117：761-768（レベルⅠ）
22）Poleshuck EL, Gamble SA, Bellenger K, et al. Randomized controlled trial of interpersonal psychotherapy versus enhanced treatment as usual for women with co-occurring depression and pelvic pain. J Psychosom Res 2014；77：264-272（レベルⅠ）
23）American Psychiatric Association. Diagnostic and Statistical Manual of Mental Disorders. Fifth Edition（DSM-5）. American Psychiatric Publishing, Washington DC, 2013, pp429-434（ガイドライン）
24）高橋 都．腟ダイレーター 適応疾患と使用の実際．日本性科学会雑誌 2003；21：75-80（レベルⅢ）
25）Bergeron S, Binik YM, Khalifé S, et al. A randomized comparison of group cognitive--behavioral therapy, surface electromyographic biofeedback, and vestibulectomy in the treatment of dyspareunia resulting from vulvar vestibulitis. Pain 2001；91：297-306（レベルⅠ）

Exercise 48

正しいものはどれか。1つ選べ。

a. Bio-psycho-social modelな要因に配慮した医療は，主に精神疾患に対して行う。
b. 神経症やうつ病による不眠症には，心身症としての対応が望ましい。
c. 慢性骨盤痛で苦しむ患者に対しては，鎮痛薬による治療を医療面接よりも優先させる。
d. 慢性痛の発症メカニズムの一つに，痛みの下行性抑制系の関与がある。
e. 慢性痛の緩和に対しては，SNRIsよりSSRIsの効果が期待できる。

8 性機能障害

CQ 49　女性の性反応，性機能不全とその治療とは？

❶ 女性の性反応 (female sexual response)

　女性が性的に興奮すれば，腟潤滑液の流出により外陰部が湿潤する。男性の場合はペニスが勃起する。こうした現象は知られていたが，これらのメカニズムが明らかになったのは Masters & Johnson（以下 M & J）[1] の研究に負うところが大きい。彼等はボランティアの男女（18～89歳）600人の実験的観察の結果，人間の性反応を次の4相に分けて説明した。

　すなわち①興奮相，②高原相（プラトー相），③オルガズム相，④消退相である。それぞれの相での生理的特徴を表1にまとめてあるが，生理学的にはただ2種類の反応「主として骨盤内への血液の充満と骨盤底筋肉の収縮，およびそれらの復帰」として説明される。男女の性反応は一見異なるように見えるが，性器の発生解剖を念頭に入れれば類似した現象であることが理解される。

　Kaplan HS[2] は，これらの反応に障害のある性機能障害患者の治療結果をふまえて，性反応を，性欲相，興奮相（高原相を含む），オルガズム相の3相にまとめた。この性反応三相理論は，後に述べる性機能障害分類の基礎とされてきた。近年，女性の性反応は自発的な性欲から開始するとは限らず，むしろ親密な相手からの刺激に応じて性的に興奮し，さらに性欲も起こってくる円環的な反応（前述の三相理論をこれに対比して直線的とする），とする Basson 理論[3,4] が多くの支持を得た。

　女性のオルガズムはクリトリス刺激に由来する，という M & J 理論では，腟からの刺激でオルガズムに至る現象を説明できなかった。O'Connell HE[5] のクリトリス構造理論，「クリトリスの内部構造は脚部および尿道，腟周囲を覆う海綿体構造（前庭海綿体等と称されている）全体であり，腟内からの刺激が海綿体膨張をもたらして，オルガズムに導くことができる」で，包括的に説明がついた。なお，女性では身体の多くの部位の刺激からオルガズムが生じることも知られており，生理学的な解明が待たれている[4]。

❷ 性機能不全*1 (sexual dysfunction)

　M & J は生理学的側面から性反応の段階を定義し，それらの障害を性機能不全とした。現在，系統だった性機能不全分類として多くの臨床や研究が依拠しているのは，米国精神医学会の診断マニュアル，DSM である[6]。DSM-Ⅳ（およびⅣ-TR）の性機能不全分類は Kaplan 理論[2] に基づいている*2。すなわち性欲，性的興奮，オルガズムの各段階の障害と，女性における性的疼痛障害である。男女の性反応・性機能不全は対称的に捉えられている。

　DSM-5[6] における性機能不全分類では，男女対称性の枠を越えて女性の分類が大きく変更された。以下 DSM-5 に則って女性性機能不全の診断基準，治療法を概説する。大きな変更点は，性欲と性的興奮が女性では明確に分かち難いとして，1つのカテゴリーにまとめたことである。男性の

表1 人間の性反応（各反応相における身体変化）(文献1より)

相		女性	男性	男女共通
第Ⅰ相 興奮相 Excitement phase	充血 筋緊張	腟潤滑液の流出 (lubrication) クリトリスの勃起 小陰唇の腫脹 腟管の拡張	ペニスの勃起 (penile erection) 陰嚢表皮の緊張 精巣挙上	皮膚の性的紅潮 (sex flash)
第Ⅱ相 高原相 Plateau phase	充血 筋緊張 全身	小陰唇/腟の発赤 腟壁厚の増加 腟管の拡張 子宮の挙上	 精巣がさらに挙上 クーパー腺分泌	 伸展筋の緊張 骨盤底の緊張 血圧/脈拍/呼吸数の増加
第Ⅲ相 オルガズム相 Orgasmic phase	筋緊張 全身		エミッション→射精 (ejaculation)	骨盤底筋群のリズミカルな運動 血圧/脈拍/呼吸数の増加
第Ⅳ相 消退相 Resolution phase	充血 筋緊張 全身	性器の充血・腫脹消退 不応期はない	ペニスの復元 不応期がある	全身の充血・腫脹消退 伸展筋の復元 血圧/脈拍/呼吸数の復元

　性機能不全はこれまでとほぼ同様，性欲，興奮（勃起），オルガズム（射精）の障害である[7]。DSMは精神疾患分類であり，当然のことながら身体因性の疾患には言及していない。しかし女性性機能不全では，広く認知された包括的分類がなく，DSM-5分類のそれぞれの病態に心因性・身体因性がある，と考えれば合理的である。

[*1] DSMでは障害全体を性機能不全 (sexual dysfunction)，個々の障害を性機能障害 (sexual disorder) としているが，研究者の間での使い分けは必ずしも明確ではない。
[*2] ICD-10においても性機能不全分類は精神疾患に含まれ，内容もほぼDSM-Ⅳと同様である。

a. 女性の性的関心・興奮障害 (female sexual interest/arousal disorder)（表2）

　生来型の障害（性的に活動を始めて以来存在している障害：表2参照）では，性に対する否定的な刷り込みが強くみられる。男性の性機能障害の原因が「積極的であれ，攻撃的であれ」という強迫，不安であることと対照的である。両親の夫婦関係，性的虐待も背景の一つである。性行為の特徴である「親密な関係性」をもつことの葛藤や困難もみられる。

　獲得型の障害（比較的正常な性機能の期間の後に発症した障害）はパートナーシップのトラブルや心身の疾患で生じる。性交痛やオルガズム障害の繰り返し，加齢や慢性疾患および薬物，うつ病，手術によるボディ・イメージの劣化も性欲・性的興奮を低下させることがある[8]。薬物としてはSSRIほかの向精神薬，脂質異常症治療薬，β-ブロッカー薬，ヒスタミンH2受容体拮抗薬などが知られている。テストステロン欠乏を通じて性欲・興奮の低下を起こす状態としては，閉経，授乳を含むプロラクチン増加，薬物としては向精神薬，GnRHアゴニスト，経口避妊薬がある[8]。

b. 女性オルガズム障害 (female orgasmic disorder)（表3）

　性的興奮の知覚は陰部神経から脊髄に伝わり，オルガズム反射は下腹神経から伝わることが男性

表2 **女性の性的関心・性的興奮障害 female sexual interest/arousal disorder**（日本精神神経学会〔日本語版用語監修〕．髙橋三郎，大野 裕 監訳．DSM-5 精神疾患の診断・統計マニュアル．医学書院，東京，2014, pp425, 一部省略）

A. 以下のうち3つ以上で明らかになる性的関心・興奮の欠如，または意味のある低下：
　(1) 性行為への関心の欠如・低下
　(2) 性的・官能的な思考または空想の欠如・低下
　(3) 性行為を開始することがない，または低下しており，典型的には相手の求めに受容的でない
　(4) ほとんどすべて，またはすべて（約75〜100％）の性的出会いにおける，性行為中の性的興奮や快楽の欠如・低下
　(5) 内的または外的な性的，官能的な手がかりに反応した性的関心・興味の欠如・低下
　(6) ほとんどすべての性的出会いにおける，性行為中の性器または性器以外の感覚の欠如・低下
B. 基準Aの症状は，少なくとも6カ月間は持続している
C. 基準Aの症状は，その人に臨床的に意味のある苦痛を引き起こしている
D. その性機能不全は，性関連以外の精神疾患，または重篤な対人関係上の苦痛，または他の意味のあるストレス因の影響ではうまく説明されないし，物質・医薬品または他の医学的疾患の作用によるものではない
▶いずれかを特定せよ
　生来型：その障害は，その人が性的に活動を始めて以来存在している
　獲得型：その障害は，比較的正常な性機能の期間の後に発症した
▶いずれかを特定せよ
　全般型：ある特定の刺激，状況，または相手によらない
　状況型：ある特定の刺激，状況，または相手に限って起こる
▶現在の重症度を特定せよ　軽症　中等度　重度

では解明されているが，女性の詳細は明らかではない。

　心因性オルガズム障害のしくみは，無意識のオルガズム反射抑制である。ある程度興奮が高まると，雑念が起こって性的感覚への集中を妨げる（ターンオフ・メカニズム）。性に対する抑圧，「自分をコントロールできなくなるのではないか」といった，オルガズムに対する不安や誤った観念も影響している。

　身体的なオルガズム障害の原因としては，老化や性器脱に見られる骨盤底筋肉の劣化，神経系の切断や老化，血流障害がある。

c. 性器-骨盤痛・挿入障害（genito-pelivic pain/penetration disorder）（表4）

　このカテゴリーの中心にあるのは，これまで腟けいれん（vaginismus）といわれたもので，DSM-Ⅳ（TR）の定義は「腟の外1/3の部分の筋層に反復性，または持続性の不随意収縮が起こり，性交を障害するもの」となっている。しかし，腟の不随意収縮の有無やその程度は個人差が大きく，婦人科診察で必ずしも確認できない。DSM-5では不随意収縮よりも挿入できないことを重視しており，挿入はできるが疼痛を伴うものを含めている。

　挿入障害のほとんどは生来型であるが，性交痛や妊娠・出産などに起因する獲得型のものもある。性交できないため，不妊症として治療を求めることが少なくない。

　DSMでは除外されているが，身体疾患のために生じる性交痛も少なくない[8]。器質的な性交痛は，外陰，あるいは挿入時の性交痛と，骨盤内疾患による，深い挿入で起こる痛みである。

　外陰，腟入口部の乾燥・炎症性疾患では，ペニス挿入時やピストン運動で摩擦痛が生じる。閉経（医原性閉経を含む）では，エストロゲン欠乏による腟粘膜萎縮，腟潤滑液の分泌不全が性交痛をもたらす。出産時の会陰裂傷・切開の瘢痕も自発痛，性交痛の原因となり得る。

　骨盤内の性交痛を生じる代表的疾患は子宮内膜症である。そのほか骨盤内腫瘍，慢性骨盤腹膜炎，

表3 女性オルガズム障害 female orgasmic disorder（日本精神神経学会〔日本語版用語監修〕．髙橋三郎，大野 裕 監訳．DSM-5 精神疾患の診断・統計マニュアル．医学書院，東京，2014, pp421-422，一部省略）

A. 以下のいずれかが存在し，性行為においてほとんどいつも，または常に（約75～100％）経験される：
  （1）オルガズムの著しい遅延，著しい低頻度，または欠如
  （2）オルガズムの感覚の著しい強度低下
B．C．D．および特定条項については女性の性的関心・性的興奮障害を参照

表4 性器-骨盤痛・挿入障害 genito-pelivic pain/penetration disorder（日本精神神経学会〔日本語版用語監修〕．髙橋三郎，大野 裕 監訳．DSM-5 精神疾患の診断・統計マニュアル．医学書院，東京，2014, pp429，一部省略）

A. 以下のうち1つ（あるいはそれ以上）の持続性または再発性の困難：
  （1）性交の際の腟挿入
  （2）腟性交または挿入を試みる際の外陰痛または骨盤の著しい疼痛
  （3）腟挿入の予期，最中，またはその結果起こる外陰痛または骨盤の疼痛に対する著しい恐怖や不安
  （4）腟挿入の際の骨盤底筋の著しい緊張または締め付け
B．C．D．および特定条項については女性の性的関心・性的興奮障害を参照

骨盤うっ血症候群などが挙げられる。子宮全摘出術による腟断端刺激も性交痛の原因となり得る。

d. 性嫌悪障害（sexual aversion disorder）

このほかDSM-5では，これまで性欲低下障害とならんで，男女とも性欲障害の下におかれていた「性嫌悪障害」が「他の特定される性機能不全」のカテゴリーに入れられた。

❸ 性機能不全の治療（セックス・セラピー）

　女性の性機能不全に対しては，現在のところ男性の勃起機能改善薬に匹敵する特効的な薬物は認められていない。むしろ心理的な治療が有効であることが多い。特に女性の性反応については，パートナーシップの関与が大きい。DSM-5では，虐待を含めてパートナーシップの問題が主要な原因であれば性不全に含めない，としているが，実際の診療ではその事実の認知を促すことも大切であり，マリッジ・カウンセリングなどが必要である。身体疾患や薬物が基礎にある場合も同様である。また，性的刺激が適切でない場合も，オルガズム障害あるいは疼痛，ひいては性的関心／性的興奮障害への悪循環が起こる。むしろ女性ではこの場合が多いと思われるが，単に「疾患ではない」として除外するのではなく，適切な助言が望ましい。

a. 治療の心理的側面[9]

　セックス・セラピーの基本は，カウンセリングと行動療法である。原則としてカップルを対象として治療する。パートナーがいないか協力を得られない場合は，状況により治療目標を変更する。

　治療の流れをつくるカウンセリングの概念は，傾聴，共感といった一般的なものであるが，倫理的に中立な立場をとることが重要である。性については，性歴などを問う問診票も使用し，詳細な聞き取りを行う。性知識の不足や誤解も多いので教育的要素も含まれる。パートナーや関係性に対する治療も必要である。

　行動療法はセックス・セラピーの中核である。恐怖などによってできた不利益な条件反射や性反応の抑制を，容易なものから段階的に練習して，健康な反応を学習しなおすものである。自宅で課題を練習し，セックス・セラピーのセッションでは達成の度合いや感想などを語り，次の課題を宿題として持ち帰る。セックス・セラピーでは，障害に応じたいくつかのプログラムがある。

1. 性的関心・興奮障害

セックス・セラピーの代表的な行動療法プログラム，感覚集中訓練（sensate focus exercises）を用いる。この学習課題は他の性機能障害にも共通する。目的はエロティックな身体感覚に集中することである。これによって，例えば男性は受け身的になること，女性はエゴイスティックになることを学ぶ。

2. 女性のオルガズム障害

ターンオフ・メカニズムに対しては，性的快感に集中し続けるトレーニングを行う。

3. 性器－骨盤痛・挿入障害（腟けいれん）

腟挿入への過剰反応に対する系統的脱感作療法である。抵抗感の少ないものから，タンポン，自分の指，夫の指，次いでペニスといった順で腟に挿入する練習をしていく。腟に挿入する感覚に集中し，「不快だが，恐れていたような痛みではない」といった感想を話させる。その不快感と共にいることを学習する。挿入練習には腟ダイレーターの段階的使用が有効なこともある。婦人科診察を受ける練習も行動療法になり得る。しかし，婦人科診察ができるようになっても性交できるとは限らないので，性交まで治療が必要である。

処女膜強靭の診断には誤解が多いと思われる。腟の不随意収縮の強いものを処女膜の問題と見誤り，手術したが性交できない，という症例をしばしばみる。処女膜が膜様を呈し，経血が通る程度の裂口のみ見られる場合は，手術が必要である。この場合も長期間，性交を試みて失敗し続けていると，心因性の挿入障害も加わり，心理的治療も必要となる。

b. 治療の身体的側面[8]

1. 性欲・性的興奮障害

うつ病，糖尿病などの慢性疾患や薬物の影響を検討し，薬物の変更も考慮する。テストステロンは女性に適切な製剤がないのが実情である。本邦では，古くから更年期障害などの治療に使われてきた，男女混合ホルモンのデポ製剤が有用であるが，ホルモン量がやや多く，長期使用では男性化作用に注意が必要である。

腟潤滑液不足の原因として，腟粘膜萎縮は肉眼で容易に診断できるが，性反応，性交痛などと必ずしも一致しない。性器血流の超音波検査も試みられているが，性的刺激による反応が観察できる設備が望ましい。萎縮があればホルモン療法（HT）を試みる。末梢循環改善には，シルデナフィル（バイアグラ®）の有効性が報告されているが，未だ症例報告的な段階である。

2. オルガズム障害

骨盤底筋，あるいは腟の収縮力を測定することで，筋性，神経因性のオルガズム障害を診断することも可能であり，またトレーニングやリハビリテーションにも応用できるが，診療用機器は開発されていない。予防的には骨盤内手術での陰部神経等損傷への注意，治療的には骨盤底筋群の収縮訓練，性器脱等の骨盤底再建術などが提案される。

3. 性交痛

性交痛の原因診断には，外陰・腟・骨盤の詳細な診察で，痛みの再現を試みる。器質的疾患があれば，その治療が優先されるが，心因の関与が大きい慢性疼痛と思われるケースもみられる。

閉経後・医原性エストロゲン欠乏による性器萎縮によるものではHT，および腟潤滑ゼリーが有効である。乳がん，子宮内膜がん術後など，エストロゲン禁忌のケースでは，ゼリーに関する情報

表5 PLISSIT Model 医療者のレベルに応じた性相談モデル

P（Permission）	性について相談を受けます，という意思表示
LI（Limited Information）	基本的な情報提供
SS（Specific Suggestion）	より深い内容について相談を受け，解決法の提案をする
IT（Intensive Therapy）	専門的なセックス・セラピー，あるいはその情報提供

は必須である。

c. プライマリーケアとしての性機能不全への対応

性交痛を含む性機能障害をQOLの重要課題と考える医療者は多いが，教育・訓練を受けていないため診療を躊躇することが多い。患者の多くもやはり相談を控えがちである。

医療者が性相談を受けるレベルを段階的に示したPLISSIT model（表5）[10]は，患者を拒絶せず，少ない負担で相談に応じる根拠として有益である。例えばP：permissionには，術後診察で「ほかに，例えば性の問題はありませんか？」というふうに医療者から聞いてみることも含まれる。専門的知識や経験を通して，医療者が個々のレベルを設定できるが，IT：intensive therapyはセックス・セラピーの専門家（sex therapist）が担当する。国家資格ではないが，現在，日本性科学会では養成・認定事業を行っている。

●文献

1) Masters WH, Johnson VE. Human Sexual Response. Little Brown & Co., Boston, 1966（レベルⅡ）
2) Kaplan HS. The New Sex Therapy. Brunner/Mazel, New York, 1974. 野末源一訳. ニュー・セックス・セラピー. 星和書店, 東京, 1982（レベルⅢ）
3) Basson R. Female sexual response: the role of drugs in the management of sexual dysfunction. Obstet Gynecol 2001；98：350-353（レベルⅡ）
4) 大川玲子. 女性性機能障害. 精神科 2013；23：498-503（レベルⅣ）
5) O'Connell HE, Hutson JM, Anderson CR, et al. Anatomical relationship between urethra and clitoris. J Urol 1998；159：1892-1897（レベルⅢ）
6) 日本精神神経学会（日本語版用語監修）. 髙橋三郎, 大野 裕 監訳. DSM-5 精神疾患の診断・統計マニュアル. 医学書院, 東京, 2014, pp415-441（ガイドライン）
7) 針間克己. DSM-5において性機能不全はどう変わったか. 日本性科学会雑誌 2014；32：3-15（レベルⅢ）
8) 大川玲子. 婦人科疾患の診断・治療・管理 心身症, 性障害. 日産婦誌 2009；61：N232-236（レベルⅢ）
9) 阿部輝夫, 金子和子, 矢島通孝. 性機能障害 セックス・セラピー. 日本性科学会 監修. セックス・カウンセリング入門 改訂第2版. 金原出版, 東京, 2005, pp75-138（レベルⅢ）
10) 髙橋都. がん治療を受ける患者の性をどう支えるか. がん看護 2014；19：271-273（レベルⅣ）

Exercise 49

誤っているものはどれか。2つ選べ。

a. 性交疼痛障害には身体因性のものが多い。
b. 女性の性的関心・興奮障害の原因の一つはテストステロン低下である。
c. 心因性挿入障害には行動療法を適応する。
d. 処女膜強靭による挿入障害は切開手術で治癒する。
e. 女性には自発的な性欲は起こらない。

9 性暴力被害

1 性暴力被害の実態

CQ 50 性暴力被害の実態とは？

❶ 性暴力被害・性暴力とは

　性暴力被害は女性だけではなく男性にもあるが，本項では主に女性が受ける性暴力被害について述べる。性暴力の定義は明確なものがあるわけではないが，1993年の国連総会で採択された「女性に対する暴力の撤廃に関する宣言」第1条では「女性に対する暴力」を「性別に基づく暴力行為であって，女性に対して身体的，性的もしくは心理的な危害または苦痛となる行為，あるいはそうなる恐れのある行為であり，さらにそのような行為の威嚇，強制もしくはいわれのない自由の剥奪をも含み，それらが公的生活で起こるか私的生活で起こるかを問わない」と定義している[1]。したがって性暴力とは「強制や脅し，身体的暴力による性的な行為およびそれを得ようとする行為のすべて（強姦，強制わいせつ，痴漢，人身売買，性的発言など）であり，加害者はいかなる人（配偶者や恋人も）も含まれ，どのような環境（家庭や職場など）における被害も含まれる」といえる。

　法律上で認知される性犯罪は性暴力の一部であり，性犯罪は親告罪であるため，届けられた性犯罪はその一部に過ぎない（図1）。性暴力被害は当事者が自覚しない限り認識されないものであり，性暴力，性犯罪ともにかなりの暗数が存在する。日本国内で法律上認知される性犯罪として刑法による強姦，強制わいせつがあるが，その他性に関する法律・規制の主なものを表1に示した[2]。

　強姦罪は暴行または脅迫を用いて13歳以上の女子を姦淫した罪，または13歳未満の女子を姦淫した罪のことで，3年以上の有期懲役に処せられる。また犯した女子を死傷させた場合は「無期」

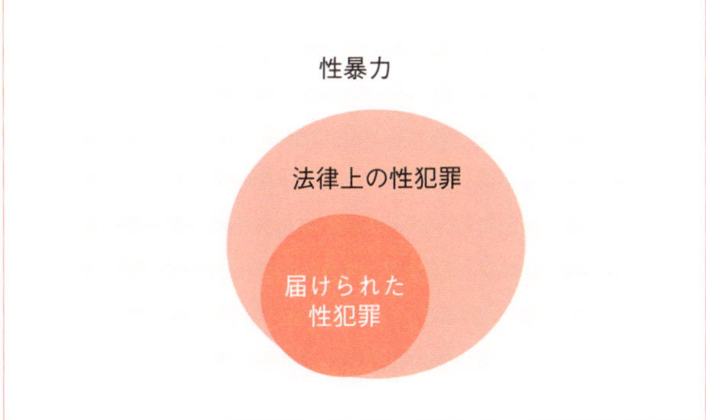

図1　性暴力，法律上の性犯罪，届けられた性犯罪

表1 日本国内の性に関する主な法律・規制（文献2より）

- 児童虐待防止法（児童虐待の防止等に関する法律）
- 児童買春・児童ポルノ禁止法（児童買春，児童ポルノに係る行為等の処罰及び児童の保護等に関する法律）
- 出会い系サイト規制法（インターネット異性紹介事業を利用して児童を誘引する行為の規制等に関する法律）
- セクシュアル・ハラスメントの防止等（人事院規則10-10 ほか）
- DV防止法（配偶者からの暴力の防止及び被害者の保護等に関する法律）
- ストーカー規制法（ストーカー行為等の規制等に関する法律）

表2 強姦の認知・検挙状況の推移（文献4より）

区分＼年次	平成16	17	18	19	20	21	22	23	24	25
認知件数（件）	2,176	2,076	1,948	1,766	1,582	1,402	1,289	1,185	1,240	1,410
検挙件数（件）	1,403	1,443	1,460	1,394	1,326	1,163	1,063	993	1,097	1,163
検挙人員（人）	1,107	1,074	1,058	1,013	951	918	803	768	858	937
検挙率（％）	64.5	69.5	74.9	78.9	83.8	83.0	82.5	83.8	88.5	82.5

表3 強制わいせつの認知・検挙状況の推移（文献4より）

区分＼年次	平成16	17	18	19	20	21	22	23	24	25
認知件数（件）	9,184	8,751	8,326	7,664	7,111	6,688	7,027	6,870	7,263	7,672
検挙件数（件）	3,656	3,797	3,779	3,542	3,555	3,563	3,637	3,550	3,946	3,967
検挙人員（人）	2,225	2,286	2,254	2,240	2,219	2,129	2,189	2,217	2,451	2,487
検挙率（％）	39.8	43.4	45.4	46.2	50.0	53.3	51.8	51.7	54.3	51.7

または「5年以上の懲役」に処せられる。強制わいせつ罪は13歳以上の者に対し，暴行または脅迫を用いてわいせつな行為をしたことを罪とする。また13歳未満の者にわいせつな行為をした者も同様で，6カ月以上10年以下の懲役に処せられる。

実際に犯罪の発生状況を把握するには，警察等の公的機関に認知された犯罪件数を集計する方法と一般国民を対象としたアンケート調査により，警察等に認知されていない犯罪の件数（暗数）を含め，どのような犯罪がどれくらい発生しているかという実態を調べる方法（暗数調査）がある[3]。

❷ 性犯罪被害の現状

平成25年の警察庁犯罪情勢によると[4]，強姦は認知件数1,410件，検挙件数1,163件，検挙人員937人，検挙率82.5％である（表2）。強制わいせつは認知件数7,672件，検挙件数3,967件，検挙人員2,487人，検挙率51.7％であった（表3）。平成16年からの10年間の認知・検挙状況の推移をみると，強姦では認知件数，検挙件数，検挙人員が平成23年まで徐々に件数が減少しているが，平成24年から少し増加傾向である。強制わいせつは平成21年までは減少傾向で，平成23年から増加している。刑法犯に係る少年（男女を含めた20歳未満の者をいう）が被害者となる件数は20万921件（平成25年）であり，全刑法犯被害件数に占める少年の割合は19.1％である（表4）。強姦，強制わいせつの被害者となる少年の割合はそれぞれ39.5％，51.6％で，他の罪種による被害者に占

表4 少年の刑法犯被害件数（文献4より）

区分 \ 年次		平成24	平成25
全刑法犯	被害件数	1,092,178	1,052,567
	少年	206,133	200,921
	（割合%）	(18.9)	(19.1)
	成人	886,045	851,646
	（割合%）	(81.1)	(80.9)

表5 罪種別・就学別被害件数（平成25年）
（文献4より）

区分 \ 罪種	強姦	強制わいせつ
被害件数	1,410	7,672
うち少年計（割合%）	557 (39.5)	3,958 (51.6)
未就学	0	86
小学生	47	936
中学生	109	589
その他の少年	401	2,347
成人計	853	3,714

める少年の割合より高い。表5には就学別被害件数の状況も示している。その他の少年（未就学児童，小学生および中学生を除いた少年）の割合が最も高い。

❸ 性暴力の現状についての調査から見える性暴力被害

　内閣府男女共同参画局では「配偶者からの暴力の防止及び被害者の保護等に関する法律」（平成13年法律第1号，「配偶者暴力防止法」）に基づき，平成11年から3年ごとに，「男女間における暴力に関する調査」を行っている。平成26年12月に層化二段無作為抽出法で全国20歳以上の男女5,000人を対象に調査し，平成27年3月に報告書が出されている[5]。有効回答数（率）は3,544人（70.9%）で内訳は女性1,811人，男性1,733人である。その中には女性のみを対象に「異性から無理矢理に性交された経験」という調査項目がある。子どもの頃も含めて，これまでに異性から無理矢理に性交された経験の有無を図2に示した。「1回あった」3.7%，「2回以上あった」2.8%で被害経験ありは6.5%となっている。被害経験のあった人に加害者との関係を聞いたところ，「交際相手・元交際相手」が28.2%と最も多く，次いで「配偶者・元配偶者」が19.7%であった。全く知らない人は11.1%で，面識ある人からの被害が74.3%と多くなっている（図3）。被害にあった時期は20歳代が49.6%と最も多く，次いで「中学卒業から19歳まで」が23.1%であった。中学生以下の被害は13.7%であり，未成年者の被害は36.8%である（図4）。被害にあったことを相談したのは31.6%で，67.5%の人は誰にも相談していなかった。相談先では「友人・知人に相談した」が22.2%と最も多く，次いで「家族や親せきに相談した」が5.1%，警察が4.3%，医療関係者は1.7%に過ぎなかった（図5）。相談しなかった理由としては，「恥ずかしくて誰にも言えなかったから」が38.0%と最も多く，「自分さえ我慢すれば，何とかこのままやっていけると思ったから」が30.4%，「そのことについて思い出したくなかったから」「自分にも悪いところがあると思ったから」がいずれも27.8%となっている。性暴力被害は面識のある人から受けることが多く，子どもも被害者になり，被害にあっても誰にも相談せずに被害者自身が一人で抱えている状況が見えてくる。

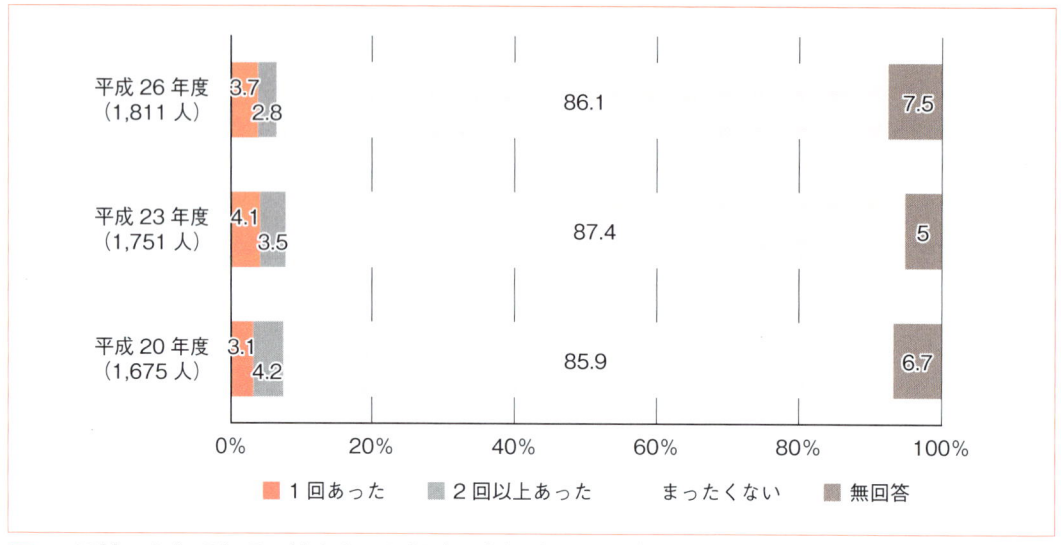

図2 異性から無理矢理に性交された経験の有無（女性のみ）（文献5より）

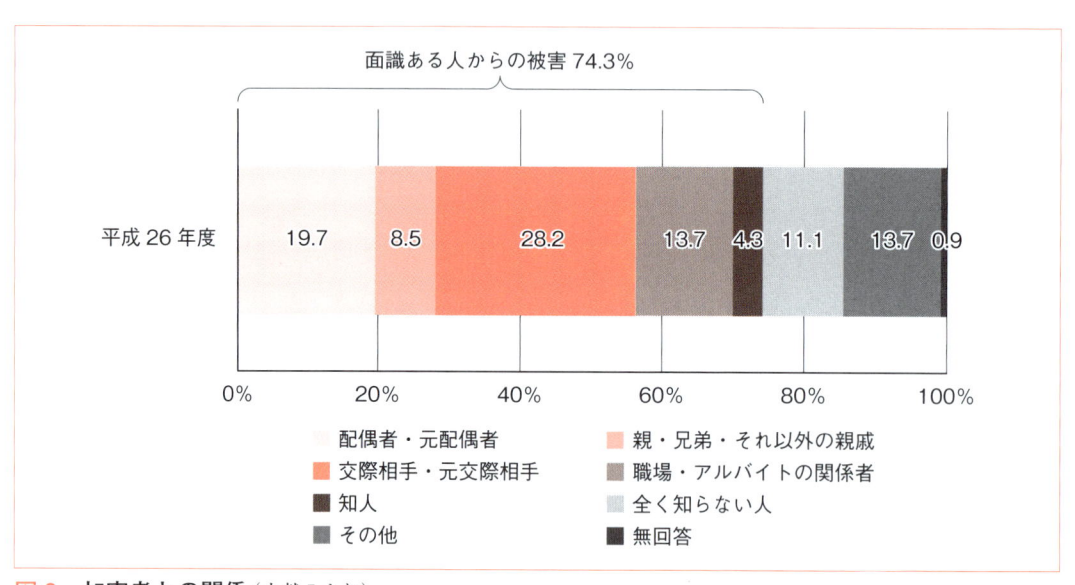

図3 加害者との関係（文献5より）

❹ 性暴力被害を受けたときの精神的被害

　性暴力被害は身体的被害だけでなく精神的被害が大きいといわれる。トラウマ（trauma：心に残った傷，心的外傷と訳されることが多い）が原因で，著しい苦痛や生活機能の障害をもたらすストレス障害（PTSD：心的外傷後ストレス障害）が起きることがある。犯罪被害によってトラウマを受けた人の症状は，通常のPTSD症状に加えて様々な症状がみられ，特に性暴力被害では，汚れてしまった感じ，性的抑制，二次受傷などが強くみられるといわれている[6]。強姦は行われる場所や加害者と被害者の人間関係だけでなく，「暴力性」や「性的決定権」という点で普通の性行為の

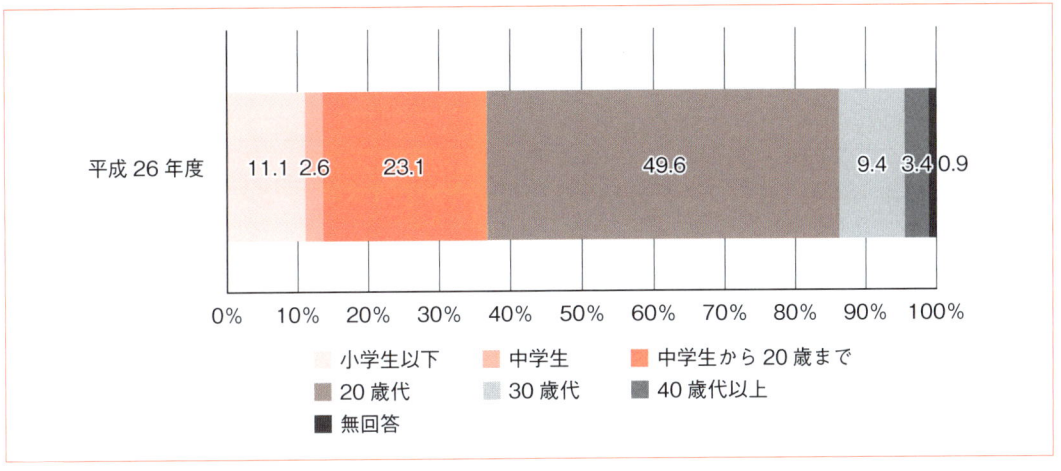

図4 被害にあった時期（文献5より）

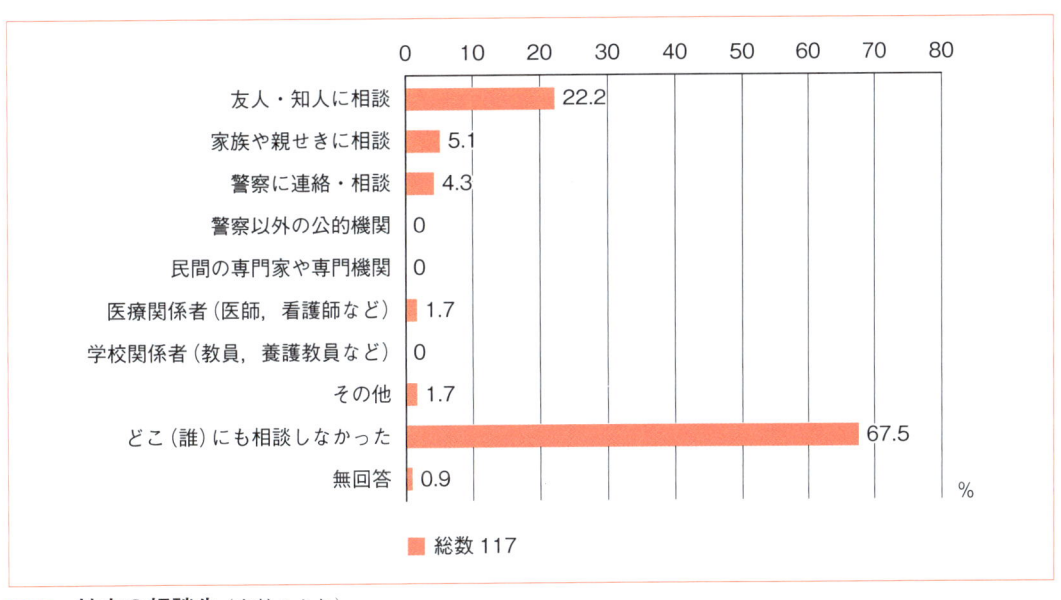

| 平成26年度 | 小学生以下 11.1 | 中学生 2.6 | 中学生から20歳まで 23.1 | 20歳代 49.6 | 30歳代 9.4 | 40歳代以上 3.4 | 無回答 0.9 |

図5 被害の相談先（文献5より）

- 友人・知人に相談　22.2
- 家族や親せきに相談　5.1
- 警察に連絡・相談　4.3
- 警察以外の公的機関　0
- 民間の専門家や専門機関　0
- 医療関係者（医師，看護師など）　1.7
- 学校関係者（教員，養護教員など）　0
- その他　1.7
- どこ（誰）にも相談しなかった　67.5
- 無回答　0.9

総数 117

延長線上にあるものではなく，全く別のものである。さらに強姦被害について「強姦は若い女性にだけ起こる」「挑発的な服装をしたり，態度をしたりする人が被害にあう」「抵抗すれば強姦は防げる」など多くの誤った通念が存在することも否めない。被害にあい，やっとの思いで周りの人に相談しても，社会的偏見に押しつぶされてしまう状況があり，性暴力被害の親告を難しくしている。

❺ 性暴力被害に対する医療機関の責務

　子ども時代も含めて，性暴力被害にあっている女性は相当数いると思われるが，加害者は面識のある人の場合が多く，性暴力被害に対する社会的偏見があり，被害にあっても自分を責める気持ちが強いことなどから，被害そのものが表に出にくい。また身体的被害だけでなく精神的被害が大きく，他の暴力による被害と違った面もみられる。性暴力被害の初期に対応することが多い産婦人科

性成熟期

などの医療機関は，二次被害を与えてしまうことがないように，被害の特徴を理解し実態を把握し対応する必要がある。

●文献

1) 内閣府男女共同参画局「男女共同参画審議会女性に関する暴力部会の中間とりまとめについて」(レベルIV)
http://www.gender.go.jp/kaigi/senmon/cyukan/2.html
2) 日本産婦人科医会．資料集「思春期って何だろう？性って何だろう？」(レベルIV)
http://www.jaog.or.jp/all/chart/
3) 法務総合研究所「第3回犯罪被害実態（暗数）調査結果概要（平成20年版犯罪白書から抜粋）」(レベルIV)
http://www.moj.go.jp/content/000010429.pdf
4) 警察庁「平成25年の犯罪情勢」平成26年6月（レベルIII)
http://www.npa.go.jp/toukei/seianki/h25hanzaizyousei.pdf
5) 内閣府男女共同参画局「男女間における暴力に関する調査報告書」平成27年3月（レベルIII)
http://www.gender.go.jp/e-vaw/chousa/h26_boryoku_cyousa.html
6) 小西聖子．犯罪被害者の心の傷〔増補新版〕．白水社，東京，2006，pp41-46（レベルIV)

Exercise 50

正しいものはどれか。1つ選べ。
a. 性暴力被害は若い女性だけに起きる。
b. 性暴力被害の加害者は面識のある人の場合が多い。
c. 性犯罪の被害者には未成年は少ない。
d. 性暴力被害を受けた人は身体的被害が主で，精神的被害は少ない。
e. 強姦は普通の性行為の延長線上にあるものである。

2 性暴力被害者への対応

CQ 51 性暴力被害者への対応はどうすればよいか？

❶ 診察の前に

　性暴力被害者が産婦人科を訪れるとき，多くの被害者は「被害にあったことを誰にも知られず，なかったことにしたい」と思っている。本来は対等であるパートナーと同意して行う性交が，同意なく暴力的に行われたことで，被害者は「自分は汚れてしまった」「自分は価値がない」と無力感を抱いている。このようなときに丁寧に説明を受け，自分で納得して妊娠や性感染症を防ぐ手立てが取れることが，性暴力被害からの回復につながっていく。

　医療の現場で求められるケアの基本は，産婦人科診察と同時に「あなたが悪いのではない」と伝えることである。そして診察の進め方ひとつにしても，被害者が選べる，決めることができる状況をつくることが大切である。診察を受けるかどうか，警察に通報するかどうかなど，すべて被害者

自身で決めることができるようにする[1]。また，被害者が被害を訴えた警察，医療機関，家族などから二次的に精神的苦痛や実質的な不利益または被害を受けることをセカンド・レイプ（表1）[2,3]というが，医療者が無自覚にセカンド・レイプをしないよう十分注意する。さらに被害者の心情を察し，できるだけ他の患者と出会わないよう，問診も他の人に聞かれないように個室に案内するなどの細やかな配慮が必要である。

❷ ワンストップ支援センターの情報提供，紹介

内閣府は2012年に「性犯罪・性暴力被害者のためのワンストップ支援センター開設・運営の手引」を作成し，全国にワンストップ支援センターの設置を促進した[4]。2015年12月現在，性暴力救援センター全国連絡会に登録しているワンストップ支援センターは全国で30カ所ある。

ワンストップ支援センターは，性犯罪・性暴力被害者に，被害直後からの総合的な支援（産婦人科医療，相談・カウンセリング等の心理的支援，捜査関係の支援，法的支援等）を可能な限り1カ所で提供することにより，被害者の心身の負担を軽減し，その健康の回復を図るとともに，警察への届出の促進・被害の潜在化防止を目的とする[4]。ワンストップ支援センターでは性暴力被害者への多方面からの支援が可能であるので，既に設置している都道府県においては，受診した被害者に対しワンストップ支援センターの情報提供を行い，被害者が希望すれば紹介する。紹介の場合は，何度も同じことを話さなくて済むように，あらかじめ被害者の許可を得た上でワンストップ支援センターに情報提供することが望ましい。日頃より近隣のワンストップセンターの情報[5]を頭に入れておく。

❸ 警察への連絡

被害者が，警察に連絡を取ることなく受診した場合は，警察に連絡することの意義を説明し，意思を確認する[2,3]。これは性暴力加害者検挙のためのみならず，初診時の費用や性感染症検査の費

表1　セカンド・レイプになりうる用語（文献14より）
- 大丈夫，よくなりますよ
- つらいのはあなただけじゃない
- 時にあることですよ，気にしないで
- がんばって！しっかり
- 早く忘れたほうがいいよ
- 思ったより元気そうだね
- これくらいで済んでよかったね
- 命が助かってよかったね
- 〜よりまだましですよ
- こんなひどい被害にあった人もいるよ
- しっかりしているから大丈夫だね
- 私だったら気が狂ってしまう
- こうすればよかったのに……
- なぜ，もっと早くに話さなかったの
- 何をやっていたの
- どうして逃げなかったの
- なぜ，助けを呼ばなかったの
- そんな時刻に外にいないほうがよかったね　etc.

用，妊娠した場合の人工妊娠中絶費用について，警察の公費負担制度を利用できるからである。警察への通報・連絡と，正式な被害届や告訴状の提出とは別であり，それらの提出は考えてから後日行っても構わないと説明する。初診当日に警察へ通報しない際には，診療経費は緊急避妊ピルを除き保険扱いとする[2]。

あらかじめ警察に届けていた場合は，捜査員による事情聴取の内容を確認し，診察を行う。

❹ 診察の実際

ワンストップ支援センターが近隣になく，被害者が「警察に届け出たくない」と訴えた場合の診察について述べる。診察はできるだけ女性医師が行うことが望ましいが，男性医師の場合は必ず看護師が立ち会い，共感的に声をかけながら診察介助を行う。診察時には性犯罪被害者診療チェックリスト（図1）[3]を用いると必要な事項を落とすことなく診察できるので活用されたい。

全身の診察では，①犯人からの暴行とそれへの抵抗，②無理な着衣の剥脱，③手足の押さえつけ，④腟内への挿入（陰茎や手指，他）などで被害者が負傷した場合，刑罰が重くなるので，被害状況を本人から詳しく聞き，外傷の有無や程度，外陰部や腟内の損傷の有無や程度などを丁寧に診察する[2]。特に着衣に覆われ観察しにくいような部分（胸部や背部，臀部，大腿部，上肢や下肢）の外傷，擦過傷，皮下出血の有無を確認し，あればカルテに詳細記載する。性器の診察では決して強要はせず，内診台に抵抗があれば仰臥位や側臥位，胸膝位での診察とする[6]。また外陰部に傷がありそうなら，染色試薬トルイジンブルーがあれば塗布することで，肉眼でははっきりしない微細な傷の発見に役立つ。腟入口の触診にて処女膜に断裂がないか，内診指の挿入の可否を判断し，内診指挿入可能であればクスコ診を行う。腟内に精液のプーリングがあればシリンジで採取し滅菌スピッツに入れ，一部を顕微鏡で検鏡し，精子が確認できれば「精子有」と記載する。トリコモナスやカンジダなど感染所見の有無も観察する。

以下に時間経過を考慮しながら，診察について説明する。

a. 妊娠

最終月経，性交歴などにより妊娠の可能性があれば検尿し，妊娠反応を調べておく。今回の性暴力被害で妊娠する可能性があり，性交後72時間以内であれば，緊急避妊ピル（ECP）であるレボノルゲストレル（LNG）内服により，約80％避妊することができる。排卵を遅延させることもあるので[7]，その後の性交でも避妊に注意するように伝える。内服しても妊娠することがあるため，次回2週間後の来院時に月経の状況を確認する。

72時間を過ぎても，5日以内であれば，銅付加IUD（Cu-IUD）（ノバT®）を挿入することにより，既に受精が起きている場合でも着床阻害作用が認められている[8]。次の月経後に，避妊希望がない場合はCu-IUDを抜去する[8]。月経が予定より7日以上遅れたり，あるいは通常より軽い場合には，妊娠検査を受けるよう勧める[9]。

被害者の中には「妊娠さえしなければ被害はなかったことにしよう」と，誰にも言わず，妊娠して初めて受診する場合がある。妊娠が判明したら本人や家族と相談し，①妊娠を継続する，②人工妊娠中絶を行う，のどちらかを選択してもらう。妊娠継続を悩んでいる場合，日本産婦人科医会が行っている「妊娠等の悩み相談援助施設」相談事業や民間団体の相談窓口，行政による相談機関（女性健康支援センター，自治体の母子保健所主管課，保健所・保健センター等）を紹介したり，特別

性犯罪被害者診療チェックリスト

		日付： 年 月 日
ふりがな		生年月日： T・S・H 年 月 日 （ 歳）
氏名		

来院時の様子

同伴者	□ あり	同伴者人数 名 同伴者氏名 本人との関係 警察官の場合（ 名） 所 属： 氏 名：
	□ なし	
警察への届出	□ あり → 警察署名：被害遭遇所轄（ ） 届出者：□ 本人 □本人以外（ ） → （後日記載）告訴の有無：□ あり（ ／ ） □ なし □ 取り下げ（ ／ ） □ なし → その後（ ／ ）：□ 本人 □ その他（ ）より届出 □ 届出場所（ ）	
被害者センター等への届出	□ あり → 届出者：□ 本人 □本人以外（ ） 届出場所：（ ） □ なし → その後（ ／ ）：□ 本人 □ その他（ ）より届出 □ 届出場所（ ）	
パンフレットの提供	□ あり → □ 被害者支援センター □ 弁護士会の法律相談 □ その他（ ） □ なし	
病院に着いた時間	年 月 日 時 分	
診察開始時間	年 月 日 時 分	
被害者の様子	□ 不安そうに見える □ 泣いている □ ふるえている □ 放心状態 □ 落ち着かない □ 怒っている □ 興奮状態 □ 冷静 □ 無感情 □ 警戒的 □ その他（ ）	
被害状況等 自由記載欄		
料金請求先	□ 本人（初診・再診） □ 警察（初診・再診） □ その他	

1

警察より情報提供	□ なし □ あり（ありの場合、警察からの情報提供で記入）
被害に遭った時間	年 月 日（ ） 時 分
被害に遭った場所	□自宅 □室内（ ） □その他（ ） □室外（ ）
人 数	□ 1人 □ 複数（ 人）
関 係	□ 見知らぬ人 □ 顔見知り □ 親しい人 □ 親族 □ その他（ ）
その他	

問 診

強制的なペニスの膣への挿入	□ なし □ あり □ わからない
強制的なペニスの肛門への挿入	□ なし □ あり □ わからない
強制的な異物の膣への挿入	□ なし □ あり（物： ） □ わからない
強制的な異物の肛門への挿入	□ なし □ あり（物： ） □ わからない
コンドームの使用の有無	□ なし □ あり □ わからない
その他	
衣類	□ 着替えた □ 着替えていない
シャワーまたは入浴	□ 浴びた・入浴した □ 浴びていない・入浴していない
膣の洗浄	□ 洗浄した □ 洗浄していない
うがい	□ うがいした □ うがいしていない
排尿	□ 排尿した □ 排尿していない
排便	□ 排便した □ 排便していない
薬（睡眠剤、覚せい剤等）・アルコールの服用	□ なし □ あり（ ） （ありの疑い）→□自ら服用 □ 強制的な投与 □ 不明
既往歴	□ なし □ あり（ ）
アレルギー	□ なし □ あり（ ）
現在内服中の薬	□ なし □ あり（ ）
結婚歴	□ なし □ あり（継続中・別居中・離婚） □同棲中
経妊歴・経産歴	□ なし □ あり（流産・中絶・出産）
月経	□ 最終月経 年 月 日～ 日間 □ 月経周期 日 ・ 不規則（ 日～ 日） □ まだない □ 閉経 年 月頃
被害前の性交 最終性交日 避妊の有無	□ なし □ あり □ 年 月 日 □ なし □ あり（避妊方法： ）
本人の同意 （＊別途同意書にｻｲﾝ必要）	診察することへの本人の同意 □ あり □ なし ＊写真撮影することへの本人の同意 □ あり □ なし ＊証拠採取することへの本人の同意 □ あり □ なし ＊その他の同意（ ）

2

診察の記録

確認できた身体部位（性器を除く）
□ 頭部 □ 顔面 □ 前胸部 □ 腹部 □ 背中 □ 臀部
□ 手（右・左） □ 足（右・左） □ その他（ ）

体表面からの採取物及び採取部位（採取した物をチェックして採取部位を図示）
□ 精液様（採取部位： ） □ 唾液様（採取部位： ）
□ 他人のものと思われる体毛（採取部位： ）
□ その他（血液等）（採取物： 採取部位： ）

該当する所見が見られる部位にアルファベットを記録する
A：裂傷 B：擦傷 C：打撲 D：出血斑 E：外出血 F：発赤 G：痛み・その他
＊創・出血などの大きさ（○×○cm）・形・方向・位置（臍右4cmのところに8×7cmなど、具体的に）図に記入

□外陰部 □ 身体所見

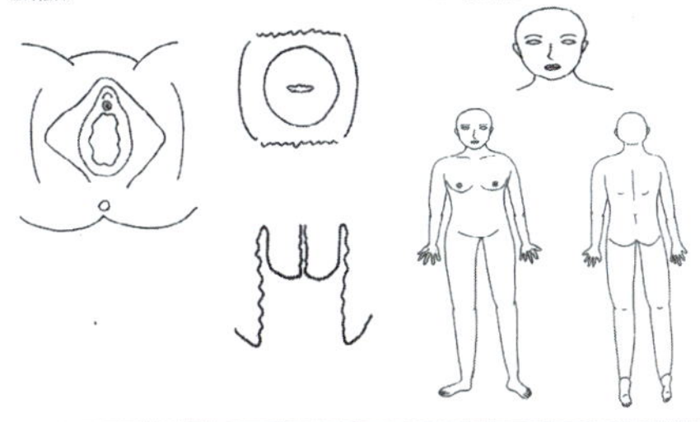

□性器の所見	所 見	A 裂 傷	B 擦 傷	C 打 撲	D 出血斑	E 外出血	F 発 赤	G 痛み・その他
大陰唇	□なし							
小陰唇	□なし							
陰核	□なし							
膣前庭	□なし							
処女膜	□なし							
膣壁	□なし							
後陰唇連合	□なし							
会陰部	□なし							
肛門	□なし							
その他	□なし							

異常のある部分に印

3

検査

■法医学的検査

ＤＮＡ鑑定	□していない □した
分泌物採取（性器）	□していない □した 採取部位（口腔・肛門・外陰部・膣・子宮頸管） 採取方法（綿棒・スライドグラス・吸引） 採取物中の精子 □あり □不明
くしによる陰毛の採取	□していない □した 陰毛→□なし □あり（場所 ）
体表面上の唾液採取	□していない □した
異物の確認	□していない □した 異物→□なし □あり（場所 ）
コルポスコープ（創部の詳細な確認が目的）	□していない □した 裂傷→□なし □あり（場所 ）

■感染症検査

＜血液検査＞	初診検査日	結果	再診検査日	結果
梅毒血清反応	／		／	
HBs 抗原（B型肝炎）検査	／		／	
HCV 抗体（C型肝炎）検査	／		／	
HIV（エイズウィルス）検査	／		／	
クラミジア検査（抗体）	／		／	
＜膣分泌物及び子宮頸管検査＞	**初診検査日**	**結果**	**再診検査日**	**結果**
淋菌	／		／	
クラミジア検査（抗原）	／		／	
一般細菌	／		／	
＜その他＞	**初診検査日**	**結果**	**再診検査日**	**結果**
妊娠反応	／		／	
その他（ ）	／		／	

警察への提出物	□ 採取物 □精液様 □唾液様 □体毛 □その他（ ） □品物（ ） 引渡時刻： 年 月 日 時 引渡者： 受取者：
治療内容	□ 緊急避妊（ ） □ 傷の手当て □ 抗生剤 □ 膣洗浄（行なった・行なわず） □ 抗生剤膣錠挿入（した・しない）
メンタルケアへの紹介・対応	□ なし □ あり→□自施設 □他施設（ ）
担当医師：	コメディカル：

公益社団法人日本産婦人科医会
女性保健委員会 2011.12 作成

4

図1 性暴力被害者チェックリスト（文献3より）

性成熟期

表2 母体保護法に定められた適応（文献11より）

母体保護法第14条
第1項
第1号　妊娠の継続または分娩が身体的または経済的理由により母体の健康を著しく害するおそれのあるもの
第2号　暴行若しくは脅迫によってまたは抵抗若しくは拒絶することができない間に姦淫されて妊娠したもの

第2項　前項の同意は，配偶者が知れないとき若しくはその意思を表示することができないときまたは妊娠後に配偶者がなくなったときには本人の同意だけで足りる。

表3 性暴力被害者への処方例（CDCのガイドライン，文献14より）
1＋2＋3を初回診察時に投与する

一般名	商品名	使用方法
1．セフトリアキソン	ロセフィン®（250 mg）	*250 mg 筋注・単回投与
2．アジスロマイシン	ジスロマック®（250 mg/錠）	1,000 mg 経口・単回投与
3．メトロニダゾールもしくはチニダゾール	フラジール®（250 mg/錠） ハイシジン®（500 mg/錠）	**2,000 mg 経口・単回投与 2,000 mg 経口・単回投与

*日本では筋注は認められておらず，1,000 mg 静注・単回投与が行われる[15]。
**保険適用はないが，わが国でも投与されることがある[16]。

養子縁組制度についての情報提供などを行う[10]。妊娠22週を越えると法的に人工妊娠中絶は不可能になる。

　なお，性暴力被害による妊娠の場合は，母体保護法第14条第2項（表2）に基づき中絶手術を受けることができるが，問診は慎重に行う[11]。

b．性感染症

　初診時に既往感染の有無を調べるために，被害者の同意を得た上で内診時に腟分泌物細菌培養と性器クラミジアおよび淋菌（核酸検出），血液検査にて梅毒（STS定性およびTPHA定性），HIV（HIV抗体定性），B型およびC型肝炎ウイルス（HBs抗原定性，HCV抗体定性）を検査する[12]。性暴力にあった直後には仮に感染が起きていたとしても検査結果は陽性にはならず，性暴力時に感染が起きたことを証明するには，性暴力にあった時と一定期間経過後の2時点での検査が必要であることを説明し[13]，2週間後に腟分泌物細菌培養とクラミジアおよび淋菌検査，8週後に梅毒，HIV，B型およびC型肝炎ウイルス検査を再検する。性感染症の予防投与としてCDCのガイドラインでは表3に示す処方例が推奨されている[14-16]が，わが国ではクラリスロマイシン（クラリス®）400 mg 経口・7日投与かアジスロマイシン（ジスロマック®）1,000 mg 経口・単回投与あるいはレボフロキサシン（クラビット®）500 mg 経口・7日投与などが行われることが多い[6]。また，どこまで本人に伝え，実践するかは診察した医師の裁量によるが，CDCのガイドラインではB型肝炎，HPVの予防投与について，被害者が過去にB型肝炎ワクチン未接種であればB型肝炎ウイルスワクチン接種を，26歳未満でHPVワクチン未接種であればHPVワクチン接種を勧めている[14]。HIVに関しては，見知らぬ加害者からの感染リスクはわずかに0.2％であるが，出血を伴うものや肛門性交などはリスクが高くなるため，72時間以内に個々のリスクをアセスメントし，薬剤予防投与のメリットとデメリットを本人に説明して投与を決定する[14]としている。

　これらの性感染症は，被害者本人のみならず，性交によりパートナーにも感染させるため，でき

c. 証拠採取

被害者の身体に残された精液や唾液等・外傷の痕跡は，性犯罪捜査に有用な証拠となるので，保護者や本人に説明を行い，書面による同意を得て証拠採取や写真撮影を行う[2]。証拠採取は，事前に警察と十分な協議をして行うのが原則であるが，被害直後には警察への届出を躊躇する被害者が多いのも現実であり，証拠物を採取し保存している医療機関やワンストップセンターもある。保存物の証拠能力の有無については，法的に定められたものはないが，少なくとも証拠物の保管方法，管理責任を明確にしておくことで，裁判で採用される可能性は十分あると考えられる[13]。証拠の保存に対しても書面で同意を得る[2]。

警察から要請され，被害者が希望する場合は，診断書を発行する。

❺ 心理的支援

産婦人科診察と同時に，心理的支援や精神反応への対応を行う。

a. 心理的支援，精神科医療

性暴力被害者の受ける精神的衝撃は大きく，被害直後にはフラッシュバックや解離症状が起きたり，神経が過敏になり睡眠がとれないなどの症状がみられることが多い。被害直後は「薬に頼りたくない」「薬を飲むのが怖い」という被害者も少なくないため，被害者の症状や精神科受診に対する気持ちを聞き，受診するかどうかは本人の意思を尊重する。

1. 安全な環境の確保

性暴力被害，特に性虐待では，再被害の危険にさらされていることがしばしばある。被害者がこれ以上被害を受けることがないかどうかを確認し，再被害の危険があれば，警察や専門機関に相談するように勧める。また，睡眠や食事がとれているのか，身近に支えてくれる人がいるのかを確認する。支えてくれる人たちに，被害者の状態や接し方についての心理教育を行うことは有効である[17]。

2. 被害者への心理教育

被害者は，自分の症状に対処できずに困惑していることが多いため，初期の心理教育は有効である[17]。性暴力被害後に生じることの多い心理的な反応について，リーフレット[5]等を紹介する。

3. 精神症状の把握

性暴力被害の後，不眠や不安が続いている場合は，睡眠導入剤や抗不安薬を短期間処方し，ゆっくり休んでもらう。急性期には，感情が麻痺したり，体験を思い出させるものから回避したりする急性ストレス障害（ASD）を起こしやすい。被害からしばらくたっている場合，心的外傷後ストレス障害（PTSD）を起こしている被害者も多い。また，抑うつ症状や自殺念慮，症状の身体化やアルコール・薬物依存，自責感，恥辱感，怒りなどもよくみられる。性暴力被害者治療に熟練した精神科医に紹介することが望ましい。

b. 法的な支援

性暴力被害者にとって，利用できる法的な支援は多い。①刑事手続き等に関する援助として，弁護士による刑事・行政手続きに関する援助（被害届・告訴状，犯罪被害者等給付金申請等およびこれらに関する法律相談），②民事手続きに関する援助として，被害に対する損害賠償請求訴訟や示

談交渉，等がある．被害者が事件直後に法的な手続きを行うことは，不安定な精神状態により困難なことが多いため，これらについて相談が受けられ，手続きや交渉の代行が依頼できることは，被害者にとって大きな助けとなる．

また，被害者や被害者の家族が直接加害者に損害賠償や謝罪を求めると，再度被害を受けたり，逆に加害者を脅迫している等と言いがかりをつけられる危険があるが，弁護士に依頼することにより安全に交渉を進めることが可能になる[18]．加害者が顔見知りの場合，事件後もメールや電話で連絡が続くことがあるが，弁護士が内容証明郵便を送ることで止むことも多い．

弁護士への相談費用に関しては，一定の要件を満たしている場合は無料であるが，それ以外は有料となる．

c．相談機関の情報提供

被害者に向けたリーフレット[5]等に，被害者支援団体や弁護士相談，ワンストップ支援センター等が掲載されているので，紹介されたい．被害者の状態によっては，本人と相談の上，精神科医・臨床心理士・カウンセラー・弁護士を紹介する，女性相談センターや児童相談所につなぐなど，適切な治療，支援等に結びつけることが必要である．

●文献

1) 加藤治子．性暴力救援センター・大阪(SACHICO)開設の経緯と現況について．トラウマティック・ストレス 2010；8：136-145 (レベルⅣ)
2) 日本産婦人科医会．産婦人科医における性犯罪被害者対応マニュアル．2008 (レベルⅣ)
http://www8.cao.go.jp/hanzai/kohyo/shien_tebiki/pdf/s1.pdf
3) 日本産婦人科医会．性犯罪被害者診療チェックリスト．2011 (レベルⅣ)
http://www.jaog.or.jp/all/document/check_2012.pdf
4) 内閣府犯罪被害者等施策推進室．性犯罪・性暴力被害者のためのワンストップ支援センター開設・運営の手引．2012 (レベルⅣ)
5) 独立行政法人国立精神・神経医療研究センター 精神保健研究所 成人精神保健研究部．淺野敬子，中島聡美，金吉晴．一人じゃないよ．2014 (レベルⅣ)
http://www.ncnp.go.jp/nimh/seijin/www/pdf/shiryo_hitorijanaiyo.pdf
6) 川名有紀子，安達知子．性暴力被害．臨床婦人科産科 2013；67：53-57 (レベルⅣ)
7) Croxatto HB. Emergency contraception pills：how do they work？ IPPF Medical Bulletin 2002；36：1-2 (レベルⅢ)
8) World Health Organization. Selected practice recommendations for contraceptive use. 2nd ed. WHO, Geneva, 2005 (ガイドライン)
9) 日本産科婦人科学会編．緊急避妊法の適正使用に関する指針．2011 (ガイドライン)
http://www.jsog.or.jp/news/pdf/guiding-principle.pdf
10) 日本産婦人科医会．妊娠等について悩まれている方のための相談援助事業連携マニュアル．2014 (レベルⅣ)
http://www.jaog.or.jp/all/pdf/jaogmanual.pdf
11) 宮崎亮一郎．診療の基本 母体保護法．日産婦誌 2007；59：N15-23 (レベルⅣ)
12) 日本産科婦人科学会，日本産婦人科医会編．産婦人科診療ガイドライン婦人科外来編．性感染症のスクリーニングは？ 2014. pp28-30 (ガイドライン)
13) 日本産科婦人科学会，日本産婦人科医会編．産婦人科診療ガイドライン婦人科外来編．性暴力にあった女性への対応は？ 2014. pp191-197 (ガイドライン)
14) Centers for Disease Control and Prevention. Sexually transmitted diseases treatment guidelines, 2015. MMWR Recomm Rep 2015；64：104-110 (ガイドライン)
http://www.cdc.gov/std/tg2015/tg-2015-print.pdf
15) 日本産科婦人科学会，日本産婦人科医会編．産婦人科診療ガイドライン婦人科外来編．淋菌感染症の診断と治療は？ 2014. pp18-19 (ガイドライン)
16) 日本産科婦人科学会，日本産婦人科医会編．産婦人科診療ガイドライン婦人科外来編．トリコモナス腟炎の診断と治療は？ 2014. pp10-11 (ガイドライン)
17) 吉田博美．性暴力被害者のメンタルヘルスと治療．小西聖子編．犯罪被害者のメンタルヘルス．誠信書房，東京，2008, pp144-170 (レベルⅣ)
18) 河野美江．しまね性暴力被害者支援センターさひめ設立の経緯と現状．島根大学社会福祉論集 2015；5：41-50 (レベルⅣ)

Exercise 51

正しいものはどれか。1つ選べ。

a. わが国では性暴力被害後にHIVの予防投与が行われることが多い。
b. 性暴力被害を受けた人に対して，セカンド・レイプをしないように十分注意する。
c. 性暴力被害者本人が希望しなくても，警察への通報は行わなければいけない。
d. 性暴力被害後72時間過ぎていれば，緊急避妊法の適応とはならない。
e. 性暴力被害後に法的な支援が必要なことは稀である。

10 性同一性障害

CQ 52-1 性同一性障害の診断は？

❶ 性同一性障害の鑑別診断

　生物学的性（Sex，身体の性）には，①性染色体（男性型はXY，女性型はXX），②内・外性器の解剖（外陰部の形状や子宮や卵巣，精巣などの存在），③性ステロイドホルモン（エストロゲン，アンドロゲン）レベルなどの要素がある。社会的性（Gender）には，①性の自己認識（性自認，心の性，「自分は男（または女）」という認識），②性役割（男性として，女性として果たしている役割），③性（的）指向（恋愛や性交の対象となる性別）などの要素がある。性同一性障害（gender identity disorder；GID）とは，身体の性と性自認とが一致しないため「性別違和感」をもつ状態であり，性自認は男性，身体の性は女性である female to male（FTM）と，性自認は女性，身体の性は男性である male to female（MTF）とに分類される（表1）[1]。

❷ 診断の進め方とチーム医療

　性同一性障害の診療は，精神科医，産婦人科医，泌尿器科医，形成外科医などが連携した医療チームであるジェンダークリニックで行われる。精神科医は，本人や家族から，現在の状態や成育歴を聴取し，性自認を確定する。産婦人科医や泌尿器科医は，診察や画像診断，染色体やホルモン検査（エストラジオール，テストステロン，LH，FSH，プロラクチン）により生物学的性（身体の性）を確定する。

❸ 性同一性障害の頻度

　海外ではFTM当事者が30,400〜200,000人に1人，MTF当事者が11,900〜45,000人に1人と報告されている[2]が，本人が告知しやすい文化や時代かにより異なる。日本精神神経学会による，2012年までの全国の主要な18施設の受診者の調査では，14,889人（FTM当事者9,610人，MTF当事者5,279人）が確認されており，全国で約18,000人と推計されている[3]。しかし，個人輸入などにより，自身でホルモン療法を行っている場合もあり，性別違和感をもちながらも医療施設を受診できない場合も多いと考えられている。

表1 性同一性障害の鑑別

		生物学的性（セックス）			社会的性（ジェンダー）		
		性染色体	性器の形	性ホルモン	性自認	性指向	性役割
性同一性障害 （GID）	MTF	男性	男性	男性	女性	問わない（男）	問わない
	FTM	女性	女性	女性	男性	問わない（女）	問わない
同性愛	ゲイ	男性	男性	男性	男性	男性	問わない
	レズビアン	女性	女性	女性	女性	女性	問わない
性分化疾患 （DSDs）		特定されない （疾患・個人により異なる）			問わない （疾患・個人により異なる）	問わない	問わない

性同一性障害の診断では性自認（心の性）に着目し性指向を問わないが，典型例では（ ）内の性の方へ向かうため，外見的には同性愛（ホモセクシャル）のように映る場合もある。同性愛では性自認と生物学的性（身体の性）とは一致しているが，性指向が身体の性に向かう。性指向に関しては，両性愛（バイセクシャル），無性愛（アセクシャル，エイセクシャル）などの状態もある。性分化疾患は多くの疾患の総称であり，性染色体，性器の形，性ホルモンの特徴が一致しない，あるいは，特定されない状態である。また，上記以外にも性のあり方は多様な形をとり得る。

CQ 52-2 性同一性障害への身体的治療は？

❶ 身体的治療の進め方

　心の性を身体の性に合わせようとする教育や指導，精神療法などは無効で，無理に行うと，うつや自殺につながるとされる。このため，身体の性を心の性に近付ける治療が行われる。ホルモン療法は，産婦人科医がMTF当事者，泌尿器科医がFTM当事者を担当する場合が多い。性別適合手術（sex reassignment surgery；SRS）は，産婦人科，泌尿器科，形成外科が協力して行う。精神科医，看護スタッフ，臨床心理士，医療ソーシャルワーカー等は，精神状態，学校や職場などへの適応状態などを考慮して，治療をコーディネートする。

❷ ホルモン療法

a．MTF当事者へのホルモン療法

　エストロゲンは，17β-エストラジオール，結合型エストロゲンなどの経口剤，エステル化エストラジオール・デポ製剤の筋肉注射，17β-エストラジオールの貼付・塗布剤などの種々の製剤・経路で投与される[4,5]。その効果を促進するため抗アンドロゲン剤の併用がなされることがある。プロゲスチン製剤の併用は，脂質や血管への悪影響もあり，原則として行われない。

　血清テストステロン値が女性レベル（55～100 ng/dL 未満）へ低下することを目標として投与され，短期的には陰茎の勃起抑制など，長期的には乳房腫大等の体型の女性化などがみられる[4,5]。乳房は2～3年にわたって発達するため，乳房形成術（豊胸術）の要否はその後に判断する。性欲低下が起きることも多く，精巣萎縮，精子減少は不可逆的となる。ひげの減少，声の女性化は限定的であり，必要であれば，レーザー脱毛，ボイストレーニング，声帯手術などが行われる。

　深部静脈血栓症の予防として，脱水や下肢屈曲姿勢の持続などを回避するように指導する。エチニル・エストラジオール内服から，17β-エストラジオール貼付に変更することで血栓発生が減少

したとの報告[6]があり，薬剤の選択も考慮する。

b. FTM当事者へのホルモン療法

経口のアンドロゲン製剤は肝機能異常を伴いやすく，貼付剤は日本で未販売のため，主にアンドロゲン・デポ製剤の筋肉注射（125～250 mg/2～4週）が行われる[4,5]。

FTM当事者では，男性の二次性徴発現に必要な血清テストステロン値を考慮し，筋肉注射直前の血中濃度で100 ng/dL以上を目標とするが，測定はあまり行われず，月経停止が効果の指標となる。ひげや体毛は増加，筋肉質となり，声は低音となる[4,5]。陰核の肥大，性欲亢進などがみられるが，乳房の縮小は限定的である。

にきび，男性型脱毛がみられ，攻撃性，うつ傾向がみられる場合もある。全死亡率は上昇しないとされる[7]が，多血症，内臓脂肪の増加，HDLコレステロール低下，LDLコレステロール上昇，インスリン抵抗性などを起こし，血管の硬化もみられるため，心血管イベント発生への注意は必要である[8]。

c. 検査と生活指導

ホルモン療法前には，全血算（CBC），凝固系（PT，APTT，fibrinogen，D-dimer），生化学（AST，ALT，ALP，γ-GTP，BUN，クレアチニン，電解質，尿酸，総コレステロール，HDLコレステロール，TGなど），耐糖能（随時血糖，HbA1c），甲状腺機能，尿蛋白・糖定性，心電図などを施行する[4,5]。

ホルモン療法開始後1～3カ月で体重・血圧の計測とともに，CBC，D-dimer，AST，ALT，ALP，γ-GTP，総コレステロール，HDLコレステロール，TG，空腹時血糖，プロラクチンなどを測定，下肢の腫脹や痛み，気分の落ち込みなどの副作用の有無を確認する。1年間は3カ月毎の検診を行い，異常がなければ6カ月ごとに血液検査や血圧・体重測定を行う[4,5]。喫煙者の場合は禁煙，高度肥満の場合は体重管理を行うなど，副作用の発生しやすい状態を回避し，ホルモン療法中も注意を喚起する。

❸ 手術療法

a. 乳房切除術と性別適合手術

FTM当事者への乳房切除術は，ホルモン療法と同レベルの段階で行うことができる。性別適合手術（SRS）としては，FTM当事者では，子宮・卵巣の摘出が行われる。陰茎形成を希望する場合は，尿道延長術を行う場合もある。創部が落ち着いた時期に前腕部や大腿部の皮弁などにより陰茎を形成する。MTF当事者では，精巣除去，陰茎切断，さらに，陰嚢・陰茎の皮膚，腸管などによる造腟術が行われる。

b. 戸籍の性別変更のための診断書作成

性別適合手術は，「性同一性障害者の性別の取扱いの特例に関する法律」（いわゆる特例法）により戸籍上の性別変更の条件となっている[9]。家庭裁判所には，精神科医の診断書（2名の署名）と産婦人科医や泌尿器科医が作成する身体所見の診断書を提出する。日本において特例法の「未成年の子がいないこと」「生殖腺がないこと又は生殖腺の機能を永続的に欠く状態にあること」の条件を課していることは，国際的には問題があると考えられている。

表2 性同一性障害当事者がもつ経験

	全体 (n=1,452)	MTF (n=506)	FTM (n=946)	p値
自殺念慮	58.0% (834/1,438)	63.9% (319/499)	54.8% (515/939)	n.s
自傷・自殺未遂	30.0% (431/1,437)	33.1% (165/498)	28.4% (266/936)	n.s
不登校	29.5% (425/1,439)	31.6% (157/497)	28.5% (268/942)	n.s
精神科合併症	16.9% (242/1,433)	25.9% (129/498)	12.1% (113/935)	<0.0001

❹ 生殖医療

　性同一性障害当事者が子どもをもつには，①子どもをもつパートナーとの結婚，②養子，③第三者の関与した生殖医療などの選択肢が考えられる．戸籍上の男性となったFTM当事者が，結婚した妻との間に，非配偶者間人工授精（AID）によりもうけた子どもに関して，法務省は「嫡出子とは認めない」としたが，最高裁は父子関係を認める判決を下した．また，MTF当事者の夫婦が特別養子により家族を作った例もみられる．

CQ 52-3　思春期の対応は？

❶ 子どもの頃の辛い経験

　性同一性障害当事者の約9割が中学生までに性別違和感を自覚している[1]．ジェンダークリニック初診の時点で，自殺念慮，自傷・自殺未遂，不登校を高率に経験しており，うつ病性障害や対人恐怖などの不安障害等の精神科合併症も高率である（表2）[1]．

　自殺念慮をもつ年齢の第1のピークは中学生の頃であり，二次性徴により望まない性の身体的特徴が表れ，制服の問題，恋愛の問題も重なるため苦しむ．

❷ ホルモン療法開始年齢

　FTM当事者では，アンドロゲン製剤の投与で，月経は停止し，ひげが生え，声も低くなる．しかし，MTF当事者では，エストロゲン製剤を投与しても，低音の声，ひげ，男性的体型の変化は少なく，ホルモン療法開始の遅れは一生のQOLに影響する．『性同一性障害に関する診断と治療のガイドライン 第4版』(2012年)[10]では，ジェンダークリニックで2年以上の経過観察の後，特に必要を認めた場合，15歳から性ホルモン療法を開始できるとした．また，二次性徴がTanner分類2期（12歳を中心に個人差により9～14歳）に達し，著しい違和感を有する当事者へは，

GnRHアゴニスト等による二次性徴抑制療法を行うことができるとした．小児期の性別違和感は同性愛であったり，消失したりすることも多いが，二次性徴により性別違和感が増強し，二次性徴抑制療法を行った症例のほとんどが成人期にも性別違和感が持続することが知られている[11]．

●文献

1) 中塚幹也．学校の中の「性別違和感」を持つ子ども：性同一性障害の生徒に向き合う．JSPS日本学術振興会科学研究費助成事業23651263 挑戦的萌芽研究「学校における性同一性障害の子どもへの支援法の確立に向けて」．2013．pp1-46（レベルⅢ）
2) De Cuypere G, Van Hemelrijck M, Michel A, et al. Prevalence and demography of transsexualism in Belgium. Eur Psychiatry 2007；22：137-141（レベルⅢ）
3) 日本精神神経学会 性同一性障害に関する委員会．「性同一性障害に関する委員会」による性同一性障害症例数と国内外性別適合手術例数の推定調査．GID（性同一性障害）学会雑誌 2014；7：74-75（レベルⅢ）
4) Hembree WC, Cohen-Kettenis P, Delemarre-van de Waal HA, et al. Endocrine Society：Endocrine treatment of transsexual persons：an Endocrine Society clinical practice guideline. J Clin Endocrinol Metab 2009；94：3132-3154（レベルⅢ）
5) Coleman E, Bockting W, Botzer M, et al. Standards of Care for the Health of Transsexual, Transgender, and Gender-Nonconforming People, Version 7. International Journal of Transgenderism 2011；13：165-232（レベルⅢ）
6) van Kesteren PJ, Asscheman H, Megens JA, et al. Mortality and morbidity in transsexual subjects treated with cross-sex hormones. Clin Endocrinol (Oxf) 1997；47：337-342（レベルⅢ）
7) Asscheman H, Giltay EJ, Megens JA, et al. A long-term follow-up study of mortality in transsexuals receiving treatment with cross-sex hormones. Eur J Endocrinol 2011；164：635-642（レベルⅢ）
8) Nakatsuka M. Endocrine treatment of transsexuals：assessment of cardiovascular risk factors. Expert Rev Endocrinol Metab 2010；5：319-322（レベルⅢ）
9) 石原 明，大島俊之．性同一性障害と法律 論説・資料・Q&A．晃洋書房，京都．2001．pp1-280（レベルⅣ）
10) 松本洋輔，阿部輝夫，池田官司，他；日本精神神経学会 性同一性障害に関する委員会．性同一性障害に関する診断と治療のガイドライン 第4版．精神神経学雑誌 2012；114：1250-1266（レベルⅣ）
11) Drummond KD, Bradley SJ, Peterson-Badali M, et al. A follow-up study of girls with gender identity disorder. Dev Psychol 2008；44：34-45（レベルⅢ）

Exercise 52

正しいものはどれか．1つ選べ．
a. 成人後に性別違和感をもち始める性同一性障害当事者は，全体の約4割である．
b. 性同一性障害当事者の中学生時代における自殺念慮の発生は高率である．
c. FTM（female to male）当事者へのアンドロゲン投与で乳房は縮小するため，2〜3年間施行してから乳房切除術を行うかどうかを判断する．
d. MTF（male to female）当事者へのホルモン療法では，原則として，エストロゲン製剤とプロゲスチン製剤との併用が行われる．
e. 専門医により，性同一性障害と診断されれば，「性同一性障害者の性別の取扱いの特例に関する法律」により戸籍の性別変更が可能である．

Exercise解答

Exercise 01	c, e	Exercise 20	e	Exercise 38-1	e
Exercise 02	d	Exercise 21	d, e	Exercise 38-2	c
Exercise 03	c	Exercise 22	d	Exercise 38-3	a
Exercise 04	e	Exercise 23-1	c, e	Exercise 39-1	a, e
Exercise 05	d	Exercise 23-2	b, e	Exercise 39-2	d
Exercise 06	b	Exercise 24	c, d	Exercise 40	c
Exercise 07	a	Exercise 25	c	Exercise 41	e
Exercise 08	c	Exercise 26	e	Exercise 42	d
Exercise 09	b	Exercise 27	d, e	Exercise 43	b, e
Exercise 10	e	Exercise 28	b	Exercise 44	d
Exercise 11	c	Exercise 29	c	Exercise 45	c
Exercise 12	c	Exercise 30	c	Exercise 46	c
Exercise 13	c	Exercise 31	b	Exercise 47	d
Exercise 14	c	Exercise 32	b, e	Exercise 48	d
Exercise 15	c, e	Exercise 33	d	Exercise 49	d, e
Exercise 16	d	Exercise 34	b	Exercise 50	b
Exercise 17	c	Exercise 35	c	Exercise 51	b
Exercise 18	a, e	Exercise 36	c	Exercise 52	b
Exercise 19	d	Exercise 37	c, e		

略語一覧

ACTH	adrenocorticotropic hormone（副腎皮質刺激ホルモン）
AGS	adrenogenital syndrome（副腎性器症候群）
AID	artificial insemination with donor's semen（非配偶者間人工授精）
AIDS	acquired immunodeficiency syndrome（後天性免疫不全症候群）
AIS	androgen insensitivity syndrome（アンドロゲン不応症）
AMH	anti-müllerian hormone
AN	anorexia nervosa（神経性やせ症/神経性無食欲症）
ART	assisted reproductive technology（生殖補助医療）
ASD	acute stress disorder（急性ストレス障害）
BMI	body mass index
BN	bulimia nervosa（神経性過食症/神経性大食症）
CAH	congenital adrenal hyperplasia（先天性副腎皮質過形成）
CBT	cognitive-behavior therapy（認知行動療法）
CCS	childhood cancer survivor（小児がん経験者）
CIN	cervical intraepithelial neoplasia（子宮頸部上皮内腫瘍）
CQ	clinical question
CT	computed tomography
DES	diethylstilbestrol
DHEA	dehydroepiandrosterone
DSM	Diagnostic and Statistical Manual of Mental Disorders
DVT	deep venous thrombosis（深部静脈血栓症）
EC	emergency contraception（緊急避妊法）
ECP	emergency contraceptive pill（緊急避妊ピル）
EGF	epidermal growth factor（上皮成長因子）
EP	estrogen and progestin
EPT	estrogen progestin therapy
ER	estrogen receptor
ET	estrogen therapy
FAT	Female Athlete Triad
FSH	follicle stimulating hormone（卵胞刺激ホルモン）
FT	family therapy
GABA	gamma-aminobutyric-acid
GBS	group B Streptococcus（B群溶血性連鎖球菌）
GDM	gestational diabetes mellitus（妊娠糖尿病）
GH	growth hormone
GID	gender identity disorder（性同一性障害）
GnRH	gonadotropin releasing hormone（ゴナドトロピン放出ホルモン）
HER2	human epidermal growth factor receptor type2
HIV	human immunodeficiency virus（ヒト免疫不全ウイルス）
HPV	human papillomavirus（ヒトパピローマウイルス）
HRT	hormone replacement therapy（ホルモン補充療法）
HSIL	high-grade intraepithelial lesion
HSV	herpes simplex virus（単純ヘルペスウイルス）
IMT	intima-media thickness
ISSVD	International Society for the Study of Vulvovaginal Disease

IUD	intrauterine device（子宮内避妊具）
IUS	intrauterine contraceptive system
IVF	*in vitro* fertilization
JNHS	Japan Nurses' Health Study
J-START	Japan Strategic Anti-cancer Randomized Trial
LBC	liquid-based cytology
LEP	low dose estrogen progestin
LH	luteinizing hormone
LNG	levonorgestrel
LNG-IUS	levonorgestrel intrauterine contraceptive system
LSIL	low-grade intraepithelial lesion
MIS	Müllerian inhibiting substance
MRHK	Mayer-Rokitansky-Küster-Hauser
MRI	magnetic resonance imaging
NICE	National Institute for Health and Care Excellence
NSAIDs	non-steroidal anti-inflammatory drugs（非ステロイド性抗炎症薬）
OC	oral contraceptive（経口避妊薬）
OHSS	ovarian hyperstimulation syndrome（卵巣過剰刺激症候群）
PCOS	polycystic ovary syndrome（多嚢胞性卵巣症候群）
PgR	progesterone receptor
PID	pelvic inflammatory disease（骨盤内感染症）
PIH	pregnancy-induced hypertension（妊娠高血圧症候群）
PMDD	premenstrual dysphoric disorder（月経前不快気分障害）
PMS	premenstrual syndrome（月経前症候群）
POI	primary ovarian insufficiency（早発卵巣不全）
PRL	prolactin
PTSD	post traumatic stress disorder（心的外傷後ストレス障害）
QOL	quality of life（生活の質）
RCT	randomized controlled trial（ランダム化比較試験）
SERM	selective estrogen receptor modulator（選択的エストロゲン受容体調節薬）
SHBG	sex hormone binding globulin（性ホルモン結合グロブリン）
SNRIs	serotonin noradrenaline reuptake inhibitors （セロトニン-ノルアドレナリン再取り込み阻害薬）
SRS	sex reassignment surgery（性別適合手術）
SSRIs	selective serotonin reuptake inhibitors （選択的セロトニン再取り込み阻害薬）
STI	sexually transmitted infections（性感染症）
TBI	total body irradiation（全身放射線照射）
TSH	thyroid stimulating hormone（甲状腺刺激ホルモン）
UAE	uterine artery embolization（子宮動脈塞栓術）
VAIN	vaginal intraepithelial neoplasia（腟上皮内腫瘍）
VIN	vulvar intraepithelial neoplasia（外陰上皮内腫瘍）
VTE	venous thromboembolism（静脈血栓塞栓症）
VZV	varicella-zoster virus（水痘-帯状疱疹ウイルス）
WADA	World Anti-Doping Agency（世界アンチ・ドーピング機関）
WHO	World Health Organization（世界保健機関）

和文索引

あ
アシクロビル　220
アジスロマイシン　179, 217
アドバック療法　140
アミン臭　192
アミン腟炎　192
アロマターゼ阻害薬　19, 67
アンドロゲン不応症　35, 36
悪性腫瘍治療後のHRT　162
暗視野法　208

い
イミキモドクリーム　223
インスリン抵抗性　53
異所性子宮内膜組織　143
異所性妊娠　241
萎縮性腟炎　180
一相性ピル　246
咽頭炎　212, 216
咽頭感染　181
陰唇癒合　46
陰毛発生　16

え
エストラジオール　11
エフェドラアルカロイド　67
エフェドリン　67
英国産婦人科学会のガイドライン　248
液状処理細胞診標本　147

お
オルガズム障害　272
応急入院　205
黄色ブドウ球菌　184
黄体ホルモン放出子宮内避妊システム　144

か
カベルゴリン　33, 34
カンジダ培地F®　194
ガンマアミノ酪酸　14, 110
下垂体機能不全　30
下垂体腫瘍　28
下垂体性機能不全　22
下垂体性無月経　80
仮性思春期早発症　19
過食性障害　61
過多月経　102
過多月経治療ガイドライン　241
回帰発症　218
疥癬　189
外陰カンジダ症　186
外陰上皮内腫瘍　121, 263
外陰帯状疱疹　187
外陰腟カンジダ症　186
外陰痛　266
外陰部瘙痒感　187
外陰部乳頭症　223
外陰毛囊炎　184
核酸増幅法　212, 216, 219
肝周囲炎　212
乾癬　263
感覚集中訓練　275
感染症新法　178
感染症法　205

き
キスペプチン　13
希発月経　85
奇形腫　16
起因菌　182
稀少部位内膜症　137
器質性月経困難症　105, 108
機能性下垂体腺腫　30
機能性月経困難症　105, 107
機能性子宮出血　96
喫煙　238
丘疹性梅毒疹　208
急性外陰潰瘍　183
急性ストレス障害　287
強制わいせつ　277
競技パフォーマンス　233
筋腫合併妊娠　132
筋・筋膜性骨盤痛　267
緊急避妊ピル　250, 284
緊急避妊法　250
緊急避妊法選択のアルゴリズム　253

く
クラミジア・トラコマチス　182
クラリスロマイシン　217
クロミフェン　67
グルタミン酸　13

け
毛ジラミ　188
外科的閉経　158
経口避妊薬　231
血清抗体価　216
結節性梅毒疹　208
結膜炎　216
月経困難症　66, 105, 114, 137, 231
月経随伴症状　105
月経前症候群　66, 109, 233
月経前増悪　111
月経前不快気分障害　109, 115
月経モリミナ　45
限局性皮膚瘙痒症　262
原発性甲状腺機能低下症　16, 17, 22
原発性無月経　20, 29, 35

こ
コンドーム　74, 237
ゴナドトロピン　21
ゴナドトロピン単独欠損症　30
甲状腺機能低下症　49, 52, 53
行動療法　274
抗Müller管ホルモン　40
更年期機能性出血　98, 100
高ゴナドトロピン性性腺機能不全　20
高コレステロール血症　171
高プロラクチン血症　21, 82
高純度カテキン　223
硬化性萎縮性苔癬　263
硬性下疳　208
合成黄体ホルモン　139
強姦　277
骨粗鬆症　68, 69, 160
骨端線閉鎖　107
骨盤内感染症　181
骨盤腹膜炎　201, 212
骨盤放線菌症　200

さ
再発性外陰腟カンジダ症　186
再発性呼吸器乳頭腫症　222, 224
再発抑制療法　220
細菌性腟炎　190
細菌性腟症　190

和文索引　**299**

最大骨量　*69*
三相性ピル　*246*
産科的な原因以外で起こる性器瘻
　　　　　258

し

シクロフェニル　*67*
ジエチルスチルベストロール　*42*
ジエノゲスト　*139, 144*
ジェンダー　*72*
ジェンダークリニック　*290*
子宮奇形　*41, 42, 44*
子宮筋腫　*130*
子宮筋腫核出術　*134*
子宮頸がん検診　*146*
子宮頸がんワクチン　*149*
子宮頸管炎　*198, 214*
子宮頸管閉鎖　*48*
子宮頸管ポリープ　*125*
子宮性無月経　*80*
子宮腺筋症　*143*
子宮損傷　*256*
子宮体がん検診　*149*
子宮動脈塞栓術　*144*
子宮動脈塞栓療法　*134*
子宮内避妊具　*234, 237, 240*
子宮内膜炎　*198, 244*
子宮内膜症　*137, 140*
子宮内膜全面掻爬術　*243*
子宮内膜増殖症　*244*
子宮内膜ポリープ　*127*
子宮付属器炎　*202*
子宮付属器結核　*203*
子宮留膿腫　*198*
自然閉経　*159*
思春期機能性出血　*98, 100*
思春期早発症　*14, 16*
思春期早発症の分類　*17*
思春期遅発症　*16, 20, 24*
視床下部-下垂体-卵巣系　*10*
視床下部性性腺機能低下症　*24*
視床下部性無月経　*68, 80*
自浄作用　*180*
自律性反復性卵胞嚢胞　*16, 17, 19*
絨毛癌　*16*
処女膜強靭　*275*
処女膜閉鎖　*21, 47*
初期硬結　*208*
女性アスリート　*66, 233*
女性アスリートの三徴　*68*
小児下垂体腺腫　*31*

小児がん　*164*
小児がん経験者　*164*
消炎鎮痛薬　*139*
消退出血　*97, 231*
症状日記　*111*
上皮成長因子　*131*
静脈血栓塞栓症　*247*
食行動障害　*61*
心血管系疾患　*160*
心身症　*265*
心身相関　*265*
心的外傷後ストレス障害　*280, 287*
心理社会的背景　*266*
神経性過食症　*61, 62*
神経性大食症　*61, 62*
神経性無食欲症　*56, 61, 62*
神経性やせ症　*61, 62*
真菌症　*193*
真性思春期早発症　*18*
深部静脈血栓症　*232*
人工妊娠中絶　*72, 73*
尋常性痤瘡　*115, 248*

す

ステロイド外用薬　*262*
スモーカー　*238*
水痘-帯状疱疹ウイルス　*187*
髄膜炎　*219*
髄膜刺激症状　*219*

せ

セカンド・レイプ　*283*
セックス・セラピー　*274*
セフェム　*182*
セフォジジム　*212*
セフトリアキソン　*212*
セロトニン　*14*
セロトニン作動性神経系　*110*
せつ　*185*
世界アンチ・ドーピング機関　*67*
性感染症　*73, 178*
性器-骨盤痛　*273*
性器クラミジア感染症　*75, 178, 179, 214*
性器結核　*203*
性器損傷　*256*
性器ヘルペス　*75, 183, 218*
性器ヘルペスウイルス感染症　*178*
性器瘻　*256*
性機能不全　*271*
性教育　*72*

性嫌悪障害　*274*
性交時痛　*137*
性交時の性器損傷　*255*
性行動　*73*
性ステロイド　*12*
性ステロイドホルモン　*15*
性成熟期機能性出血　*98*
性腺機能不全　*20*
性的関心・興奮障害　*272*
性的指向　*72*
性的暴行　*256*
性的マイノリティ　*76*
性同一性障害　*290*
性反応　*271*
性犯罪　*277*
性別適合手術　*291*
性暴力被害　*277*
精巣決定因子　*40*
精巣性女性化症　*36*
接触性皮膚炎　*260*
摂食障害　*61, 68*
先天性性腺機能低下症　*24*
先天性副腎皮質過形成　*17, 36, 50*
尖圭コンジローマ　*75, 178, 222*
潜伏月経　*45*
線維腫　*121*
線維上皮性ポリープ　*121*
線維腺腫　*155*
選択的エストロゲン受容体調節薬
　　　　　67
選択的セロトニン再取り込み阻害薬
　　　　　111, 112
全数把握五類感染症　*178, 206*
前庭扁平上皮乳頭腫　*120*

そ

早発思春期　*15*
早発卵巣不全　*83*
挿入障害　*273*
即時強制　*205*
続発性無月経　*80*

た

タモキシフェン　*67, 127, 245*
ターンオフ・メカニズム　*273*
ダナゾール　*139*
多骨性線維性骨異形成症　*16*
多嚢胞性卵巣症候群　*89*
体重減少性無月経　*56*
帯状疱疹　*188*
帯状疱疹後神経痛　*188*

大腸菌　186
第一度無月経　25
第二度無月経　25
単純子宮全摘出術　134
男性化卵巣腫瘍　17

ち
チニダゾール　197
遅発月経　20
遅発思春期　16, 20
腟横中隔　47
腟カンジダ症　190, 193
腟けいれん　273
腟欠損症　42
腟上皮内腫瘍　124
腟前庭部乳頭　223
腟トリコモナス原虫　196
腟トリコモナス症　190, 196
腟内細菌　180
腟閉鎖　21
中枢性思春期早発症　16, 168
直腸腟瘻　256

つ
ツベルクリン反応検査　204

て
テストステロン　13
テトラサイクリン　216
ディナゲスト®　68
デーデルライン桿菌　191
デートDV　72
低ゴナドトロピン性性腺機能低下症
　　13, 24, 26
低ゴナドトロピン性性腺機能不全
　　20, 22
低用量EP配合薬　139, 232
低用量ピル　246
伝染性軟属腫　227

と
トラウマ　280
トラネキサム酸　103
トレパン　120
ドパミン　14
ドパミン作動薬　33
ドーピング　66
ドーピング禁止薬　233
凍結療法　223
糖尿病　49, 52
銅付加IUD　242, 284

特例法　292

な
内因性ホルモン　232
軟骨様硬結　208

に
ニューキノロン　182
ニューロペプチドY　14
にきび　115, 248
二次性徴　10, 24, 29
二次性徴抑制療法　294
二類感染症　205
入院勧告　205
入院措置　205
乳がん検診　156
乳癌　156
乳酸桿菌　180
乳汁分泌抑制　238
乳汁漏出　32
乳腺炎　155
乳腺嚢胞　155
乳頭腫　155
乳頭状汗腺腫　121
乳房外パジェット病　123, 262
乳房発育　16
妊娠高血圧症候群　171
妊娠糖尿病　171
妊娠糖尿病と生活習慣病・心血管系疾患　173
妊孕性の回復　242
認知機能障害　160

の
ノルアドレナリン　14
ノルエチステロン　231
ノルレボ®　251

は
バラシクロビル　220, 221
バルトリン腺炎　185
バルトリン腺膿瘍　185
バルトリン腺嚢胞　121
パーカーインク法　208
破綻出血　97, 232
胚細胞腫瘍　38
排卵性機能性出血　97
梅毒　178, 206
梅毒血清反応　208
梅毒性アンギーナ　208
梅毒性乾癬　208

梅毒性脱毛　208
梅毒性バラ疹　208
橋本病　52

ひ
ヒゼンダニ　189
ヒトパピローマウイルス　146, 222
ヒトパピローマウイルス（HPV）感染　180, 248
ヒト免疫不全ウイルス（HIV）感染症　72
ビダラビン軟膏　220
ピア・エジュケーター　75
ピア（仲間）・カウンセリング　75
日和見感染症　227
非感染性外陰部瘙痒症　260
非機能性下垂体腺腫　30
非ステロイド性抗炎症薬　103, 107
疲労骨折　69
避妊効果　241
避妊指導　234
避妊失敗率　247
避妊法　74, 234, 237
避妊をしないで行った性交　250

ふ
ブロモクリプチン　33, 34
プラノバール®配合錠　251
プロスタグランジン　105
プロラクチン測定　21
不正性器出血　127
不妊手術　234
賦活症候群　112
副腎腫瘍　16
副腎性器症候群　36, 49, 50
分娩時の性器外傷　256

へ
ヘルペス脳炎　219
ベセスダシステム2001　147
ベーチェット病　183
平滑筋細胞　130
扁平コンジローマ　208

ほ
ホルモン補充療法　68, 238
ボーエン病様丘疹　122
母乳栄養　238
放線菌　182
放線菌症　200
蜂窩織炎　185

膀胱腟瘻　256
墨汁法　208

ま
マイコバクテリウム・ツベルクローシス　203
マイコプラズマ・ジェニタリウム　182
マクロライド　216
慢性甲状腺炎　52
慢性骨盤痛　137, 266
慢性痛　268

み
みずいぼ　227
水野・高田培地®　194

む
無月経　70
無排卵性機能性出血　97

め
メタボリック症候群　94
メチルエフェドリン　67
メドロキシプロゲステロン酢酸エステル　19

メトロニダゾール　197
メラトニン　14
免疫クロマト法　219
免疫不全　227

も
毛嚢炎　184
毛包炎　184

や
ヤッペ法　250
薬物焼灼　227

よ
よう　185
予防的性腺摘出術　37
葉状腫瘍　155

ら
ライフスキル教育　75
卵管炎　202
卵管留水症　202
卵管留膿症　202
卵巣機能不全　68
卵巣腫瘍　16
卵巣性機能不全　22

卵巣性無月経　80
卵巣チョコレート嚢胞　138
卵巣の良性腫瘍　151
卵巣予備能検査　167

り
リップシュッツ潰瘍　183
リプロダクティブヘルス　253
淋菌　210
淋菌感染症　75, 178, 182, 210

る
類皮嚢胞　121, 123
類表皮封入嚢胞　121, 123

れ
レプチン　13
レボノルゲストレル　284
レーザー　223

ろ
老年期機能性出血　98

わ
ワンストップ支援センター　283

欧文索引

A

ACTH産生下垂体腺腫　30
activation syndrome　112
AIDS　178, 225
AIDSの指標疾患　228
AMH　40
Amselの診断基準　192
anorexia nervosa（AN）　61
A群β溶連菌　184

B

Bowenoid papulosis　122
breakthrough bleeding　97
bulimia nervosa（BN）　61

C

CA125　138
CAH　36, 50
Candida albicans　186
Candida glabrata　187
CA-TG培地®　194
CD4陽性Tリンパ球　225
cervical atresia　48
cervical polyp　125
childhood cancer survivor（CCS）　164
Chlamydia trachomatis　214
chronic pelvic pain　266
Cushing症候群　31
Cu-IUD　284

D

DES　42
dysmenorrhea　105

E

ECP　250
EGF　131
ELISA　219
emergency contraception（EC）　250
endocervical polyp　125
EP test　25
EP配合薬　230
E_2　11

F

female to male（FTM）　290
Fitz-Hugh-Curtis症候群　202, 210, 214, 215
Fröhlich症候群　24, 27
FSH　11
FTA-ABS法　208

G

GABA　14, 110
Gartner管嚢胞　123
GATHER法　235
gestational diabetes mellitus（GDM）　171
GH産生下垂体腺腫　30
GLBT　75
GnRH　11
GnRH test　25
GnRHアゴニスト　18, 144
GnRHアナログ　11
GnRHニューロン　11
GnRH負荷試験　17

H

HAART　227
hCG産生腫瘍　16
HIV感染症　225
HPV　146, 222
HPV検査　148, 181
HRT　68, 238
HSV-1　218
HSV-2　218
hypotonia-hypomentia-hypogonadism-obesity syndrome（HHHOsyn.）　28

I

IGF-I　13
IMT　93
Indicator Disease　228
intrauterine device（IUD）　234, 237, 240
intrauterine system（IUS）　240

K

Kallmann症候群　21, 23, 24
Kaufmann療法　22, 25

L

Laurence-Moon Bardet-Biedl症候群　24, 26
LBC法　147
LEP　103, 139, 237
LEPの有害事象　116
LGBT　75
LH　11
LNG　284
LNG-IUS　103, 139, 144, 242

M

macroadenomas　30
male to female（MTF）　290
Mayer-Rokitansky-Küster-Hauser症候群　42
McCune-Albright症候群　16, 18
microadenomas　30
MIF　40
mind-body correlation　265
molluscum contagiosum virus（MCV）　227
MRgFUS　135
MRIガイド下集束超音波療法　135
MRKH症候群　44
myofascial pelvic pain　267
Müllerian duct aplasia renal dysplasia and cervical somite anomalies（MURCS）　43
Müller管　40
Müller管形成異常　21
Müller管嚢胞　123
Müller管抑制因子　40

N

Neisseria gonorrhoeae　210
NPY　14
NSAIDs　103, 107, 139
Nugent score　192

O

OC　231, 238, 239
OC/LEP　68
Office Gynecology　137

P

P test　25

PCOS　*53, 89*
pelvic inflammatory disease（PID）
　　　　181, 212
PLISSIT model　*276*
polycystic ovary syndrome（PCOS）
　　　　89
Prader-Willi症候群　*24, 28*
pregnancy-induced hypertension
　（PIH）　*171*
premenstrual dysphoric disorder
　（PMDD）　*109, 115*
premenstrual exacerbation（PME）
　　　　111
premenstrual syndrome（PMS）
　　　　66, 109, 233
PRL　*12, 32*
PRL産生下垂体腺腫　*30*
psychosomatic disorder　*265*
PTSD　*280, 287*

R

rapid plasma regain（RPR）　*208*
recurrent respiratory
　papillomatosis（RRP）　*224*
Rokitansky症候群　*23*

S

SERM　*67*

sexually transmitted infection
　（STI）　*210*
SHBG　*12*
Simpson徴候　*199*
space occupying lesion（SOL）　*32*
SRY遺伝子　*40*
SSRIs　*111, 112*
StAR欠損症　*51*
Swyer症候群　*36*

T

T. vaginalis　*196*
Tanner分類　*16, 166*
TDF　*40*
TPHA法　*208*
transverse vaginal septum　*47*
Treponema pallidum　*206*
Turner女性　*12*
Turner症候群　*20, 22, 24, 35, 39*

U

UAE　*144*
unprotected sexual intercourse
　（UPSI）　*250*

V

vaginal intraepithelial neoplasia
　（VAIN）　*124*

VTE　*117, 247*
vulvar intraepithelial neoplasia
　（VIN）　*121, 263*
vulvodynia　*266*

W

WADA　*67*
withdrawal bleeding　*97*
Wolff管　*40*

X

XY純粋型性腺形成不全症　*36*
XY女性　*36*

数字

3β-ヒドロキシステロイドデヒドロ
　ゲナーゼ欠損症　*51*
4価HPVワクチン　*224*
5-FU　*224*
11β-ヒドロキシラーゼ欠損症　*51*
17α-ヒドロキシラーゼ欠損症　*51*
21-ヒドロキシラーゼ欠損症　*51*
75gOGTT　*173*

女性医学ガイドブック
思春期・性成熟期編 2016年度版

2016 年 4 月 25 日　第 1 版第 1 刷発行
2023 年 4 月 5 日　　　第 3 刷発行

編　集	日本女性医学学会	
発行者	福 村 直 樹	
発行所	金原出版株式会社	

〒113-0034　東京都文京区湯島 2-31-14
電話　編集　――――――――（03）3811-7162
　　　営業　――――――――（03）3811-7184
FAX　――――――――――（03）3813-0288
郵便振替　―――――――― 00120-4-151494
http://www.kanehara-shuppan.co.jp/

©日本女性医学学会，2016
検印省略
Printed in Japan

ISBN978-4-307-30124-4

印刷・製本／真興社

JCOPY ＜出版者著作権管理機構　委託出版物＞
本書の無断複製は著作権法上での例外を除き禁じられています．複製される場合は，そのつど事前に，出版者著作権管理機構（電話 03-3513-6969，FAX 03-3513-6979，e-mail：info@jcopy.or.jp）の許諾を得てください．

小社は捺印または貼付紙をもって定価を変更いたしません．
乱丁，落丁のものはお買い上げ書店または小社にてお取り替えいたします．

WEB アンケートにご協力ください
読者アンケート（所要時間約 3 分）にご協力いただいた方の中から抽選で毎月 10 名の方に図書カード 1,000 円分を贈呈いたします．
アンケート回答はこちらから ➡
https://forms.gle/U6Pa7JzJGfrvaDof8